国家临床重点专科建设项目（2024）
中原医疗卫生领军人才（2024）

慢性乙型肝炎
临床治愈病例精选

主编　曾庆磊

郑州大学出版社

图书在版编目(CIP)数据

慢性乙型肝炎临床治愈病例精选 / 曾庆磊主编. 郑州 : 郑州大学出版社, 2025. 7. -- ISBN 978-7-5773-1122-7

Ⅰ. R512.6

中国国家版本馆 CIP 数据核字第 20250A6W98 号

慢性乙型肝炎临床治愈病例精选

MANXING YIXING GANYAN LINCHUANG ZHIYU BINGLI JINGXUAN

策划编辑	陈文静	封面设计	苏永生
责任编辑	陈文静	版式设计	王　微
责任校对	丁晓雯	责任监制	朱亚君

出版发行	郑州大学出版社	地　　址	河南省郑州市高新技术开发区长椿路 11 号(450001)
经　　销	全国新华书店		
发行电话	0371-66966070	网　　址	http://www.zzup.cn
印　　刷	新乡市豫北印务有限公司		
开　　本	787 mm×1 092 mm　1 / 16		
印　　张	26	字　　数	556 千字
版　　次	2025 年 7 月第 1 版	印　　次	2025 年 7 月第 1 次印刷

书　　号	ISBN 978-7-5773-1122-7	定　　价	129.00 元

主编简介

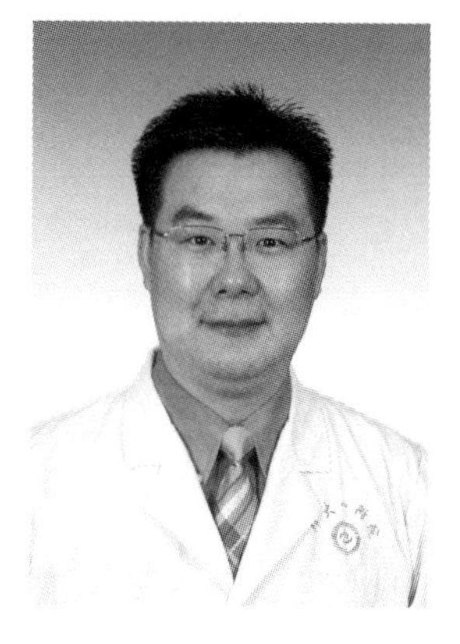

曾庆磊，男，汉族，1986年12月生，河南商城人，2014年7月毕业于北京大学内科学（传染病学）专业，博士研究生学历，医学博士学位，师从王福生院士；美国密歇根大学访问学者，师从 Anna Suk-Fong Lok 教授。现任郑州大学第一附属医院感染性疾病医学部教研室副主任、第三党支部书记、病区主任、主任医师、教授、博士生（后）导师，擅长疑难重症肝病和发热待查的诊治。主持国家自然科学基金项目3项（面上项目2项），系中原医疗卫生领军人才（中原名医）和河南省政府特殊津贴专家，为河南省杰出青年科学基金、河南青年五四奖章、河南省医学教育优质课教学比赛一等奖获得者，主编“住院医师规范化培训精品案例教材”——《感染病学》。荣获美国肝病学会-国际青年研究学者奖、欧洲肝病学会-青年学者奖、亚太肝病学会-青年旅行奖；受邀在美国肝病学会和亚太肝病学会年会（各4次，主会场全体报告各1次）等国际肝病会议作学术报告14次；8项研究成果被中华医学会、世界卫生组织、美国肝病学会、欧洲肝病学会、亚太肝病学会等国内外权威学术组织制定的20余部《指南》引采用。

作者名单

主　审　王福生　中国人民解放军总医院第五医学中心

余祖江　郑州大学第一附属医院

主　编　曾庆磊　郑州大学第一附属医院

副主编　梁红霞　郑州大学第一附属医院

何英利　西安交通大学第一附属医院

李　婕　南京大学医学院附属鼓楼医院

编　者（以姓氏笔画为序）

丁　洋　中国医科大学附属盛京医院

王丽旻　清华大学附属北京清华长庚医院

王晓忠　新疆医科大学附属中医医院

朱月永　福建医科大学附属第一医院

朱传武　苏州市第五人民医院

向天新　南昌大学第一附属医院

李　宁　复旦大学附属华山医院

李俊峰　兰州大学第一医院

张　群　东南大学附属中大医院

陈　韬　华中科技大学同济医学院附属同济医院

陈恩强　四川大学华西医院

赵素贤　河北医科大学第三医院

郜玉峰　安徽医科大学第一附属医院

施文娟　兰州市第二人民医院

郭　瑛　太原市第三人民医院

唐翠兰　浙江大学医学院附属第二医院

曹海芳　青海省第四人民医院

康　文　空军军医大学唐都医院

傅　蕾　中南大学湘雅医院

鲁晓擘　新疆医科大学第一附属医院

蔡大川　重庆医科大学附属第二医院

廖柏明　广西医科大学第一附属医院

谭友文　镇江市第三人民医院

颜学兵　徐州医科大学附属医院

潘红英　浙江省人民医院

秘　书　陈如悦　郑州大学第一附属医院

序言一

慢性乙型肝炎患者接受现行抗病毒药物治疗,不能达到完全(彻底)治愈,即清除肝内乙型肝炎病毒(HBV)cccDNA 和整合的 HBV DNA,但部分患者可获得功能性(临床)治愈,后者是指:停止抗病毒治疗后至少 24 周,血清 HBsAg 和 HBV DNA 仍持续低于定量下限(LLOQ);血清丙氨酸转移酶(ALT)正常;肝组织学改善;患者对 HBV 特异性免疫应答恢复;临床预后良好,发生肝硬化、肝细胞癌(HCC)和传染给他人的风险下降;无乙肝歧视等公共卫生问题。因此,目前功能性(临床)治愈是肝病医师和慢性乙型肝炎患者共同追求的目标。

曾庆磊教授主编的《慢性乙型肝炎临床治愈病例精选》一书,由我国临床一线的肝病专家撰写,全书精选了 33 例获得功能性(临床)治愈的慢性乙型肝炎病例,包括来自我国不同地区、不同年龄、不同病期、不同治疗方案及不同疗程的病例,病例描述系统、详实,文字流畅,可读性强。本书对一线肝病医师,特别是基层肝病医师具有重要的参考价值。

鉴于现行抗 HBV 药物的功能性(临床)治愈率较低,亟需研发新的、更有效的 HBV 复制抑制剂和免疫调节剂。强效抗病毒和免疫调节药物的联合应用,可显著抑制 HBV 复制,降低肝内 cccDNA 和整合的 HBV DNA,减少 HBsAg 产生,恢复宿主对 HBV 特异性免疫应答,有利于扩大治疗,进一步提高慢性乙型肝炎功能性治愈率,实现世界卫生组织提出的 2030 年消除乙型肝炎危害的目标。

我衷心祝贺本书及时面世。我相信,本书的出版将进一步提高我国慢性乙型肝炎功能性(临床)治愈率!

中国工程院 院士

北京大学医学部病原生物学系暨感染病研究中心 教授

庄辉

2025 年 3 月 18 日

序言二

慢性乙型肝炎的临床治愈是国际医学界公认的难题，也是医师和患者共同追求的目标。慢性乙型肝炎患者获得临床治愈后，其远期预后将会得到改善，降低未来发展为肝硬化和肝癌的风险。当前，实现慢性乙型肝炎临床治愈的主要策略是抗病毒治疗，抗病毒治疗药物主要包括两类，即核苷(酸)类似物和聚乙二醇干扰素 α 注射液。通过这两类药物单用、初始联合或序贯治疗等方案，在有效抑制病毒复制的基础上，一部分慢性乙型肝炎患者可获得临床治愈。慢性乙型肝炎临床治愈的本质是患者自身针对乙肝病毒的特异性免疫功能得到恢复并能长期维持。

曾庆磊教授担任主编并邀请我国在临床一线工作的知名肝病专家共同撰写了《慢性乙型肝炎临床治愈病例精选》，本书中纳入的慢性乙型肝炎患者均接受过有效的抗病毒治疗。这些患者来自全国各地，虽然他们的年龄、疾病临床阶段、治疗方案、治疗过程和疗程等方面均不尽相同，但是最终获得了较好的结局——临床治愈。然而，需要指出的是目前慢性乙型肝炎患者的总体临床治愈率仍然较低。在没有其他新的有效抗病毒药物进入临床之前，慢性乙型肝炎患者可能需要采用分批临床治愈的策略，即已经是“优势患者”的群体可以先考虑包含干扰素的方案追求临床治愈，“非优势患者”群体可以通过服用核苷(酸)类似物进行抗病毒治疗，待转化为“优势患者”群体后再考虑包含干扰素的方案以追求临床治愈。

本书收录了丰富的临床病例，同时详细展示了医患沟通和诊疗过程的许多临床场景，本书对临床肝病专家，尤其是对基层一线肝病专家提升慢性乙型肝炎临床治愈的水平具有重要的指导价值。此外，本书为慢性乙型肝炎患者理解临床治愈的最新进展和相关知识提供了宝贵窗口。期望通过对本书内容的学习，更多的临床医师能够掌握慢性乙型肝炎临床治愈的技能，帮助更多患者消除疾病带来的痛苦和困惑，使其早日实现临床治愈！

中国科学院 院士

中国人民解放军总医院第五医学中心 主任医师 教授

国家感染性疾病临床医学研究中心 主任

王福生

2025 年 2 月 6 日于北京

Foreword Ⅲ

I am honored to be invited by Dr. Zeng to write a foreword for this book. First, I would like to clearly state that I have only glanced through but not read this book. It appears that this book is a collection of success stories from physicians all over China of their experience in helping patients with chronic hepatitis B in China achieve functional cure using currently available therapies. This is remarkable because current therapies: nucleos(t)ide analogues and pegylated interferon alpha rarely leads to HBsAg seroclearance. However, these success stories are the exceptions and are not representative of the millions of patients with chronic hepatitis B.

Physicians in China should be congratulated for their efforts in leveraging what is currently available to obtain the best possible results for their patients. Their efforts have included initiating treatment at a younger age, and/or switching to or adding on pegylated interferon after HBV DNA replication has been suppressed with nucleos(t)ide analogues in patients whose HBV-specific immune response is at least partially restored as reflected by low quantitative HBsAg levels.

There is a need to develop new therapies to enable a higher percentage of patients with chronic hepatitis B to be cured. Functional cure of HBV has been defined as sustained off-treatment serum HBsAg below detection and HBV DNA below quantification. It will require a combination of antiviral and immune modulatory approaches to suppress HBV DNA replication, decrease HBsAg production, and restore HBV-specific immune response. Multiple clinical trials are ongoing and we hope some will materialize.

Anna Lok

March 17, 2025

序言三(中文译文)

我很荣幸受到曾博士的邀请,为本书撰写序言。首先,我要明确声明,我只是浏览了一下本书的内容,并未深入阅读。本书似乎是一本案例合集,收录了中国各地医生在使用现有疗法帮助慢性乙型肝炎患者实现功能性治愈的成功经验。这一点值得称赞,因为当前的治疗手段,即核苷(酸)类似物和聚乙二醇干扰素 α,很少能实现 HBsAg 的清除。然而,这些成功案例只是个别情况,并不能代表数百万名慢性乙型肝炎患者的整体状况。

中国的医生们应当受到赞誉,他们充分利用现有治疗手段,为患者争取最佳疗效。他们的努力包括在更年轻的年龄启动治疗,或者在 HBV DNA 复制已被核苷(酸)类似物抑制且患者的 HBV 特异性免疫反应至少部分恢复(表现为 HBsAg 定量较低)后,转换或联合使用聚乙二醇干扰素 α。

我们迫切需要开发新疗法,以提高慢性乙型肝炎患者的治愈率。慢性乙型肝炎的功能性治愈被定义为停药后血清 HBsAg 持续低于检测下限且 HBV DNA 低于定量下限。这需要结合抗病毒和免疫调节策略,以抑制 HBV DNA 复制、降低 HBsAg 产生,并恢复 HBV 特异性免疫反应。目前,多项临床试验正在进行中,我们期待其中一些能取得突破性进展。

Anna Lok

2025 年 3 月 17 日

编者注:Anna Lok 教授全名为 Anna Suk-Fong Lok,为美国密歇根大学(安娜堡)肝脏病学教授、美国国家医学院院士(2022 年)、美国肝病学会主席(2017 年)。

前言

慢性乙型肝炎临床治愈(又称功能性治愈)是近年来才被提出的新概念,它的提出很大程度上得益于 HBsAg 可以被标准化定量检测,实现临床治愈意味着肝硬化和肝癌的风险会显著降低。总体而言,目前临床治愈率偏低,只有少部分“精选患者”或“优势患者”能够实现,比如治疗前 HBsAg 处于低水平、治疗期间 HBsAg 降幅显著的患者。当前,临床治愈在同温层肝病专家中的热度很高;但是,包括患者在内的广大社会层面仅能通过网络平台片面地了解临床治愈的部分信息,缺乏一本贴近当前临床实践的学术专著聚焦和系统性诠释慢性乙型肝炎临床治愈,这正是本书面世的意义所在。

理想层面而言,慢性乙型肝炎临床治愈的含义是以下 10 项指标在停用有限疗程抗病毒药物后 24 周或以上仍能保持或客观存在:①HBsAg 低于定量下限(<0.05 IU/mL)伴或不伴 HBsAb 阳性;②HBeAg 阴性伴或不伴 HBeAb 阳性;③HBV DNA 低于定量下限(<10 IU/mL);④谷丙转氨酶正常(低于正常值上限);⑤肝脏组织学改善;⑥肝内 cccDNA 阳性;⑦肝内存在整合的 HBV DNA;⑧临床结局改善;⑨肝癌风险很低或显著降低;⑩无因乙肝被歧视。

现实层面而言,就我个人理解,并不是要求上述 10 项指标全部达成才是临床治愈,④~⑩项指标可被视为①~③项指标实现后的潜在获益或客观存在。此外,当前这 10 项指标也不太可能完全实现或均可测量,因为要求停药 24 周或以上能够保持,这就意味着这 10 项指标在停药时(停药前)和停药 24 周或以后至少要各实现 1 次;然而,部分项目仅实现 1 次都不太现实。首先,第⑤项,真实临床实践中,很难给所有患者治疗前后行肝脏穿刺活检以病理上对比有无肝脏组织学改善。其次,第⑥和⑦项,目前无商品化和标准化的 cccDNA 和整合 HBV DNA 的检测试剂。再者,第⑧和⑨项,并没有给出明确时限,即具体未来多久后的临床结局得到改善以及肝癌风险很低?最后,第⑩项,具有主观性,事实上很难去判断别人对某临床治愈者有无乙肝歧视。

真实临床实践中,慢性乙型肝炎临床治愈的定义是:经过有限疗程的抗病毒治疗后,患者实现 HBV DNA 转阴(<10 IU/mL)、HBeAg 转阴伴或不伴 HBeAb 阳性、HBsAg 转阴(<0.05 IU/mL)伴或不伴 HBsAb 阳性,且停药 6 个月(24 周)或以上仍能够保持上述 HBV DNA、HBeAg、HBsAg 阴性状态不变。需要指出的是,即使在真实临

床实践执行过程中，依然存在较多问题难以完全统一执行。比如 HBV DNA、HBeAg、HBsAg 检测试剂多种多样，我国不同地区经济发展水平差异大导致其所在医院检测水平差异大，即有些地区和医院无法完成标准化高敏定量检测（即实现 HBV DNA < 10 IU/mL 和 HBsAg <0.05 IU/mL）。此外，即使发达地区的高水平医院具有良好的标准化高敏定量检测条件，患者的经济条件是不同的，无法强行要求所有患者每次均采用费用更高的高敏仪器试剂实现对 HBV DNA 和 HBsAg 的标准化高敏定量检测。再比如乙肝肝硬化甚至肝癌术后患者，通过抗病毒治疗实现了上述临床治愈的指标定义，能否称之为“临床治愈”？理论上是不能的，因为这些患者仍然需要长期抗病毒治疗，不满足“停药后 6 月以上”的这个要件。那么更复杂的情况出现了，如果乙肝肝硬化的患者实现了上述 HBV DNA、HBeAg、HBsAg 阴性，但是患者拒绝继续长期服用抗病毒药物而自行停药 6 个月以上仍能保持上述 HBV DNA、HBeAg、HBsAg 阴性状态不变，甚至终生也没有发生乙肝后肝硬化的进展或发生肝癌，这种情况能否称之为“临床治愈”？另一角度，如果这些情况均不能称之为临床治愈，那么有着类似情况的结核病和儿童水痘能否称之为“治愈”？理想和现实是存在差距的，现实之间也是存在差距的，本书中均有充分体现，相信新的研究进展和时间会明了和弥合这一切。

这本萦绕在我心头三年的专著能够出版，首先要感谢来自全国各地的编委专家撰写了精彩的临床治愈病例，虽然有些病例可能会有争议、不尽完美，但是这些病例却代表着目前全国各地真实的临床实践情况。其次，我要感谢我的博导王福生院士、我的老师庄辉院士、我的美国导师 Anna S. F. Lok 教授分别为本书作序，感谢我的领导余祖江执行院长对本书的审校指导。同时，我要感谢 2024 年度国家临床重点专科建设项目和中原医疗卫生领军人才（中原名医）项目对本书出版的资助，感谢郑州大学出版社编审老师们的辛苦付出使本书得以顺利出版。最后，我期望并坚信本书能够帮助全国基层肝病同行提升临床治愈慢性乙型肝炎的水平，增进全国慢性乙型肝炎患者对临床治愈相关知识的理解。

郑州大学第一附属医院 主任医师 教授 博士生导师

中原医疗卫生领军人才（中原名医）

北京大学内科学（传染病学）医学博士

美国密歇根大学（安娜堡）访问学者

曾庆磊

2025 年 3 月 19 日于美国密歇根大学（安娜堡）

目 录

病例 1　4 岁女童，HBeAg 阳性，NA 联合 IFN，疗程 17 个月

概　要

4 岁 HBeAg 阳性慢性乙型肝炎（简称乙肝）女童，应用恩替卡韦片和聚乙二醇干扰素 α-2b（PEG-IFN α-2b）注射液初始联合的方案治疗 17 个月（其间由于转氨酶显著升高而中断干扰素治疗 1 个月），最终实现临床治愈。慢性乙肝儿童或许比成人更容易通过治疗实现临床治愈；患儿家长找到具有儿童慢性乙肝治疗（愈）经验的医师诊治以及家长“狠心”让患儿尝试和坚持包含干扰素的方案治疗是可能获得临床治愈的前提和关键。

一、患者情况

患者黄某，女，4 岁，身高 103 cm，体重 17 kg，以“发现乙型肝炎表面抗原（HBsAg）阳性 1 年”为主诉就诊入院。患儿母亲为慢性乙肝患者，考虑该患儿为母婴传播导致的慢性乙型肝炎病毒（HBV）感染。2021 年 7 月 28 日检测结果：HBsAg 2014 IU/mL（入院后复测结果为 7823 IU/mL），乙型肝炎表面抗体（HBsAb）（-），乙型肝炎 e 抗原（HBeAg）（+），乙型肝炎 e 抗体（HBeAb）（-），乙型肝炎核心抗体（HBcAb）（+），乙型肝炎病毒脱氧核糖核酸（HBV DNA）9.36×10^{7} IU/mL（图 1-1、图 1-2）；谷丙转氨酶（ALT）143 U/L，谷草转氨酶（AST）153 U/L；白细胞（WBC）7.13×10^{9}/L，中性粒细胞（Neut）1.8×10^{9}/L，血小板（PLT）299×10^{9}/L。

陇西县第一人民医院检验报告单

姓 名：[redacted] 科 别：肠道门诊 送检医师：常保水 条码号：[redacted]
性 别：女 年 龄： 4 岁 样本号： 37 样本种类：
检验项目：乙肝三系统定量

中文名称	结果	状态	单位	参考值	中文名称	结果	状态	单位	参考值
乙肝表面抗原测定	2014			≤1.0					
乙肝表面抗体测定	2.3		IU/l	<30					
乙肝e抗原测定	>13018			<15					
乙肝e抗体测定	0			<100					
乙肝核心抗体测定	472			<100					

检验日期： 2021/07/28 00:00:00 审核日期： 2021/07/28 00:00:00 检验者： 张忍炎 审核者：闫娟丽

图 1–1 基线 HBV 标志物水平

陇西县第一人民医院检验报告单

姓 名：[redacted] 科 别：肠道门诊 送检医师：常保水 条码号：[redacted]
性 别：女 年 龄： 4 岁 样本号： 22 样本种类：
检验项目：乙型肝炎DNA测定（PCR法定量）

中文名称	结果	状态	单位	参考值	中文名称	结果	状态	单位	参考值
乙型肝炎DNA测定（PCR法定量）	9.36E+7		IU/ml	0-100					

检验日期： 2021/07/28 00:00:00 审核日期： 2021/07/28 00:00:00 检验者： 卢丽娟 审核者：刘丽华

图 1–2 基线 HBV DNA 水平

二、诊疗过程

（一）临床诊断

HBeAg阳性慢性乙型肝炎。

（二）治疗方案

与患儿家长沟通发现，患儿家长有强烈的治疗和“治愈”意愿，笔者建议应用包含干扰素的方案治疗，并沟通了可能的不良反应，患儿家长虽然表示忧虑，但还是决心一试。遂给予恩替卡韦片（0.25 mg，每日1次，空腹口服）联合聚乙二醇干扰素α-2b注射液（65 μg，每周1次，皮下注射）抗病毒治疗。

（三）治疗过程

患儿注射第1针干扰素之后的前两天均出现发热，最高体温39.0 ℃，给予复方锌布颗粒退热治疗后热退；注射第2针后仍出现低热，当天夜间热退。

1. 治疗后1个月

（1）患者家长代诉：低热，食欲减退。

（2）实验室检测：ALT 151 U/L，AST 143 U/L；WBC 6.41×10^9/L，Neut 1.6×10^9/L，PLT 233×10^9/L。

（3）疗效分析：发热和食欲减退为干扰素治疗过程中常见不良反应，建议患儿下午或晚上注射干扰素，体温超过38.5 ℃时给予非甾体抗炎药退热治疗；复查血常规提示稍有骨髓抑制，转氨酶水平无大幅度波动。尚未观察到干扰素治疗相关严重不良反应，总体耐受性良好。

（4）后续方案：患儿精神状态良好，建议继续恩替卡韦片联合聚乙二醇干扰素α-2b注射液方案治疗，2个月后复查。

（5）患者家长意见：患儿家长诉可耐受治疗，同意继续联合方案治疗。

2. 治疗后3个月

（1）患者家长代诉：患儿经常玩一会就说“有点累”，食欲减退。

（2）实验室检测：HBsAg 2197.6 IU/mL，HBeAg 143.3 PEIU/mL，HBV DNA 8.74×10^2 IU/mL；ALT 221 U/L，AST 187.4 U/L；WBC 5.16×10^9/L，Neut 0.8×10^9/L，PLT 211×10^9/L。

（3）疗效分析：HBsAg和HBV DNA均降低（其中HBV DNA下降约5 $\log_{10}$ IU/mL），应答良好；转氨酶较前明显升高，考虑为干扰素诱导的免疫损伤所致，符合临床预期；血常规中WBC、Neut较前明显降低，考虑为干扰素的骨髓抑制作用所致，但尚未达到必须干预的临界值。上述方案效果良好,不良反应在可控范围之内,患儿精神状态良好。

(4)后续方案:建议继续恩替卡韦片联合聚乙二醇干扰素 α-2b 注射液方案治疗,同时口服双环醇片(12.5 mg,每日 2 次)保肝降酶治疗和口服利可君片(20 mg,每日 2 次)升细胞治疗,3 个月后复查。

(5)患者家长意见:患儿家长对治疗效果表示满意,同意继续联合方案治疗。

3. 治疗后 6 个月

(1)患者家长代诉:孩子食欲稍减退、体重稍降低,身高 105 cm,体重 16 kg,无其他不适。

(2)实验室检测:HBsAg 137.5 IU/mL,HBeAg 41.2 PEIU/mL,HBV DNA <20 IU/mL;ALT 271 U/L,AST 225 U/L;WBC 7.46×10^9/L,Neut 3.1×10^9/L,PLT 301×10^9/L。

(3)疗效分析:上述方案效果良好,患儿实现了 HBV DNA 转阴,HBsAg 明显降低,HBeAg 持续降低,患者应答佳;转氨酶较治疗 3 个月时升高,仍考虑干扰素诱导的免疫损伤所致;血常规指标总体保持稳定且回升。

(4)后续方案:建议继续恩替卡韦片联合聚乙二醇干扰素 α-2b 注射液方案治疗,同时口服双环醇片(12.5 mg,每日 3 次)保肝降酶治疗和口服利可君片(20 mg,每日 1 次)升细胞治疗,3 个月后复查。

(5)患者家长意见:患儿家长对治疗效果表示满意,同意继续联合方案治疗。

4. 治疗后 9 个月

(1)患者主诉:食欲稍减退,无其他不适。

(2)实验室检测:HBsAg 25 IU/mL,HBeAg 20.13 PEIU/mL,HBV DNA 未检测出靶标;ALT 30 U/L,AST 51.3 U/L;WBC 7.5×10^9/L,Neut 2.0×10^9/L,PLT 256×10^9/L。

(3)疗效分析:患儿 HBsAg 显著降低,HBV DNA 保持转阴,HBeAg 持续降低,转氨酶基本恢复正常。上述方案效果良好,不良反应在预期和可控范围之内,患儿精神状态佳。

(4)后续方案:建议继续恩替卡韦片联合聚乙二醇干扰素 α-2b 注射液方案治疗,同时口服双环醇片(12.5 mg,每日 2 次)保肝降酶治疗和口服利可君片(20 mg,每日 1 次)升细胞治疗,3 个月后复查。

(5)患者家长意见:患儿家长对治疗效果表示满意,同意继续联合方案治疗。

5. 治疗后 12 个月

(1)患者家长代诉:食欲明显减退,无其他不适。

(2)实验室检测:HBsAg <0.05 IU/mL,HBsAb <2 IU/L,HBeAg 1.7 PEIU/mL,HBV DNA <20 IU/mL;ALT 634.3 U/L,AST 335.8 U/L;WBC 8.17×10^9/L,Neut 3.86×10^9/L,PLT 183×10^9/L。

(3)疗效分析:HBsAg 转阴,HBsAb 阴性,HBeAg 明显下降但是仍然呈阳性,HBV DNA 保持转阴,与患者家长沟通患儿已经“接近临床治愈”;肝功能中转氨酶水平明显升高；血常规指标总体保持稳定。上述方案效果良好，肝损伤明显，患儿精神状态尚可。

（4）后续方案：患儿肝功能提示转氨酶升高大于10倍正常值上限，建议患儿暂停干扰素治疗，仅保留恩替卡韦片抗病毒治疗，同时住院保肝治疗。患者家长因家中特殊情况于当地医院儿科住院保肝治疗2周，出院时复查肝功能提示ALT 169.3 U/L、AST 135.2 U/L，出院后同时口服水飞蓟宾胶囊（35 mg，每日2次）、双环醇片（25 mg，每日2次）保肝降酶治疗。共停用1个月干扰素后再次启动干扰素治疗，再启动干扰素治疗期间继续口服利可君片（20 mg，每日1次）升细胞治疗。建议每1个月复查肝功能，每2～3个月复查乙肝相关指标等。

（5）患者家长意见：患儿家长对治疗效果表示满意，但对肝损伤导致停用干扰素以及需要住院进行保肝治疗表示忧虑和紧张。患儿出院时，患儿家长表示后续肝功能稳定后愿意继续坚持干扰素治疗，争取实现临床治愈。

6. 治疗后14个月

（1）患者家长代诉：食欲减退，不爱玩耍，精神状态可。

（2）实验室检测：HBsAg <0.05 IU/mL，HBsAb 60 IU/L，HBeAg 0.07 PEIU/mL，HBV DNA <20 IU/mL；ALT 224.5 U/L，AST 217.5 U/L；WBC 7.99×10^9/L，Neut 4.37×10^9/L，Hb 113 g/L，PLT 295×10^9/L。

（3）疗效分析：总体效果良好，HBsAg阴性，HBsAb转阳，HBeAg转阴，HBV DNA保持转阴；肝功能中转氨酶水平再次较前升高；血常规指标总体保持稳定。患儿接近“临床治愈”，不良反应在预期和可控范围之内，患儿精神状态可。

（4）后续方案：建议继续口服水飞蓟宾胶囊、双环醇片（剂量同前）；建议继续口服恩替卡韦片联合注射聚乙二醇干扰素α-2b注射液巩固治疗3个月；建议干扰素治疗期间继续口服利可君片（20 mg，每日1次）升细胞治疗；3个月后全面复查。

（5）患者家长意见：患儿家长对治疗效果表示理解，患儿自诉可耐受，均同意继续治疗。

7. 治疗后17个月

（1）患者家长代诉：食欲减退，与同龄儿童比较显瘦小。

（2）实验室检测：HBsAg <0.05 IU/mL，HBsAb 817 IU/L，HBeAg 0.12 PEIU/mL，HBV DNA未检测出靶标；ALT 201.1 U/L，AST 140.3 U/L；WBC 6.9×10^9/L，Neut 3.88×10^9/L，Hb 121 g/L，PLT 309×10^9/L。

（3）疗效分析：患儿HBsAg保持阴性，HBsAb阳性且滴度较高，HBeAg保持阴性，HBV DNA保持转阴，患儿达到慢性乙肝“临床治愈”（事实上，停药后6个月及以上能保持才是真正的临床治愈），效果良好。

（4）后续方案：建议停用恩替卡韦片和干扰素，继续口服双环醇片（25 mg，每日2次，口服）2个月，定期复查。

(5)患者家长意见:同意停药,患儿表示不用"吃药打针"很开心,同意停药后密切复查。

(四)随访情况

1. 随访时机　停用恩替卡韦片和干扰素后 10 个月。

2. 临床治愈者主诉　无不适。

3. 实验室检测　HBsAg <0.05 IU/mL,HBsAb 642 IU/L,HBV DNA 未检测出靶标(图 1-3、图 1-4);ALT 22.1 U/L,AST 8.5 U/L;WBC 4.59×10^9/L,Neut 1.49×10^9/L,Hb 130 g/L,PLT 277×10^9/L。

带"◆"为医疗机构检验互认　【传研室】

兰州大学第一医院 检验报告单

THE FIRST HOSPITAL OF LANZHOU UNIVERSITY

打印时间：2025-01-03 08:03

登记号：　姓　名：　性　别：女　年　龄：6岁　流 水 号：135　床　号：

病案号：　病　区：感染性疾病门诊　初步诊断：慢性活动型乙型病毒性肝炎

标本类型：血清　检验项目：低值表面抗原乙肝六项　条 码 号：3008206496

	项目名称	结果		单位	参考区间
1	HBSAG-QN	<0.05		IU/ml	0-0.05
2	抗-HBs(ECL)	642.00	↑	IU/L	0-10
3	HBeAg(ECL)	0.124		COI	<1
4	抗-HBe(ECL)	1.030		COI	>1
5	抗-HBc(ECL)	0.006	↓	COI	>1
6	表面抗原治疗评价原倍	<0.05		IU/ml	0.05

备注：

申请医师：　检验医师：　审核医师：　咨询电话：8356432

采集时间：2023-11-27 10:39　接收时间：2023-11-27 11:53　检验时间：2023-11-27 11:53　审核时间：2023-11-27 13:05

图 1-3　临床治愈时 HBV 标志物水平

【传研室】　兰州大学第一医院 检验报告单　　打印时间: 2025-01-03 08:03

THE FIRST HOSPITAL OF LANZHOU UNIVERSITY

登记号:　　姓 名:　　性 别: 女　　年 龄: 6岁　　流 水 号: 42

病案号:　　病 区:　　床 号:　　初步诊断: 慢性活动型乙型病毒性肝炎

标本类型: 血清　　检验项目: 高敏HBV DNA　　条 码 号: 3008206495

	项目名称	结果	单位	最低检测下限
1	高敏HBV DNA	未检测到HBV DNA	IU/ml	<20

备注:

申请医师:　　采集时间: 2023-11-27 10:40
检验医师:　　接收时间: 2023-11-27 12:27
初审医师:　　检验时间: 2023-11-27 12:27
审核医师:　　审核时间: 2023-11-27 17:16

图 1–4　临床治愈时 HBV DNA 水平

4. 疗效分析　宣布患儿实现慢性乙肝临床治愈,监测儿童身高为 123 cm,体重为 23.5 kg,停药后身高和体重出现追赶效应,达到了应有水平,赶上了同龄儿童。

5. 后续方案　正常生活学习,定期随访(1 年/次)。

三、诊疗体会

2016 年世界卫生组织提出的“2030 年消除病毒性肝炎作为公共卫生危害”的目标,我国肩负着重任。我国 HBV 的主要传播途径是母婴传播,儿童感染 HBV 的慢性化比例远高于成人,且慢性化与儿童感染时年龄密切相关,年龄越小时感染 HBV 越容易进展为慢性化。我国《慢性乙型肝炎防治指南(2022 年版)》已明确推荐肝炎活动期(免疫清除期)的慢性乙肝儿童应进行抗病毒治疗,而对 HBeAg 阳性慢性 HBV 感染(免疫耐受期)儿童的治疗策略较为保守。本例患儿诊断上属于“HBeAg 阳性慢性乙型肝炎(免疫清除期)”。同时,近年多项临床研究证据显示,慢性 HBV 感染儿童启动抗病毒治疗越早,疗效越好。

与成人 HBV 感染相对明确的 4 个自然史分期有所不同,儿童感染多处于 HBeAg 阳性慢性 HBV 感染(免疫耐受期,主要表现为转氨酶正常等特征)和 HBeAg 阳性慢性乙型肝炎(免疫清除期,主要表现为转氨酶升高等特征)这两期。我国《慢性乙型肝炎防治指南(2022 年版)》推荐对于 HBeAg 阳性慢性乙型肝炎儿童应及时进行抗病毒治疗,1 ~ 7 岁组临床治愈率可达 40% 以上。本例儿童患者在 4 岁时检测显示 HBsAg 7823 IU/mL、HBeAg(+)、HBV DNA 9.36×10^{7} IU/mL、ALT 143 U/L、AST 153 U/L;提示该患儿处于 HBeAg 阳性慢性乙型肝炎期,且年龄在 1 ~ 7 岁以内,对于该患儿尽早地开始抗病毒治疗,有利于实现临床治愈。因此,笔者与家长充分沟通病情后,排除相关禁忌,建议该患儿启动抗病毒治疗。我国《慢性乙型肝炎防治指南(2022 年版)》推荐 HBeAg 阳性慢性乙型肝炎期儿童可选用干扰素 α 或聚乙二醇干扰素 α-2b 注射液治疗,以追求临床治愈。为了使该患儿能够有良好的预后,笔者积极建议给予患儿恩替卡韦片联合聚乙二醇干扰素 α-2b 注射液的方案抗病毒治疗。表 1-1 总结了患儿在治疗期间主要指标的变化趋势。

表 1-1 本例慢性乙肝患儿追求临床治愈过程中核心指标的动态变化

参数	HBV DNA (IU/mL)	HBsAg (IU/mL)	HBsAb (IU/L)	HBeAg (PEIU/mL)	HBeAb (S/CO)	ALT (U/L)	Neut ($\times10^{9}$/L)	PLT ($\times10^{9}$/L)
基线	93600000 (+)	7823.00(+)	2.3	(+)	0	143.0	1.80	299
治疗 3 个月	874(+)	2197.60(+)	(-)	143.30(+)	(-)	221.0	0.80	211
治疗 6 个月	<20(-)	137.50(+)	(-)	41.20(+)	—	271.0	3.10	301
治疗 9 个月	TND(-)	25.00(+)	(-)	20.13(+)	—	30.0	2.00	256
治疗 12 个月	<20(-)	<0.05(-)	(-)	1.70(+)	—	634.3	3.86	183
治疗 14 个月	<20(-)	<0.05(-)	60.0(+)	0.07(-)	—	224.5	4.37	295
治疗 17 个月	TND(-)	<0.05(-)	817.0(+)	0.12(-)	—	201.1	3.88	309
停药 10 个月	TND(-)	<0.05(-)	642.0(+)	(-)	(-)	22.1	1.49	277

TND:未检测出靶标。

笔者发现,在治疗的第 3 个月,患儿的 HBsAg 和 HBV DNA 就有了明显的下降,这可能是因为患儿处于免疫清除期,其体内免疫清除功能已经启动,联合药物的作用,更加助力了 HBV 的清除。对于该患儿,抗病毒治疗达到了最大限度抑制病毒复制,治疗 6 个月时 HBV DNA 实现转阴,就笔者临床经验而言,该速度已经明显快于成人慢性乙肝抗病毒治疗患者的 HBV DNA 降低速度。在接受治疗 12 个月时,HBsAg 实现转阴,但是当时 HBeAg 尚未转阴;治疗 14 个月时,实现了 HBeAg 转阴和 HBsAg 血清学转换,并最终达到临床治愈的目标。

然而,在临床上,一部分患者不能像本例患儿一样顺利“脱帽”。首先,干扰素在治疗慢性乙肝的过程中会出现一些不良反应,使得治疗无法持续进行。比如在治疗初期出现的流感样症状,以及中后期的外周血细胞减少、短暂性的生长延迟、神经精神异常、自身免疫现象等。针对上述不良反应,部分患者在积极对症处理后仍不能纠正的情况下,只能选择停药。其次,干扰素治疗慢性乙肝疗程大多较长,临床治愈最终要实现HBsAg转阴或转换,但是对于"大三阳"(HBeAg阳性)的患者而言,通常需要分三步走或分三个目标实现。第一步,实现HBV DNA转阴;第二步,实现HBeAg转阴或转换,本例患儿仅实现HBeAg转阴而没有实现其转换(即没有出现HBeAb阳转);第三步,HBsAg转阴或转换。最后,患儿家长及患儿本身的依从性也对治疗的效果起到十分重要的作用。干扰素疗程一般建议为48周,根据患儿应答情况可能会延长疗程或间歇治疗,因此依从性就显得更加重要。总之,慢性乙肝临床治愈仍然是一个任重而道远的过程,对于儿童慢性乙肝患者的诊疗是实现"2030年消除病毒性肝炎作为公共卫生危害"这一宏伟目标过程中重要的一环。

四、推荐阅读

[1]中华医学会肝病学分会,中华医学会感染病学分会.慢性乙型肝炎防治指南(2022年版)[J].中华肝脏病杂志,2022,30(12):1309-1331.

[2]中华医学会感染病学分会,中华医学会肝病学分会,中华医学会儿科学分会感染学组,等.儿童慢性乙型肝炎防治专家共识[J].中华肝脏病杂志,2024,32(5):435-448.

[3]LOK ASF. Toward a functional cure for hepatitis B[J]. Gut and Liver,2024,18(4):593-601.

[4]ZENG QL,CHEN RY,LV XY,et al. Functional cure induced by tenofovir alafenamide plus peginterferon-alpha-2b in young children with chronic hepatitis B:a case series study[J]. BMC Infect Dis,2024,24(1):830.

(李俊峰　撰写)

(何英利　曾庆磊　审校)

病例2　7岁男童，HBeAg阳性，NA联合IFN，疗程15个月

概　要

7岁HBeAg阳性慢性乙型肝炎男童，应用恩替卡韦片联合聚乙二醇干扰素α-2b注射液间断治疗7个月（未包含后续巩固疗程）实现HBsAg转阴，最终实现临床治愈。慢性乙肝儿童需要抗病毒治疗，且相较成人具有更高的临床治愈率，科普宣教让患儿家长获悉这些信息很重要。干扰素治疗期间出现HBsAg不降反升、血细胞减少、转氨酶升高等问题，详细沟通、交流、解释是关键。

一、患者情况

患者李某，男，7岁，其母亲来院进行乙肝定期复查要求顺带检测其是否患有乙肝。2022年8月25日检测结果：HBsAg 1322.97 IU/mL、HBeAg 1453.986 S/CO、HBV DNA 2210000 IU/mL（图2－1、图2－2），ALT 17 U/L、AST 28 U/L、总胆红素（TBIL）17.29 μmol/L，肝胆胰脾肾超声检查未见明显异常。鉴于患儿母亲为慢性乙肝患者，考虑该患儿为母婴传播导致的慢性HBV感染。

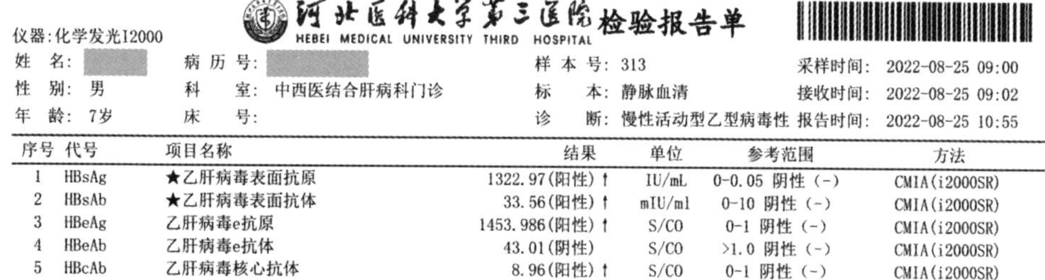

河北医科大学第三医院检验报告单
HEBEI MEDICAL UNIVERSITY THIRD HOSPITAL

仪器:化学发光I2000

姓　名:　　　病 历 号:　　　样 本 号: 313　　　采样时间: 2022-08-25 09:00
性　别: 男　　科　　室: 中西医结合肝病科门诊　　标　　本: 静脉血清　　接收时间: 2022-08-25 09:02
年　龄: 7岁　　床　　号:　　诊　　断: 慢性活动型乙型病毒性　报告时间: 2022-08-25 10:55

序号	代号	项目名称	结果	单位	参考范围	方法
1	HBsAg	★乙肝病毒表面抗原	1322.97(阳性)↑	IU/mL	0-0.05 阴性 (-)	CMIA(i2000SR)
2	HBsAb	★乙肝病毒表面抗体	33.56(阳性)↑	mIU/ml	0-10 阴性 (-)	CMIA(i2000SR)
3	HBeAg	乙肝病毒e抗原	1453.986(阳性)↑	S/CO	0-1 阴性 (-)	CMIA(i2000SR)
4	HBeAb	乙肝病毒e抗体	43.01(阴性)	S/CO	>1.0 阴性 (-)	CMIA(i2000SR)
5	HBcAb	乙肝病毒核心抗体	8.96(阳性)↑	S/CO	0-1 阴性 (-)	CMIA(i2000SR)

图 2-1　基线 HBV 标志物水平

河北医科大学第三医院检验报告单
HEBEI MEDICAL UNIVERSITY THIRD HOSPITAL

仪器:PCRAMPLLY

姓　名:　　　病 历 号:　　　样 本 号: 27　　　采样时间: 2022-08-25 09:00
性　别: 男　　科　　室: 中西医结合肝病科门诊　　标　　本: 静脉血清　　接收时间: 2022-08-25 09:02
年　龄: 7岁　　床　　号:　　诊　　断: 慢性活动型乙型病毒性　报告时间: 2022-08-25 12:17

序号	代号	项目名称	结果	单位	检出限	定量限	方法
1	HBV DNA*	乙肝病毒核酸*	2.21E+06↑	IU/mL	20	50	FQ-PCR

说明:

1. 本报告采用科学计数法: 2.00E+01代表2×10¹，2.00E+02代表2×10²，2.00E+03代表2×10³（即2000），以此类推。
2. 本检测系统检出限为2.00E+01 IU/mL; 定量限为5.00E+01～5.00E+08 IU/mL。
3. "<2.00E+01 IU/mL"表示未检测到乙肝病毒DNA或低于检出限。
4. 位于2.00E+01～5.00E+01 IU/mL之间的数值，受方法学限制，无法准确定量，仅供参考。
5. ">5.00E+08 IU/mL"表示高于定量限，无法准确定量，仅供参考。

备注:

您如果正在接受药物治疗，在治疗期间，最好在同一家医院定期检测。不同医院、不同的检测方法、不同品牌的试剂可能会引起结果存在一定偏差，影响您的疗效判断。

检验目的:HBV DNA　　申请医生:赵素贤　　检验者:　　审核者:

★京津冀医疗机构检验结果互认项目 本报告仅对所检测标本负责！如有疑问，请在2日内与我们联系。电话: 88603330　　第65页 共79

图 2-2　基线 HBV DNA 水平

二、诊疗过程

（一）临床诊断

HBeAg 阳性慢性乙型肝炎。

（二）治疗方案

患儿因母亲复查乙肝顺便带其来检测，确诊慢性 HBV 感染。笔者建议患儿进行抗病毒治疗，与患儿家长反复沟通后，告知抗病毒过程中需要监测相关项目及不良反应，患儿家长同意抗病毒治疗，表示有希望治愈就要试试，检测肝功能、血常规、自身免疫性肝病抗体均为阴性，甲状腺功能正常、肝胆胰脾超声及肝硬度值均正常。遂行“恩替卡韦片（每次 0.5 mg，每日 1 次，口服，服用前后空腹 2 h）联合聚乙二醇干扰素 α-2b 注射液（104 μg/m^2 体表面积，每周 1 次，腹部皮下注射）”治疗。

（三）治疗过程

患儿晚间注射第 1 剂聚乙二醇干扰素 α-2b 注射液后睡觉，3 h 开始出现体温逐渐升高，最高达 38.6 ℃，同时伴轻度乏力和恶心，给予布洛芬混悬液 10 mL 口服，半小时后患儿体温逐渐降至正常，上述症状逐渐好转。注射第 2 剂后，上述症状体征较第 1 剂注射后明显减轻，最高体温 37.8 ℃，伴轻度乏力、食欲下降。注射第 3 剂后，仅食欲稍差，无其他不适。

1. 治疗后 1 个月

（1）患者主诉：食欲稍差，精神状态良好，无其他不适。

（2）实验室检测：HBsAg 2345.57 IU/mL，HBsAb 26.24 mIU/mL，HBeAg 1394.977 S/CO，HBV DNA 252 IU/mL；ALT 30 U/L，AST 35 U/L，TBIL 9.83 μmol/L；WBC 3.69×10^9/L，Neut 0.71×10^9/L，血红蛋白（Hb）131 g/L，PLT 172×10^9/L。

（3）疗效分析：患儿 HBeAg、HBV DNA 均较治疗前降低，HBsAg 明显升高，HBsAb 阳性；血常规中 WBC、Neut 较前降低，考虑为聚乙二醇干扰素 α-2b 注射液的骨髓抑制作用所致，但尚未达到必须干预的临界值。上述方案效果良好，不良反应在预期和可控范围之内。

（4）后续方案：继续按原方案治疗，1 个月后复查。

（5）患者意见：患儿家长对治疗效果表示疑问，为什么 HBsAg 不降反升？为什么 WBC、Neut 较前降低？会不会对身体有什么不好的影响？笔者向患儿家属解释注射干扰素的前 1 ~3 个月常会出现肝细胞被抗病毒免疫损伤后释放库存 HBsAg 进而导致其一过性升高。同时，笔者向患儿家长解释细胞减少是干扰素的骨髓抑制作用所致，但是未达到药物干预的标准，并且要定期复查肝肾功能、血常规等指标。患儿家长表示理解，同意继续原方案治疗。

2. 治疗后2个月

（1）患者主诉：精神状态良好，无不适。

（2）实验室检测：HBsAg 226.46 IU/mL，HBsAb 23.38 mIU/mL，HBeAg 1472.704 S/CO，HBV DNA 52 IU/mL；ALT 237 U/L，AST 153 U/L，TBIL 10.9 μmol/L；WBC 3.47×10^9/L，Neut 0.89×10^9/L，Hb 119 g/L、PLT 157×10^9/L。

（3）疗效分析：患儿HBsAg、HBV DNA较前明显下降，HBsAb阳性，但是肝功能指标ALT、AST明显上升，考虑为聚乙二醇干扰素α-2b注射液的免疫应答反应，宿主免疫介导的ALT升高，预示疗效较好；WBC、Neut仍然偏低，考虑为聚乙二醇干扰素α-2b注射液导致的骨髓抑制所致。

（4）后续方案：患儿转氨酶升高和血细胞减少，加用双环醇片（每次25 mg，每日3次，口服）保肝降酶治疗，加用地榆升白片（每次0.1 g，每日3次，口服）升白细胞治疗，继续采取恩替卡韦片联合聚乙二醇干扰素α-2b注射液抗病毒治疗，1个月后复查。

（5）患者意见：患儿家长对治疗效果表示疑问，为什么孩子在治疗过程中转氨酶升高？笔者向患儿家长解释这是抗病毒治疗过程中部分肝细胞受损，转氨酶释放入血导致，可以加用保肝降酶药物以改善肝脏炎症，恢复肝功能。

3. 治疗后6个月

（1）患者主诉：轻度乏力、食欲稍减退，无其他不适。

（2）实验室检测：HBsAg 0 IU/mL，HBsAb 70.55 mIU/mL，HBeAg 1.065 S/CO，HBV DNA <20 IU/mL；ALT 19 U/L，AST 27 U/L，TBIL 17.06 μmol/L；WBC 11.69×10^9/L，Neut 7.92×10^9/L，Hb 139 g/L，PLT 314×10^9/L；甲状腺功能正常。

（3）疗效分析：因为新冠疫情出行不方便的原因，患儿近4个月未应用干扰素治疗，单用恩替卡韦片治疗，现HBsAg已转阴，HBsAb较前升高，HBeAg尚未转阴，HBV DNA转阴；肝功能指标基本保持稳定；血常规指标总体保持稳定；治疗效果良好。

（4）后续方案：建议继续恩替卡韦片和聚乙二醇干扰素α-2b注射液治疗，1个月后复查。

（5）患者意见：患儿家长对临床治愈充满信心，继续联合用药。

4. 治疗后7个月

（1）患者主诉：食欲稍减退，无其他不适。

（2）实验室检测：HBsAg 0 IU/mL，HBsAb 92.67 mIU/mL，HBeAg 0.441 S/CO，HBV DNA <20 IU/mL；ALT 29 U/L，AST 31 U/L，TBIL 5.73 μmol/L；WBC 4.36×10^9/L，Neut 1.25×10^9/L，Hb 124 g/L，PLT 170×10^9/L。

（3）疗效分析：患儿HBsAg保持阴转，HBeAg首次转阴，HBV DNA保持转阴，与患者家长沟通患儿已经实现临床治愈(临床上为便于沟通交流通常这么谈话,事实上停药 6 个月及以上能保持 HBsAg、HBeAg、HBV DNA 阴转才是真正的临床治愈),建议继续巩固治疗 3 ~ 6 个月;肝功能指标基本保持稳定;血常规指标总体保持稳定。上述方案效果良好,患儿精神状态佳,不良反应在预期和可控范围之内。

(4)后续方案:建议继续联合方案治疗,1 个月后复查。

(5)患者意见:当患儿家长听到患儿达到临床治愈时,潸然泪下,并表示“没有想到这么快就可以达到临床治愈,早知道孩子可以治愈,我们早就来了”。表示会定期复查,感谢医生提供的方案,同意目前治疗方案。

5. 治疗后 8 个月

(1)患者主诉:无不适。

(2)实验室检测:HBsAg 0 IU/mL,HBsAb 134. 83 mIU/mL,HBeAg 0. 454 S/CO,HBV DNA <20 IU/mL;ALT 24 U/L,AST 32 U/L,TBIL 7. 87 μmol/L;WBC 5. 72×10^9/L,Neut 2. 92×10^9/L,Hb 116 g/L,PLT 190×10^9/L;甲状腺功能正常。

(3)疗效分析:患儿 HBsAg、HBeAg 持续阴性,HBsAb 保持阳性、HBV DNA 保持转阴,肝功能指标基本保持稳定;血常规指标总体保持稳定;不良反应在预期和可控范围之内,患儿精神状态可。

(4)后续方案:继续恩替卡韦片联合聚乙二醇干扰素 α-2b 注射液治疗,1 个月后复查。

(5)患者意见:患儿家长为结果稳定表示欣慰,患儿自诉可耐受,均同意继续治疗。

6. 治疗后 9 个月

(1)患者主诉:无不适。

(2)实验室检测:HBsAg 0 IU/mL,HBsAb 291. 76 mIU/mL,HBeAg 0. 427 S/CO,HBV DNA <20 IU/mL;ALT 48 U/L,AST 45 U/L,TBIL 12. 86 μmol/L;WBC 4. 25×10^9/L,Neut 1. 42×10^9/L,Hb 117 g/L,PLT 204×10^9/L。

(3)疗效分析:患儿 HBsAg、HBeAg 持续阴性,HBsAb 持续升高、HBV DNA 保持转阴,已达到临床治愈,可考虑停干扰素;转氨酶轻度升高;血常规指标总体保持稳定;不良反应在预期和可控范围之内,患儿精神状态可。

(4)后续方案:建议停用干扰素和恩替卡韦片,1 个月后复查。

(5)患者意见:患儿家长对 HBsAb 往上升高表示非常激动,不敢停用抗病毒治疗,要求继续治疗,害怕病情反复。

7. 治疗后 10 个月

(1)患者主诉:无不适。

(2)实验室检测:HBsAg 0 IU/mL,HBsAb 155. 26 mIU/mL,HBeAg 0. 506 S/CO,HBV DNA <20 IU/mL;ALT 42 U/L,AST 43 U/L,TBIL 13. 53 μmol/L;WBC 3. 59×10^9/L,Neut

0.99×10^9/L，Hb 120 g/L，PLT 187×10^9/L；甲状腺功能正常。

（3）疗效分析：患儿HBsAg、HBeAg持续阴性，HBsAb保持阳性、HBV DNA保持转阴，不良反应在预期和可控范围之内，患儿精神状态可，转氨酶轻度升高。

（4）后续方案：继续联合方案治疗，1～2个月后复查。

（5）患者意见：患儿家长对治疗效果表示满意，要求继续治疗。

8. 治疗后12个月

（1）患者主诉：无不适。

（2）实验室检测：HBsAg 0 IU/mL，HBsAb 276.46 mIU/mL，HBeAg 0.734 S/CO，HBV DNA <20 IU/mL；ALT 36 U/L，AST 36 U/L，TBIL 7.6 μmol/L；WBC 4.26×10^9/L，Neut 1.28×10^9/L，Hb 122 g/L，PLT 169×10^9/L。

（3）疗效分析：患儿HBsAg、HBeAg持续阴性，HBsAb保持阳性、HBV DNA保持转阴；转氨酶正常；血常规指标总体保持稳定；不良反应在预期和可控范围之内，患儿精神状态可。

（4）后续方案：患儿HBsAg、HBeAg持续阴性，HBsAb较前升高，HBV DNA保持转阴，可考虑停药观察，与患者家属沟通病情，建议停用恩替卡韦片及干扰素，定期复查。

（5）患者意见：患儿家长对治疗效果表示满意，要求继续干扰素联合恩替卡韦片治疗，仍旧不敢停药；再次充分沟通后停用恩替卡韦片，继续干扰素治疗。

9. 治疗后13个月

（1）患者主诉：无不适。

（2）实验室检测：HBsAg 0 IU/mL，HBsAb 286.55 mIU/mL，HBeAg 0.823 PEIU/mL，HBV DNA <20 IU/mL；ALT 41 U/L，AST 36 U/L，TBIL 8.9 μmol/L；WBC 4.38×10^9/L，Neut 1.34×10^9/L，Hb 117 g/L，PLT 179×10^9/L；甲状腺功能正常。

（3）疗效分析：患儿HBsAg、HBeAg持续阴性，HBsAb保持阳性、HBV DNA保持转阴，不良反应在预期和可控范围之内，患儿精神状态可。

（4）后续方案：患儿HBsAg和HBeAg持续阴性均超过6个月，HBsAb >100 mIU/mL，建议停药后定期复查。

（5）患者意见：患儿家长对治疗效果表示满意，但是患儿母亲仍然害怕停药后HBsAb消失、HBsAg转阳，坚持继续治疗以获得更高的HBsAb水平。

10. 治疗后15个月

（1）患者主诉：无不适。

（2）实验室检测：HBsAg 0 IU/mL，HBsAb 905.23 mIU/mL，HBeAg 0.872 PEIU/mL，HBV DNA <20 IU/mL；ALT 41 U/L，AST 44 U/L，TBIL 7.5 μmol/L；WBC 4.01×10^9/L，Neut 1.39×10^9/L，Hb 119 g/L，PLT 172×10^9/L。

（3）疗效分析：患儿HBsAg、HBeAg持续阴性，HBsAb显著升高、HBV DNA保持转阴；

肝功能指标总体保持稳定;血常规指标总体保持稳定;不良反应在预期和可控范围之内,患儿精神状态可。

(4)后续方案:建议停药,定期随访(3 ~6 个月/次)。

(5)患者意见:患儿家长对 HBsAb 升高表示非常满意和欣慰,并提出“患儿自身抗体这么高,以后是不是就不会患乙肝了”。笔者告诉患儿家长:“目前抗体滴度很高,复发可能性小,但仍需要定期复查。”患者家属同意停药观察,定期复查。

(四)随访情况

1. 随访时机　停用恩替卡韦片后 13 个月和聚乙二醇干扰素 α-2b 注射液后 10 个月。

2. 临床治愈时主诉　无不适。

3. 实验室检测　HBsAg 0 IU/mL,HBsAb 83.41 mIU/mL,HBeAg 0.61 S/CO,HBeAb (-),HBV DNA <20 IU/mL(图 2-3、图 2-4);ALT 14 U/L,AST 24 U/L,TBIL 9.4 μmol/L;WBC 6.76×10^9/L,Neut 2.89×10^9/L,Hb 133 g/L,PLT 403×10^9/L;甲状腺功能正常。

4. 疗效分析　慢性乙型肝炎临床治愈,嘱患儿母亲不用过于担心 HBsAb 水平降低,反弹(HBsAg 阳转)风险并不高,定期复查即可。

5. 后续方案　无须治疗,正常生活学习,定期随访(6 个月/次)。

河北医科大学第三医院 HEBEI MEDICAL UNIVERSITY THIRD HOSPITAL 检验报告单

仪器:化学发光I2000

姓　名:　　　病 历 号:　　　样 本 号: 317　　　采样时间: 2024-08-25 09:11

性　别: 男　　　科　　室: 中西医结合肝病科门诊　　　标　　本: 静脉血清　　　接收时间: 2024-08-25 09:25

年　龄: 9岁　　　床　　号:　　　诊　　断: 慢性肝炎　　　报告时间: 2024-08-25 11:41

序号	代号	项目名称	结果	单位	参考范围	方法
1	HBsAg	★乙肝病毒表面抗原	0(阴性)	IU/mL	<0.05 阴性(-)	CMIA(i2000SR)
2	HBsAb	★乙肝病毒表面抗体	83.41(阳性)↑	mIU/ml	<10.0 阴性(-)	CMIA(i2000SR)
3	HBeAg	乙肝病毒e抗原	0.61(阴性)	S/CO	<1.0 阴性(-)	CMIA(i2000SR)
4	HBeAb	乙肝病毒e抗体	0.85(阳性)↑	S/CO	>1.0 阴性(-)	CMIA(i2000SR)
5	HBcAb	乙肝病毒核心抗体	6.18(阳性)↑	S/CO	<1.0 阴性(-)	CMIA(i2000SR)

备　注:

检验目的:乙肝五项(发光法)　　申请医生:赵素贤　　检验者:樊雪杰　　审核者:晋洁

★京津冀医疗机构检验结果互认项目 本报告仅对所检测标本负责!如有疑问,请在2日内与我们联系。电话88603330　　第1页 共1页

图 2-3　停用干扰素 10 个月时 HBV 标志物水平

河北医科大学第三医院检验报告单
HEBEI MEDICAL UNIVERSITY THIRD HOSPITAL

仪器:PCRAMPLLY

姓　名:	病历号:	样本号: 33	采样时间: 2024-08-25 09:11
性　别: 男	科　室: 中西医结合肝病科门诊	标　本: 静脉血清	接收时间: 2024-08-25 09:25
年　龄: 9岁	床　号:	诊　断: 慢性肝炎	报告时间: 2024-08-26 15:03

序号	代号	项目名称	结果	单位	最低检测值	方法
1	HBV DNA*	乙肝病毒核酸*	<2.00E+01	IU/mL	20	FQ-PCR

说明:

1. 本报告采用科学计数法: 2.00E+01代表20, 2.00E+02代表200, 2.00E+03代表2000, 2.00E+04代表20000 (即2.0×10　) 以此类推。
2. 本系统最低检测限为2.00E+01 IU/mL, 线性范围为5.00E+01～5.00E+08 IU/mL。
   <2.00E+01 IU/mL表示未检测到乙肝病毒DNA或低于检测下限。
   2.00E+01～5.00E+01 IU/mL表示病毒载量较低, 受方法学限制, 无法准确定量。
   >5.00E+08 IU/mL表示乙肝病毒DNA含量高于检测上限, 无法准确定量。

备注:

您如果正在接受药物治疗, 在治疗期间, 最好在同一家医院定期检测。不同医院、不同的检测方法、不同品牌的试剂可能会引起结果存在一定偏差, 影响您的疗效判断。

检验目的:HBV DNA　　申请医生:赵素贤　　检验者:　　审核者:

★京津冀医疗机构检验结果互认项目 本报告仅对所检测标本负责! 如有疑问, 请在2日内与我们联系。电话: 88603330　　第1页 共1页

图2-4　停用干扰素10个月时HBV DNA水平

三、诊疗体会

这是笔者诊疗的应用干扰素时间较短实现HBsAg转阴的患者之一,其实治疗期间患儿因新冠疫情出行不便有4个月未应用干扰素治疗。当然,并不是所有患者接受干扰素治疗都可以在较短的时间实现HBsAg转阴。患儿为母婴传播感染HBV,母亲及儿子未行抗病毒治疗,一直在监测肝功能及病毒学指标,认为肝功能正常,就不需要抗病毒治疗;其实在详细交流后,母亲才明白孩子也是可以进行抗病毒治疗的,她也更希望自己的孩子能够得到治愈,但是也担心干扰素的不良反应。干扰素治疗过程中会引起WBC、Neut、PLT降低,所以在治疗过程中,要定期监测血常规,监测WBC、Neut、PLT是否下降,是否需要采用药物干预。干扰素还有可能引起自身免疫性疾病,需要定期监测自身免疫性抗体、甲状腺功能等;干扰素治疗过程中也可能引起转氨酶的升高,这些问题是很多干扰素治疗患者在治疗期间的常见问题。因为患儿家住农村,其母亲担心干扰素注射方法问题及干扰素引起不良反应后的处理,笔者耐心给患儿母亲讲解了干扰素怎样注射,并且请科室护士详细讲解注射的注意事项。其他家属仍旧有所担心,但是患儿母亲还是很坚定;患儿母亲表示虽然孩子上学了,可周末带孩子到镇上医院注射。笔者又仔细讲解干扰素不良反应的处理,尤其是刚开始1~3针出现发热后的对症处理,一般会建议注射

干扰素当天多喝水,尽量注射后睡觉,告知母亲发热症状会慢慢减轻,大多数患者都是可以耐受的。治疗后期,患儿母亲加了笔者的微信,在治疗过程中,患儿出现感冒等不适症状都会发信息来咨询,笔者都会在空闲时尽快回复。

注射干扰素过程中,可能会引起肝功能异常,患者及家属会紧张,因为治疗前患者肝功能是正常的,如果出现肝功能异常,我们需要综合考虑,可能是饮食因素、生活习惯、药物反应等原因造成的,需要进一步去医院进行详细的检查,可以根据具体情况然后对症处理。在使用干扰素抗病毒治疗过程中可能会激活自身的免疫反应,所以也会伴随转氨酶升高,如果是轻度升高,不需要进行特殊干预。本例患儿在治疗过程中出现转氨酶显著升高,家属很是担心,所以应用保肝药物治疗。后续患儿在当地医院复查肝功能,化验单提示碱性磷酸酶升高,母亲依旧很担心。碱性磷酸酶主要分布在肝、骨骼等部位,血清中的碱性磷酸酶以游离的形式存在,其升高主要与生长发育、肝胆疾病或骨骼疾病等原因有关。通过与患儿母亲详细交流后,告知孩子正在长身体,碱性磷酸酶升高是正常的,不是干扰素引起的,不用担心。患儿母亲终于明白了,不再担心。

当患儿临床治愈后,患儿母亲也主动开始了抗病毒治疗,但是仍旧选择了口服抗病毒治疗药物,定期监测。因此,某些患者对抗病毒治疗的理解可能仍存在误区,认为肝功能正常不需要抗病毒治疗;所以,相关的科普宣教还需要进行,以便让患者及家属了解目前乙肝抗病毒治疗的原则及注意事项。此外,笔者也做过乙肝未抗病毒治疗转氨酶正常患者肝穿刺组织病理学分析,提示有近 40% 患者出现肝纤维化,也经常拿这些证据和患者交流,让患者了解抗病毒治疗的必要性。

随着各地乙肝临床治愈门诊的开展,前来咨询的患者越来越多,乙肝临床治愈的优势人群有哪些? 通俗地讲,就是部分患者实现临床治愈的机会较大,这类患者被称为“优势人群”。“优势人群”一般满足以下条件:①乙肝表面抗原定量检测小于 1500 IU/mL;②HBV DNA 定量检测小于 2000 IU/mL;③HBeAg 阴性(俗称“小三阳”)。研究发现,优势人群实现临床治愈的概率较高,甚至高达 40% ~90% 不等,然而,我们在临床上也发现有很多不满足优势人群条件的患者也可通过干扰素抗病毒这一治疗方案获得临床治愈。此外部分患者在治疗过程中,可能由“非优势人群”转变为“优势人群”,临床医生应该尽可能发现现有优势人群和将“非优势人群”铺垫性治疗转变为“优势人群”,增加慢性乙肝患者临床治愈的机会。

儿童慢性乙肝患者抗病毒治疗,可明显抑制 HBV DNA 复制,增加 ALT 复常率及 HBeAg 血清学转换率,解放军总医院第五医学中心的多项研究显示基于干扰素的治疗,慢性乙肝儿童(通常均是“非优势人群”)的 HBsAg 清除率可达 30% ~50%,其中年龄越小的患者 HBsAg 清除率越高,最高可达 73%。5 岁前平均 HBsAg 清除时间为(13.5±9.2)个月,而 5 ~7 岁平均清除时间为(22.8±12.9)个月,即总体而言年龄越小 HBsAg 清除时间越短。儿童自发 HBsAg 清除率低,年发生率仅为 0.6% ~1.0%;即使慢性乙肝患者在儿童时期没有症状表现，他们在之后发展为肝硬化和肝癌的风险分别为 3% ~5% 和 0.01% ~0.03%；慢性乙肝儿童肝癌的终身患病率在 9% ~24%，肝硬化患病率为每年 2% ~3%；早期抗病毒治疗有助于阻止肝脏疾病活动进展，降低晚期重症肝病发病率。此外，有研究报道，未接受治疗的慢性乙肝儿童可伴生长障碍；因此，儿童更应该及早治疗。

儿童治疗期间与家长交流过程中，笔者常结合自己临床实践讲解慢性乙肝儿童容易临床治愈的实例，同时也经常引用王福生院士的评论“儿童乙肝治疗效果更好，有三方面原因：①儿童肝生长活跃，在这个时期进行抗病毒治疗，抑制乙肝病毒复制，以后新生的肝细胞就不会被病毒感染；②基于儿童免疫系统的特点，可能有利于产生强的抗病毒能力，尤其是 6 岁及以下的儿童；③儿童肝小，因此病毒库也小，抗病毒治疗后更有利于清除病毒库”。

本例患儿肝功能正常，第一次检查患儿 HBsAg 并不是很高，且已经出现 HBsAb 阳性，详细向患儿家长介绍抗病毒治疗的必要性，患儿母亲才得知儿童治愈率很高，成人有家族史，年龄超过 30 岁，也需要抗病毒治疗。患儿最终采用恩替卡韦片联合干扰素抗病毒治疗，很快达到临床治愈，以下是患儿在治疗期间的核心指标变化（表 2-1）。

表 2-1　本例慢性乙肝患儿追求临床治愈过程中核心指标的动态变化

参数	HBV DNA (IU/mL)	HBsAg (IU/mL)	HBsAb (mIU/mL)	HBeAg (S/CO)	HBeAb (S/CO)	ALT (U/L)	Neut ($\times10^9$/L)	PLT ($\times10^9$/L)
基线	2 210 000 (+)	1322.97 (+)	33.56(+)	1453.986 (+)	(-)	17	—	—
治疗 1 个月	252(+)	2345.57 (+)	26.24(+)	1394.977 (+)	(-)	30	0.71	172
治疗 2 个月	52(+)	226.46(+)	23.38(+)	1472.704 (+)	(-)	237	0.89	157
治疗 6 个月	<20(-)	0(-)	70.55(+)	1.065(+)	(-)	19	7.92	314
治疗 7 个月	<20(-)	0(-)	92.67(+)	0.441(-)	(-)	29	1.25	170
治疗 8 个月	<20(-)	0(-)	134.83(+)	0.454(-)	(+)	24	2.92	190
治疗 9 个月	<20(-)	0(-)	291.76(+)	0.427(-)	(+)	48	1.42	204
治疗 10 个月	<20(-)	0(-)	155.26(+)	0.506(-)	(+)	42	0.99	187
治疗 12 个月	<20(-)	0(-)	276.46(+)	0.734(-)	(+)	36	1.28	169
治疗 13 个月	<20(-)	0(-)	286.55(+)	0.823(-)	(+)	41	1.34	179
治疗 15 个月	<20(-)	0(-)	905.23(+)	0.872(-)	(+)	41	1.39	172
停药 10 个月	<20(-)	0(-)	83.41(+)	0.610(-)	(+)	14	2.89	403

最后，随着《儿童慢性乙型肝炎防治专家共识》的发表，对于 HBeAg 阳性和 HBeAg 阴性的慢性乙肝儿童，无论年龄大小，均应考虑抗病毒治疗。关于抗病毒治疗药物选择，1 岁及以上儿童可考虑选用普通干扰素治疗，2 岁及以上儿童可选用恩替卡韦片或富马酸替诺福韦二吡呋酯片治疗，3 岁及以上儿童可选用长效干扰素（聚乙二醇干扰素），6 岁及以上儿童可选用富马酸丙酚替诺福韦片治疗。在干扰素治疗期间应密切观察其对儿童生长发育的影响。口服抗病毒药物停药标准：①对于 HBeAg 阳性慢性乙肝儿童，HBV DNA 转阴、HBeAg 血清学转换后，若达到 HBsAg<100 IU/mL 时停药可降低停药后复发风险。②对于 HBeAg 阴性慢性乙肝儿童，口服抗病毒药物治疗持续至 HBsAg 转阴伴或不伴 HBsAb 出现，随后继续巩固治疗至少 6 个月后可考虑停药。干扰素停药标准：HBeAg 阳性慢性乙肝儿童治疗持续至 HBeAg 转阴伴或不伴 HBeAb 出现、HBsAg 转阴伴或不伴 HBsAb 出现后，巩固治疗 12～24 周可停药；未实现 HBsAg 转阴者，治疗持续至 HBeAg 血清学转换后，巩固治疗 12～24 周可考虑停药，总疗程通常不超过 96 周。《儿童慢性乙型肝炎防治专家共识》使临床医师治疗儿童乙肝患者有所依据。但是，每一位患儿个体差异性很大，家长及患者都有一定的心理负担，需要及时沟通交流，针对问题个体化处理。

四、推荐阅读

[1] 中华医学会肝病学分会，中华医学会感染病学分会. 慢性乙型肝炎防治指南（2022 年版）[J]. 中华肝脏病杂志，2022，30（12）：1309-1331.

[2] 中华医学会感染病学分会，中华医学会肝病学分会，中华医学会儿科学分会感染学组，等. 儿童慢性乙型肝炎防治专家共识[J]. 中华肝脏病杂志，2024，32（5）：435-448.

[3] 中华医学会肝病学分会. 扩大慢性乙型肝炎抗病毒治疗的专家意见[J]. 中华肝脏病杂志，2022，30（2）：131-136.

[4] 中华预防医学会，中国疾病预防控制中心免疫规划中心. 中国成人乙型肝炎免疫预防技术指南[J]. 中华流行病学杂志，2011，32（12）：1199-1203.

（赵素贤　撰写）

（梁红霞　曾庆磊　审校）

病例3　8岁男童,HBeAg阳性,NA联合IFN,疗程45个月

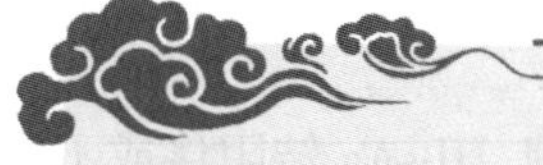

概　要

8岁3月龄HBeAg阳性慢性乙型肝炎男童,应用富马酸丙酚替诺福韦片和聚乙二醇干扰素α-2b注射液初始联合的方案持续治疗42个月,停用干扰素后服用富马酸丙酚替诺福韦片巩固治疗3个月,最终实现临床治愈。治疗期间最突出的不良反应是生长发育迟缓,停药后9个月赶超其预期应有的生长发育水平。HBeAg阳性慢性乙型肝炎的临床治愈具有艰巨性、复杂性、不确定性,医生准确发现具有临床治愈潜质的患者以及患者(家长)的坚持是本病例实现临床治愈的关键。

一、患者情况

患者吴某,男,8岁3月龄,身高135 cm(该年龄预期身高为131 cm),体重31 kg(该年龄预期体重为28 kg),以“发现乙肝并转氨酶升高2个月”为主诉就诊入院。患儿母亲为慢性乙肝患者,考虑该患儿为母婴传播导致的慢性HBV感染。2019年5月9日检测结果:HBsAg 21.97 IU/mL,HBeAg 172.48 PEIU/mL,HBV DNA 8220 IU/mL(图3-1、图3-2);ALT 313 U/L,AST 156 U/L,TBIL 4.6 μmol/L;甲胎蛋白(AFP) 3.6 ng/mL;WBC 5.0×10^9/L,Neut 1.55×10^9/L,Hb 119 g/L,PLT 258×10^9/L;肝胆胰脾超声提示肝弥漫性回声改变,未发现其他异常。

郑州大学第一附属医院检验报告单

第1页 共1页
标本号:1301

姓　名:
性　别:男
年　龄:8岁
病人类型:住院
住 院 号:
送检科室:感染科二
床　　号:+3
费　　别:
送检医生:曾庆磊
标本类型:
采样时间:2019-05-09 16:23:28
诊　　断:慢乙肝急性发作

No	项目代号	项目名称	结果		参考范围	单位
1	HbsAg1	乙肝表面抗原	21.97	↑	0-0.05	IU/mL
2	HBsAb1	乙肝表面抗体	1.16		0-10	mIU/mL
3	HBeAg1	乙肝e抗原	172.48	↑	0-0.18	PEIU/mL
4	HBeAb1	乙肝e抗体	35.63		1-999(阴性参考值)*	S/CO
5	HBcAb1	乙肝核心抗体	8.31	↑	0-1	S/CO

备　注:

送检时间:　报告时间:2019-05-10 11:02:18　检验者:张倩　审核者:李晶晶

此报告只对该样本负责,如有疑问请在报告日期两天内速与检测部门联系。项目名称前有*标识的,即为全国互认项目(全国HR)。

图 3-1　基线 HBV 标志物水平

郑州大学第一附属医院检验报告单

第1页 共1页
标本号:6044

姓　名:
性　别:男
年　龄:8岁
病人类型:住院
住 院 号:
送检科室:感染科二
床　　号:+3
费　　别:
送检医生:曾庆磊
标本类型:
采样时间:2019-05-09 10:36:24
诊　　断:慢乙肝急性发作

No	项目名称	结果	参考范围	检测下限	单位
1	乙型肝炎病毒(HBV DNA)	8.22E+03			IU/mL

备　注:试剂盒最低检测下限为25 IU/ml

送检时间:　报告时间:2019-05-10 09:11:06　检验者:张倩　审核者:李晶晶

此报告只对该样本负责,如有疑问请在报告日期两天内速与检测部门联系。项目名称前有*标识的,即为全国互认项目(全国HR)。

图 3-2　基线 HBV DNA 水平

二、诊疗过程

（一）临床诊断

HBeAg阳性慢性乙型肝炎。

（二）治疗方案

患儿入院给予保肝治疗后1周复查肝功能：ALT 114 U/L、AST 72 U/L、TBIL 3.9 μmol/L。保肝治疗期间，笔者建议患儿进行抗病毒治疗，与患儿家长反复沟通后，患儿家长同意抗病毒治疗，但是渴望和请求“彻底治愈孩子乙肝”，以免影响未来升学、就业、结婚。患儿住院期间检测自身免疫性肝病抗体均为阴性、甲状腺功能正常。遂行“富马酸丙酚替诺福韦片（简称丙酚替诺福韦片，25 mg，每日1片，晚饭后口服）联合聚乙二醇干扰素α-2b注射液（104 $\mu g/m^2$体表面积，每周1次，腹部皮下注射）”治疗，同时给予“双环醇片（25 mg，每日3次，饭后口服）”保肝治疗。

（三）治疗过程

患儿注射第1剂聚乙二醇干扰素α-2b注射液后6 h开始出现体温逐渐升高，最高达39 ℃，同时伴轻度头疼、头晕、乏力、肌肉酸疼。给予布洛芬混悬液10 mL口服，半小时后患儿体温逐渐降至正常，上述症状逐渐好转，次日出院。院外注射第2剂后，上述流感样症状体征较第1剂注射后明显减轻，最高体温38 ℃，伴轻度乏力。注射第3剂后，仅轻度乏力，无其他不适。

1. 治疗后1个月

（1）患者主诉：轻度乏力。

（2）实验室检测：HBsAg 11.67 IU/mL，HBeAg 0.21 PEIU/mL，HBV DNA 320 IU/mL；ALT 22 U/L，AST 60 U/L，TBIL 6.1 μmol/L；WBC 4.36×10^9/L，Neut 1.32×10^9/L，Hb 124.3 g/L，PLT 132×10^9/L。

（3）疗效分析：患儿HBsAg、HBeAg、HBV DNA均较治疗前降低，特别是HBeAg降低明显，即将转阴，趋势良好；肝功能指标较前明显好转，考虑为双环醇片保肝治疗有效；血常规中WBC、Neut、PLT较前明显降低，考虑为聚乙二醇干扰素α-2b注射液的骨髓抑制作用所致，但尚未达到必须干预的临界值。上述方案效果良好，患儿精神状态良好，不良反应在预期和可控范围之内。

（4）后续方案：建议继续联合方案治疗，同时口服双环醇片，2个月后复查。

（5）患者意见：患儿家长对治疗效果表示满意，患儿自诉可耐受，均同意继续联合方案治疗。

2. 治疗后 3 个月

(1)患者主诉:轻度乏力、食欲稍减退、体重稍降低。

(2)实验室检测:HBsAg 10 IU/mL,HBeAg 0.27 PEIU/mL,HBV DNA <25 IU/mL;ALT 18 U/L,AST 48 U/L,TBIL 10.9 μmol/L;WBC 4.79×10^9/L,Neut 1.95×10^9/L,Hb 107.5 g/L,PLT 146×10^9/L。

(3)疗效分析:患儿 HBsAg 稍降低,HBV DNA 转阴,但是预期将转阴的 HBeAg 却反而稍升高,与患儿家长沟通 HBsAg 和 HBeAg 在治疗过程中亦常会出现“不确定性”或“波动”;肝功能指标基本保持稳定;血常规指标总体保持稳定,其中 Hb 降低提示轻度贫血,加之体重稍降低(降至 30 kg),考虑为聚乙二醇干扰素 α-2b 注射液导致的食欲减退所致。上述方案效果良好,患儿精神状态佳,不良反应在预期和可控范围之内。

(4)后续方案:建议继续联合方案治疗,同时口服双环醇片,3 个月后复查。

(5)患者意见:患儿家长对治疗效果表示满意,患儿自诉可耐受,均同意继续联合方案治疗。

3. 治疗后 6 个月

(1)患者主诉:轻度乏力、食欲稍减退。

(2)实验室检测:HBsAg 0.88 IU/mL,HBeAg 0.53 PEIU/mL,HBV DNA <25 IU/mL;ALT 19 U/L,AST 47 U/L,TBIL 6.3 μmol/L;WBC 5.64×10^9/L,Neut 2.23×10^9/L,Hb 105.3 g/L,PLT 142×10^9/L;甲状腺功能正常。

(3)疗效分析:患儿 HBsAg 显著降低,HBV DNA 保持转阴,但是 HBeAg 却在治疗后 3 个月的基础上再次升高,与患者家长沟通 HBeAg 出现“波动”是部分患者的“常见表现”;肝功能指标基本保持稳定;血常规指标总体保持稳定。上述方案效果良好,患儿精神状态佳,不良反应在预期和可控范围之内。

(4)后续方案:建议继续联合方案治疗,同时口服双环醇片,3 个月后复查。

(5)患者意见:患儿家长对治疗效果表示满意,患儿自诉可耐受,均同意继续联合方案治疗。

4. 治疗后 9 个月

(1)患者主诉:食欲稍减退。

(2)实验室检测:HBsAg 0.1 IU/mL,HBsAb 47.02 mIU/mL,HBeAg 0.12 PEIU/mL,HBeAb (-),HBV DNA <25 IU/mL;ALT 19 U/L,AST 45 U/L,TBIL 6 μmol/L;WBC 4.2×10^9/L,Neut 1.47×10^9/L,Hb 109 g/L,PLT 153×10^9/L。

(3)疗效分析:患儿 HBsAg 显著降低,HBsAb 首次阳性,HBeAg 首次转阴,HBV DNA 保持转阴,与患者家长沟通患儿已经接近“临床治愈”“缺临门一脚”;肝功能指标基本保持稳定;血常规指标总体保持稳定。上述方案效果良好,患儿精神状态佳,不良反应在预期和可控范围之内。

(4)后续方案:建议继续联合方案治疗,同时口服双环醇片,3个月后复查。

(5)患者意见:患儿家长对治疗效果表示满意,患儿自诉可耐受,均同意继续联合方案治疗。

5.治疗后12个月

(1)患者主诉:食欲稍减退。

(2)实验室检测:HBsAg 0.16 IU/mL,HBsAb 36.04 mIU/mL,HBeAg 0.45 PEIU/mL,HBV DNA <25 IU/mL;ALT 15 U/L,AST 42 U/L,TBIL 8.1 μmol/L;WBC 5.51×10^9/L,Neut 2.06×10^9/L,Hb 104.6 g/L,PLT 146×10^9/L;甲状腺功能正常。

(3)疗效分析:患儿HBsAg稍升高,HBsAb保持阳性、HBeAg复阳,HBV DNA保持转阴,在患儿家长确认了服药和注射规律性良好的情况下,与家长沟通,只能考虑用慢性乙肝临床治愈的“艰巨性、复杂性、不确定性”来解释患儿本次HBsAg升高和HBeAg复阳;肝功能指标基本保持稳定;血常规指标总体保持稳定。患儿虽然出现HBsAg稍升高和HBeAg复阳,但仍然接近“临床治愈”,不良反应在预期和可控范围之内,患儿精神状态可。

(4)后续方案:患儿肝功能基本正常,暂停口服双环醇片,建议继续口服丙酚替诺福韦片联合注射聚乙二醇干扰素α-2b注射液治疗,3个月后复查。

(5)患者意见:患儿家长对治疗效果表示理解,患儿自诉可耐受,均同意继续治疗。

6.治疗后15个月

(1)患者主诉:食欲稍减退、“不长个儿”(身高140 cm,体重33 kg)。

(2)实验室检测:HBsAg 0.1 IU/mL,HBsAb 55.95 mIU/mL,HBeAg 0.35 PEIU/mL,HBV DNA <25 IU/mL;ALT 76 U/L,AST 66 U/L,TBIL 7.9 μmol/L;WBC 4.5×10^9/L,Neut 2.02×10^9/L,Hb 107 g/L,PLT 127×10^9/L。

(3)疗效分析:患儿HBsAg稍降低,HBsAb保持阳性、HBeAg仍然阳性,HBV DNA保持转阴,与家长沟通慢性乙肝临床治愈的“艰巨性、复杂性、不确定性”;肝功能指标在停用双环醇片后升高;血常规指标总体保持稳定。与患儿及家长深度沟通其反映的“不长个儿”问题,考虑为干扰素导致的生长迟缓,根据笔者既往应用干扰素治疗儿童经验,干扰素导致的儿童生长抑制会在其停药后1年左右恢复至其预期应有的水平。患儿仍然接近“临床治愈”,不良反应在预期和可控范围之内,患儿精神状态尚可。

(4)后续方案:建议继续联合方案治疗,3个月后复查。

(5)患者意见:患儿家长对治疗效果表示理解,患儿自诉可耐受,同意继续治疗。

7.治疗后18个月

(1)患者主诉:无不适。

(2)实验室检测:HBsAg 0.17 IU/mL,HBsAb 72.42 mIU/mL,HBeAg 0.3 PEIU/mL,HBV DNA <25 IU/mL;ALT 59 U/L,AST 54 U/L,TBIL 6.5 μmol/L;WBC 5.91×10^9/L,

Neut 2.62×10^9/L，Hb 109 g/L，PLT 140×10^9/L；甲状腺功能正常。

（3）疗效分析：患儿 HBsAg 再次稍升高，HBsAb 保持阳性，HBeAg 稍降低但仍然阳性，HBV DNA 保持转阴，与家长沟通慢性乙肝临床治愈的“艰巨性、复杂性、不确定性”；肝功能指标仍轻度升高；血常规指标总体保持稳定。患儿处于疗效的平台期，精神状态可。

（4）后续方案：患儿发生 HBsAg 再次稍升高和 HBeAg 稍降低仍然阳性，考虑到临床治愈的“艰巨性、复杂性、不确定性”以及患儿已出现生长迟缓，建议患儿暂停聚乙二醇干扰素 α-2b 注射液治疗，仅口服丙酚替诺福韦片维持，3 个月后复查。如果未来复查结果提示口服药不能实现“临床治愈”，择机再行聚乙二醇干扰素 α-2b 注射液治疗追求临床治愈，即采用干扰素“间歇疗法”。

（5）患者意见：患儿家长表示反对，强烈要求继续丙酚替诺福韦片联合聚乙二醇干扰素 α-2b 注射液治疗，患儿强忍未哭，遂继续联合方案治疗。

8. 治疗后 21 个月

（1）患者主诉：身高（143 cm）和体重（34 kg）被多位同学和同伴赶超。

（2）实验室检测：HBsAg 0.15 IU/mL，HBsAb 76.28 mIU/mL，HBeAg 0.26 PEIU/mL，HBV DNA <25 IU/mL；ALT 58 U/L，AST 51 U/L，TBIL 8.1 μmol/L；WBC 4.88×10^9/L，Neut 2.04×10^9/L，Hb 111 g/L，PLT 159×10^9/L。

（3）疗效分析：患儿 HBsAg 稍降低，HBeAg 稍降低但仍然阳性，HBV DNA 保持转阴，与家长沟通慢性乙肝临床治愈的“艰巨性、复杂性、不确定性”；肝功能指标仍轻度升高；血常规指标总体保持稳定。患儿处于疗效的平台期，精神状态可。

（4）后续方案：患儿 HBsAg 和 HBeAg 均稍降低，HBsAb 保持阳性，考虑到临床治愈的“艰巨性、复杂性、不确定性”以及患儿已出现生长迟缓，建议患儿暂停聚乙二醇干扰素 α-2b 注射液治疗，仅口服丙酚替诺福韦片维持，3 个月后复查；未来考虑干扰素“间歇疗法”。

（5）患者意见：患儿家长表示反对，强烈要求继续丙酚替诺福韦片联合聚乙二醇干扰素 α-2b 注射液治疗，以追求临床治愈，患儿未语、默默流泪……遂继续联合方案治疗。

9. 治疗后 24 个月

（1）患者主诉：食欲稍减退。

（2）实验室检测：HBsAg 0.08 IU/mL，HBsAb 50 mIU/mL，HBeAg 0.22 PEIU/mL，HBV DNA <25 IU/mL；ALT 37 U/L，AST 37 U/L，TBIL 7.2 μmol/L；WBC 4.35×10^9/L，Neut 1.85×10^9/L，Hb 111 g/L，PLT 160×10^9/L；甲状腺功能正常。

（3）疗效分析：患儿 HBsAg 再次降低，HBsAb 保持阳性，HBeAg 降低但仍然阳性，HBV DNA 保持转阴，与家长沟通慢性乙肝临床治愈的“艰巨性、复杂性、不确定性”，但已经“接近胜利”，因为 HBsAg 只差 0.03 IU/mL、HBeAg 只差 0.04 PEIU/mL 即实现“临床治愈”；肝功能正常；血常规指标总体保持稳定。考虑患儿即将实现“临床治愈”，患儿生长迟缓，精神状态一般。

（4）后续方案：建议患儿继续口服丙酚替诺福韦片和注射聚乙二醇干扰素 α-2b 注射液治疗，3 个月后复查。

（5）患者意见：笔者建议继续治疗的话音刚落，患儿眼泪夺眶而出……患儿家长表示理解，继续联合方案治疗。

10. 治疗后 27 个月

（1）患者主诉：食欲稍减退、“不长个儿”（身高 145 cm，体重 35.5 kg），上次至本次复查期间因“感冒”查血常规发现白细胞减少（具体数字现已经不详，笔者电话建议其服用利可君片 20 mg，每日 3 次，口服）。

（2）实验室检测：HBsAg 0.06 IU/mL，HBsAb 13.96 mIU/mL，HBeAg 0.33 PEIU/mL，HBV DNA <25 IU/mL；ALT 27 U/L，AST 30 U/L，TBIL 7.7 μmol/L；WBC 5.25×10^9/L，Neut 2×10^9/L，Hb 119.2 g/L，PLT 323×10^9/L。

（3）疗效分析：患儿 HBsAg 再次降低，HBsAb 保持阳性，HBeAg 稍升高，HBV DNA 保持转阴，与家长沟通虽然 HBeAg 稍升高但是 HBsAg 只差 0.01 IU/mL 即实现转阴，可能更加接近“临床治愈”；肝功能正常；血常规指标明显改善，考虑是患儿口服利可君片所致。

（4）后续方案：虽然存在生长迟缓，考虑患儿即将实现 HBsAg 转阴，建议患儿继续口服丙酚替诺福韦片联合聚乙二醇干扰素 α-2b 注射液治疗，同时口服利可君片（20 mg，每日 3 次），3 个月后复查。

（5）患者意见：笔者建议继续治疗的话音刚落，患儿眼泪再次夺眶而出……患儿家长表示理解，继续联合方案治疗。

11. 治疗后 30 个月

（1）患者主诉：无不适。

（2）实验室检测：HBsAg 0.45 IU/mL，HBsAb 6.89 mIU/mL，HBeAg 0.1 PEIU/mL，HBeAb（-），HBV DNA <25 IU/mL；ALT 19 U/L，AST 25 U/L，TBIL 8.1 μmol/L；WBC 4.61×10^9/L，Neut 1.65×10^9/L，Hb 124 g/L，PLT 263×10^9/L；甲状腺功能正常。

（3）疗效分析：患儿 HBsAg 明显升高，HBsAb 转为阴性，HBeAg 第二次转阴，HBV DNA 保持转阴，与家长沟通患儿已由“大三阳”变为“小二阳”，一般“金牌（临床治愈）前需要先得银牌（HBeAg 转阴或转换）”，符合大多数慢性乙肝患者临床治愈的路径；肝功能正常；血常规正常。患儿已经实现“铜牌”（HBV DNA 转阴）和“银牌”（HBeAg 转阴），只剩 HBsAg 未转阴（虽然本次复查出现明显升高）。

（4）后续方案：建议患儿继续坚持治疗，同时口服利可君片，3 个月后复查。

（5）患者意见：笔者建议继续治疗的话音刚落，患儿失声痛哭……患儿家长表示理解,继续联合方案治疗。

12. 治疗后 33 个月

(1)患者主诉:轻度乏力。

(2)实验室检测:HBsAg 0.09 IU/mL,HBsAb 72.55 mIU/mL,HBeAg 0.05 PEIU/mL,HBeAb(+),HBV DNA <25 IU/mL;ALT 16 U/L,AST 24 U/L,TBIL 7.8 μmol/L;WBC 4.91×10^9/L,Neut 2.32×10^9/L,Hb 125 g/L,PLT 210×10^9/L。

(3)疗效分析:患儿 HBsAg 明显降低,HBsAb 再次阳转,HBeAg 保持阴性,HBeAb 首次阳转(实现 HBeAg 转换),HBV DNA 保持转阴,与家长沟通患儿已由“小二阳”变为“小三阳”,HBsAg 只差 0.04 IU/mL 即实现“临床治愈”,可能下次复查即能实现;肝功能正常;血常规正常。患儿治疗效果良好,精神状态可。

(4)后续方案:考虑患儿 HBsAg 只差 0.04 IU/mL 即实现“临床治愈”,且 HBsAb 再次转为阳性,建议患儿继续坚持联合方案治疗,同时口服利可君片,3 个月后复查。

(5)患者意见:患儿家长表示理解,患儿失望中接受,继续联合方案治疗。

13. 治疗后 36 个月

(1)患者主诉:轻度乏力、“不长个儿”(身高 148 cm,体重 38 kg)、“比班里很多女同学个头儿都低”。

(2)实验室检测:HBsAg 0.06 IU/mL,HBsAb 41.03 mIU/mL,HBeAg 0.07 PEIU/mL,HBeAb (-),HBV DNA <25 IU/mL;ALT 12 U/L,AST 23 U/L,TBIL 11.5 μmol/L;WBC 4.36×10^9/L,Neut 1.86×10^9/L,Hb 123 g/L,PLT 294×10^9/L;甲状腺功能正常。

(3)疗效分析:患儿 HBsAg 进一步降低,HBsAb 保持阳性,HBeAg 保持阴性,HBeAb 变为阴性,HBV DNA 保持转阴,与家长沟通患儿“小三阳”又变为了“小二阳”,两者没有本质性区别,HBsAg 只差 0.01 IU/mL 即实现“临床治愈”,是治疗至今“最接近临床治愈的一次”;肝功能正常;血常规正常。劝慰患儿及家长,根据既往干扰素治疗儿童经验,“不长个儿”是一过性,人长多高主要是基因决定的,后续个头儿会赶上来的。患儿治疗效果良好,精神状态可。

(4)后续方案:考虑患儿 HBsAg 只差 0.01 IU/mL 即实现“临床治愈”,且 HBsAb 已经阳性,建议患儿继续坚持联合方案治疗,同时口服利可君片,3 个月后复查。

(5)患者意见:患儿家长表示理解,患儿失望中满含期望地接受,继续联合方案治疗。

14. 治疗后 39 个月

(1)患者主诉:食欲欠佳。

(2)实验室检测:HBsAg 0.16 IU/mL,HBsAb 27.12 mIU/mL,HBeAg 0.06 PEIU/mL,HBeAb (-),HBV DNA <25 IU/mL;ALT 18 U/L,AST 23 U/L,TBIL 8.2 μmol/L;WBC 5.48×10^9/L,Neut 2.62×10^9/L,Hb 124 g/L,PLT 226×10^9/L。

(3)疗效分析:患儿 HBsAg 出现反弹,HBsAb 保持阳性,HBeAg 保持阴性,HBeAb 仍为阴性,HBV DNA 保持转阴,与家长沟通患儿仍是“小二阳”,HBsAg 现差 0.09 IU/mL 即实现临床治愈,临床治愈的确“艰巨复杂”,建议再坚持 3 个月;肝功能正常;血常规正常。考虑患儿再次进入了治疗平台期,精神状态尚可。

(4)后续方案:考虑患儿 HBsAg 只差 0.09 IU/mL 即实现“临床治愈”,且 HBsAb 继续保持阳性,似乎已无退路,建议患儿再次坚持治疗 3 个月“看看”,同时口服利可君片,3 个月后复查再决定下一步方案。

(5)患者意见:患儿家长表示理解,患儿失声痛哭……继续联合方案治疗。

15. 治疗后 42 个月

(1)患者主诉:食欲欠佳、轻度乏力、瘦了(39.5 kg)、不长个儿(150 cm)、个头儿已由治疗前班里前几名变为班里倒数。

(2)实验室检测:HBsAg 0.01 IU/mL,HBsAb 16.4 mIU/mL,HBeAg 0.08 PEIU/mL,HBeAb (-),HBV DNA <25 IU/mL;ALT 15 U/L,AST 23 U/L,TBIL 7 μmol/L;WBC 7.21×10^9/L,Neut 3.15×10^9/L,Hb 124 g/L,PLT 238×10^9/L;甲状腺功能正常。

(3)疗效分析:患儿 HBsAg 实现转阴,HBsAb 保持阳性,HBeAg 保持阴性,HBeAb 仍为阴性,HBV DNA 保持转阴,与家长沟通患儿已经实现“临床治愈”(事实上停药 6 个月及以上能保持 HBsAg 等指标阴性才是真正的临床治愈);肝功能正常;血常规正常。

(4)后续方案:一般情况下 HBsAg 转阴后需要再用干扰素巩固治疗 3 ~ 6 个月,但是患儿已经注射 42 个月干扰素,且已经严重影响生长发育,不建议干扰素巩固治疗,建议停用干扰素和利可君片,保留丙酚替诺福韦片继续口服,3 个月后复查根据结果决定是否停用。患儿现在 11 岁 9 月龄,预期应有的体重为 42.5 kg,预期应有的身高为 152 cm,患儿均低于其预期应有的水平。

(5)患者意见:患儿及家长极度高兴,热泪盈眶……继续丙酚替诺福韦片治疗。

16. 治疗后 45 个月

(1)患者主诉:无不适。

(2)实验室检测:HBsAg 0 IU/mL,HBsAb 33.6 mIU/mL,HBeAg 0.09 PEIU/mL,HBeAb (-),HBV DNA <25 IU/mL;ALT 23 U/L,AST 20 U/L,TBIL 5.3 μmol/L;WBC 6.9×10^9/L,Neut 2.8×10^9/L,Hb 134 g/L,PLT 243×10^9/L。

(3)疗效分析:患儿 HBsAg 保持阴性,HBsAb 保持阳性,HBeAg 保持阴性,HBeAb 仍为阴性,HBV DNA 保持转阴,与家长沟通患儿已经实现临床治愈;肝功能正常;血常规正常。

(4)后续方案:停用丙酚替诺福韦片。

(5)患者意见:患儿及家长均同意完全停药。

(四)随访情况

1. 第一次随访

(1)随访时机:停用干扰素后9个月、停用丙酚替诺福韦片后6个月(患儿年龄12岁6月龄)。

(2)临床治愈者主诉:无不适,身高167 cm(该年龄预期身高约为156 cm),体重60 kg(该年龄预期体重约为45 kg)。

(3)实验室检测:HBsAg 0 IU/mL,HBsAb 29.43 mIU/mL,HBV DNA <25 IU/mL(图3-3、图3-4);ALT 15 U/L,AST 23 U/L,TBIL 11.8 μmol/L;WBC 5.12×10^9/L,Neut 2.24×10^9/L,Hb 138 g/L,PLT 265×10^9/L。

郑州大学第一附属医院检验报告单

第1页 共1页
标本号:1610

姓　名:　　病人类型:门诊　　床　号:　　标本类型:
性　别:男　　门 诊 号:　　费　别:　　采样时间:
年　龄:12岁　　送检科室:感染肝病二门诊　　送检医生:曾庆磊　　诊　断:肝病

No	项目代号	项目名称	结果		参考范围	单位
1	HbsAg1	乙肝表面抗原	0.00		0-0.05	IU/mL
2	HBsAb1	乙肝表面抗体	29.43	↑	0-10	mIU/mL

备　注:

送检时间:　　报告时间:2023-08-23 10:39:00　　检验者:张倩　　审核者:李晶晶

此报告只对该样本负责,如有疑问请在报告日期两天内速与检测部门联系。项目名称前有*标识的,即为全国互认项目(全国HR)。

图3-3　临床治愈(停药6个月)时HBV标志物水平

郑州大学第一附属医院检验报告单

第1页 共1页
标本号:6021

姓　名:	病人类型:门诊	床　　号:	标本类型:
性　别:男	门 诊 号:	费　　别:	采样时间:
年　龄:12岁	送检科室:感染肝病二门诊	送检医生:曾庆磊	诊　　断:肝病

No	项目名称	结果	参考范围	检测下限	单位
1	乙型肝炎病毒(HBV DNA)	低于检测下限			IU/mL

备　　注:试剂盒最低检测下限为25 IU/ml

送检时间:　　报告时间:2023-08-23 12:03:18　　检验者:张倩　　审核者:李晶晶

此报告只对该样本负责,如有疑问请在报告日期两天内速与检测部门联系。项目名称前有*标识的,即为全国互认项目(全国HR)。

图3-4　临床治愈(停药6个月)时HBV DNA水平

(4)疗效分析:慢性乙肝临床治愈,身高增长极为显著,体重明显增加,远超该儿童预期应有的身高和体重。

(5)后续方案:建议按“0、1、6”原则注射乙肝疫苗,无须其他治疗,正常生活学习,定期随访。

2.第二次随访

(1)随访时机:停用干扰素后26个月、停用丙酚替诺福韦片后23个月(患儿年龄13岁11月龄)。

(2)临床治愈者主诉:无不适,身高174 cm(该年龄预期身高约为166 cm),体重61 kg(该年龄预期体重为53 kg),按“0、1、6”原则注射了3剂乙肝疫苗。

(3)实验室检测:HBsAg 0 IU/mL,HBsAb 332.75 mIU/mL,HBV DNA未检测出靶标(图3-5、图3-6);ALT 12 U/L,AST 17 U/L,TBIL 10.6 μmol/L;AFP 5.22 ng/mL;WBC 6.57×10^9/L,Neut 4.01×10^9/L,Hb 156 g/L,PLT 260×10^9/L;肝胆胰脾超声未见明显异常。

乙肝五项（电化学）（感染科专用）

郑州大学第一附属医院检验报告单

第1页 共1页
标本号:1314

姓　名:[redacted]　病人类型:门诊　床　号:　标本类型:血
性　别:男　门 诊 号:[redacted]　费　别:　采样时间:2025-01-18 09:41:38
年　龄:13岁　送检科室:感染肝病二门诊　送检医生:曾庆磊　诊　断:健康查体

No	项目代号	项目名称	结果		参考范围	单位
1	HbsAg1	乙肝表面抗原	0.00		0-0.05	IU/mL
2	HBsAb1	乙肝表面抗体	332.75	↑	0-10	mIU/mL
3	HBeAg1	乙肝e抗原	0.06		0-0.18	PEIU/mL
4	HBeAb1	乙肝e抗体	1.21		1-999(阴性参考值)*	S/CO
5	HBcAb1	乙肝核心抗体	6.43	↑	0-1	S/CO

备　注:电化学发光微粒子免疫检测法

送检时间:2025-01-18 09:54:38　报告时间:2025-01-18 11:07:23　检验者:张倩　审核者:徐本郑

此报告只对该样本负责,如有疑问请在报告日期两天内速与检测部门联系。项目名称前有*标识的，即为全国互认项目(全国HR)。

图 3-5　临床治愈(停药 23 个月)时 HBV 标志物水平

乙型肝炎病毒载量内标定量检测（感

郑州大学第一附属医院检验报告单

第1页 共1页
标本号:6310

姓　名:[redacted]　病人类型:门诊　床　号:　标本类型:血
性　别:男　门 诊 号:[redacted]　费　别:　采样时间:2025-01-18 09:41:29
年　龄:13岁　送检科室:感染肝病二门诊　送检医生:曾庆磊　诊　断:健康查体

No	项目名称	结果	参考范围	检测下限	单位
1	HBV DNA病毒载量内标定量	未检测到靶标	未检测到靶标	10	IU/mL

备　注:

送检时间:2025-01-18 09:54:29　报告时间:2025-01-18 16:13:18　检验者:刘艳月　审核者:徐本郑

此报告只对该样本负责,如有疑问请在报告日期两天内速与检测部门联系。项目名称前有*标识的，即为全国互认项目(全国HR)。

图 3-6　临床治愈(停药 23 个月)时 HBV DNA 水平

(4)疗效分析:慢性乙肝临床治愈,身高继续增长,体重增加不明显,但亦远超该青少年预期应有的身高和体重。

(5)后续方案:无须治疗,正常生活学习,定期随访。

三、诊疗体会

这是笔者诊疗的应用干扰素时间最长的患者,长达42个月(未计算干扰素停药后又服用3个月丙酚替诺福韦片巩固的情况下);当然,这是事后才知道本病例需要这么久才实现临床治愈;很多优势慢性乙肝患者在应用干扰素前问笔者需要多久能治愈,事实上,笔者真的无法事先回答具体需要多久,只能说治疗后边走边看。从本例患者可以看出临床治愈对于特别是HBeAg阳性慢性乙肝患者而言,并非易事。当然,并不是所有慢性乙肝患者实现临床治愈都需要这么长时间;笔者治疗的患者中,有最短仅应用了5周干扰素就实现临床治愈的幸运者。此外,也不是每位慢性乙肝患者都能在当下实现临床治愈,这是一个循序渐进的过程,大多数患者前期需要多年的口服抗病毒药物进行铺垫治疗或联合多轮干扰素间歇治疗。

慢性乙肝临床治愈是近年来才提出的概念,指的是通过药物治疗实现了HBV DNA转阴、HBeAg转阴或转换、HBsAg转阴或转换,且停药6个月后仍能保持住。事实上,根据这个定义,本病例在治疗42个月时还不能算是真正的临床治愈,停用丙酚替诺福韦片6个月后随访时能保持HBsAg阴性(当然也包括HBV DNA、HBeAg阴性)才算;从这个角度而言,治疗期间跟患儿家长沟通中提到的临床治愈本质上是指"HBsAg转阴"。大量研究和临床病例均已证明慢性乙肝临床治愈是可以在部分优势人群实现的目标。实现临床治愈的药物,可以是口服的抗病毒药物,也可以是干扰素,但绝大多数情况下需要有干扰素的参与。无肝硬化的慢性乙肝人群实现了临床治愈后,其肝癌的发生风险与无慢性乙肝的健康人群类似,可达到极低的水平。

2022年12月,我国发布了《慢性乙型肝炎防治指南(2022年版)》,提出"年龄>30岁"且"HBV DNA阳性"就需要抗病毒治疗,核心原因是慢性乙肝患者年龄超过30岁后肝硬化和肝癌的发生风险会显著增高,不治疗将可能会给家庭造成不幸及给社会带来沉重负担。临床上,笔者给患者讲到需要抗病毒治疗时,部分患者常见的反应是"能治愈吗?",我通常回答"暂时不一定能,需要一步一步来"。有些患者会反问:"不能治愈你为何要给我治?"相信这也是很多肝病医生常遇到的临床场景。其实,这是患者的重大认知错误。好比学生家长刚把孩子送小学一年级上学就问班主任老师"俺孩儿能考上北大吗?",老师回答"暂时不能,需要一步一步来",学生家长如果来一句"不能考上北大为何要上学?"老师估计会崩溃的。上学不一定都要或都能考北大,同样,慢性乙肝治疗不一定都要或都能实现临床治愈。上学能大概率改善未来的生活,慢性乙肝抗病毒治疗会大概率降低未来肝硬化和肝癌的风险,道理是一样的。再比如,高血压无法治愈,为何还要治疗？其实就是为了降低心脑血管不良事件的发生风险，延长患者寿命和提高患者的生活质量。其实患者是知道孩子考大学需要一步一步来的，但是患者治病时都急于求成，不想一步一步来。

中国《慢性乙型肝炎防治指南(2022 年版)》明确提出了慢性乙肝的治疗目标："最大限度地长期抑制 HBV 复制，减轻肝细胞炎症坏死及肝脏纤维组织增生，延缓和减少肝功能衰竭、肝硬化失代偿、肝癌和其他并发症的发生，改善患者生活质量，延长其生存时间。对于部分适合条件的患者，应追求临床治愈(又称功能性治愈)。"其实，上述目标的意思就是两句话。第一，治疗后降低肝硬化和肝癌的风险，当然这里的潜台词还包括"留着青山在，为未来追求临床治愈做铺垫"；第二，已经是优势人群当下即可考虑追求临床治愈。

事实上，临床治愈需要铺垫，很多患者不是一上来就能实现临床治愈的。如上所述，临床治愈最终要实现 HBsAg 转阴或转换，但是对于"大三阳"(HBeAg 阳性)的患者而言，通常需要分三步走或分三个目标实现。第一步，实现 HBV DNA 转阴(好比"铜牌"或小学阶段)；第二步，实现 HBeAg 转阴或转换(好比"银牌"或初中阶段)；第三步，HBsAg 转阴或转换(好比"金牌"或高中毕业考大学)。可见，对于 "大三阳"患者而言，"铜牌"都没得到或小学都没上，却直接问能否得"金牌"或考个好大学，这是"急功近利"或不切实际的想法，也太低估了临床治愈的艰辛过程和难度。

对于肝功能(主要指谷丙转氨酶)正常、无肝硬化的"大三阳"的患者而言，口服抗病毒药物治疗实现上述第一步往往需要 1 ~ 2 年不等。口服药实现第二步需要的时间更长，往往 3 ~ 5 年，甚至 5 ~ 8 年，甚至还有一二十年都没实现的。实现第三步往往需要干扰素注射治疗参与进来，这又得根据第二步实现时 HBsAg 水平看大致可能需要多久，短的可能一年半载，长的可能需要两三年，甚至有些患者第二步实现后无法短时间内实现第三步临床治愈，只能继续口服抗病毒药物进行铺垫治疗。

图 3-7 总结了目前两类抗病毒药物在实现这三步或三个目标方面的优劣势。实现第一步，口服药(有"全对"记号)效果优于干扰素(有"半对"记号)，且口服药相较干扰素价格更有优势，所以可考虑先用口服药。实现第二步，口服药效果并不优于干扰素，但是仍然有可能实现，只是口服药耗时稍长，依然可考虑先用口服药。实现第三步，口服药可能性很小(年发生率 0 ~ 1%，用"错误"记号表示"不太可能")，绝大多数需要干扰素参与，但是干扰素也不能临床治愈所有患者(用"半对"记号表示)(图 3-7)。所以，通常而言，"大三阳"患者的临床治愈路径是：先用口服药实现第一步和第二步，到第三步开始联合干扰素治疗；当然，如果想要更快实现第二步，可在追求第二步时即开始联用干扰素。

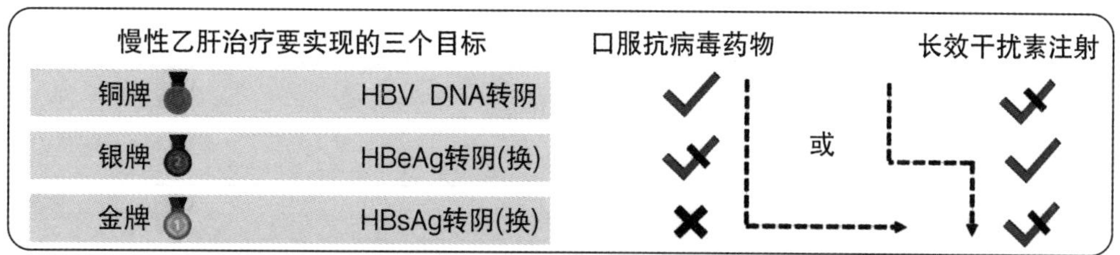

图3-7　HBeAg阳性慢性乙型肝炎临床治愈“三步走”策略

本例患儿肝功能异常，提示其体内针对HBV感染肝细胞的免疫清除功能处于激活状态，结合临床指标，属于典型的免疫清除期患者（事实上，中国慢性乙肝患者很难凭借自身免疫功能清除体内HBV，往往需要外力如药物配合），这个有利条件配合药物治疗，即“里应外合”，将会极大地缩短实现上述三步的总时长。结合患儿家长强烈追求临床治愈的意愿，笔者在第一步即开始了口服药和干扰素的联合方案，用了42个月才艰辛地实现了本例的临床治愈，治疗期间的核心结果总结见表3-1。

表3-1　本例慢性乙肝患儿追求临床治愈过程中核心指标的动态变化

参数	HBV DNA (IU/mL)	HBsAg (IU/mL)	HBsAb (mIU/mL)	HBeAg (PEIU/mL)	HBeAb (S/CO)	ALT (U/L)	Neut ($\times10^9$/L)	PLT ($\times10^9$/L)
基线	8220(+)	21.97(+)	1.16(-)	172.48(+)	(-)	114	1.55	258
治疗1个月	320(+)	11.67(+)	0.80(-)	0.21(+)	(-)	22	1.32	132
治疗3个月	<25(-)	10.00(+)	1.85(-)	0.27(+)	(-)	18	1.95	146
治疗6个月	<25(-)	0.88(+)	3.61(-)	0.53(+)	(-)	19	2.23	142
治疗9个月	<25(-)	0.10(+)	47.02(+)	0.12(-)	(-)	19	1.47	153
治疗12个月	<25(-)	0.16(+)	36.04(+)	0.45(+)	(-)	15	2.06	146
治疗15个月	<25(-)	0.10(+)	55.95(+)	0.35(+)	(-)	76	2.02	127
治疗18个月	<25(-)	0.17(+)	72.42(+)	0.30(+)	(-)	59	2.62	140
治疗21个月	<25(-)	0.15(+)	76.28(+)	0.26(+)	(-)	58	2.04	159
治疗24个月	<25(-)	0.08(+)	50.00(+)	0.22(+)	(-)	37	1.85	160
治疗27个月	<25(-)	0.06(+)	13.96(+)	0.33(+)	(-)	27	2.00	323
治疗30个月	<25(-)	0.45(+)	6.89(-)	0.10(-)	(-)	19	1.65	263
治疗33个月	<25(-)	0.09(+)	72.55(+)	0.05(-)	(+)	16	2.32	210
治疗36个月	<25(-)	0.06(+)	41.03(+)	0.07(-)	(-)	12	1.86	294
治疗39个月	<25(-)	0.16(+)	27.12(+)	0.06(-)	(-)	18	2.62	226

续表 3-1

参数	HBV DNA (IU/mL)	HBsAg (IU/mL)	HBsAb (mIU/mL)	HBeAg (PEIU/mL)	HBeAb (S/CO)	ALT (U/L)	Neut ($\times10^9$/L)	PLT ($\times10^9$/L)
治疗 42 个月	<25(-)	0.01(-)	16.40(+)	0.08(-)	(-)	15	3.15	238
治疗 45 个月	<25(-)	0(-)	33.60(+)	0.09(-)	(-)	23	2.80	243
停药 6 个月	<25(-)	0(-)	29.43(+)	0.10(-)	(-)	15	2.24	265
停药 23 个月	未检测出靶标	0(-)	332.75(+)	0.06(-)	(-)	12	4.01	260

通过表 3-1 可见，患儿在治疗第 3 个月即实现了第一步（“铜牌”），笔者认为这并不是联用方案“药效更强”的功劳，而是患儿处于免疫清除期，其体内免疫清除功能已经启动且本身 HBV DNA 已经是低水平（8220 IU/mL）所致。在治疗第 9 个月时，一过性实现了第二步（“银牌”），之后出现 HBeAg 复阳，直到治疗第 30 个月再次出现阴转，并长期保持，这时才真正意义上实现了第二步。至于第三步（“金牌”），患儿用了 42 个月才实现，值得注意的是患儿在治疗第 9 个月时已经出现了 HBsAb 阳性（虽然治疗第 30 个月时曾一过性转阴），这是临床治愈的积极信号。

本例临床治愈患儿之所以耗时长达 42 个月，是综合因素导致的，主要包括两方面。第一，前期治疗应答极佳，给了医患双方强有力的临床治愈信号；第二，上述积极的临床治愈信号坚定了医患双方交互坚持治疗的信念。治疗应答方面，患儿快速实现“铜牌”（治疗 3 个月）、快速接近实现“银牌”（HBeAg 降幅巨大，治疗 1 个月由 172.48 PEIU/mL 降至 0.21 PEIU/mL）、快速接近实现“金牌”（HBsAg 降幅亦巨大，治疗 9 个月降至 0.1 IU/mL，而<0.05 即为阴性），这些强烈的临床治愈信号，让医患双方在治疗前期都有强烈愿意坚持。但是，后期长达数月反复在“银牌”和“金牌”周围徘徊，极度接近而又没有实现，而患儿明显生长迟缓导致笔者一度率先想放弃，建议患儿“间歇疗法”，却遭到了患儿家长的“否决”，可以说这是一种接近成功、“欲罢不能”的坚持。患儿“银牌”实现后，实现“金牌”的耗时亦让笔者意外，“银牌”后的治疗成了更为“欲罢不能”的坚持。2024 年，我国《儿童慢性乙型肝炎防治专家共识》正式发布，提到 7 岁是儿童慢性乙肝能否实现临床治愈的一个分水岭，即 7 岁前较 7 岁后更容易实现临床治愈。本例患者启动治疗时已经 8 岁 3 月龄，这可能是耗时长的一个重要因素。

本例患儿自身让笔者印象深刻的有两点。第一，随着患儿年龄增长，治疗中后期，患儿逐渐“懂事了”，估计也体会到了治疗给他带来的不适和不便，听到笔者建议“继续治疗（打针）”，患儿眼泪夺眶而出，这给笔者留下极为深刻的印象，也让笔者深感同情又感无助。第二，干扰素对儿童的生长抑制，特别是注射 1 年以上愈发明显，但是前期大量研究和笔者既往大量经验证实这种生长抑制是一过性的。本例患儿停用干扰素 9 个月竟然长高了 17 cm，患儿家长跟笔者的描述是“邻居和老师都认不出来他了”。事实上，这么短时间内这么剧烈的生长速度，笔者也是首次遇到。当然，除了生长抑制方面的不良反应，其他常见不良反应，如流感样表现、肝功能异常、血细胞减少等，本例患儿治疗期间均出现过。

时至今日，在肝病门诊仍然有很多慢性乙肝患者执意不治疗，开口就说“医生，我这一吃药就吃一辈子啊?”。其实，反过来考虑是“有些患者不吃药不一定有一辈子、可能只有大半辈子”。作为患者，他们不知道病房里很多慢性乙肝患者 30 多岁就得了肝癌，面临死亡，根本没有机会吃一辈子药。如果有后悔的机会，我相信他们是愿意吃一辈子抗病毒药的。所以，笔者作为医生，一直面临“冰火两重天”的痛楚，因为门诊常有“自以为是赌自己没事而不愿接受治疗的”，病房都是“后悔自己当年没有及时吃药的”。

那么，慢性乙肝患者是不是就要吃一辈子药呢？这也要视情况而定，如果是乙肝肝硬化、肝癌之类的患者，已经造成了严重影响寿命的后果，是建议终身服药的；因为即使终身服药，大多数患者也不能实现跟正常人同等的预期寿命了。而无肝硬化、肝癌的普通慢性乙肝患者，其实不是一辈子，但是具体需要多久，笔者无法给出具体时长，要视“奖牌”拿到的情况而定。总体而言，要先吃上药降低得肝硬化和肝癌的风险，与此同时逐渐实现“铜牌”和“银牌”，进而为临床治愈（实现“金牌”）作铺垫。如前所述，这“三个奖牌”具体到每位患者身上耗时各异，所以具体时间无法确定。但是，对于一个“大三阳”的患者而言，单用口服药大都很难在 5 年内先后拿到这“三块奖牌”。所以，笔者常对“大三阳”患者讲“至少要治疗 5 年以上……”事实上，口服药治疗 5 年后，很多“大三阳”患者会因为没拿到“银牌”或拿到“银牌”后巩固时间不够而停不了药，需要继续治疗。那么，暂时没拿到“银牌”是不是就等于“白治”了呢？其实不是，患者的肝硬化和肝癌风险大大降低了。

对于已经拿到或自然就有“铜牌”和“银牌”的慢性乙肝患者而言，耗时亦各异。这里面有四种不同的组合：患者“底子（HBsAg 水平等）好坏”加“进步（注射干扰素后 HBsAg 降幅等）快慢”。其中，“底子好”加“进步快”的患者耗时最短；“底子”好不好，一查便知，然而，“进步”快不快，打上干扰素 1 ~3 个月才能初步判断。这就是医生常说的“应答指导的治疗”，即根据结果边走边说，如果遇到“底子好”加“进步慢”和“底子差”加“进步慢”的组合，医生会建议暂停干扰素，继续用口服药进行铺垫治疗，等待未来再次注射干扰素的时机。

最后，我们通过本例患儿可以看出，慢性乙肝临床治愈需要逐渐铺垫才能实现，大多数情况下无法一上来就直接追求“金牌”，这好比“刚毕业当老师大都无法立即成为高级教师”“刚毕业当医生无法立即成为主任医师”一样的道理。当然，也不是所有患者均需要本例这么长的时间才能实现临床治愈，如果是已有“铜牌”和“银牌”、只剩“金牌”没有得到的患者，可能会快很多。但是，即使在仅剩“金牌”没得到的情况下，实现起来个体差异依然很大;有些“底子极好”的患者几周内便拿到了“金牌”,有的“底子好”的患者一年半载或一两年才能拿到“金牌”,还有少部分“底子好”的患者注射干扰素后 HBsAg 几乎不怎么降低。

四、推荐阅读

[1]中华医学会肝病学分会,中华医学会感染病学分会. 慢性乙型肝炎防治指南(2022 年版)[J]. 中华肝脏病杂志,2022,30(12):1309-1331.

[2]中华医学会感染病学分会,中华医学会肝病学分会,中华医学会儿科学分会感染学组,等. 儿童慢性乙型肝炎防治专家共识[J]. 中华肝脏病杂志,2024,32(5):435-448.

[3]LOK ASF. Toward a functional cure for hepatitis B [J]. Gut and Liver,2024,18(4):593-601.

[4]ZENG QL,CHEN RY,LV XY,et al. Functional cure induced by tenofovir alafenamide plus peginterferon-alpha-2b in young children with chronic hepatitis B:a case series study [J]. BMC Infect Dis,2024,24(1):830.

[5]李辉,季成叶,宗心南,等. 中国 0~18 岁儿童、青少年身高、体重的标准化生长曲线[J]. 中华儿科杂志,2009,47(7):487-492.

（曾庆磊　撰写）

（余祖江　王福生　审校）

病例4　15岁女性，HBeAg阳性，NA联合IFN，疗程2年

概　要

15岁HBeAg阳性慢性乙型肝炎（免疫清除期）女性，应用富马酸替诺福韦二吡呋酯片、聚乙二醇干扰素α-2b注射液治疗2年，最终实现临床治愈。10～20岁年龄段的青少年往往处于小学末和初高中求学阶段，干扰素的储存和注射具有多种不便，且为避免干扰素的不良反应影响学习，笔者较少建议初高中慢性乙型肝炎学生注射干扰素，本例家长强烈要求临床治愈且笔者判断条件的确合适，加之后续个体化治疗和耐心坚持，最终促成了本例的临床治愈。

一、患者情况

患者王某，女，15岁，以“发现乙肝伴转氨酶升高2周”为主诉来门诊就诊。当地市级医院2021年2月16日检测结果：HBsAg 65.44 IU/mL，HBeAg 2231.34 PEIU/mL，HBcAb 0.01 IU/mL，HBV DNA 674000 IU/mL（图4-1、图4-2）；ALT 236.1 U/L，AST 157.5 U/L，TBIL 14.3 μmol/L；AFP 1.91 ng/mL，WBC 4.89×10^9/L，Neut 2.16×10^9/L，Hb 124 g/L，PLT 194×10^9/L；甲状腺功能正常；自身免疫性肝病抗体全阴性；肝胆胰脾超声未发现明显异常。

河南大学附属商丘市立医院检验报告单　　标 本 号：23

姓名：[redacted]　科别：感染三门诊　标本：血清4　采样时间：
病历号：[redacted]　床号：　类别：门诊　检测时间：2021-02-16 09:37:00
性别：女　年龄：15岁　诊断：(K76.900)肝病
临床特征：

代号	项目名称	检验结果	单位	参考区间
HBsAg	乙型肝炎表面抗原	65.44 ↑	IU/ml	0--0.08
Anti-HBs	乙型肝炎表面抗体	4.43	mIU/ml	0--10
HBeAg	乙型肝炎e抗原	2231.34 ↑	PEIU/ml	0--1
Anti-HBe	乙型肝炎e抗体	15.43	IU/ml	>1
Anti-HBc	乙型肝炎核心抗体	0.01 ↑	IU/ml	>1

检验备注：
申请医生：　报告时间：2021-02-16 09:36:55　检验者：[signature]　审核者：[signature]
此结果仅对本标本负责，如对检验结果有疑问请于24小时内致电话：0370-6960138质询。 您的健康是我们最大的追求，祝您早日康复！
特殊参考：

图 4-1　基线 HBV 标志物水平

河南大学附属商丘市立医院检验报告单

标本号：27
姓名：[redacted]　性别：女　年　龄：15岁　门诊号：[redacted]　标本类型：血液9
科别：感染三门诊　床号：　送检医生：

序号	项目名称	结果	单位	最低检测下限
1	高灵敏HBV DNA	6.74E+5	IU/ml	20

解释说明：
测试结果<2.00E+01时，为测试结果低于试剂盒测试下限。
此结果仅对所测的标本负责，供医生参考，如对本结果有异议，请在收到结果三个工作日内联系我们，谢谢合作
检验备注：

报告日期：2021-02-16 10:24　审核日期：2021-02-16 13:32　检验医师：[signature]　审核医师：[signature]
备注：本报告仅对本次标本负责，如有疑问请在3日内与本科联系！0370-6961572

图 4-2　基线 HBV DNA 水平

二、诊疗过程

(一)临床诊断

HBeAg阳性慢性乙型肝炎。

(二)治疗方案

本例患者母亲和姐姐均为慢性HBV感染者,考虑为母婴传播所致慢性HBV感染;详细询问病史并结合相关检测结果,排除了其他原因导致的肝损伤,明确为慢性HBV感染自然史的第二阶段,即免疫清除期。患者家长和本人均有强烈"乙肝治愈"意愿,笔者提及干扰素方案可能是其实现临床治愈的途径,但是考虑到干扰素储存和注射不便、不良反应可能影响学习、患者马上中招考试及新冠疫情无法保障规律出行复查、治疗费用高等诸多问题,建议权衡利弊,但是患者家长表示家庭经济情况一般但"砸锅卖铁"也要试用干扰素方案"治愈乙肝"。遂行"聚乙二醇干扰素α-2b注射液(180 μg,每周1次,腹部皮下注射)联合富马酸替诺福韦二吡呋酯片(替诺福韦片,300 mg,每日1片,餐后口服)"治疗,同时给予"六味五灵片(每次3片,每日3次,饭后口服)"保肝治疗。

(三)治疗过程

患者回家后,其母亲根据笔者提供的干扰素注射视频自行给孩子注射第1剂干扰素;注射后4 h体温逐渐升高,最高达39.1 ℃,同时伴轻度乏力和肌肉酸疼;患者服用布洛芬混悬液10 mL后上述流感样症状体征逐渐缓解。注射第2剂后,上述流感样症状体征较第1剂注射后仍然存在但是减轻,未干预可自行缓解,无其他不适。

后续治疗过程中,由于患者要中招考试、继而读高中、不好请假、疫情不能便利出行等原因,患者在重要节假日学校放假时到我院找笔者进行门诊复查,其他时间"抽空"到当地医院复查,笔者给予远程指导。

1. 治疗后1个月

(1)患者主诉:乏力、食欲降低。

(2)实验室检测:HBV DNA 1030 IU/mL(图4-3);ALT 79.6 U/L,AST 195.4 U/L,TBIL 5.3 μmol/L;WBC 3.07×10^9/L,Neut 1.28×10^9/L,Hb 131 g/L,PLT 95×10^9/L。

河南大学附属商丘市立医院检验报告单

标本号：20

姓名：[redacted]　性别：女　年　龄：16岁　门诊号：　标本类型：血液9

科别：感染三门诊　床号：　送检医生：

序号	项目名称	结果	单位	最低检测下限
1	高灵敏HBV DNA	1.03E+3	IU/ml	20

解释说明：

测试结果<2.00E+01时，为测试结果低于试剂盒测试下限。

此结果仅对所测的标本负责，供医生参考，如对本结果有异议，请在收到结果三个工作日内联系我们，谢谢合作

检验备注：

报告日期：2021-03-15 09:58　审核日期：2021-03-15 13:02　检验医师：[签名]　审核医师：[签名]

备注：本报告仅对本次标本负责，如有疑问请在3日内与本科联系！0370-6961572

图 4-3　治疗 1 个月时 HBV DNA 水平

(3)疗效分析：患者 HBV DNA 较治疗前明显降低；肝功能指标较前明显好转，考虑为六味五灵片保肝治疗有效；血常规中 WBC、Neut、PLT 较前明显降低，考虑为干扰素诱发的骨髓抑制作用所致，但尚未达到必须干预的临界值；食欲减退亦考虑为干扰素的不良反应。上述方案效果良好，患者精神状态较好，不良反应在预期和可控范围之内。

(4)后续方案：建议继续联合抗病毒方案治疗，2 个月后复查；考虑患者不能保证按时复查，继续六味五灵片保肝治疗。

(5)患者意见：患者及家长对治疗效果表示满意，同意继续联合方案治疗。

2. 治疗后 5 个月(中招考试刚结束)

(1)患者主诉：轻度乏力、食欲减退。

(2)实验室检测：HBsAg 0.63 IU/mL，HBeAg 0.26 PEIU/mL，HBV DNA 50 IU/mL(图 4-4、图 4-5)；ALT 252 U/L，AST 224 U/L，TBIL 7.3 μmol/L；WBC 2.9×10^9/L，Neut 1.34×10^9/L，Hb 129 g/L，PLT 113×10^9/L。

郑州大学第一附属医院检验报告单

第1页 共1页
标本号:1323

姓　名:	病人类型:门诊	床　　号:	标本类型:
性　别:女	门 诊 号:	费　　别:	采样时间:2021-06-30 09:33:40
年　龄:15岁	送检科室:感染肝病二门诊	送检医生:曾庆磊	诊　　断:肝病复查

No	项目代号	项目名称	结果		参考范围	单位
1	HbsAg1	乙肝表面抗原	0.63	↑	0-0.05	IU/mL
2	HBsAb1	乙肝表面抗体	8.41		0-10	mIU/mL
3	HBeAg1	乙肝e抗原	0.26	↑	0-0.18	PEIU/mL
4	HBeAb1	乙肝e抗体	0.05 ↑		1-999(阴性参考值)*	S/CO
5	HBcAb1	乙肝核心抗体	9.02	↑	0-1	S/CO

备　　注:

送检时间:　　报告时间:2021-06-30 12:28:59　　检验者:　　审核者:

此报告只对该样本负责，如有疑问请在报告日期两天内速与检测部门联系。项目名称前有*标识的，即为全国互认项目(全国HR)。

图 4-4　治疗 5 个月时 HBV 标志物水平

郑州大学第一附属医院检验报告单

第1页 共1页
标本号:6044

姓　名:	病人类型:门诊	床　　号:	标本类型:
性　别:女	门 诊 号:	费　　别:	采样时间:2021-06-30 09:23:24
年　龄:15岁	送检科室:感染肝病二门诊	送检医生:曾庆磊	诊　　断:肝病复查

No	项目名称	结果	参考范围	检测下限	单位
1	乙型肝炎病毒(HBV DNA)	5.00E+01			IU/mL

备　　注:试剂盒最低检测下限为25 IU/ml

送检时间:　　报告时间:2021-06-30 12:24:45　　检验者:　　审核者:

此报告只对该样本负责，如有疑问请在报告日期两天内速与检测部门联系。项目名称前有*标识的，即为全国互认项目(全国HR)。

图 4-5　治疗 5 个月时 HBV DNA 水平

(3)疗效分析:患者 HBsAg 明显降低,HBV DNA 接近转阴;肝功能指标中 ALT 和 AST 明显升高,考虑为干扰素诱导免疫反应所致的肝损伤;血常规指标总体保持在较低水平,结合食欲减退,考虑均为干扰素所致。上述方案效果良好,患者精神状态较好,需要加用保肝药物治疗,不良反应在预期和可控范围之内。

(4)后续方案:建议继续联合方案治疗,在服用六味五灵片的基础上加用双环醇片保肝治疗(50 mg,每日 3 次,口服),2 ~3 个月后复查。

(5)患者意见:患者及家长对治疗效果表示满意,同意继续联合方案治疗。

3. 治疗后 8 个月

(1)患者主诉:食欲差、体重降低,2021 年 10 月 1 日国庆节被狗咬伤(轻伤)并已按规定注射狂犬疫苗。

(2)实验室检测:HBsAg 0. 50 IU/mL,HBsAb 8. 01 mIU/mL,HBeAg 0. 11 PEIU/mL,HBeAb 0. 03 S/CO,HBV DNA <20 IU/mL;ALT 89 U/L,AST 66 U/L,TBIL 8. 1 μmol/L;WBC 2. 5×10^9/L,Neut 1. 03×10^9/L,Hb 123 g/L,PLT 101×10^9/L,甲状腺功能正常。

(3)疗效分析:患者 HBsAg 稍降低,HBeAg 首次转阴,实现 HBeAg 血清学转换,即变为“小三阳”;肝功能指标较前好转;血常规指标总体保持在较低水平。上述方案效果良好,患者精神状态较好,不良反应在预期和可控范围之内。

(4)后续方案:建议继续联合抗病毒方案治疗,注射狂犬疫苗当天如果刚好需要注射干扰素,建议推后干扰素注射 1 d;继续加用六味五灵片和双环醇保肝治疗(方法同前),3 个月后复查。

(5)患者意见:患者对治疗效果表示满意,同意继续联合方案治疗。

4. 治疗后 11 个月

(1)患者主诉:食欲稍减退。

(2)实验室检测:HBsAg <0. 05 IU/mL,HBsAb 17. 29 mIU/mL,HBeAg(-),HBeAb(+),HBV DNA <20 IU/mL;ALT 49 U/L,AST 37 U/L,TBIL 6. 1 μmol/L;WBC 2. 53×10^9/L,Neut 0. 99×10^9/L,Hb 120 g/L,PLT 90×10^9/L。

(3)疗效分析:患者 HBsAg 首次转阴,HBsAb 转阳,HBV DNA 保持阴性;肝功能指标基本保持稳定;血常规指标处于低水平,但不需要特别干预。上述方案效果较好,患者精神状态较好。

(4)后续方案:建议继续联合抗病毒方案巩固治疗,停用双环醇片继续六味五灵片保肝治疗;3 个月后复查。

(5)患者意见:患者对治疗效果表示满意,同意继续联合方案巩固治疗。

5. 治疗后 14 个月(实际上,本次复查前停用干扰素 2 周)

(1)患者主诉:高热,当地医院诊断“腹部皮肤软组织感染”而住院治疗。

(2)实验室检测:HBsAg 0. 01 IU/mL,HBsAb 291. 442 mIU/mL,HBeAg 0. 01 PEIU/mL,

HBeAb(+),HBV DNA <20 IU/mL;ALT 21.3 U/L,AST 54.3 U/L,TBIL 4.93 μmol/L;WBC 4.68×10^9/L,Neut 3.32×10^9/L,Hb 116 g/L,PLT 246×10^9/L。

(3)疗效分析:患者 2 周前因为高热被诊断为“腹部皮肤软组织感染”(图 4-6,笔者通过图片无法确定是否存在皮下脓肿,该诊断是否成立笔者无法确定),在当地医院住院 1 周,抗感染治疗后康复出院;当时笔者考虑可能与注射干扰素前消毒不严格有关,建议暂停干扰素治疗。本次检测结果提示 HBsAg 保持阴性,HBsAb 保持阳性且显著升高,接近“临床治愈”(实际上停用抗病毒药物 6 个月及以上能够保持才是真正的临床治愈),总体效果良好;肝功能指标基本保持稳定;血常规指标正常。上述方案效果较好,患者精神状态较好。

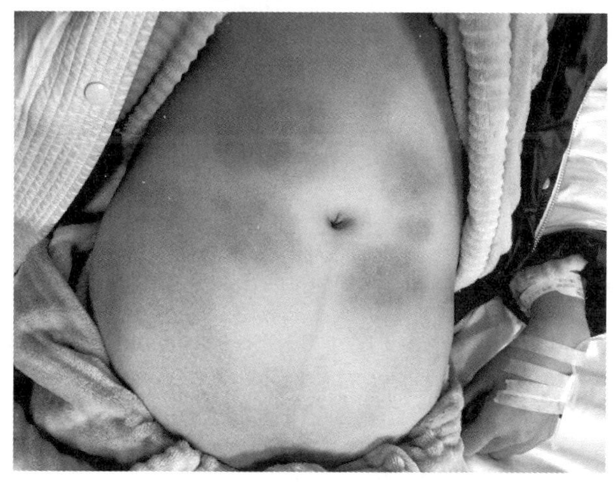

图 4-6　注射干扰素 14 个月时腹部皮肤情况

(4)后续方案:鉴于患者腹部情况以及检测结果良好,建议停止干扰素、保留替诺福韦片继续抗病毒治疗,同时停用保肝药物治疗,3 个月后复查。

(5)患者意见:患者对治疗效果表示满意,同意停药。

6. 治疗后 17 个月(停干扰素后 3 个月)

(1)患者主诉:无不适。

(2)实验室检测:HBsAg 0.16 IU/mL,HBsAb 59.17 mIU/mL,HBV DNA <25 IU/mL(图 4-7、图 4-8);ALT 91 U/L,AST 76 U/L,TBIL 3.8 μmol/L;WBC 5.13×10^9/L,Neut 3.26×10^9/L,Hb 122 g/L,PLT 267×10^9/L。

(3)疗效分析:患者 HBsAg 复阳,HBsAb 较前降低但仍为阳性,HBV DNA 保持转阴;肝功能指标转氨酶升高;血常规指标正常。考虑巩固疗程不够导致的病情反弹。

郑州大学第一附属医院检验报告单

第1页 共1页
标本号:1312

姓 名:[redacted] 病人类型:门诊 床 号: 标本类型:
性 别:女 门 诊 号:[redacted] 费 别: 采样时间:2022-07-20 09:32:44
年 龄:16岁 送检科室:感染肝病二门诊 送检医生:曾庆磊 诊 断:肝病

No	项目代号	项目名称	结果		参考范围	单位
1	HbsAg1	乙肝表面抗原	0.16	↑	0-0.05	IU/mL
2	HBsAb1	乙肝表面抗体	59.17	↑	0-10	mIU/mL
3	HBeAg1	乙肝e抗原	0.06		0-0.18	PEIU/mL
4	HBeAb1	乙肝e抗体	0.01 ↑		1-999(阴性参考值)*	S/CO
5	HBcAb1	乙肝核心抗体	9.33	↑	0-1	S/CO

备 注:

送检时间: 报告时间:2022-07-20 11:12:58 检验者: 审核者:

此报告只对该样本负责,如有疑问请在报告日期两天内速与检测部门联系。项目名称前有*标识的,即为全国互认项目(全国HR)。

图 4-7 治疗 17 个月时 HBV 标志物水平

郑州大学第一附属医院检验报告单

第1页 共1页
标本号:6017

姓 名:[redacted] 病人类型:门诊 床 号: 标本类型:
性 别:女 门 诊 号:[redacted] 费 别: 采样时间:2022-07-20 09:31:45
年 龄:16岁 送检科室:感染肝病二门诊 送检医生:曾庆磊 诊 断:肝病

No	项目名称	结果	参考范围	检测下限	单位
1	乙型肝炎病毒(HBV DNA)	低于检测下限			IU/mL

备 注:试剂盒最低检测下限为25 IU/ml

送检时间: 报告时间:2022-07-20 11:57:38 检验者: 审核者:

此报告只对该样本负责,如有疑问请在报告日期两天内速与检测部门联系。项目名称前有*标识的,即为全国互认项目(全国HR)。

图 4-8 治疗 17 个月时 HBV DNA 水平

(4)后续方案:建议重启干扰素抗病毒治疗,同时将替诺福韦片换为不良反应更小的艾米替诺福韦片(25 mg,每日1次,餐后口服),联合抗病毒方案治疗,同时继续服用六味五灵片预防性保肝(患者因读高中以及疫情原因不能保证按时复查),3个月后复查。

(5)患者意见:患者本人和家长对结果表示失望,同意继续联合方案治疗。

7. 治疗后20个月

(1)患者主诉:乏力。

(2)实验室检测:HBsAg 0.14 IU/mL,HBsAb 17.89 mIU/mL,HBV DNA <25 IU/mL(图4-9、图4-10);ALT 19 U/L,AST 42 U/L,TBIL 5.6 μmol/L;WBC 3.47×10^9/L,Neut 1.71×10^9/L,Hb 118 g/L,PLT 146×10^9/L;甲状腺功能正常;肝硬度值(LSM) 3.7 kPa,肝脏超声受控衰减参数(CAP) 174 dB/m。

郑州大学第一附属医院检验报告单

第1页 共1页
标本号:1314

姓　名:　　病人类型:门诊　　床　号:　　标本类型:
性　别:女　　门 诊 号:　　费　别:　　采样时间:2022-10-05 09:17:04
年　龄:16岁　　送检科室:感染肝病二门诊　　送检医生:曾庆磊　　诊　断:肝病

No	项目代号	项目名称	结果		参考范围	单位
1	HbsAg1	乙肝表面抗原	0.14	↑	0-0.05	IU/mL
2	HBsAb1	乙肝表面抗体	17.89	↑	0-10	mIU/mL
3	HBeAg1	乙肝e抗原	0.08		0-0.18	PEIU/mL
4	HBeAb1	乙肝e抗体	0.02 ↑		1-999(阴性参考值)*	S/CO
5	HBcAb1	乙肝核心抗体	7.89	↑	0-1	S/CO

备　注:

送检时间:　　报告时间:2022-10-05 10:42:09　　检验者:　　审核者:

此报告只对该样本负责,如有疑问请在报告日期两天内速与检测部门联系。项目名称前有*标识的,即为全国互认项目(全国HR)。

图4-9　治疗20个月时HBV标志物水平

郑州大学第一附属医院检验报告单

第1页 共1页
标本号:6030

姓　名:	病人类型:门诊	床　　号:	标本类型:
性　别:女	门 诊 号:	费　　别:	采样时间:2022-10-05 09:13:05
年　龄:16岁	送检科室:感染肝病二门诊	送检医生:曾庆磊	诊　　断:肝病

No	项目名称	结果	参考范围	检测下限	单位
1	乙型肝炎病毒(HBV DNA)	低于检测下限			IU/mL

备　　注:试剂盒最低检测下限为25 IU/ml

送检时间:　　报告时间:2022-10-05 11:48:11　　检验者:　　审核者:

此报告只对该样本负责,如有疑问请在报告日期两天内速与检测部门联系。项目名称前有*标识的,即为全国互认项目(全国HR)。

图4-10　治疗20个月时HBV DNA水平

(3)疗效分析:患者HBsAg较前稍降低,HBsAb保持阳性且较前降低,与患者沟通慢性乙肝临床治愈的“艰巨性、复杂性、不确定性”;肝功能指标保持稳定;血常规指标基本正常。上述方案效果尚可,患者精神状态可。

(4)后续方案:建议继续聚乙二醇干扰素α-2b注射液联合艾米替诺福韦片抗病毒治疗,同时服用六味五灵片保肝治疗,3个月后复查。

(5)患者意见:患者及家长对治疗效果表示理解,同意继续联合方案治疗。

8.治疗后23个月

(1)患者主诉:乏力、学习压力大。

(2)实验室检测:HBsAg 0 IU/mL,HBsAb 168.08 mIU/mL,HBV DNA <25 IU/mL(图4-11、图4-12);ALT 34 U/L,AST 95 U/L,TBIL 5.6 μmol/L;WBC 3.56×10^9/L,Neut 2.21×10^9/L,Hb 108 g/L,PLT 172×10^9/L;AFP 3.43 ng/mL;肝胆胰脾超声提示肝实质弥漫性改变、胆囊壁毛糙。

郑州大学第一附属医院检验报告单

第1页 共1页
标本号:1603

姓　名:	病人类型:门诊	床　　号:	标本类型:
性　别:女	门 诊 号:	费　　别:	采样时间:2023-01-25 09:03:33
年　龄:17岁	送检科室:感染肝病二门诊	送检医生:曾庆磊	诊　　断:肝病

No	项目代号	项目名称	结果		参考范围	单位
1	HbsAg1	乙肝表面抗原	0.00		0-0.05	IU/mL
2	HBsAb1	乙肝表面抗体	168.08	↑	0-10	mIU/mL

备　注:

送检时间:　报告时间:2023-01-25 10:46:17　检验者: 张倩　审核者: 李晶晶

此报告只对该样本负责，如有疑问请在报告日期两天内速与检测部门联系。项目名称前有*标识的，即为全国互认项目(全国HR)。

图 4-11　治疗 23 个月时 HBV 标志物水平

郑州大学第一附属医院检验报告单

第1页 共1页
标本号:6005

姓　名:	病人类型:门诊	床　　号:	标本类型:
性　别:女	门 诊 号:	费　　别:	采样时间:2023-01-25 09:03:22
年　龄:17岁	送检科室:感染肝病二门诊	送检医生:曾庆磊	诊　　断:肝病

No	项目名称	结果	参考范围	检测下限	单位
1	乙型肝炎病毒(HBV DNA)	低于检测下限			IU/mL

备　注:试剂盒最低检测下限为25 IU/ml

送检时间:　报告时间:2023-01-25 14:50:08　检验者: 张倩　审核者: 李晶晶

此报告只对该样本负责，如有疑问请在报告日期两天内速与检测部门联系。项目名称前有*标识的，即为全国互认项目(全国HR)。

图 4-12　治疗 23 个月时 HBV DNA 水平

(3)疗效分析:患者 HBsAg 再次出现阴转,且 HBsAb 进一步升高,肝功能指标中除 AST 轻度升高外无异常,余指标保持稳定,总体疗效佳。

(4)后续方案:基于上次 HBsAg 转阴后停用干扰素反弹的经验教训,本次理应继续联合抗病毒巩固治疗至少 3 个月,但是患者乏力明显、影响学习,要求停药,笔者基于该特殊情况同意停药,但是建议密切监测。

(5)患者意见:患者对治疗效果表示满意,要求停药。

(四)随访情况

1. 第一次随访

(1)随访时机:停抗病毒药物后 6 个月。

(2)临床治愈者主诉:无不适。

(3)实验室检测:HBsAg 0.02 IU/mL,HBsAb 160.91 mIU/mL(图 4-13),HBV DNA < 25 IU/mL;ALT 12 U/L,AST 24 U/L,TBIL 5.1 μmol/L;WBC 4.7×10^9/L,Neut 2.97×10^9/L,Hb 107 g/L,PLT 273×10^9/L;AFP 2.68 ng/mL;肝胆胰脾超声未见明显异常;LSM 7.6 kPa,CAP 227 dB/m。

郑州大学第一附属医院检验报告单

第1页 共1页
标本号:1309

姓 名: 病人类型:门诊 床 号: 标本类型:
性 别:女 门 诊 号: 费 别: 采样时间:
年 龄:17岁 送检科室:感染肝病二门诊 送检医生:曾庆磊 诊 断:肝病

No	项目代号	项目名称	结果		参考范围	单位
1	HbsAg1	乙肝表面抗原	0.02		0-0.05	IU/mL
2	HBsAb1	乙肝表面抗体	160.91	↑	0-10	mIU/mL
3	HBeAg1	乙肝e抗原	0.13		0-0.18	PEIU/mL
4	HBeAb1	乙肝e抗体	0.03 ↑		1-999(阴性参考值) *	S/CO
5	HBcAb1	乙肝核心抗体	8.36	↑	0-1	S/CO

备 注:

送检时间: 报告时间:2023-07-26 11:37:46 检验者:张倩 审核者:李晶晶

此报告只对该样本负责,如有疑问请在报告日期两天内速与检测部门联系。项目名称前有*标识的,即为全国互认项目(全国HR)。

图 4-13 临床治愈(停药 6 个月)时 HBV 标志物水平

(4)疗效分析:宣布实现慢性乙肝临床治愈,考虑LSM稍高为干扰素抗病毒过程中诱发肝损伤所致。

(5)后续方案:建议服用复方牛胎肝提取物片(40 mg,每日3次,口服)抗肝纤维化治疗(患者及家长同意治疗),正常生活学习,定期随访。

2. 第二次随访

(1)随访时机:停抗病毒药物后13个月。

(2)临床治愈者主诉:无不适。

(3)实验室检测:HBsAg 0 IU/mL,HBsAb 100.20 mIU/mL,HBV DNA <25 IU/mL(图4-14、图4-15);ALT 11 U/L,AST 18 U/L,TBIL 5.9 μmol/L;WBC 5.57×10^9/L,Neut 3.51×10^9/L,Hb 129 g/L,PLT 251×10^9/L;肝胆胰脾超声未见明显异常;LSM 5.2 kPa,CAP 181 dB/m(图4-16)。

郑州大学第一附属医院检验报告单

第1页 共1页
标本号:1315

姓　名:[redacted]　　病人类型:门诊　　床　号:　　标本类型:
性　别:女　　门 诊 号:[redacted]　　费　别:自费　　采样时间:2024-02-21 09:20:03
年　龄:18岁　　送检科室:感染肝病二门诊　　送检医生:曾庆磊　　诊　断:

No	项目代号	项目名称	结果		参考范围	单位
1	HbsAg1	乙肝表面抗原	0.00		0-0.05	IU/mL
2	HBsAb1	乙肝表面抗体	100.20	↑	0-10	mIU/mL
3	HBeAg1	乙肝e抗原	0.08		0-0.18	PEIU/mL
4	HBeAb1	乙肝e抗体	0.03	↑	1-999(阴性参考值) *	S/CO
5	HBcAb1	乙肝核心抗体	8.15	↑	0-1	S/CO

备　注:电化学发光微粒子免疫检测法

送检时间:　　报告时间:2024-02-21 11:02:14　　检验者:张倩　　审核者:李晶晶

此报告只对该样本负责,如有疑问请在报告日期两天内速与检测部门联系。项目名称前有*标识的,即为全国互认项目(全国HR)。

图4-14　临床治愈(停药13个月)时HBV标志物水平

郑州大学第一附属医院检验报告单

第1页 共1页
标本号:6038

姓　名:	病人类型:门诊	床　　号:	标本类型:
性　别:女	门 诊 号:	费　　别:自费	采样时间:2024-02-21 09:25:53
年　龄:18岁	送检科室:感染肝病二门诊	送检医生:曾庆磊	诊　　断:

No	项目名称	结果	参考范围	检测下限	单位
1	乙型肝炎病毒(HBV DNA)	低于检测下限			IU/mL

备　注:试剂盒最低检测下限为25 IU/mL

送检时间:　　报告时间:2024-02-21 12:06:21　　检验者:刘艳月　　审核者:李晶晶

此报告只对该样本负责,如有疑问请在报告日期两天内速与检测部门联系。项目名称前有*标识的,即为全国互认项目(全国HR)。

图 4-15　临床治愈(停药 13 个月)时 HBV DNA 水平

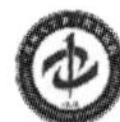

郑州大学第一附属医院
肝纤维化及脂肪肝定量检测报告

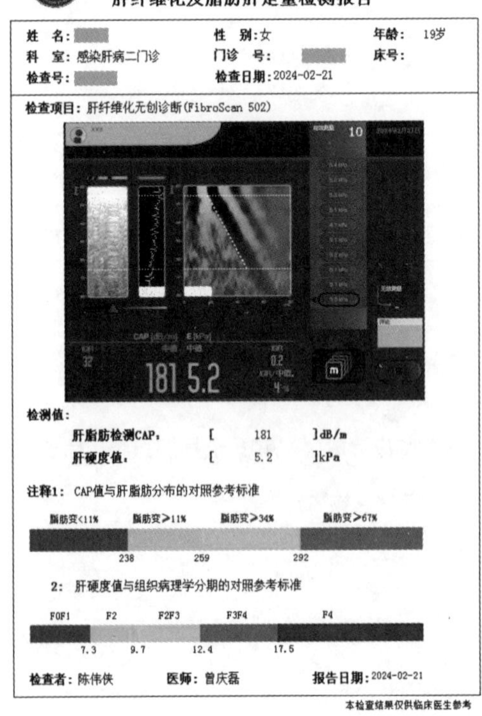

姓　名:　　性　别:女　　年龄:　19岁
科　室:感染肝病二门诊　　门诊　号:　　床号:
检查号:　　检查日期:2024-02-21

检查项目:肝纤维化无创诊断(FibroScan 502)

检测值:

肝脂肪检测CAP:　[　181　]dB/m
肝硬度值:　[　5.2　]kPa

注释1:CAP值与肝脂肪分布的对照参考标准

脂肪变<11%　脂肪变≥11%　脂肪变≥34%　脂肪变≥67%
238　259　292

2:肝硬度值与组织病理学分期的对照参考标准

F0F1　F2　F2F3　F3F4　F4
7.3　9.7　12.4　17.5

检查者:陈伟侠　　医师:曾庆磊　　报告日期:2024-02-21

本检查结果仅供临床医生参考

图 4-16　临床治愈(停药 13 个月)时肝纤维化无创诊断

(4)疗效分析:慢性乙肝临床治愈。

(5)后续方案:患者服用 6 个月复方牛胎肝提取物片后复查 LSM 正常,建议停药;由于 HBsAb 仅为 100 mIU/mL 左右,建议按照“0、1、6”原则注射乙肝疫苗以提高 HBsAb 水平;正常生活学习,定期随访。

3. 第三次随访

(1)随访时机:停抗病毒药物后 19 个月。

(2)临床治愈者主诉:无不适。

(3)实验室检测:HBsAg 0 IU/mL,HBsAb 547 mIU/mL,HBV DNA <25 IU/mL;ALT 9 U/L,AST 15 U/L,TBIL 5.6 μmol/L;WBC 5.32×10^9/L,Neut 3.38×10^9/L,Hb 132 g/L,PLT 277×10^9/L;肝胆胰脾超声未见明显异常。

(4)疗效分析:慢性乙肝临床治愈。

(5)后续方案:无须治疗,正常生活学习,定期随访。

4. 第四次随访

(1)随访时机:停抗病毒药物后 24 个月。

(2)临床治愈者主诉:无不适。

(3)实验室检测:HBsAg 0 IU/mL,HBsAb 188.58 mIU/mL,HBV DNA 未检测出靶标;ALT 12 U/L,AST 17 U/L,TBIL 8.4 μmol/L;WBC 4.94×10^9/L,Neut 2.54×10^9/L,Hb 131 g/L,PLT 243×10^9/L;肝胆胰脾超声未见明显异常(图 4-17、图 4-18)。

乙肝五项(电化学)(感染科专用)

郑州大学第一附属医院检验报告单

第1页 共1页
标本号:1319

姓　名:
性　别:女
年　龄:19岁
病人类型:门诊
门 诊 号:
送检科室:感染肝病二门诊
床　　号:
费　　别:
送检医生:曾庆磊
标本类型:血
采样时间:2025-01-16 09:36:02
诊　　断:

No	项目代号	项目名称	结果		参考范围	单位
1	HbsAg1	乙肝表面抗原	0.00		0-0.05	IU/mL
2	HBsAb1	乙肝表面抗体	188.58	↑	0-10	mIU/mL
3	HBeAg1	乙肝e抗原	0.07		0-0.18	PEIU/mL
4	HBeAb1	乙肝e抗体	0.02	↑	1-999(阴性参考值)*	S/CO
5	HBcAb1	乙肝核心抗体	7.29	↑	0-1	S/CO

备　注:电化学发光微粒子免疫检测法

送检时间:2025-01-16 09:49:02　报告时间:2025-01-16 10:36:16　检验者:万菲菲　审核者:徐本郑

此报告只对该样本负责,如有疑问请在报告日期两天内速与检测部门联系。项目名称前有*标识的,即为全国互认项目(全国HR)。

图 4-17　临床治愈(停药 24 个月)时 HBV 标志物水平

乙型肝炎病毒载量内标定量检测（感

郑州大学第一附属医院检验报告单

第1页 共1页
标本号:6306

姓　名:[redacted]　　病人类型:门诊　　床　　号:　　标本类型:血
性　别:女　　门 诊 号:[redacted]　　费　　别:　　采样时间:2025-01-16 09:21:44
年　龄:19岁　　送检科室:感染肝病二门诊　　送检医生:曾庆磊　　诊　　断:

No	项目名称	结果	参考范围	检测下限	单位
1	HBV DNA病毒载量内标定量	未检测到靶标	未检测到靶标	10	IU/mL

备　　注:

送检时间:2025-01-16 09:34:44　　报告时间:2025-01-16 15:45:08　　检验者:刘艳月　　审核者:徐本郑

此报告只对该样本负责，如有疑问请在报告日期两天内速与检测部门联系。项目名称前有*标识的，即为全国互认项目(全国HR)。

图 4-18　临床治愈(停药 24 个月)时 HBV DNA 水平

(4)疗效分析:慢性乙肝临床治愈。

(5)后续方案:无须治疗,正常生活学习,定期随访。

三、诊疗体会

就慢性乙肝临床治愈而言,本例患者总体上“中规中矩”。首先,就诊断而言,本例患者首次在笔者处就诊时,表现为典型的“HBeAg 阳性慢性乙型肝炎(免疫清除期)”特征,即 HBV DNA、HBsAg 降低、ALT 升高(表 4-1),具有典型的抗病毒治疗的适应证。其次,就抗病毒方案而言,本例患者的 HBsAg 水平在免疫清除期患者群体中处于非常低的水平,加之 ALT 明显升高,应首选包含干扰素的方案抗病毒治疗以追求临床治愈。但是,笔者发现本例是初三学生,即将参加中招考试,考虑到干扰素的不良反应,笔者没有推荐首选方案,而是推荐次选方案,即应用口服核苷(酸)类似物抗病毒治疗,以最大程度不影响其学习和备考。令笔者意想不到的是,患者家长具有强烈的临床治愈意愿和要求,最终让笔者改变了主意。最后,就治疗过程而言,本病例治疗 8 个月同时实现“铜牌”(HBV DNA 转阴)和“银牌”(HBeAg 血清学转换),治疗 11 个月首次实现 HBsAg 转阴,结合本病例基线情况,并无令笔者惊喜之处。

表 4-1　本例慢性乙肝患者追求临床治愈过程中核心指标的动态变化

参数	HBV DNA (IU/mL)	HBsAg (IU/mL)	HBsAb (mIU/mL)	HBeAg (PEIU/mL)	HBeAb (S/CO)	ALT (U/L)	Neut ($\times10^9$/L)	PLT ($\times10^9$/L)
基线	674000(+)	65.44(+)	4.43(-)	2231.34(+)	15.43(-)	236.1	2.16	194
治疗 1 个月	1030(+)	—	—	—	—	79.6	1.28	95
治疗 5 个月	50(+)	0.63(+)	8.41(-)	0.26(+)	0.05(+)	252.0	1.34	113
治疗 8 个月	<20(-)	0.50(+)	8.01(-)	0.11(-)	0.03(+)	89.0	1.03	101
治疗 11 个月	<20(-)	<0.05(-)	17.29(+)	(-)	(+)	49.0	0.99	90
治疗 14 个月	<20(-)	0.01(-)	291.442 (+)	0.01(-)	(+)	21.30	3.32	246
治疗 17 个月	<25(-)	0.16(+)	59.17(+)	0.06(-)	0.01(+)	91.0	3.26	267
治疗 20 个月	<25(-)	0.14(+)	17.89(+)	0.08(-)	0.02(+)	19.0	1.71	146
治疗 23 个月	<25(-)	0(-)	168.08(+)	—	—	34.0	2.21	172
停药 6 个月	<25(-)	0.02(-)	160.91(+)	0.13(-)	0.03(+)	12.0	2.97	273
停药 13 个月	<25(-)	0(-)	100.20(+)	0.08(-)	0.03(+)	11.0	3.51	251
停药 19 个月	<25(-)	0(-)	547.00(+)	—	—	9.0	3.38	277
停药 24 个月	未检测出靶标	0(-)	188.58(+)	0.07(-)	0.02(+)	12.0	2.54	243

但是，本例也有一些特别之处。首先，治疗 8 个月时被狗咬伤，然后注射狂犬疫苗，这是笔者第一次遇到。其次，治疗 11 个月实现 HBsAg 首次转阴后，干扰素巩固治疗 2.5 个月时，出现了可能因为注射干扰素时消毒不严格导致的“腹部皮肤软组织感染”而中断干扰素治疗，最终导致了干扰素停用 3 个月时 HBsAg 复阳。最后，本例患者由于是学习任务最繁重阶段的学生，复查时间点基本均为节假日（详见上文图片）。考虑到初高中慢性乙肝学生注射干扰素和复查的不便（干扰素注射后导致的肝功能异常可能会影响升学录取），笔者较少推荐包含干扰素的方案治疗，笔者猜测这可能是全国众多肝病专家的共同考虑点，这也可能是 10～20 岁年龄段慢性乙肝青少年较少注射干扰素的重要原因。不可否认的是，笔者这么考虑，会让很多类似于本病例处于追求临床治愈最佳窗口期的青少年失去尽快实现临床治愈的机会。所以，如何平衡或权衡利弊，需要医患双方深入沟通。

最后，我们可以看到本例患者在实现临床治愈后 2 年内的 4 次随访中，ALT 最高水平仅为 12 U/L。这一点看上去似乎没有什么特别之处，其实，笔者认为这有重要提示。我国《慢性乙型肝炎防治指南（2022 年版）》建议 ALT 的正常值上限应为男性 30 U/L、女性 19 U/L。本例临床治愈的青少年女性，充分说明了在无慢性乙肝的正常情况下其实

ALT 水平是很低的。众所周知，我国很多医院将 ALT 的正常值上限定为男女均为 40 U/L。而我国《慢性乙型肝炎防治指南(2022 年版)》建议“HBV DNA 阳性+ALT 大于正常值上限”即需要抗病毒治疗。那么，就女性而言，这个正常值上限到底是采用 40 U/L 还是 19 U/L 呢？就本例治愈后的 ALT 水平而言，采用 19 U/L 的确有其合理性。

四、推荐阅读

[1]中华医学会肝病学分会，中华医学会感染病学分会. 慢性乙型肝炎防治指南(2022 年版)[J]. 中华肝脏病杂志，2022，30(12)：1309-1331.

[2]LOK ASF. Toward a aunctional cure for hepatitis B [J]. Gut and Liver，2024，18(4)：593-601.

(曾庆磊　撰写)

(余祖江　王福生　审校)

病例5　21 岁双胞胎兄弟，HBeAg 阳性，肝硬化，NA 序贯联合 IFN，疗程 4 年

概　要

21 岁的双胞胎兄弟，舅舅因为肝癌去世，无意中体检发现乙肝“大三阳”和肝硬化，应用恩替卡韦片治疗 19 个月，依然是“大三阳”，且肝硬化没有改善。联合聚乙二醇干扰素 α-2b 注射液长疗程治疗 27 个月实现临床治愈，肝硬化逆转，停药后未复发。HBeAg 阳性乙型肝炎肝硬化的临床治愈难度大，接受干扰素治疗能有效地改善肝硬化严重程度，安全性良好，延长疗程能降低停药后复发风险。

一、患者情况

病例 1，双胞胎哥哥周甲某，男，21 岁，身高 182 cm，体重 70 kg，以“乙肝标志物阳性 20 年，体检发现肝硬化 1 年余”为主诉就诊我院门诊。2020 年 12 月 15 日检测结果：HBsAg 1109.00 IU/mL，HBeAg 12.960 COI，HBV DNA <300 IU/mL（图 5-1、图 5-2）；ALT 23 U/L，AST 18 U/L，TBIL 12.4 μmol/L；AFP 3.6 ng/mL；WBC 5.64×10^9/L，Neut 2.93×10^9/L，Hb 156 g/L，PLT 254×10^9/L；肝胆胰脾超声提示肝硬化，胆囊息肉（图 5-3）。

病例 2，双胞胎弟弟周乙某，男，21 岁，身高 180 cm，体重 75 kg，以“乙肝标志物阳性 20 年，体检发现肝硬化 1 年余”为主诉就诊我院门诊。2019 年 12 月 30 日检测结果：HBsAg 662.10 IU/mL，HBsAb 14.48 IU/L，HBeAg 19.62 COI，HBV <500 IU/mL（图 5-4、图 5-5）；ALT 35 U/L，AST 30 U/L，TBIL 9.51 μmol/L；AFP 3.6 ng/mL；WBC 7.06×10^9/L，Neut 3.69×10^9/L，Hb 161 g/L，PLT 223×10^9/L。2020 年 12 月 15 日肝胆胰脾超声提示肝硬化伴结节，脾大（图 5-6）。

流水号：**49**　　登记号：[redacted]

性别/年龄：**男/21岁**　　申请科室：感染病科门诊(绩溪路)

标本/费用：**血/¥124**　　申请病区：　　临床诊断：**肝炎后肝硬化**

采集信息：2020-12-15 08:28:29 赵红　　接收信息：2020-12-15 09:13:12 引

初审信息：2020-12-15 12:08:39 刘艳艳　　审核信息：2020-12-15 12:08:39 引

确认阅读

	缩写	项目名称	结果	结果提示	异常提示	单位	参考范围	前次结果
1	GR-HBs	乙肝表面抗原	1109.000		H	IU/mL	0.000-0.050	1277.000
2	GR-HBs	乙肝表面抗体	<2.00			IU/mL	0.00-10.00	<2.00
3	GR-HBe	乙肝E抗原	12.960		H	COI	>=1.0阳性	7.150
4	GR-HBe	乙肝E抗体	1.340			COI	<=1.0阳性	1.240
5	GR-HBc	乙肝核心抗体Ⅱ	0.007		L	COI	<=1.0阳性	0.009

报告评价：

图 5-1　病例 1 基线 HBV 标志物水平

流水号：**532**　　登记号：[redacted]　　姓名：[redacted]　　检验号：**2(**

性别/年龄：**男/21岁**　　申请科室：感染病科门诊(绩溪路)　　申请医生：郜玉峰　　检验项目：

标本/费用：**血/¥100**　　申请病区：　　临床诊断：**肝炎后肝硬化**　　样本备注：

采集信息：2020-12-15 08:28:29 赵红　　接收信息：2020-12-15 09:14:01 张亚龙

初审信息：2020-12-15 14:32:59 刘艳艳　　审核信息：2020-12-15 14:32:59 张亚龙

确认阅读

	缩写	项目名称	结果	结果提示	异常提示	单位	参考范围	前次结果
1	GR-HBV	乙肝病毒定量	<3.0E2			IU/mL	<3.0E2	8.99E4

报告评价：

图 5-2　病例 1 基线 HBV DNA 水平

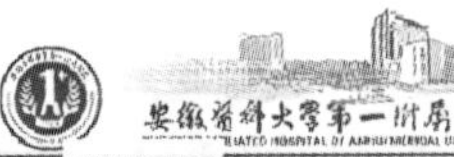

彩色多普勒超声诊断报告

姓名：[redacted]　　性别：男　　年龄：21岁　　床号：　　超声号：20201215330

住院号：[redacted]　　病区：　　临床诊断：待查　　仪器型号：Vivid 7

检查部位：肝胆脾胰

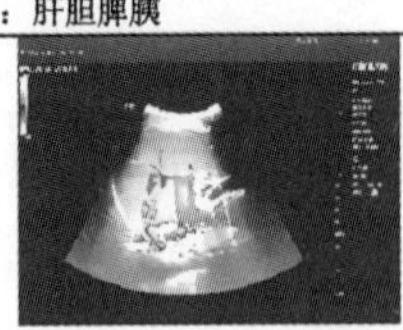

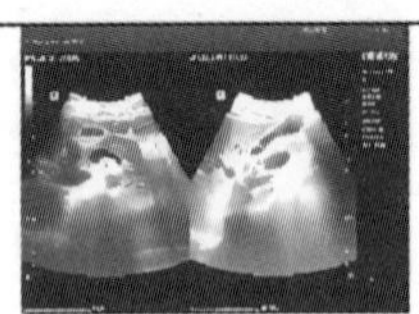

超声所见：

肝脏大小、形态正常，包膜欠光整，肝内光点粗，分布欠均匀，血管网结构清晰，肝内胆管未见扩张。胆囊大小、形态正常，壁光滑，胆汁透声佳，腔内扫4*3 mm附壁稍高回声无声影，但总管未见扩张。脾脏大小形态正常，表面光滑，内部回声均匀。胰腺大小形态正常，内部回声均匀，主胰管未见扩张。

超声提示：

肝硬化

胆囊息肉

随访

图 5-3　病例 1 肝胆胰脾彩超

流水号：502　　登记号：　　姓名：　　检验号：1912305364
性别/年龄：男/20岁　　申请科室：肝病门诊(高新)　　申请医生：郜玉峰　　检验项目：乙肝五项(定量)
标本/费用：血清/¥120　　申请病区：　　临床诊断：肝炎后肝硬化　　样本备注：
采集信息：2019-12-30 10:22:55 许洁　　接收信息：2019-12-31 08:59:08 徐恩君
初审信息：2019-12-31 11:13:39 张博筠　　审核信息：2019-12-31 11:13:39 徐恩君

确认阅读

	缩写	项目名称	结果	结果提示	异常提示	单位	参考范围	前次结果	检验仪器	检测方法
1	HBsAg	乙型肝炎表面抗原	662.10	阳性	A	IU/mL	0-0.05			
2	HbsAb	乙型肝炎表面抗体	14.48	阳性	A	IU/L	0-10			
3	HbeAg	乙型肝炎e抗原	19.62	阳性	A	COI	0-1.0			
4	HbeAb	乙型肝炎e抗体	1.13	阴性		COI	>1.0			
5	HBcAb	乙型肝炎核心抗体	0.01	阳性	A	COI	>1.0			

图 5-4　病例 2 基线 HBV 标志物水平

流水号：5　　登记号：　　姓名：　　检验号：1912305363
性别/年龄：男/20岁　　申请科室：肝病门诊(高新)　　申请医生：郜玉峰　　检验项目：乙肝DNA
标本/费用：血清/¥100　　申请病区：　　临床诊断：肝炎后肝硬化　　样本备注：
采集信息：2019-12-30 10:22:55 许洁　　接收信息：2019-12-31 08:57:55 胡媛媛
初审信息：2019-12-31 11:51:56 张洋　　审核信息：2019-12-31 11:51:56 胡媛媛

确认阅读

	缩写	项目名称	结果	结果提示	异常提示	单位	参考范围	前次结果	检验仪器	检测方法
1	HBV-DN	乙肝-DNA	<500			IU/mL	0-500			

图 5-5　病例 2 基线 HBV DNA 水平

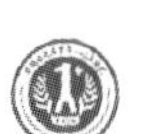

安徽医科大学第一附属医院

彩色多普勒超声诊断报告

姓名：　　性别：男　　年龄：21岁　　床号：　　超声号：20201215341
住院号：　　病区：　　临床诊断：待查　　仪器型号：Vivid 7
检查：　　肝胆脾胰

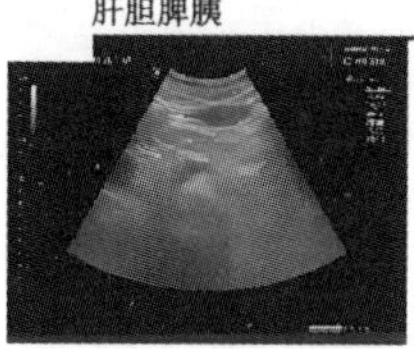

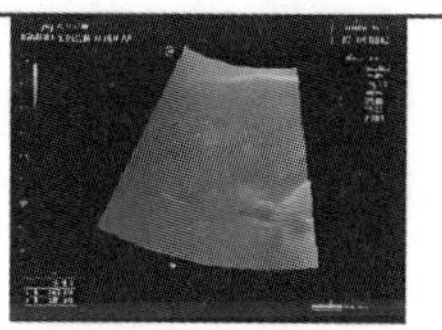

超声所见：

肝脏大小、形态基本正常，肝内光点粗，包膜不光整，血管网结构清晰，肝内胆管未见扩张。肝内布满大小不等的高回声，边界清晰，形态尚规则，最大约8*9 mm。

胆囊大小、形态正常，壁毛糙，胆汁透声佳，胆囊腔内未见异回声，胆总管未见扩张。脾脏大小45*109，表面光滑，内部回声均匀。胰腺大小形态正常，内部回声均匀，主胰管未见扩张。

超声提示：

肝硬化伴结节

脾大

随访

图 5-6　病例 2 肝胆胰脾彩超

2019 年 5 月,双胞胎兄弟因肝功能异常,在当地医院就诊,彩超提示肝硬化,肝硬度分别为 12.8 kPa 和 13.9 kPa,给予恩替卡韦片(0.5 mg,每日 1 次,空腹口服)抗病毒治疗已达 19 个月,定期复查。患者母亲为慢性乙肝患者,舅舅因 HBV 相关肝癌离世。双胞胎兄弟系母婴传播导致的慢性 HBV 感染,且已经进展为肝硬化。

二、诊疗过程

(一)临床诊断

①HBeAg 阳性慢性乙型肝炎;②乙型肝炎肝硬化代偿期。

(二)治疗方案

由于双胞胎兄弟有 HBV 相关肝癌家族史,口服恩替卡韦片抗病毒治疗 1 年余,仍为乙肝"大三阳",肝硬化未见逆转,期望能够像正常人一样生活。笔者考虑到双胞胎 HBeAg 阳性,但 HBsAg 定量并不高,HBV DNA 已转阴,且年纪轻,为了减少进展为肝癌的风险,建议患者联合干扰素抗病毒治疗,期望能够达到临床治愈。完善自身免疫性肝病抗体、抗核抗体、血糖、甲状腺功能、心电图等检查,结果均正常,无高血压、糖尿病、心脏病、慢性肾脏病等病史,否认精神病家族史。2020 年 12 月 15 日开始给予"恩替卡韦片(0.5 mg,每日 1 片,睡前空腹口服)联合聚乙二醇干扰素 α-2b 注射液(180 μg,每周 1 次,腹部皮下注射)"联合治疗。

(三)治疗过程

哥哥注射第 1 剂干扰素注射液后 5 h 开始出现体温升高,最高达 39.5 ℃,同时伴有轻度畏寒、肌肉酸痛、乏力等,自服布洛芬片 0.2 g,半小时后体温逐渐降至正常,上述症状逐渐好转;注射第 2 剂后,未诉不适。弟弟注射第 1 剂干扰素后无发热,但有轻度肌肉酸痛、乏力;注射第 2 剂后,未诉不适。

1. 治疗后 1 个月

(1)患者主诉:轻微乏力、肌肉酸痛。

(2)实验室检测:病例 1 示 ALT 37 U/L,AST 31 U/L,TBIL 11.3 μmol/L;WBC 3.85×10^9/L,Neut 1.43×10^9/L,Hb 154 g/L,PLT 222×10^9/L。病例 2 示 ALT 51 U/L,AST 32 U/L,TBIL 16.4 μmol/L;WBC 5.6×10^9/L,Neut 2.63×10^9/L,Hb 164 g/L,PLT 248×10^9/L。

(3)疗效分析:两兄弟肝功能指标中转氨酶有升高趋势;病例 1 的血常规指标提示 Neut 轻度下降,不良反应较轻;病例 2 血常规指标基本保持稳定。

(4)后续方案:联合干扰素治疗后不良反应总体上不明显,患者一般情况良好,建议继续联合方案治疗，2个月后复查。

(5)患者意见：两兄弟自诉可耐受，均同意继续联合方案治疗。

2. 治疗后3个月

(1)患者主诉：轻度乏力、食欲稍减退、体重稍降低，无其他不适。

(2)实验室检测：病例1示HBsAg 38.03 IU/mL，HBeAg 0.263 COI(阴性)，HBeAb 0.461 COI，HBV DNA <20 IU/mL；ALT 78 U/L，AST 63 U/L，TBIL 11.5 μmol/L；WBC 3.66×10^9/L，Neut 2.07×10^9/L，Hb 129 g/L，PLT 89×10^9/L；甲状腺功能正常。病例2示HBsAg 437.9 IU/mL，HBeAg 8.19 COI，HBV DNA <20 IU/mL；ALT 73 U/L，AST 47 U/L，TBIL 7.4 μmol/L；WBC 4.11×10^9/L，Neut 1.66×10^9/L，Hb 154 g/L，PLT 128×10^9/L；甲状腺功能正常。

(3)疗效分析：两位患者HBsAg、HBeAg较前均降低。病例1的HBsAg定量下降迅速，且HBeAg已转阴，出现了HBeAg的血清学转换，提示治疗效果较好，达到临床治愈的概率大；ALT和AST轻度升高(考虑为干扰素诱导的免疫反应所致)；血常规提示PLT轻度下降，甲状腺功能正常。病例2的HBsAg、HBeAg定量较前下降，肝功能提示ALT和AST轻度升高(考虑为干扰素诱导的免疫反应所致)，甲状腺功能正常，血常规指标提示Neut略低。双胞胎兄弟出现外周血细胞轻度下降，考虑为聚乙二醇干扰素α-2b注射液所致，继续观察，不予特殊处理。

(4)后续方案：上述方案效果良好，不良反应在预期和可控范围之内，患者精神状态佳，建议继续联合方案治疗，3个月后复查。

(5)患者意见：两兄弟对治疗效果表示满意，自诉可耐受，均同意继续联合方案治疗。

3. 治疗后6个月

(1)患者主诉：轻度乏力、食欲稍减退，无其他不适。

(2)实验室检测：病例1示HBsAg 2.26 IU/mL，HBeAb 0.029 COI，HBV DNA < 20 IU/mL；ALT 79 U/L，AST 75 U/L，TBIL 11 μmol/L；WBC 3.85×10^9/L，Neut 2.21×10^9/L，Hb 119 g/L，PLT 111×10^9/L；甲状腺功能正常。病例2示HBsAg 1.76 IU/mL，HBeAg 3.82 COI，HBV DNA <20 IU/mL；ALT 88 U/L，AST 64 U/L，TBIL 10.6 μmol/L；WBC 4.25×10^9/L，Neut 2.09×10^9/L，Hb 146 g/L，PLT 119×10^9/L；甲状腺功能正常。

(3)疗效分析：双胞胎的HBsAg较前均显著下降，HBV DNA保持转阴；肝功能指标提示ALT和AST轻度升高，甲状腺功能总体保持稳定，血常规指标提示PLT轻度下降。

(4)后续方案：上述方案效果良好，不良反应在预期和可控范围之内，患者精神状态佳，建议继续联合方案治疗，3个月后复查。

(5)患者意见：患者对治疗效果表示满意，自诉可耐受，均同意继续联合方案治疗。

4. 治疗后9个月

(1)患者主诉：食欲稍减退，体重略下降。

(2)实验室检测:病例1示HBsAg 0.270 IU/mL,HBeAb 0.008 COI,HBV DNA <20 IU/mL;ALT 45 U/L,AST 52 U/L,TBIL 9.3 μmol/L;WBC 3.41×10^{9}/L,Neut 1.62×10^{9}/L,Hb 111 g/L,PLT 106×10^{9}/L。病例2示HBsAg 0.85 IU/mL,HBeAb 0.435 COI,HBV DNA <20 IU/mL;ALT 53 U/L,AST 50 U/L,TBIL 10.9 μmol/L;WBC 3.43×10^{9}/L,Neut 1.68×10^{9}/L,Hb 142 g/L,PLT 106×10^{9}/L。

(3)疗效分析:双胞胎HBsAg持续缓慢下降,HBsAb仍为阴性,HBV DNA保持转阴。病例1的外周血细胞均较前下降,但下降幅度不大,在可控范围内。病例2出现HBeAg血清学转换,外周血细胞轻度降低。两兄弟肝功能指标提示ALT和AST均轻度升高。

(4)后续方案:上述方案效果良好,两位患者均出现HBeAg血清学转换,不良反应在预期和可控范围之内,患者精神状态佳,建议继续联合方案治疗,3个月后复查。

(5)患者意见:患者对治疗效果表示满意,自诉可耐受,均同意继续联合方案治疗。

5. 治疗后12个月

(1)患者主诉:食欲稍减退,无其他不适。

(2)实验室检测:病例1示HBsAg 0.04 IU/mL(阴性),HBsAb <2.0 IU/mL,HBeAb 0.004 COI,HBV DNA <20 IU/mL;ALT 49 U/L,AST 71 U/L,TBIL 9.5 μmol/L;WBC 4.08×10^{9}/L,Neut 2.62×10^{9}/L,Hb 118 g/L,PLT 105×10^{9}/L;甲状腺功能正常。病例2示HBsAg 1.4 IU/mL,HBsAb <2.0 IU/mL,HBeAb 0.09 COI,HBV DNA <20 IU/mL;ALT 50 U/L,AST 45 U/L,TBIL 8.6 μmol/L;WBC 3.44×10^{9}/L,Neut 1.78×10^{9}/L,Hb 140 g/L,PLT 104×10^{9}/L;甲状腺功能提示三碘甲状腺原氨酸(T_3)3.5 nmol/L(轻度升高)。

(3)疗效分析:病例1的HBsAg阴转,尚未出现HBsAg血清学转换,血常规提示Hb、PLT减少,3个月前出现Hb下降,未予特殊处理,本次复查Hb已恢复正常,甲状腺功能正常。病例2的HBsAg缓慢下降中,ALT和AST轻度升高,较前变化不明显。血常规指标中PLT轻度下降,应严密监测甲状腺功能变化情况,必要时至内分泌科门诊就诊。与患者沟通“目前疗效显著,但如果现在停药可能导致复发的概率极大,建议延长疗程治疗”。

(4)后续方案:患者已接近临床治愈,不良反应在预期和可控范围之内,精神状态可,治疗过程中出现的一过性不良反应也在逐渐好转中,建议继续口服恩替卡韦片联合注射聚乙二醇干扰素α-2b注射液治疗,3个月后复查。

(5)患者意见:患者对治疗效果表示理解,自诉可耐受,均同意继续治疗。

6. 治疗后15个月

(1)患者主诉:食欲稍减退、无其他不适。

(2)实验室检测:病例1示HBsAg 0 IU/mL(阴性),HBsAb 12.48 mIU/mL(阳性),HBeAg 0.435 COI(阴性),HBeAb 0.01 COI,HBV DNA <20 IU/mL;ALT 38 U/L,AST 43 U/L,TBIL 8.7 μmol/L;WBC 2.87×10^{9}/L,Neut 1.78×10^{9}/L,Hb 116 g/L,PLT 96×

10^9/L,T_3 3.24 nmol/L(轻度升高),促甲状腺激素(TSH) 5.22 μIU/mL(轻度升高)。病例 2 示 HBsAg 0 IU/mL(阴性),HBsAb 1.27 mIU/mL(阴性),HBeAg 0.361 COI(阴性),HBeAb 0.09 COI,HBV DNA <20 IU/mL;ALT 45 U/L,AST 41 U/L,TBIL 10.8 μmol/L;WBC 3.44×10^9/L,Neut 1.84×10^9/L,Hb 142 g/L,PLT 108×10^9/L;T_3 3.31 nmol/L(轻度升高)。

(3)疗效分析:病例 1 出现 HBsAg 血清学转换,外周血细胞计数均轻度下降,T_3、TSH 轻度升高。病例 2 HBsAg 转阴,HBsAb 仍为阴性,外周血细胞计数轻度下降;HBeAg 和 HBV DNA 保持转阴,甲状腺功能 T_3 轻度升高。双胞胎兄弟升高的转氨酶已有下降趋势,但出现甲状腺功能轻度异常,无甲亢相关症状,暂继续观察,应严密监测甲状腺功能,必要时内分泌科门诊就诊。

(4)后续方案:两兄弟仍然接近临床治愈,不良反应在预期和可控范围之内,暂精神状态尚可,建议继续联合方案治疗,3 个月后复查。

(5)患者意见:患者对治疗效果表示理解,患者自诉可耐受,同意继续治疗。

7. 治疗后 18 个月

(1)患者主诉:无不适。

(2)实验室检测:病例 1 示 HBsAg 0 IU/mL(阴性),HBsAb 21.65 mIU/mL,HBeAg 0.37 COI(阴性),HBeAb 0.02 COI,HBV DNA <20 IU/mL;ALT 39 U/L,AST 42 U/L,TBIL 7.2 μmol/L;WBC 3.7×10^9/L,Neut 2.29×10^9/L,Hb 116 g/L,PLT 121×10^9/L;甲状腺功能正常。病例 2 示 HBsAg 0 IU/mL(阴性),HBsAb 10.11 mIU/mL,HBeAg 0.493 COI(阴性),HBeAb 0.1 COI,HBV DNA <20 IU/mL;ALT 49 U/L,AST 48 U/L,TBIL 8.0 μmol/L;WBC 3.33×10^9/L,Neut 1.82×10^9/L,Hb 147 g/L,PLT 116×10^9/L;甲状腺功能正常。

(3)疗效分析:双胞胎均出现 HBsAg 血清学转换,HBsAb 定量较前有上升趋势,HBV DNA 保持转阴,肝功能指标仍轻度升高;血常规指标提示 PLT 较前回升,总体保持稳定;甲状腺功能恢复正常。

(4)后续方案:患者均出现 HBsAg 血清学转换,HBV DNA 持续阴性,已接近达到临床治愈;但两兄弟 HBsAb 定量不高,且患者均为肝硬化基础,需要抗病毒治疗的时间更长,建议继续延长疗程治疗,3 个月后复查。

(5)患者意见:两兄弟同意继续联合方案治疗。

8. 治疗后 24 个月

(1)患者主诉:无其他不适。

(2)实验室检测:病例 1 示 HBsAg 0 IU/mL(阴性),HBsAb 465.06 mIU/mL,HBeAg 0.37 COI(阴性),HBeAb 0.03 COI,HBV DNA <20 IU/mL;ALT 34 U/L,AST 37 U/L,TBIL 9.9 μmol/L;WBC 5.06×10^9/L,Neut 3.47×10^9/L,Hb 121 g/L,PLT 140×10^9/L;甲状腺功能正常。病例 2 示 HBsAg 0 IU/mL(阴性),HBsAb 194.64 mIU/mL,HBeAg 0.37 COI(阴性),HBeAb 0.11 COI,HBV DNA <20 IU/mL;ALT 49 U/L,AST 46 U/L,TBIL 9.2 μmol/L;

WBC 3.44×10^9/L，Neut 1.72×10^9/L，Hb 143 g/L，PLT 131×10^9/L；甲状腺功能提示 TSH 6.14 μIU/mL（轻度升高）。

（3）疗效分析：患者 HBsAb 定量明显升高，HBV DNA 保持转阴，接近达到临床治愈，疗效显著。甲状腺功能较前已基本恢复正常，考虑系干扰素治疗过程中出现的一过性升高。根据国内多项真实研究数据，建议 HBsAg 阴转后巩固治疗至 HBsAb ≥100 mIU/mL 然后停药是安全的停药，但考虑到双胞胎兄弟治疗时已进展为肝硬化，建议继续巩固治疗，降低停药后复发风险。

（4）后续方案：继续恩替卡韦片和聚乙二醇干扰素 α-2b 注射液联合治疗，3 个月后定期复查。

（5）患者意见：两兄弟同意继续联合治疗。

9. 治疗后 27 个月

（1）患者主诉：无不适。

（2）实验室检测：病例 1 示 HBsAg 0 IU/mL（阴性），HBsAb >1000 mIU/mL，HBeAg 阴性，HBeAb 0.02 S/CO（图 5-7），HBV DNA <10 IU/mL；ALT 15 U/L，AST 21 U/L，TBIL 7.1 μmol/L；WBC 4.04×10^9/L，Neut 2.5×10^9/L，Hb 115 g/L，PLT 130×10^9/L；甲状腺功能正常。病例 2 示 HBsAg 0 IU/mL（阴性），HBsAb 378.9 mIU/mL，HBeAg 阴性，HBeAb 0.23 S/CO（图 5-8），HBV DNA <10 IU/mL；ALT 29 U/L，AST 31 U/L，TBIL 7.6 μmol/L；WBC 4.04×10^9/L，Neut 2.5×10^9/L，Hb 115 g/L，PLT 130×10^9/L；抗核抗体阴性；甲状腺功能正常。

（3）疗效分析：双胞胎的 HBsAb 定量仍在继续上升，HBeAg、HBV DNA 保持阴性，肝功能指标、甲状腺功能、血常规完全正常。

（4）后续方案：建议停用恩替卡韦片和聚乙二醇干扰素 α-2b 注射液，定期复查。

（5）患者意见：两兄弟同意停药并密切复查。

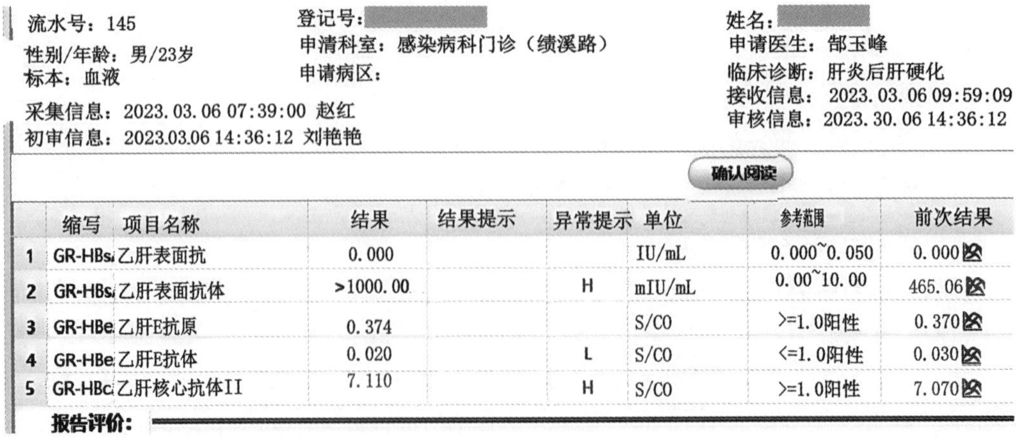

流水号：145　　登记号：　　姓名：
性别/年龄：男/23岁　　申清科室：感染病科门诊（绩溪路）　　申请医生：郜玉峰
标本：血液　　申请病区：　　临床诊断：肝炎后肝硬化
接收信息：2023.03.06 09:59:09
采集信息：2023.03.06 07:39:00 赵红　　审核信息：2023.30.06 14:36:12
初审信息：2023.03.06 14:36:12 刘艳艳

确认阅读

	缩写	项目名称	结果	结果提示	异常提示	单位	参考范围	前次结果
1	GR-HBs	乙肝表面抗	0.000			IU/mL	0.000~0.050	0.000
2	GR-HBs	乙肝表面抗体	>1000.00		H	mIU/mL	0.00~10.00	465.06
3	GR-HBe	乙肝E抗原	0.374			S/CO	>=1.0阳性	0.370
4	GR-HBe	乙肝E抗体	0.020		L	S/CO	<=1.0阳性	0.030
5	GR-HBc	乙肝核心抗体II	7.110		H	S/CO	>=1.0阳性	7.070

报告评价：

图 5-7　病例 1 停药时 HBV 标志物水平

流水号：149　　登记号：[redacted]　　姓名：[redacted]
性别/年龄：男/23岁　　申请科室：感染病科门诊（绩溪路）　　申请医生：郜玉峰
标本：血液　　申请病区：　　临床诊断：肝炎后肝硬化
采集信息：2023-03-06 07:39:00 赵红　　接收信息：2023-03-06 09:59:15
初审信息：2023-03-06 14:36:15 刘艳艳　　审核信息：2023-03-06 14:36:15

确认阅读

	缩写	项目名称	结果	结果提示	异常提示	单位	参考范围	前次结果
1	GR-HBs	乙肝表面抗原	0.000			IU/mL	0.000-0.050	0.000
2	GR-HBs	乙肝表面抗体	378.90		H	mIU/mL	0.00-10.00	194.64
3	GR-HBe	乙肝E抗原	0.415			S/CO	>=1.0阳性	0.370
4	GR-HBe	乙肝E抗体	0.230		L	S/CO	<=1.0阳性	0.110
5	GR-HBc	乙肝核心抗体II	7.360		H	S/CO	>=1.0阳性	7.110

报告评价：

图 5-8　病例 2 停药时 HBV 标志物水平

（四）随访情况

1. 随访时机　停药后 12 个月。

2. 临床治愈者主诉　未诉不适。

3. 实验室检测　病例 1：HBsAg <0.05 IU/mL，HBsAb >1000 mIU/mL，HBeAg 0.16 S/CO，HBeAb 0.02 S/CO，HBcAb 0.022 S/CO（图 5-9），HBV DNA <10 IU/mL；肝功能正常。病例 2：HBsAg <0.05 IU/mL，HBsAb 983.3 mIU/mL，HBeAg 0.17 S/CO，HBeAb 0.9 S/CO，HBcAb 0.022 S/CO（图 5-10），HBV DNA <10 IU/mL；肝功能正常。

亳州市人民医院　THE PEOPLE'S HOSPITAL OF BOZHOU　皖南医学院附属亳州医院　安徽理工大学亳州临床医学院　　样本号:50　报告仪器:迈瑞8000i

姓名：[redacted]　性别：男；年龄：24岁；门诊号：[redacted]　科别：康复科一病区　床号：　标本：种类血清

序号	检验项目	结果		单位	参考区间	检测方法
1	乙肝表面抗原	<0.05		IU/ml	阴性：<0.08 阳性：≥0.08	
2	乙肝表面抗体	>1000.00		mIU/ml	阴性：<10.00 阳性：≥10.00	
3	乙肝e抗原	0.160		s/CO	阴性：<1.0 阳性：≥1.0	
4	乙肝e抗体	0.020	↓	s/CO	阴性：≥1.0 阳性：<1.0	
5	乙肝核心抗体	0.022	↓	s/CO	阴性：≥1.0 阳性：<1.0	

标本说明：　　备注：

送检医生：华先进　　检验者：韩媛媛　　审核者：岳欢欢
采样时间：2021-03-31 08:22　　接收时间：2021-0:3-3 1 09:39　　报告时间：2021-03-31 11:46

图 5-9　病例 1 临床治愈时（停药 1 年后）HBV 标志物水平

亳州市人民医院 THE PEOPLE'S HOSPITAL OF BOZHOU | 安徽医科大学附属亳州医院 安徽理工大学亳州临床医学院　样本号:49　报告仪器:迈瑞8000i

姓名:　性别:男;年龄:24岁;门诊号:　科别:康复科一病区　床号:　标本:种类血清

序号	检验项目	结果	单位	参考区间	检测方法
1	乙肝表面抗原	<0.05	IU/ml	阴性:<0.08 阳性:≥0.08	
2	乙肝表面抗体	983.300 ↑	mIU/ml	阴性:<10.00 阳性:≥10.00	
3	乙肝e抗原	0.170	s/CO	阴性:<1.0 阳性: ≥1.0	
4	乙肝e抗体	0.900 ↓	s/CO	阴性:≥1.0 阳性:<1.0	
5	乙肝核心抗体	0.022 ↓	s/CO	阴性: ≥1.0 阳性:<1.0	

标本说明:　备注:

送检医生:华先进　检验者:韩媛媛　审核者:岳欢欢

采样时间:2021-03-31 08:21　接收时间:2021-0:3-3 1 09: 39　报告时间:2021-03-31 11: 46

图 5-10　病例 2 临床治愈时(停药 1 年后)HBV 标志物水平

4. 疗效分析　停药后 1 年,病例 1 的 HBsAb 定量仍保持 >1000 mIU/mL 的状态,病例 2 的 HBsAb 较前明显上升,已达到 983.3 mIU/mL,一般情况好转,HBV DNA 和 HBeAg 仍持续阴性,肝功能正常,未复发。

5. 后续方案　定期复查。

6. 患者意见　两兄弟对现在的疗效非常满意,如释重负。

三、诊疗体会

肝硬化是全球肝病相关死亡的最主要原因之一,各种原因导致的慢性肝病均可能发展为肝硬化。1990—2019 年,中国肝硬化发病率、患病率和死亡率均呈下降趋势,但肝硬化发病、患病和死亡例数仍在上升。分析我国肝病、肝硬化、肝癌和急性肝炎相关死亡病因,病毒性肝炎,尤其是慢性乙型肝炎依然是“主要凶手”。本例是应用干扰素长疗程治疗慢性乙型肝炎相关性肝硬化代偿期孪生子获得“慢性乙肝临床治愈”的病例,联合治疗疗程长达 27 个月,停药后 1 年余随访未复发,HBsAb 定量仍在进行性上升。

根据《慢性乙型肝炎防治指南(2022 年版)》,“只要发现存在乙型肝炎肝硬化的客观依据,无论代偿期和失代偿期,无论 ALT 和 HBV DNA 水平及 HBeAg 状态,均可考虑抗病毒治疗,但同时应注意寻找并治疗肝硬化的其他病因。代偿期肝硬化进展为失代偿期的年发生率为 3% ~5%,肝硬化患者肝癌年发生率为 3% ~6%”。20 岁的双胞胎兄弟体检时发现肝硬化,且有 HBV 相关肝癌家族史,排除了酒精、肥胖、糖尿病、自身免疫性肝病等其他引起肝硬化的病因。在发现肝硬化后，当地医院给予恩替卡韦片抗病毒治疗，口服核苷（酸）类似物是大部分医生对于肝硬化患者首选的抗病毒治疗方案，而且建议需要长期甚至终身服药。但双胞胎兄弟太年轻了，还没有结婚生子，不太能接受需要终身服药治疗其慢性乙肝，有没有其他的方法不需要长期服药，就能让双胞胎兄弟和正常人一样生活呢？

《慢性乙型肝炎防治指南（2022 年版）》中明确提出“对于代偿期乙型肝炎肝硬化患者，推荐采用恩替卡韦片、富马酸替诺福韦二吡呋酯片、富马酸丙酚替诺福韦片进行长期抗病毒治疗；如果采用聚乙二醇干扰素 α 治疗，需要密切监测相关不良反应”。也就是说，对于代偿期肝硬化患者，推荐首选核苷（酸）类似物口服，但也可采用聚乙二醇干扰素 α 治疗，考虑到这部分患者使用干扰素治疗后不良反应的发生率可能高于非肝硬化慢性乙型肝炎患者，建议应严密监测不良反应。双胞胎兄弟第一次来我院就诊，也就是口服恩替卡韦片 4 个月后，笔者考虑到兄弟俩有肝癌家族史，为了减少患者在肝硬化基础上进展为肝癌的风险，就推荐使用干扰素治疗。国内也有很多临床案例提示：“HBsAg 基线水平较低的核苷（酸）类似物经治患者，在接受 48 周的聚乙二醇干扰素 α 治疗后，有较高比例可以实现临床治愈”。但兄弟俩还是有些担心干扰素治疗可能出现的不良反应以及经济问题，当时并没有接受该方案。随着年纪的增长，兄弟俩不敢考虑结婚，非常自卑，还面临随时可能进展为肝癌的焦虑，思量再三，在口服恩替卡韦治疗 1 年多后，再次来到笔者门诊就诊，主动要求尝试干扰素治疗。

2020 年 12 月 15 日，笔者在对双胞胎近期的指标进行评估后，启动“加药”方案，在口服恩替卡韦片的基础上，联合聚乙二醇干扰素 α-2b 的治疗方案，定期复查，严密观察可能存在的不良反应。双胞胎兄弟在追求临床治愈过程中核心指标的动态变化见表 5-1。

表 5-1　双胞胎兄弟追求临床治愈过程中核心指标的动态变化

患者	病例 1（哥哥）			病例 2（弟弟）		
参数	HBsAg（IU/mL）	HBsAb（mIU/mL）	HBeAg（COI）	HBsAg（IU/mL）	HBsAb（mIU/mL）	HBeAg（COI）
基线	1109.00（+）	（-）	12.960（+）	662.10（+）	（+）	19.620（+）
治疗 3 个月	38.03（+）	（-）	0.263（-）	437.90（+）	（-）	8.190（+）
治疗 6 个月	2.26（+）	（-）	0.105（-）	1.76（+）	（-）	3.820（+）
治疗 9 个月	0.27（+）	（-）	0.103（-）	0.85（+）	（-）	0.500（-）
治疗 12 个月	0.04（-）	（-）	0.097（-）	1.40（+）	（-）	0.119（-）
治疗 15 个月	<0.05（-）	12.48（+）	0.435（-）	<0.05（-）	1.27（-）	0.361（-）
治疗 18 个月	<0.05（-）	21.65（+）	0.370（-）	<0.05（-）	10.11（+）	0.493（-）

续表 5-1

患者	病例 1(哥哥)			病例 2(弟弟)		
参数	HBsAg (IU/mL)	HBsAb (mIU/mL)	HBeAg (COI)	HBsAg (IU/mL)	HBsAb (mIU/mL)	HBeAg (COI)
治疗 24 个月	<0.05(-)	465.06(+)	0.370(-)	<0.05(-)	194.64(+)	0.370(-)
治疗 27 个月	<0.05(-)	>1000(+)	(-)	<0.05(-)	378.90(+)	(-)
停药 1 年	<0.05(-)	>1000(+)	(-)	<0.05(-)	983.30(+)	(-)

通过表 5-1 可以看出,双胞胎对于干扰素的治疗反应还是很显著的。哥哥在治疗 3 个月时出现了 HBeAg 血清学转换,治疗 12 个月时出现 HBsAg 阴转,HBsAb 仍阴性。弟弟在治疗 9 个月时出现了 HBeAg 血清学转换,治疗 48 周 HBsAg 为 1.400 IU/mL,HBsAb 阴性。治疗期间,出现了轻微乏力、体重下降,但均可耐受,外周血细胞轻度下降,ALT 和 AST 轻度异常,但都在正常值 3 倍以内;也曾出现甲状腺功能轻度异常,但无相关症状,未予特殊处理,严密随访,甲状腺功能恢复正常。总体来说,兄弟俩治疗期间的不良反应较轻,且都在可控范围内。治疗 12 个月时,兄弟俩的 HBsAg 较前均明显下降,达到或接近达到 HBsAg 转阴,当时就停用干扰素继续服用恩替卡韦片还是继续治疗等待 HBsAg 的血清学转换呢?考虑到双胞胎为肝硬化基础,此时贸然停药,有可能会出现较高的停药后复发风险,导致前功尽弃。虽然也可以尝试先停干扰素,继续长期口服恩替卡韦片治疗,但兄弟俩太年轻了,他们想追求更高的目标,就是停用干扰素和口服药,像正常人一样生活,彻底摆脱“乙肝的帽子”。

根据现有的研究数据,聚乙二醇干扰素 α 治疗在 HBsAg <1500 IU/mL 的肝硬化患者中能显著提高临床治愈率。延长疗程可能有助于获得更高的临床治愈率和降低停药后的复发率。双胞胎基线时 HBsAg 定量水平低,干扰素治疗应答迅速,在相近的时间节点出现了 HBeAg 和 HBsAg 的阴转。因此,笔者建议患者延长疗程治疗,在期望达到在 HBsAg 血清学转换且 HBsAb 高水平的基础上安全停药。

兄弟俩采纳了笔者的建议,坚持治疗 27 个月,HBsAb 定量明显高于正常值后停用恩替卡韦片和干扰素,后续随访证实未复发,且停药后弟弟的 HBsAb 定量值仍在继续上升。需要特别指出的是,兄弟俩的肝硬度值经过治疗后,总体上较基线好转(图 5-11)。由此病例中,我们也可以看出,代偿期乙肝肝硬化患者接受基于聚乙二醇干扰素 α 的治疗可有效改善肝硬化严重程度,且总体安全性良好。可以说,能接受基于聚乙二醇干扰素 α 的治疗策略可能是代偿期乙肝肝硬化患者改善远期结局的最佳选择。

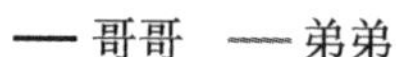

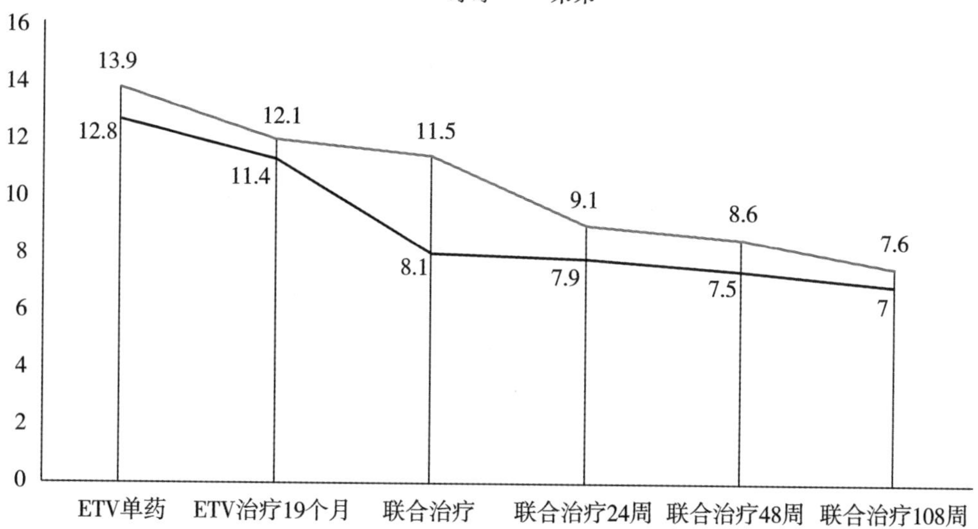

图 5-11　治疗过程中双胞胎肝硬度值变化

目前，尚无可以让慢性乙肝患者完全治愈的药物，很多患者，尤其是有乙肝家族史的患者，年纪轻轻就发现了肝硬化甚至肝癌，一个慢性乙肝病人可以导致几个家庭的不幸。即便如此，依然有很多慢性 HBV 感染者，认为“我就是乙肝病毒携带者，我没有肝炎，我不需要治疗”，可能在他们某一次不经意的体检中就发现了肝硬化或者肝癌，后悔莫及。通过双胞胎临床案例的总结，笔者深刻体会到对于慢性乙肝患者，应治尽治，早治疗早获益。对于《指南》中提到的慢性乙肝临床治愈的优势人群，可以选择基于聚乙二醇干扰素 α 的治疗方案以期达到临床治愈，但对于年纪轻、有乙肝甚至肝癌家族史的患者，不管是不是优势人群，都应该更积极的治疗，即使已经发展为肝硬化，我们也不能放弃，因为也有可能达到意想不到的疗效，比如本文中的双胞胎兄弟。

四、推荐阅读

[1] 中华医学会肝病学分会，中华医学会感染病学分会. 慢性乙型肝炎防治指南（2022 年版）[J]. 中华肝脏病杂志，2022，30(12)：1309-1331.

[2] 中华医学会感染病学分会，中华医学会肝病学分会. 慢性乙型肝炎临床治愈（功能性治愈）专家共识[J]. 临床肝胆病杂志，2019，35(8)：1693-1701.

[3] 万谟彬，王福生，高志良，等. 重视对慢性乙型肝炎临床治愈为终点的聚乙二醇干扰素 α 治疗策略的研究[J]. 中国医学前沿杂志（电子版），2021，13(10)：21-26.

（郜玉峰　撰写）

（李婕　曾庆磊　审校）

病例6　26岁男性，HBeAg阴性，HBsAg转阴后复阳，IFN联合NA，疗程3年

概　要

26岁HBeAg阴性慢性乙型肝炎男性患者，应用聚乙二醇干扰素α-2b注射液单药治疗，48周取得HBsAg转阴；巩固治疗12周，未取得HBsAg血清转换停止治疗。停药6个月后复发，之后高敏HBV DNA检测阳性，给予富马酸丙酚替诺福韦片联合聚乙二醇干扰素α-2b注射液再次治疗，24周后HBsAg转阴，且取得HBsAg血清转换；继续巩固治疗12周，HBsAb 199.72 mIU/mL，停干扰素治疗；停干扰素6个月（保留富马酸丙酚替诺福韦片口服）复查提示HBsAg 0 IU/mL、HBsAb 435.99 mIU/mL；停用富马酸丙酚替诺福韦片6个月后，宣布取得临床治愈。治疗期间突出的感受为患者的信赖是取得成功的重要因素。第一次HBsAg转阴，未取得HBsAg血清转换及巩固时间较短可能是复发的主要因素，及时发现问题如高敏HBV DNA检测阳性，调整治疗方案，巩固聚乙二醇干扰素α-2b注射液结束时HBsAb >100 mIU/mL是再次成功的重要因素；精准检测能力的提升凸显了对治疗的指导意义。

一、患者情况

患者郭某，男，26岁，以"发现乙肝表面抗原阳性伴乏力2周"为主诉就诊入院。患者无慢性乙肝患者接触史，2021年2月8日检测结果：HBsAg >250 IU/mL、稀释后HBsAg定量1013.14 IU/mL，HBsAb 0 mIU/mL，HBeAg 0.40 S/CO，HBV DNA <50 IU/mL（图6-1～图6-3）；ALT 76 U/L，AST 53 U/L，TBIL 16 μmol/L；AFP 3.4 ng/mL；WBC 5.2×10^9/L，Neut 2.71×10^9/L，Hb 139 g/L，PLT 153×10^9/L；肝胆胰脾超声提示肝弥漫性改变，未发现其他异常。

太原市第三人民医院检验报告单〖门诊〗

ID号：[redacted]　采标者：郝金花　开单者：郭瑛　开单时间：2021/2/8 8:40:00
姓名：[redacted]　接标者：梁彦新　科室：感染及免疫性肝病区一组　采标时间：2021/2/8 9:58:00
性别：男　检验者：梁彦新　病房床号：　接标时间：2021/2/8 10:09:00
年龄：26 岁　核对者：张玉梅　标本状况：　报告时间：2021/2/8 11:33:08
标本实验号：1080　录入者：梁彦新　标本种类：血
临床诊断：慢性乙肝　备　注：

行	项目名称	检验结果		单位	参考区间	实验方法
1	乙型肝炎表面抗原(HBsAg)	>250.00	↑	IU/ml	<0.05	化学发光法
2	乙型肝炎表面抗体(Anti-HBs)	0.00		mIU/mL	<10.00	化学发光法
3	乙型肝炎e抗原(HBeAg)	0.40		S/CO	<1.00	化学发光法
4	乙型肝炎e抗体(Anti-HBe)	0.01	↓	S/CO	>1.00	化学发光法
5	乙型肝炎核心抗体(Anti-HBc)	9.65	↑	S/CO	<1.00	化学发光法
6	★甲胎蛋白(AFP)	1.08		ng/mL	<8.78	化学发光法

结果描述：

检验者签名：梁彦新　核对者签名：　打印时间：2024/10/18 11:10:19

【带★为同级医疗机构检验检查互认项目】

此报告仅对本次标本负责，如需复查，请在标本保存时限内提出。

图 6-1　基线 HBV 标志物水平（稀释前）

太原市第三人民医院检验报告单〖门诊〗

ID号：[redacted]　采标者：郝金花　开单者：郭瑛　开单时间：2021/2/8 8:40:00
姓名：[redacted]　接标者：梁彦新　科室：感染及免疫性肝病区一组　采标时间：2021/2/8 9:58:00
性别：男　检验者：梁彦新　病房床号：　接标时间：2021/2/8 10:09:00
年龄：26 岁　核对者：张玉梅　标本状况：　报告时间：2021/2/8 11:38:14
标本实验号：717　录入者：梁彦新　标本种类：血
临床诊断：慢性乙肝　备　注：

行	项目名称	检验结果		单位	参考区间	实验方法
1	乙型肝炎表面抗原(HBsAg)	1013.14	↑	IU/ml	<0.05	化学发光法

结果描述：

检验者签名：梁彦新　核对者签名：　打印时间：2024/10/18 11:10:01

【带★为同级医疗机构检验检查互认项目】

此报告仅对本次标本负责，如需复查，请在标本保存时限内提出。

图 6-2　基线 HBV 标志物水平（稀释后）

太原市第三人民医院检验报告单〖门诊〗

ID号：[redacted]　采标者：郝金花　开单者：郭瑛　开单时间：2021/2/8 8:40:00
姓名：[redacted]　接标者：徐鹏　科室：感染及免疫性肝病区一组　采标时间：2021/2/8 9:58:00
性别：男　检验者：刘秀英　病房床号：　接标时间：2021/2/8 10:49:00
年龄：26 岁　核对者：池志芳　标本状况：　报告时间：2021/2/9 15:47:02
标本实验号：12　录入者：刘秀英　标本种类：血
临床诊断：慢性乙肝　备　注：

行	项目名称	检验结果	单位	检测下限	实验方法
1	★乙型肝炎DNA(HBV DNA)	<50	IU/mL	<50	荧光定量

结果描述：

检验者签名：刘秀英　核对者签名：池志芳　打印时间：2024/10/18 11:11:18

【带★为同级医疗机构检验检查互认项目】

此报告仅对本次标本负责，如需复查，请在标本保存时限内提出。

图 6-3　基线 HBV DNA 水平

二、诊疗过程

（一）临床诊断

HBeAg 阴性慢性乙型肝炎。

（二）治疗方案

患者入院给予保肝治疗后 1 周乏力明显好转，复查肝功能：ALT 56 U/L、AST 41 U/L、TBIL 12.6 μmol/L。保肝治疗期间，笔者建议患者作为优势人群，可以进行抗病毒治疗力争取得临床治愈，与患者及家长反复沟通后，同意开始抗病毒治疗，希望取得“慢性乙肝临床治愈”，以免影响择业、结婚、生育。患者住院期间检测自身免疫性肝病抗体均为阴性、甲状腺功能正常、肾功能正常，心电图、胸部 CT 正常，神经心理测评无异常。遂行聚乙二醇干扰素 α-2b 注射液（180 μg，每周 1 次，腹部皮下注射）治疗。

（三）治疗过程

患者注射第 1 剂聚乙二醇干扰素 α-2b 注射液后 6 h 开始出现体温逐渐升高，最高达 38.7 ℃，同时伴明显头疼、头晕、乏力、肌肉酸疼。给予布洛芬胶囊 1 粒，口服，半小时后患者体温逐渐降至正常，上述症状逐渐好转。注射第 2 剂后，上述流感样症状体征较第 1 剂注射后明显减轻，最高体温 37.3 ℃，伴轻度乏力，次日出院。院外注射第 3 剂后，仅轻微乏力，无其他不适。

1. 治疗后 1 个月

（1）患者主诉：轻度乏力，无其他不适。

（2）实验室检测：HBsAg 1674.31 IU/mL；ALT 36 U/L，AST 27 U/L，TBIL 16.2 μmol/L；WBC 4.62×10^9/L，Neut 1.22×10^9/L，Hb 134.3 g/L，PLT 113×10^9/L。

（3）疗效分析：患者 HBsAg 较治疗前上升，肝功能指标较治疗前轻度上升；血常规中 WBC、Neut、PLT 较前稍降低，考虑为聚乙二醇干扰素 α-2b 注射液的骨髓抑制作用所致，但尚未达到必须干预的临界值。上述方案效果尚未显示，不良反应在预期和可控范围之内，患者精神状态良好。

（4）后续方案：鼓励患者继续治疗，2 个月后复查。

（5）患者意见：患者对治疗效果尚未显现表示可以接受，自诉可耐受，愿意继续治疗观察。

2. 治疗后 3 个月

（1）患者主诉：轻度乏力、食欲稍减退、体重稍降低，无其他不适。

（2）实验室检测：HBsAg 1532.81 IU/mL，HBV DNA <50 IU/mL；ALT 115 U/L，AST 86 U/L，TBIL 12.7 μmol/L；WBC 3.88×10^9/L，Neut 1.21×10^9/L，Hb 127 g/L，PLT 81×10^9/L。

(3)疗效分析：患者HBsAg较上次复查稍降低，HBV DNA仍阴性，ALT 115 U/L较前明显上升，预示干扰素可能对患者有较好的疗效；血常规中WBC稍降低，变化不大，其中PLT降低较明显，但尚不需要干预，加用水飞蓟素胶囊（140 mg/片）保肝治疗，每次1片，每日3次，同时告知患者每两周复查一次血常规。上述方案效果良好，不良反应在预期和可控范围之内，患者精神状态佳。

(4)后续方案：建议继续原方案治疗，同时加用水飞蓟素胶囊保肝治疗，3个月后复查。

(5)患者意见：患者对治疗效果表示理解，患者自诉可耐受不良反应，同意继续原方案治疗。

3. 治疗后6个月

(1)患者主诉：轻度乏力、食欲稍减退，无其他不适。

(2)实验室检测：HBsAg 1.02 IU/mL，HBsAb 1.85 mIU/mL，HBeAg 0.44 PEIU/mL，HBV DNA <10 IU/mL；ALT 54 U/L，AST 37 U/L，TBIL 13.3 μmol/L；WBC 3.14×10^9/L，Neut 0.93×10^9/L，Hb 115.3 g/L，PLT 88×10^9/L；自身免疫性肝病抗体均阴性、甲状腺功能正常。

(3)疗效分析：患者HBsAg显著降低，HBV DNA仍然保持阴性，肝功能指标接近正常；血常规指标Neut明显下降，PLT较前开始稍微上升，给予维生素B_4片（10 mg/片）和鲨肝醇片（20 mg/片），均为每次2片，每日3次，口服治疗。上述方案效果良好，不良反应在预期和可控范围之内，患在精神状态佳。

(4)后续方案：建议继续原方案治疗，同时加用保肝及升白细胞药物，3个月后复查。

(5)患者意见：患者非常满意，对取得临床治愈信心倍增。患者自诉可耐受，同意继续原方案单药治疗。

4. 治疗后9个月

(1)患者主诉：轻微乏力，食欲稍减退，无其他不适。

(2)实验室检测：HBsAg 0.42 IU/mL，HBsAb 3.75 mIU/mL，HBeAg 0.44 S/CO，HBeAb 0.01 S/CO，HBV DNA <50 IU/mL；ALT 41 U/L，AST 32 U/L，TBIL 11.3 μmol/L；WBC 3.3×10^9/L，Neut 0.96×10^9/L，Hb 118 g/L，PLT 90×10^9/L。

(3)疗效分析：患者HBsAg较前有所降低，HBsAb逐渐上升，HBV DNA保持阴性，与患者沟通取得临床治愈已经是胜利在望，尚需要继续努力；肝功能指标基本保持稳定；血常规指标与上次对比总体保持平稳。上述方案效果良好，不良反应在预期和可控范围之内，患者精神状态佳。

(4)后续方案：建议继续原方案聚乙二醇干扰素α-2b注射液单药治疗，同时口服水飞蓟素胶囊、维生素B_4片、鲨肝醇片升白细胞治疗（剂量同前），3个月后复查。

(5)患者意见：患者对治疗效果表示满意，自诉可耐受，同意继续原方案治疗。

5. 治疗后12个月

(1)患者主诉：轻微乏力，食欲稍减退，无其他不适。

(2)实验室检测：HBsAg 0 IU/mL，HBsAb 6.22 mIU/mL，HBeAg 0.39 S/CO，HBV DNA <50 IU/mL(图 6-4、图 6-5)；ALT 43 U/L，AST 35 U/L，TBIL 16.2 μmol/L；WBC 3.9×10^9/L，Neut 1.16×10^9/L，Hb 120 g/L，PLT 80×10^9/L；甲状腺功能正常。

(3)疗效分析：患者 HBsAg 转阴，HBsAb 出现且较前缓慢上升、HBV DNA 保持转阴，考虑取得“慢性乙肝临床治愈”(实际上需要停药后 6 个月及以上 HBsAg 仍能保持阴性才是真正意义上的临床治愈)。告知患者至少巩固治疗 12 周，再次复查 HBsAg 转阴，且最好 HBsAb 转阳后再考虑停药。肝功能指标基本保持稳定；血常规指标总体保持稳定。不良反应在预期和可控范围之内，患者精神状态可。

太原市第三人民医院检验报告单〖门诊〗

ID号：
姓名：
性别：男
年龄：27 岁
标本实验号：1084
临床诊断：乙肝

采标者：任鑫　开单者：孙佳　开单时间：2022/2/12 8:28:00
接标者：梁彦新　科室：感染及免疫性肝病区一组　采标时间：2022/2/12 8:39:00
检验者：梁彦新　病房床号：　接标时间：2022/2/12 9:37:00
核对者：张玉梅　标本状况：　报告时间：2022/2/12 13:23:23
录入者：梁彦新　标本种类：血
备　注：

行	项目名称	检验结果		单位	参考区间	实验方法
1	乙型肝炎表面抗原(HBsAg)	0.00		IU/ml	<0.05	化学发光法
2	乙型肝炎表面抗体(Anti-HBs)	6.22		mIU/mL	<10.00	化学发光法
3	乙型肝炎e抗原(HBeAg)	0.39		S/CO	<1.00	化学发光法
4	乙型肝炎e抗体(Anti-HBe)	0.01	↓	S/CO	>1.00	化学发光法
5	乙型肝炎核心抗体(Anti-HBc)	9.40	↑	S/CO	<1.00	化学发光法
6	★促甲状腺激素(TSH)	0.747		uIU/ml	0.35--4.94	化学发光法
7	★总三碘甲状腺原氨酸(TT_3)	1.77	↑	ng/ml	0.64--1.52	化学发光法
8	★总甲状腺素(TT_4)	12.07	↑	ug/dl	4.87--11.72	化学发光法
9	★游离三碘甲状腺原氨酸(FT_3)	2.61		pg/ml	1.58--3.91	化学发光法
10	★游离甲状腺素(FT_4)	0.95		ng/dl	0.70--1.48	化学发光法

结果描述：

检验者签名：梁彦新　核对者签名：　打印时间：2024/10/18 11:13:19

【带★为同级医疗机构检验检查互认项目】

此报告仅对本次标本负责，如需复查，请在标本保存时限内提出。

图 6-4　干扰素治疗 12 个月 HBV 标志物水平

太原市第三人民医院检验报告单〖门诊〗

ID号：
姓名：
性别：男
年龄：27 岁
标本实验号：27
临床诊断：乙肝

采标者：任鑫　开单者：孙佳　开单时间：2022/2/12 8:28:00
接标者：武伟　科室：感染及免疫性肝病区一组　采标时间：2022/2/12 8:39:00
检验者：徐鹏　病房床号：　接标时间：2022/2/12 10:27:00
核对者：刘秀英　标本状况：　报告时间：2022/2/14 15:21:59
录入者：徐鹏　标本种类：血
备　注：

行	项目名称	检验结果	单位	检测下限	实验方法
1	★乙型肝炎DNA(HBV DNA)	<50	IU/mL	<50	荧光定量

结果描述：

检验者签名：徐鹏　核对者签名：刘秀英　打印时间：2024/10/18 11:13:07

【带★为同级医疗机构检验检查互认项目】

此报告仅对本次标本负责，如需复查，请在标本保存时限内提出。

图 6-5　干扰素治疗 12 个月 HBV DNA 水平

(4)后续方案:需要至少巩固原方案治疗 12 周,再次复查 HBsAg 转阴,且最好 HBsAb 转阳再考虑停药,建议继续注射聚乙二醇干扰素 α-2b 注射液治疗,3 个月后复查。

(5)患者意见:患者对治疗效果非常满意,自诉可耐受药物反应,同意继续治疗。

6. 治疗后 15 个月

(1)患者主诉:食欲稍减退、无其他不适。

(2)实验室检测:HBsAg 0 IU/mL,HBsAb 8.61 mIU/mL,HBeAg 0.41 S/CO,HBV DNA <10 IU/mL(图 6-6、图 6-7);ALT 37 U/L,AST 29 U/L,TBIL 12.9 μmol/L;WBC 3.96×10^9/L,Neut 1.25×10^9/L,Hb 123 g/L,PLT 98×10^9/L。

(3)疗效分析:患者 HBsAg 消失,HBsAb 缓慢上升,但仍未转阳、HBV DNA 保持阴性,与患者沟通目前考虑取得慢性乙肝的临床治愈,但 HBsAb 尚未转阳;肝功能指标正常;血常规指标总体保持稳定。

太原市第三人民医院检验报告单〖门诊〗

ID号: [redacted]　　采标者: 禹立　　开单者: 孙佳　　开单时间: 2022/5/21 8:20:00
姓名: [redacted]　　接标者: 梁彦新　　科室: 感染及免疫性肝病区一组　　采标时间: 2022/5/21 9:16:00
性别: 男　　检验者: 张玉梅　　病房床号:　　接标时间: 2022/5/21 9:29:00
年龄: 27 岁　　核对者: 梁彦新　　标本状况:　　报告时间: 2022/5/21 11:32:10
标本实验号: 1045　　录入者: 张玉梅　　标本种类: 血
临床诊断: 乙肝　　备　注:

行	项目名称	检验结果		单位	参考区间	实验方法
1	乙型肝炎表面抗原(HBsAg)	0.00		IU/ml	<0.05	化学发光法
2	乙型肝炎表面抗体(Anti-HBs)	8.61		mIU/mL	<10.00	化学发光法
3	乙型肝炎e抗原(HBeAg)	0.41		S/CO	<1.00	化学发光法
4	乙型肝炎e抗体(Anti-HBe)	0.01	↓	S/CO	>1.00	化学发光法
5	乙型肝炎核心抗体(Anti-HBc)	8.49	↑	S/CO	<1.00	化学发光法
6	★促甲状腺激素(TSH)	0.972		uIU/ml	0.35--4.94	化学发光法
7	★总三碘甲状腺原氨酸(TT_3)	1.88	↑	ng/ml	0.64--1.52	化学发光法
8	★总甲状腺素(TT_4)	10.46		ug/dl	4.87--11.72	化学发光法
9	★游离三碘甲状腺原氨酸(FT_3)	2.47		pg/ml	1.58--3.91	化学发光法
10	★游离甲状腺素(FT_4)	0.84		ng/dl	0.70--1.48	化学发光法

结果描述:

检验者签名:　　核对者签名: 梁彦新　　打印时间: 2024/10/18 11:12:43

【带★为同级医疗机构检验检查互认项目】

此报告仅对本次标本负责,如需复查,请在标本保存时限内提出。

图 6-6　干扰素治疗 15 个月 HBV 标志物水平

太原市第三人民医院检验报告单〖门诊〗

共1页 第1页

ID号：[已遮挡]　　样本号：15　　开单者：孙佳　　开单科室：感染及免疫性肝病区一组
姓名：[已遮挡]　　门诊号：[已遮挡]　　采标者：禹立　　开单时间：2022/5/21 8:20:00
性别：男　年龄：27岁　　病房床号：　　接标者：武伟　　采标时间：2022/5/21 9:16:00
样本种类：血　　备注：　　检验者：李蒙峰　　接标时间：2022/5/21 9:27:00
样本性状：　　审核者：刘秀英　　报告时间：2022/5/23 11:23:05
临床诊断：乙肝

行	项目名称	检验结果	单位	检测下限	实验方法
1	高敏乙型肝炎病毒脱氧核糖核酸定量检测	＜10	IU/mL	<10	荧光定量PCR

结果描述：
1. 结果为未检出靶标表示血清标本中未检测到HBV DNA。
2. 结果<10 IU/mL表示检测到HBV DNA，浓度低于10 IU/mL。
3. 结果为具体数字如8.8E+05 IU/mL表示检测到HBV DNA的含量为8.8E+05 IU/mL。
4. 结果>1.0E+09 IU/mL表示检测到HBV DNA，但浓度超过了1.0E+09 IU/mL。

检验者签名：李蒙峰　　审核者签名：刘秀英　　打印时间:2024/10/18 11:12:57【带★为同级医疗机构检验检查互认项目】
此报告仅对本次标本负责，如需复查，请在标本保存时限内提出。

图 6-7　干扰素治疗 15 个月 HBV DNA 水平

(4)后续方案:建议患者考虑适当延长疗程并在巩固治疗期间接种 60 μg 乙肝疫苗促进 HBsAb 阳转,但对于 HBsAb 是否阳转,该方案也存在一定不确定性;不良反应在预期和可控范围之内,暂停保肝治疗,患者精神状态尚可,建议继续在原方案基础上联合乙肝疫苗治疗,3 个月后复查。

(5)患者意见:患者因马上面临结婚等问题,且对已经取得的治疗效果非常满意,要求停药观察。

7. 停药后 3 个月

(1)患者主诉:无不适。

(2)实验室检测:HBsAg 0.01 IU/mL,HBsAb 3.38 mIU/mL,HBeAg 0.64 S/CO,HBV DNA <50 IU/mL;ALT 27 U/L,AST 16 U/L,TBIL 10.5 μmol/L;WBC 6.91×10^9/L,Neut 3.75×10^9/L,Hb 142 g/L,PLT 158×10^9/L。

(3)疗效分析:患者 HBsAg 仍然维持阴性,HBsAb 较前轻微下降,HBeAg 仍然阴性,HBV DNA 保持检测不到,与患者沟通密切随访。

(4)后续方案:患者已停止治疗,无任何不适,按医嘱定期来院复诊。

(5)患者意见:患者表示心情愉快,生活美满,一定按时来院复查。

8. 停药后 6 个月

(1)患者主诉:无任何不适。

(2)实验室检测:HBsAg 0.42 IU/mL,HBsAb 3.37 mIU/mL,HBeAg 0.42 S/CO,HBV

DNA未检测出靶标（图6-8、图6-9）；ALT 26 U/L，AST 15 U/L，TBIL 13 μmol/L；WBC 4.88×10^9/L，Neut 2.1×10^9/L，Hb 140 g/L，PLT 163×10^9/L。

（3）疗效分析：患者HBsAg阳转，高敏HBV DNA定量未检测出靶标，考虑为复发。

太原市第三人民医院检验报告单〖门诊〗

ID号：
姓名：
性别：男
年龄：27 岁
标本实验号：1029
临床诊断：乙肝
采标者：任鑫
接标者：毛会娟
检验者：毛会娟
核对者：张玉梅
录入者：毛会娟
开单者：孙佳
科室：感染及免疫性肝病区一组
病房床号：
标本状况：
标本种类：血
备　注：
开单时间：2022/10/29 8:30:00
采标时间：2022/10/29 8:59:00
接标时间：2022/10/29 9:17:00
报告时间：2022/10/29 10:44:36

行	项目名称	检验结果		单位	参考区间	实验方法
1	乙型肝炎表面抗原(HBsAg)	0.42	↑	IU/ml	<0.05	化学发光法
2	乙型肝炎表面抗体(Anti-HBs)	3.37		mIU/mL	<10.00	化学发光法
3	乙型肝炎e抗原(HBeAg)	0.42		S/CO	<1.00	化学发光法
4	乙型肝炎e抗体(Anti-HBe)	0.01	↓	S/CO	>1.00	化学发光法
5	乙型肝炎核心抗体(Anti-HBc)	8.13	↑	S/CO	<1.00	化学发光法

结果描述：

检验者签名：毛会娟　　核对者签名：　　打印时间：2024/10/18 11:12:22

【带★为同级医疗机构检验检查互认项目】

此报告仅对本次标本负责，如需复查，请在标本保存时限内提出。

图6-8　停用干扰素治疗6个月HBV标志物水平

太原市第三人民医院检验报告单〖门诊〗

共1页　第1页

ID号：
姓名：
性别：男　年龄：27岁
样本种类：血
样本性状：
临床诊断：乙肝
样本号：1008
门诊号：
病房床号：
备注：
开单者：孙佳
采标者：任鑫
接标者：刘伟
检验者：李蒙峰
审核者：李蒙峰
开单科室：感染及免疫性肝病区一组
开单时间：2022/10/29 8:30:00
采标时间：2022/10/29 8:59:00
接标时间：2022/10/29 10:06:00
报告时间：2022/11/3 12:52:23

行	项目名称	检验结果	单位	检测下限	实验方法
1	高敏乙型肝炎病毒脱氧核糖核酸定量检测	**未检出靶标**	IU/mL	<10	荧光定量PCR

结果描述：
1. 结果为未检出靶标表示血清标本中未检测到HBV DNA。
2. 结果<10 IU/mL表示检测到HBV DNA，浓度低于10 IU/mL。
3. 结果为具体数字如8.8E+05 IU/mL表示检测到HBV DNA的含量为8.8E+05 IU/mL。
4. 结果>1.0E+09 IU/mL表示检测到HBV DNA，但浓度超过了1.0E+09 IU/mL。

检验者签名：李蒙峰　　审核者签名：李蒙峰　　打印时间:2024/10/18 11:12:34【带★为同级医疗机构检验检查互认项目】

此报告仅对本次标本负责，如需复查，请在标本保存时限内提出。

图6-9　停用干扰素治疗6个月HBV DNA水平

(4)后续方案:与患者沟通再次复查确认结果或者直接再次开始抗病毒治疗。

(5)患者意见:患者表示心情有些郁闷,要求1个月后再次复查结果确认是否HBsAg阳转。

9. 停药后7个月

(1)患者主诉:无任何不适。

(2)实验室检测:HBsAg 0.53 IU/mL,HBsAb 1.93 mIU/mL,HBeAg 0.36 S/CO,HBV DNA <10 IU/mL;ALT 27 U/L,AST 16 U/L,TBIL 13.9 μmol/L;WBC 5.2×10^9/L,Neut 2.2×10^9/L,Hb 138 g/L,PLT 160×10^9/L;甲状腺功能正常。

(3)疗效分析:患者HBsAg确认阳转,HBsAb持续下降,HBeAg仍然阴性,HBV DNA保持阴性,与患者沟通后再次抗病毒治疗。因为HBsAg尽管阳转,但是非常低,仅有0.53 IU/mL,再次及时治疗,实现临床治愈的概率比较高。

(4)后续方案:目前患者肝功能正常;血常规指标正常,排除了干扰素的禁忌证,再次给予注射用聚乙二醇干扰素α-2b注射液治疗(方法同前),1个月后复查。

(5)患者意见:患者同意继续聚乙二醇干扰素α-2b注射液单药方案治疗。

10. 再次治疗后1个月

(1)患者主诉:食欲稍减退、乏力。

(2)实验室检测:HBsAg 3.42 IU/mL,HBsAb 1.10 mIU/mL,HBeAg 0.28 S/CO,HBV DNA 18.4 IU/mL;ALT 43 U/L,AST 31 U/L,TBIL 16.7 μmol/L;WBC 3.41×10^9/L,Neut 0.76×10^9/L,Hb 128.2 g/L,PLT 90×10^9/L。

(3)疗效分析:患者HBsAg较上次升高,HBsAb下降,HBeAg阴性,HBV DNA可以检测到低水平复制,治疗1个月未观察到HBsAg的下降,可能与药物在不同个体内的代谢动力学、患者的免疫功能及HBV DNA转阳等诸多因素有关。患者肝功能正常,但ALT已经开始上升;血常规提示Neut和PLT均降低。

(4)后续方案:继续聚乙二醇干扰素α-2b注射液治疗;给予维生素B_4片(10 mg/片)和鲨肝醇片(20 mg/片)升白细胞治疗,均为每次2片,每日3次,口服。与患者沟通建议加用核苷(酸)类似物口服抗病毒药物联合治疗,以更快到达慢性乙肝的临床治愈终点,可能是更好的治疗策略;但也不排除极小概率的HBV DNA定量检测假阳性的可能。1个月后复查。

(5)患者意见:患者要求1个月后再次复查HBV DNA定量后再决定是否联用口服抗病毒药物治疗,目前继续原方案单药治疗。

11. 再次治疗后2个月

(1)患者主诉:无明显不适。

(2)实验室检测:HBsAg 1.07 IU/mL,HBsAb 1.62 mIU/mL,HBeAg 0.35 S/CO,HBeAb 0.01 S/CO,HBV DNA 11 IU/mL;ALT 36 U/L,AST 25 U/L,TBIL 10.8 μmol/L;

WBC 3.22×10^9/L,Neut 0.62×10^9/L,Hb 124 g/L,PLT 86×10^9/L。

(3)疗效分析:患者HBsAg降低,HBsAb轻微上升,高敏HBV DNA定量仍然可以检测到低水平病毒复制,不考虑实验室误差及假阳性可能。肝功能正常;血常规Neut和PLT较上次降低。

(4)后续方案:建议加用富马酸丙酚替诺福韦片(简称丙酚替诺福韦片,每日25 mg,餐后口服)联合抗病毒治疗。尽管出现骨髓抑制现象,但尚在可控范围内,在原有升高白细胞药物基础上加用利可君片(每次50 mg,每日3次)口服,1个月后复查。

(5)患者意见:患者表示要正视HBV DNA定量阳性的事实,不再抵触口服抗病毒药物,与患者解释更快、更有效地达到慢性乙肝临床治愈的目标才是我们更应该关注及执行的治疗方案,患者消除了思想顾虑并积极配合,开始联合抗病毒方案治疗。

12.再次治疗后3个月

(1)患者主诉:轻度乏力,无其他不适。

(2)实验室检测:HBsAg 0.14 IU/mL,HBsAb 8.21 mIU/mL,HBeAg 0.42 S/CO,HBeAb 0.02 S/CO,HBV DNA <10 IU/mL;ALT 32 U/L,AST 24 U/L,TBIL 15.0 μmol/L;WBC 3.99×10^9/L,Neut 1.37×10^9/L,Hb 126g/L,PLT 125×10^9/L。

(3)疗效分析:患在HBsAg较前降低,HBsAb较前上升,HBeAg保持阴性,HBeAb阳性,高敏HBV DNA定量低于检测下限,与患者沟通又朝实现临床治愈迈进了一步;肝功能正常;血常规Neut和PLT均较前明显上升,耐受良好。

(4)后续方案:建议患者继续坚持联合抗病毒方案治疗,同时停用维生素B_4片及鲨肝醇片,仅口服利可君片(方法同前)升白细胞治疗,3个月后复查。

(5)患者意见:患者对临床治愈充满信心,继续联合方案治疗。

13.再次治疗后6个月

(1)患者主诉:轻度乏力、食欲减退,无其他不适。

(2)实验室检测:HBsAg 0.01 IU/mL,HBsAb 41.69 mIU/mL,HBeAg 0.51 S/CO,HBeAb 0.01 S/CO,HBV DNA <10 IU/mL;ALT 49 U/L,AST 34 U/L,TBIL 12.5 μmol/L;WBC 3.56×10^9/L,Neut 1.22×10^9/L,Hb 123 g/L,PLT 81×10^9/L;自身免疫性肝病抗体阴性,甲状腺功能正常。

(3)疗效分析:患者HBsAg再次消失,HBsAb >10 mIU/mL,即终于转阳,HBeAg仍阴性,HBeAb为阳性,高敏HBV DNA定量低于检测下限,与患者沟通再次巩固治疗至少12周且HBsAb >100 mIU/mL再停止干扰素治疗为好。肝功能正常;血常规在可控安全范围内。

(4)后续方案:建议患者继续坚持联合抗病毒方案治疗,同时口服利可君片(方法同前),3个月后复查。

(5)患者意见:患者非常满意这次HBsAg再次消失且HBsAb阳转,患者满怀希望地接受继续联合抗病毒方案治疗。

14. 再次治疗后 9 个月

(1)患者主诉:无不适主诉。

(2)实验室检测:HBsAg 0 IU/mL,HBsAb 199.72 mIU/mL,HBeAg 0.65 S/CO,HBeAb 0.04 S/CO,HBV DNA <10 IU/mL;ALT 46 U/L,AST 29 U/L,TBIL 13.2 μmol/L;WBC 4.12×10^9/L,Neut 1.38×10^9/L,Hb 126 g/L,PLT 95×10^9/L。

(3)疗效分析:患者 HBsAg 仍然消失,HBsAb 保持阳性且较前更高,HBeAg 阴性,HBeAb 阳性,高敏 HBV DNA 定量低于检测下限,与患者沟通此次巩固治疗 12 周且 HBsAb >100 mIU/mL,符合停止干扰素治疗的指征,可以停药。肝功能正常;血常规也在可控范围内。

(4)后续方案:停止聚乙二醇干扰素 α-2b 注射液治疗,停用利可君片,暂保留丙酚替诺福韦片抗病毒治疗。

(5)患者意见:患者再次获得临床治愈非常激动,此次 HBsAg 再次消失,且 HBsAb 达到 199.72 mIU/mL,符合停止干扰素治疗的标准,全家高兴地抱成一团,患者妈妈潸然泪下。

15. 再次停干扰素后 6 个月

(1)患者主诉:无主诉不适。

(2)实验室检测:HBsAg 0 IU/mL,HBsAb 435.99 mIU/mL,HBeAg 0.67 S/CO,HBeAb 0.04 S/CO,HBV DNA <10 IU/mL(图 6-10、图 6-11);ALT 35 U/L,AST 23 U/L,TBIL 11.6 μmol/L;WBC 6.21×10^9/L,Neut 2.09×10^9/L,Hb 130 g/L,PLT 165×10^9/L;甲状腺功能正常。

太原市第三人民医院检验报告单〖门诊〗

ID号:[已遮挡]　采标者:齐婷婷　开单者:郭瑛　开单时间:2023/10/21 8:46:00
姓名:[已遮挡]　接标者:毛会娟　科室:感染及免疫性肝病区一组　采标时间:2023/10/21 9:25:00
性别:男　检验者:李娜　病房床号:　接标时间:2023/10/21 9:41:00
年龄:28 岁　核对者:毛会娟　标本状况:　报告时间:2023/10/21 10:54:22
标本实验号:1057　录入者:李娜　标本种类:血
临床诊断:慢性乙肝　备　注:

行	项目名称	检验结果		单位	参考区间	实验方法
1	乙型肝炎表面抗原测定(定量)(HBsAg)	0.00		IU/ml	<0.05	化学发光法
2	乙型肝炎表面抗体测定(定量)(AntiHBs)	435.99	↑	mIU/mL	<10.00	化学发光法
3	乙型肝炎e抗原测定(定量)(HBeAg)	0.67		S/CO	<1.00	化学发光法
4	乙型肝炎e抗体测定(定量)(AntiHBe)	0.04	↓	S/CO	>1.00	化学发光法
5	乙型肝炎核心抗体测定(定量)(AntiHBc)	8.08	↑	S/CO	<1.00	化学发光法
6	★促甲状腺激素(TSH)	1.165		uIU/ml	0.35--4.94	化学发光法
7	★总三碘甲状腺原氨酸(TT_3)	1.93	↑	ng/ml	0.64--1.52	化学发光法
8	★总甲状腺素(TT_4)	9.34		ug/dl	4.87--11.72	化学发光法
9	★游离三碘甲状腺原氨酸(FT_3)	3.70		pg/ml	1.58--3.91	化学发光法
10	★游离甲状腺素(FT_4)	0.90		ng/dl	0.70--1.48	化学发光法

结果描述:

检验者签名:李娜　核对者签名:毛会娟　打印时间:2024/10/18 11:11:49

【带★为同级医疗机构检验检查互认项目】

此报告仅对本次标本负责,如需复查,请在标本保存时限内提出。

图 6-10　再次停干扰素 6 个月 HBV 标志物水平

太原市第三人民医院检验报告单〖门诊〗

共1页 第1页

ID号：	样本号：1021	开单者：郭瑛	开单科室：感染及免疫性肝病区一组
姓名：	门诊号：	采标者：齐婷婷	开单时间：2023/10/21 8:46:00
性别：男　年龄：28岁	病房床号：	接标者：李蒙峰	采标时间：2023/10/21 9:25:00
样本种类：血	备注：	检验者：徐鹏	接标时间：2023/10/21 9:52:00
样本性状：		审核者：刘秀英	报告时间：2023/10/23 15:49:21
临床诊断：慢性乙肝			

行	项目名称	检验结果	单位	检测下限	实验方法
1	高敏乙型肝炎病毒脱氧核糖核酸定量检测	＜10	IU/mL	<10	荧光定量PCR

结果描述：
1. 结果为未检出靶标表示血清标本中未检测到HBV DNA。
2. 结果<10 IU/mL表示检测到HBV DNA，浓度低于10 IU/mL。
3. 结果为具体数字如8.8E+05 IU/mL表示检测到HBV DNA的含量为8.8E+05 IU/mL。
4. 结果>1.0E+09 IU/mL表示检测到HBV DNA，但浓度超过了1.0E+09 IU/mL。

检验者签名：徐鹏　　审核者签名：刘秀英　　打印时间:2024/10/18 11:12:02【带★为同级医疗机构检验检查互认项目】
此报告仅对本次标本负责，如需复查，请在标本保存时限内提出。

图6-11　再次停干扰素6个月HBV DNA水平

（3）疗效分析：患者停止聚乙二醇干扰素α-2b注射液治疗6个月后HBsAg仍维持阴性，HBsAb保持阳性且较前更高，HBeAg保持阴性，HBeAb仍为阳性，高敏HBV DNA定量低于检测下限，考虑实现临床治愈（仍需等待停用丙酚替诺福韦片后6个月及以上确认）；肝功能正常；血常规正常。

（4）后续方案：患者再次实现慢性乙肝临床治愈，且在临床治愈后干扰素巩固治疗3个月，且HBsAb >100 mIU/mL，因此停止干扰素治疗，暂保留了丙酚替诺福韦片继续口服治疗，停药3个月及6个月后复查仍维持慢性乙肝临床治愈的良好应答状态。建议患者后续每3个月进行一次密切监测。

（5）患者意见：患者非常满意，在诊室经常义务为其他患者宣讲自己的治疗经历，鼓励更多患者积极追求慢性乙肝的临床治愈。继续口服丙酚替诺福韦片治疗。

16. 再次停干扰素治疗后12个月

（1）患者主诉：无不适。

（2）实验室检测：HBsAg 0 IU/mL，HBsAb 97.8 mIU/mL，HBeAg 0.45 S/CO，HBeAb 0.03 S/CO，HBV DNA <10 IU/mL；ALT 26 U/L，AST 18 U/L，TBIL 10.5 μmol/L；WBC 6.8×10^9/L，Neut 2.6×10^9/L，Hb 134 g/L，PLT 168×10^9/L。

（3）疗效分析：患者HBsAg保持阴性，HBsAb保持阳性，HBeAg保持阴性，HBeAb仍为阳性，高敏 HBV DNA 定量低于检测下限，与患者沟通已经实现慢性乙肝临床治愈；肝功能正常；血常规正常。

(4)后续方案：停用丙酚替诺福韦片。

(5)患者意见：患者同意完全停药。

(四)随访情况

1. 随访时机　停用干扰素后 18 个月、停用丙酚替诺福韦片后 6 个月(患者年龄 29 岁)。

2. 临床治愈者主诉　无不适。

3. 实验室检测　HBsAg 0 IU/mL，HBsAb 7.16 mIU/mL，高敏 HBV DNA 定量低于检测下限(图 6-12、图 6-13)；ALT 28 U/L，AST 15 U/L，TBIL 12.5 μmol/L；WBC 6.24×10^9/L，Neut 2.35×10^9/L，Hb 138 g/L，PLT 182×10^9/L。

太原市第三人民医院检验报告单【免疫组】

第1页 共1页

姓名：　　门诊号：　　申请医生：郭瑛　　申请时间：2024-09-27 15:35:59
性别：男　　样本号：29　　申请科室：肝病专家门诊　　采样时间：2024-09-28 09:49:38
年龄：29岁　　样本种类：静脉血　　采标者：任鑫　　接收时间：2024-09-29 08:17:05
样本状态：　　报告时间：2024-09-29 11:20:39
临床诊断：慢性乙型病毒性肝炎　　备注：

序号	项目名称	检验结果	参考区间	单位	实验方法
1	【晋HR】乙型肝炎病毒表面抗原(HBsAg)	0.00 阴性(-)	<0.05	IU/mL	化学发光法
2	【晋HR】乙型肝炎病毒表面抗体(HBsAb)	7.16 阴性(-)	<10.00	mIU/mL	化学发光法
3	【晋HR】乙型肝炎病毒e抗原(HBeAg)	0.40 阴性(-)	<1.00	S/CO	化学发光法
4	【晋HR】乙型肝炎病毒e抗体(HBeAb)	0.03 阳性(+)	>1.00	S/CO	化学发光法
5	【晋HR】乙型肝炎病毒核心抗体(HBcAb)	8.25 阳性(+)	<1.00	S/CO	化学发光法
6	备注	本实验室为筛查实验室			

检验者：梁志斯　　审核者：

【▲为危急值，此报告仅对本次样本负责，如需复查请在标本保存时限内提出】
"晋HR"为可在全省范围内互认的检验项目

图 6-12　临床治愈时 HBV 标志物水平

太原市第三人民医院检验报告单【分子组】

第1页 共1页

姓名：[illegible]　门诊号：[illegible]　申请医生：郭瑛　申请时间：2024-09-27 15:35:59
性别：男　样本号：6　申请科室：肝病专家门诊　采样时间：2024-09-28 09:49:38
年龄：29岁　样本种类：静脉血　采标者：任鑫　接收时间：2024-09-29 08:11:01
样本状态：　报告时间：2024-09-30 11:37:31
临床诊断：慢性乙型病毒性肝炎

序号	项目名称	检验结果	参考区间	单位	实验方法
1	高敏乙型肝炎病毒脱氧核糖核酸定量检测	<10	<10.00	IU/mL	荧光定量PCR

说明：1. 结果为未检出靶标表示血清标本中未检测到HBV DNA。
2. 结果<10 IU/mL表示检测到HBV DNA，浓度低于10 IU/mL。
3. 结果为具体数字如8.8E+05 IU/mL表示检测到HBV DNA的含量为8.8E+05 IU/mL。
4. 结果>1.0E+09 IU/mL表示检测到HBV DNA，但浓度超过了1.0E+09 IU/mL。

检验者：孙云霞　审核者：池杰芳　【▲为危急值，此报告仅对本次样本负责】
"晋HR"为可在全省范围内互认的检验项目

图 6-13　临床治愈时 HBV DNA 水平

4. 疗效分析　慢性乙肝临床治愈。

5. 后续方案　无须治疗，但可考虑注射乙肝疫苗提升 HBsAb 水平，密切监测随访。

三、诊疗体会

这只是笔者临床治愈的众多慢性乙肝患者中的一例，之所以印象深刻，除了治疗中的反复波折，更多的是在现在医疗环境下，患者对医生的无条件信赖、对疾病诊治结果良好心态的感慨。第一次接诊该患者，是典型的慢性乙肝临床治愈的优势患者，除了向患者讲明取得临床治愈的概率、治愈后的获益，也强调了即使未取得治愈也能获得远期预后的改善。从这例患者的治疗经过看，在初始治疗的第 1 个月和第 3 个月，患者的 HBsAg 比基线值明显增高，患者没有因为短期疗效不佳，花费大、不良反应明显而质疑笔者的诊疗方案，仍然积极配合治疗。治疗第 5 个月时笔者判断患者 HBsAg 结果应该还在 250 IU/mL以上，然后 HBsAg 却<175 IU/mL（未稀释，本结果上文未展示），结果好到出人意料，以至于笔者保守地告知患者结果很好，但还需要下个月再次复查后验证。治疗 6 个月后复查 HBsAg 降至 1.02 IU/mL，至此，医患双方终于确认了这个结果，笔者也大大松了口气。此后，患者的 HBsAg 在比较低的水平上也有小的波动，但患者始终能正确对待暂时的波动或反弹。事实上患者临床治愈后，笔者也问过患者起始治疗时 HBsAg 不降

反升，他当时是怎么想的，患者回答“我知道这已经是目前最好的治疗方案了，只能死马当活马医”，这让笔者深深感知到患者的无奈，也为患者在绝望中仍不放弃的执着感动。患者了解疾病的治疗前沿，治疗不顺利时没有怨天尤人，迁怒于人。在笔者临床治愈的上百例慢性乙肝患者中，绝大多数患者对主治医生的信任，对慢性乙肝疾病诊治进展的了解、疾病的危害以及战胜疾病的信心都起到了重要的作用。但也不乏有些患者打几针就要看到疗效，稍有躯体不适就放弃治疗。固然有患者是因为对疾病诊治的医学知识了解不足，但更多的还是患者的经济压力迫使患者考量更多疗效外的因素。

慢性乙肝临床治愈是近年来才提出的概念，指的是通过药物治疗实现了 HBV DNA 转阴、HBeAg 转阴或转换、HBsAg 转阴或转换，且停药 6 个月后仍能保持住。事实上，该例患者达到临床治愈后巩固治疗 3 个月，但 HBsAb 并没有出现，因为结婚等诸多事情没有再延长治疗或给予乙肝疫苗接种刺激机体产生足量的抗体，笔者心里还是不太踏实的，也告知了患者。好在患者尽管没有采取治疗措施，但一直规律随访。在停用干扰素 6 个月时出现 HBsAg 轻度上升，1 个月后复查结论依旧，患者马上遵从医嘱开始第二次治疗，再治疗 1 个月后又出现 HBsAg 上升，且 HBV DNA 可检测到，再治疗第 2 个月时 HBsAg 开始下降，但仍高于注射聚乙二醇干扰素 α-2b 注射液前的基线值，HBV DNA 仍可检测到，遂加用丙酚替诺福韦片口服联合抗病毒治疗。再治疗后第 6 个月时，患者实现了 HBsAg 的血清学转换，真正实现临床治愈，但 HBsAb 只有 41.69 mIU/mL，巩固治疗 3 个月 HBsAb 达到 199.72 mIU/mL，达到临床治愈的预定目标，再次停用聚乙二醇干扰素 α-2b 注射液。停用聚乙二醇干扰素 α-2b 注射液 6 个月时，HBsAb 达到 435.99 mIU/mL，停用聚乙二醇干扰素 α-2b 注射液 12 个月 HBsAb 降到 97.38 mIU/mL，同时将丙酚替诺福韦片停掉。停用聚乙二醇干扰素 α-2b 注射液 18 个月并停用丙酚替诺福韦片 6 个月时（此时为判定临床治愈时间点），HBsAg 保持阴性，HBsAb 降到 7.16 mIU/mL，患者开始接种乙肝疫苗 60 μg，15 d 1 次，计划停用聚乙二醇干扰素 α-2b 注射液 24 个月，即停用丙酚替诺福韦 12 个月再次复查。

本例患者停止所有药物治疗 6 个月时还能维持 HBsAg 阴性、HBV DNA、HBeAg 均阴性，达到真正的临床治愈，HBsAb 消失需要接种乙肝疫苗以尝试保障临床治愈这一来之不易的战果。大量研究和临床病例均已证明慢性乙肝临床治愈是可以在部分优势人群中实现的目标。实现临床治愈的药物，在绝大多数情况下需要有干扰素的参与，但核苷（酸）类似物对 HBV DNA 的充分抑制，也是患者取得临床治愈的重要基石。无肝硬化的慢性乙肝人群实现了临床治愈后，其肝癌的发生风险与无慢性乙肝的健康人群类似，可达到极低的水平，使这一人群的远期预后得到极大改善。

对于该患者取得临床治愈，笔者治疗前是认真分析过患者所具备的优缺点的，优势是患者无乙肝家族史、年龄小于 30 岁、肝纤维化程度较轻、BMI 指数正常、无基础疾病，劣势是男性。治疗过程中，患者有明显的骨髓抑制、ALT 上升大于 2 倍正常值上限现象，但患者心态情绪良好。诊疗过程中指标的变化也不停地帮助笔者判断患者的治愈成功的概率，患者也接受、认同笔者预测疗效的关键知识点。在临床诊疗中，经常有患者对干扰素的不良反应畏惧如虎，不愿意承担干扰素的不良反应，笔者会经常跟患者讲干扰素作为乙肝抗病毒的一线推荐用药，没有禁忌证的患者绝大多数是完全可以全程、足剂量使用的。至于不良反应，人类体内本身亦有干扰素存在，不可能使用干扰素只有患者希望的疗效，而没有不良反应。对于医生来说，患者使用干扰素出现不良反应是正常的，尤其出现肝功能 ALT 的上升，往往是免疫清除 HBV 的提示。当然 ALT 升高也不要超过正常值上限的 10 倍，胆红素不要超过正常值上限的 2 倍。不破不立，可能可以更形象地说明该患者临床治愈的过程。

乙肝作为一种感染性疾病，病原与机体免疫的博弈决定了疾病的转归，抑制病毒复制，增强免疫是无法互相替代的。现有一线的口服抗病毒药物具有强效、低耐药、方便、安全的特征，但无法取代不良反应明显、皮下注射及保存不方便、价格昂贵等缺点的干扰素。为什么呢？因为干扰素独特的免疫调节机制，使得只是抑制 HBV DNA 复制的口服抗病毒药物无法将其替代。干扰素增强免疫、抑制病毒复制、抗纤维化、抗肿瘤作用对慢性乙肝疾病进展的各个阶段都起到了很好的作用。同时抑制病毒和增强免疫，才能最终清除 HBV 进而实现临床治愈。

2022 年 12 月，我国发布了《慢性乙型肝炎防治指南（2022 年版）》，最大的一个亮点是扩大了乙肝抗病毒治疗的适应证，降低了乙肝抗病毒治疗的门槛，倡导更积极的抗病毒治疗。该患者作为慢性乙肝优势人群，笔者希望他取得临床治愈；但对于非优势人群，我们希望通过积极的抗病毒治疗将其转化为优势人群，为以后取得临床治愈打好基础。就如同给班里 90 分的孩子补课提分上更好的大学，难道 60 分的孩子不需要被更加关注、更快地提分吗？只有这样循序渐进，才能让更多的慢性乙肝患者取得临床治愈，即使暂时没有取得治愈，也可使患者不良结局的风险降低，如肝癌的发生风险降低，或延缓进展为肝癌。通俗地讲，如果 10 个患者没有抗病毒治疗 3 个最终发展为肝癌，但经过我们的努力，患者取得临床治愈，最终只有 1 个发展为肝癌，那这两个患者及他们的家庭是不是重获了新生。或者本来 20 年后进展为肝癌，我们让他们延迟到 30 年，多出的 10 年，谁也无法预估医学又有什么进步，是否可以治愈这些疾病，包括乙肝、肝癌等。

该患者取得临床治愈，起始应答不佳，中间一波三折，“治愈”后复发，再次初始应答不佳，好在精准检测指导治疗，且患者坚定信念不动摇，最终取得胜利。笔者与患者最近交流时，浏览完他的所有化验结果（表 6-1），再次感慨万分，在初次治疗第 6 个月时 HBsAg 断崖式下降前，在治疗的 1 ~5 个月不是所有的患者都能做到花上钱、“受了罪”、HBsAg 一直噌噌往上涨，还能默默坚持的。面对患者及家人的感谢，笔者曾感慨地对患者说：“在取得慢性乙肝临床治愈的道路上，你谁都不用感谢，只需要感谢你自己，感谢你对医生的信赖，感谢你的坚持。”

表 6-1　本例慢性乙肝患者追求临床治愈过程中核心指标的动态变化

参数	HBV DNA (IU/mL)	HBsAg (IU/mL)	HBsAb (mIU/mL)	ALT (U/L)	Neut ($\times10^9$/L)	PLT ($\times10^9$/L)
基线	<50(-)	1013.14(+)	0(-)	76	2.71	153
治疗 1 个月	—	1674.31(+)	—	36	1.22	113
治疗 3 个月	<50(-)	1532.81(+)	—	115	1.21	81
治疗 6 个月	<10(-)	1.02(+)	1.85(-)	54	0.93	88
治疗 9 个月	<50(-)	0.42(+)	3.75(-)	41	0.96	90
治疗 12 个月	<50(-)	0(-)	6.22(-)	43	1.16	80
治疗 15 个月	<10(-)	0(-)	8.61(-)	37	1.25	98
停药 3 个月	<50(-)	0.01(-)	3.38(-)	27	3.75	158
停药 6 个月	TND(-)	0.42(+)	3.37(-)	26	2.10	163
停药 7 个月	<10(-)	0.53(+)	1.93(-)	27	2.20	160
再治 1 个月	18.4(+)	3.42(+)	1.10(-)	43	0.76	90
再治 2 个月	11.0(+)	1.07(+)	1.62(-)	36	0.62	86
再治 3 个月	<10(-)	0.14(+)	8.21(-)	32	1.37	125
再治 6 个月	<10(-)	0.01(-)	41.69(+)	49	1.22	81
再治 9 个月	<10(-)	0(-)	199.72(+)	46	1.38	95
再停药 6 个月	<10(-)	0(-)	435.99(+)	35	2.09	165
再停药 12 个月	<10(-)	0(-)	97.80(+)	26	2.60	168
再停药 18 个月	<10(-)	0(-)	7.16(-)	28	2.35	182

TND:未检测出靶标。

四、推荐阅读

[1]中华医学会肝病学分会,中华医学会感染病学分会. 慢性乙型肝炎防治指南(2022 年版)[J]. 中华肝脏病杂志,2022,30(12):1309-1331.

（郭　瑛　撰写）

（梁红霞　曾庆磊　审校）

病例7　27岁女性，HBeAg阳性，孕期NA，产后联合IFN，疗程5年

概　要

育龄期女性HBeAg阳性慢性乙型肝炎患者，曾应用富马酸替诺福韦二吡呋酯片抗病毒治疗1年，因疗效不佳且准备备孕，行肝组织病理评估后停药。妊娠期间出现慢性乙型肝炎急性发作，再次应用富马酸替诺福韦二吡呋酯片抗病毒治疗，并于产后联合聚乙二醇干扰素α-2b注射液治疗2年余，实现临床治愈，且母婴阻断成功。由此病例可见，抗病毒治疗时机选择与疗效密切相关，妊娠期抗病毒治疗及产后联合聚乙二醇干扰素或是一个合适时机。

一、患者情况

患者蒋某，女，27岁，以“HBV标志物阳性1年”为主诉入院。患者母亲为HBV感染者，考虑该患者为母婴传播导致的慢性HBV感染。近1年口服富马酸替诺福韦二吡呋酯片（TDF）抗病毒治疗。2015年9月1日检测结果：HBsAg 20389.5 IU/mL（2015年8月21日）、HBeAg 1260.29 S/CO、HBV DNA 3120 IU/mL（图7-1～图7-3），血常规、肝功能正常，肝磁共振检查未见明显异常。因备孕，强烈要求停药。

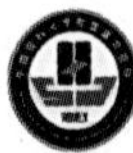

中国医科大学附属盛京医院检验报告单

普通　　补打

检查项目:乙肝六项（发光法） 血淀粉酶 血清离子(钾钠氯) 丙肝抗体（发光法） 血脂系列 血清离子(钙磷镁+ALP) ˆLIPˆ肝

姓名:　　　患者编号:　　　床　号:50308　　科　室:第二感染肝病病房

性别:女　　样 本 号:612　　样本类型:血清　　临床诊断:慢性乙型肝炎HBeAg阳性轻度

年龄:27 岁　　实 验 室:滑翔生化组　　医嘱备注:

备 注:

英文缩写	项　目	结果	单位	参考区间	检测方法	互认标识
TP	总蛋白	65.6	g/L	60--83		全国HR
Alb	白蛋白	43.8	g/L	35--53		全国HR
A/G	白球比	2.01		1.2--2.0:1		
AST	谷草转氨酶	28	U/L	5--34		全国HR
ALT	谷丙转氨酶	30	U/L	0--40		全国HR
GGT	γ谷氨酰转肽酶	14	U/L	9--64		全国HR
ALP	碱性磷酸酶	59.0	U/L	40--150		全国HR
PA	前白蛋白	0.21	g/L	0.18--0.45		
CHE	胆碱脂酶	8449	U/L	4000--11700		全国HR
TB	总胆红素	13.6	μmol/L	3.4--20.5		全国HR
CB	直接胆红素	4.1	μmol/L	0--8.6		全国HR
UCB	间接胆红素	9.50	μmol/L	3.4--11.9		
TBA	总胆汁酸	3.55	μmol/L	0--10		
CK	肌酸激酶	62.9	U/L	29--200		全国HR
CK-MB	肌酸激酶MB同工酶	17.5	U/L	0--24		
LDH	乳酸脱氢酶	177	U/L	125--243		全国HR
α-HBDH	羟丁酸脱氢酶	132.6	U/L	72--182		全国HR
UA	尿酸	234.4	μmol/L	142--420		全国HR
Cr-eGFR	肌酐	46.1	μmol/L	45--84		全国HR
Cys-C	胱抑素C	0.60	mg/L	0.59--1.03		
LPS	脂肪酶	42.5	U/L	13.8--51.1		
K	钾	4.31	mmol/L	3.5--5.5		全国HR
Na	钠	141.3	mmol/L	136--145		全国HR
Cl	氯	109.3 ↑	mmol/L	96--108		全国HR
Ca	钙	2.06 ↓	mmol/L	2.1--2.55		全国HR
P	磷	1.42	mmol/L	0.9--1.6		全国HR
Mg	镁	0.93	mmol/L	0.67--1.15		全国HR
LDH1	乳酸脱氢酶同工酶1	26.21		17.4--30.0		
LDH2	乳酸脱氢酶同工酶2	31.51		29.6--40.6		
LDH3	乳酸脱氢酶同工酶3	23.21		20.6--27.8		
LDH4	乳酸脱氢酶同工酶4	8.61		5.1--10.1		
LDH5	乳酸脱氢酶同工酶5	10.51		3.6--15.4		
LDH1/LDH2	乳酸脱氢酶同工1:2	0.83		0.5--0.9		
HBsAg	乙肝表面抗原	>250.00↑	IU/mL	<0.05		全国HR
Anti-HBs	乙肝表面抗体	0.06	mIU/mL	<10		全国HR
HBeAg	乙肝e抗原	1260.29↑	s/co	<1.0		全国HR
Anti-HBe	乙肝e抗体	49.86	s/co	>1.0		全国HR
Anti-HBc	乙肝核心抗体	9.74 ↑	s/co	<1.0		全国HR
HBcAb-IgM	乙肝核心抗体-IgM	0.25	s/co	<1.0		
Anti-HCV	丙肝抗体	0.04	s/co	<1.0		全国HR

送检医师:丁洋　　检验者:佟威威　　审核者:金冬岩　金冬岩　　第1 页/共3 页

采集时间:　　接收时间:2015-09-01 08:08:22　　审核时间:2015-09-01 12:47:39

此结果仅对此标本负责，如有疑问请及时查询　　模版使用日期:2023年6月30日　　打印时间:2024-10-29 16:16:45

图 7-1　基线肝功能、HBV 标志物水平（未稀释）

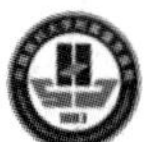

中国医科大学附属盛京医院检验报告单

普通 补打

检查项目：乙型肝炎病毒表面抗原(稀释)

姓名：[redacted] 患者编号：[redacted] 床 号： 科 室：第二感染肝病门诊(2)
性别：女 样本号：2070 样本类型：血清 临床诊断：乙型肝炎抗原阳性
年龄：27 岁 实验室：滑翔生化组 医嘱备注：
备 注：

英文缩写	项 目	结果		单位	参考区间	检测方法	互认标识
HBsAg	乙肝表面抗原（稀释）	20389.50	↑	IU/mL	<0.05		

送检医师：丁洋 检验者：佟威威 审核者：潘跃 潘跃 第1页/共1页
采集时间：2015-08-21 09:46:05 接收时间：2015-08-21 10:36:48 审核时间：2015-08-21 12:41:13
此结果仅对此标本负责，如有疑问请及时查询 模版使用日期：2023年7月6日 打印时间：2024-11-08 11:50:09

图7-2 基线HBV标志物水平(稀释)

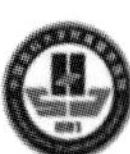

中国医科大学附属盛京医院检验报告单

普通 补打

检查项目：乙型肝炎病毒载量检测

姓名：[redacted] 患者编号：[redacted] 床 号：50308 科 室：第二感染肝病病房
性别：女 样本号：55 样本类型：血浆 临床诊断：慢性乙型肝炎HBeAg阳性轻度
年龄：27 岁 实验室：感染实验室 备 注：
备 注：

英文缩写	项 目	结果	参考范围	单位
HBV DNA	乙肝病毒载量检测	3.12E+3		IU/mL

送检医师：丁洋 检验者：夏婷婷 审核者： 李颖 第1页/共1页
采集时间： 接收时间：2015-09-01 10:22:06 审核时间：2015-09-02 08:46:24
此结果仅对此标本负责，如有疑问请及时查询

图7-3 基线HBV DNA水平

二、诊疗过程

(一)临床诊断

HBeAg 阳性慢性乙型肝炎。

(二)治疗方案

患者口服 TDF(每次 300 mg,每日 1 次,随餐口服)抗病毒治疗 1 年,HBsAg 及 HBeAg 仍处于较高水平,HBV DNA 尚未转阴,因备孕,强烈要求停药。建议继续 TDF 治疗或者行肝组织活检后决定是否停药。

(三)诊疗过程

1. TDF 治疗后 1 年

(1)患者主诉:体检发现 HBV 标志物阳性 1 年。

(2)疗效分析:患者应用 TDF 抗病毒治疗 1 年,未见 HBV DNA 阴转,患者因备孕想要停药。经与患者充分沟通后,完善血液生化及影像学检查,排除相关禁忌后,完善肝组织活检进一步评估肝炎症及纤维化程度。肝病理回示"肝小叶结构存在,汇管区少许淋巴细胞浸润,无明显纤维化,轻度肝细胞水样变性,点灶状坏死"。病理诊断:慢性肝炎轻度 G1S0(图 7-4),建议继续 TDF 治疗,若停药有乙肝再激活风险,需规律复诊。

(3)后续方案:停用 TDF 抗病毒治疗,嘱每 3 个月复查肝功能、乙肝五项和 HBV DNA 等指标。

(4)患者意见:患者强烈要求停用 TDF,会坚持规律复诊。

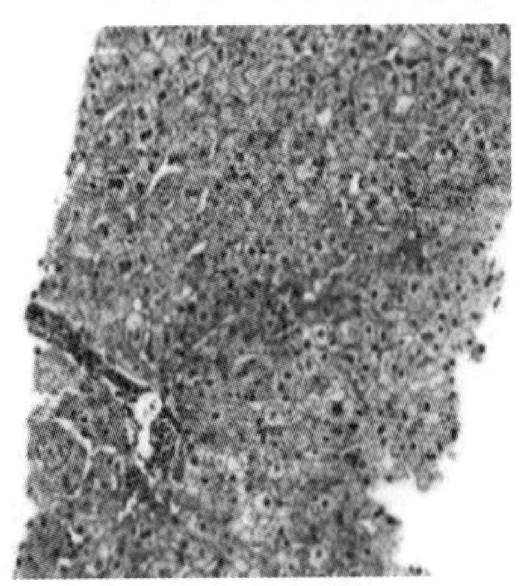
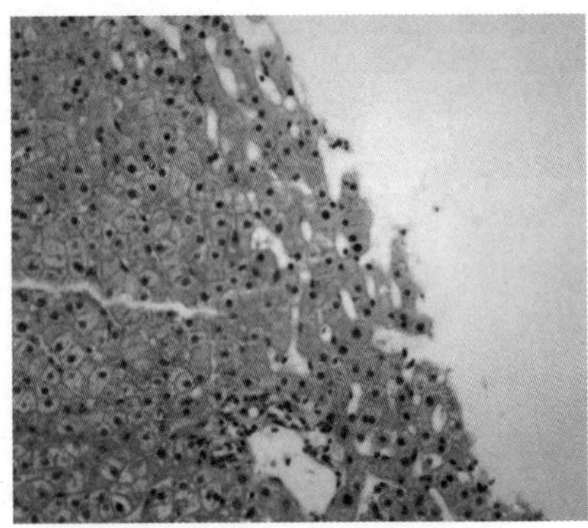

图 7-4　TDF 治疗 1 年后肝病理结果

2. 停TDF后6个月

（1）患者主诉：妊娠2个月，恶心、乏力、尿黄1周。

（2）实验室检测：HBsAg 32706.33 IU/mL，HBeAg 1629.235 S/CO，HBV DNA 300000 IU/mL；ALT 211 U/L，AST 89 U/L，TBIL 16.8 μmol/L。

（3）疗效分析：患者停用TDF抗病毒治疗4个月后妊娠，停药6个月后出现肝功异常。患者妊娠期早期出现明显乏力及消化道症状，要与妊娠相关的肝功异常相鉴别。但该患者肝功能异常伴HBV DNA水平上升，考虑为妊娠期慢性乙型肝炎急性发作。治疗上应积极保肝治疗同时需抗病毒治疗。

（4）后续方案：给予丁二磺酸腺苷蛋氨酸1.0 g，每日1次，静脉输注保肝治疗；TDF（每日300 mg，每日1次，餐后口服）抗病毒治疗；2周后复查肝功能正常，停丁二磺酸腺苷蛋氨酸，继续TDF抗病毒治疗。建议患者每月复查肝功能、乙肝五项和HBV DNA。患者肝功能持续正常，TDF再治疗6个月时，HBV DNA阴转。

（5）患者意见：患者抗病毒耐受性良好，对治疗效果表示满意，表示会坚持口服TDF治疗。

3. 再治疗后7个月

（1）患者主诉：妊娠10个月时生产，自然分娩1男婴。

（2）实验室检测：HBsAg 205 IU/mL，HBeAg 4.0 S/CO，HBV DNA未检测出靶标；ALT 20 U/L。

（3）疗效分析：患者妊娠期间规律应用TDF抗病毒治疗，HBsAg、HBeAg水平显著下降，HBV DNA持续未检测到靶标，抗病毒治疗疗效佳，但尚未发生HBsAg及HBeAg血清学转换。

（4）后续方案：因患者尚在哺乳期，与患者充分沟通后继续TDF抗病毒治疗，嘱每3个月复查肝功能、乙肝五项和HBV DNA等指标。

（5）患者意见：同意继续口服TDF抗病毒治疗，并表示会规律复诊。

4. 再治疗后2年

（1）患者主诉：TDF再抗病毒治疗2年。

（2）实验室检测：HBsAg 162.32 IU/mL，HBeAg 6.806 S/CO，HBeAb 1.60 S/CO，HBV DNA未检测出靶标。肝功能正常，血常规、甲状腺功能无异常，肝磁共振检查未见异常。

（3）疗效分析：患者结束妊娠后继续规律口服TDF抗病毒治疗2年，虽然HBV DNA持续未检测到靶标，HBsAg较前持续降低，但HBeAg仍阳性，尚未发生HBeAg血清学转换，患者仍为乙肝“大三阳”，评估当前抗病毒治疗方案难以达到满意治疗终点。为求更佳的抗病毒治疗效果，笔者建议患者联合聚乙二醇干扰素α-2b注射液抗病毒治疗。患者同样希望摘掉乙肝患者的帽子，遂加用聚乙二醇干扰素α-2b注射液治疗。患者首次应用聚乙二醇干扰素 α-2b 注射液后出现一过性发热，口服非甾体抗炎药后症状缓解，此后用药过程中有轻度乏力，食欲下降，均可耐受，不影响正常上班及日常生活。治疗期间监测血常规指标无显著降低，甲状腺功能等无异常。

(4)后续方案：与患者充分沟通后，继续 TDF 抗病毒治疗的同时联合聚乙二醇干扰素 α-2b 注射液(180 μg，每周 1 次，腹部皮下注射)治疗。其间密切监测病毒学指标变化，动态复查血常规、肝功能、甲状腺功能等。

(5)患者意见：患者可耐受不良反应，且希望达到乙肝临床治愈，同意联合治疗方案。

5. 再治疗后 2 年 6 个月(联合干扰素治疗 6 个月)

(1)患者主诉：无不适。

(2)实验室检测：HBsAg 220.07 IU/mL，HBeAg 3.058 S/CO，HBeAb 1.4 S/CO，HBV DNA 未检测出靶标。

(3)疗效分析：患者应用 TDF 联合聚乙二醇干扰素 α-2b 注射液抗病毒治疗 6 个月，HBsAg 无进一步下降，且较前升高，告诉患者 HBsAg 在治疗期间亦常会出现“不确定性”或“波动”，HBeAg 较前下降，但尚未发生阴转及血清学转换，HBV DNA 保持阴性。患者可耐受不良反应，鼓励患者继续治疗。

(4)后续方案：继续 TDF 联合聚乙二醇干扰素 α-2b 注射液抗病毒治疗，规律复查血常规、肝功能、乙肝五项、HBV DNA 及甲状腺功能。

(5)患者意见：患者可耐受当前治疗方案，愿意继续联合方案治疗。

6. 再治疗后 3 年 4 个月(联合干扰素治疗 1 年 4 个月)

(1)患者主诉：乙肝复查，无其他不适。

(2)实验室检测：HBsAg 0.29 IU/mL，HBeAg 1.594 S/CO，HBeAb 1.44 S/CO，HBV DNA 未检测到靶标；血常规、甲状腺功能正常。

(3)疗效分析：患者应用 TDF 联合聚乙二醇干扰素 α-2b 注射液抗病毒治疗 1 年 4 个月，HBsAg 迅速下降，HBV DNA 保持阴性，但仍未发生 HBeAg 阴转及血清学转换，血常规、肝功能、甲状腺功能等基本稳定，未见明显的干扰素不良反应。

(4)后续方案：继续 TDF 联合聚乙二醇干扰素 α-2b 注射液抗病毒治疗，动态监测乙肝五项、血常规、肝功能和甲状腺功能等指标。

(5)患者意见：目前抗病毒治疗方案可耐受，愿意继续坚持现有方案治疗。

7. 再治疗后 3 年 5 个月(联合干扰素治疗 1 年 5 个月)

(1)患者主诉：无不适。

(2)实验室检测：HBsAg 0 IU/mL，HBsAb 1.04 mIU/mL，HBeAg 0.975 S/CO，HBeAb 1.34 S/CO。

(3)疗效分析：患者首次出现 HBsAg 和 HBeAg 同时转阴，但 HBsAb 和 HBeAb 均阴性，HBV DNA 保持阴性，考虑取得慢性乙肝临床治愈。告知患者至少巩固治疗 12 周，再次复查 HBsAg 转阴，且最好 HBsAb >100 IU/mL 时再考虑停药。

(4)后续方案：向患者充分交代病情，继续 TDF 联合聚乙二醇干扰素 α-2b 注射液抗病毒治疗。规律检测血常规、甲状腺功能、肝功能、乙肝五项和 HBV DNA 等指标。

(5)患者意见：患者可耐受当前治疗方案，愿意继续治疗。

8. 再治疗后 3 年 9 个月(联合干扰素治疗 1 年 9 个月)

(1)患者主诉：无不适。

(2)实验室检测：HBsAg 0 IU/mL，HBsAb 9.96 mIU/mL，HBeAg 0.943 S/CO，HBeAb 1.31 S/CO，HBV DNA 未检测出靶标。

(3)疗效分析：目前患者 HBsAg 维持阴性，HBsAb 虽较前轻微升高但仍阴性，HBeAg 阴转，HBeAb 尚未转阳，继续巩固治疗，同时联合乙肝疫苗，希望达到 HBeAg 血清学转换和 HBsAg 血清学转换。

(4)后续方案：向患者充分交代病情，继续 TDF 联合聚乙二醇干扰素 α-2b 注射液抗病毒治疗，同时联合乙肝疫苗 20 μg，每月 1 次，连续 3 个月。规律检测血常规、甲状腺功能、肝功能、乙肝五项和 HBV DNA 等指标。

(5)患者意见：患者可耐受当前治疗方案，继续治疗，同意联合乙肝疫苗。

9. 再治疗后 4 年 1 个月(联合干扰素治疗 2 年 1 个月)

(1)患者主诉：无不适。

(2)实验室检测：HBsAg 0.02 IU/mL，HBsAb 859.1 mIU/mL，HBeAg 0.856 S/CO，HBeAb 1.21 S/CO，HBV DNA 未检测出靶标(图 7-5、图 7-6)。

(3)疗效分析：患者在实现 HBsAg 转阴后，继续巩固治疗 3 个月，当时 HBsAb 仍未转阳，在巩固治疗的基础上联合乙肝疫苗继续治疗 3 个月，现 HBsAg 持续转阴大于 6 个月，且 HBsAb 859.1 mIU/mL 较前显著升高，聚乙二醇干扰素 α-2b 注射液治疗已满 2 年，建议停药并随访。

(4)后续方案：停 TDF 和聚乙二醇干扰素 α-2b 注射液。

(5)患者意见：患者同意完全停药。

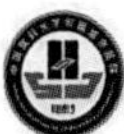

中国医科大学附属盛京医院检验报告单

普通　补打

检查项目：葡萄糖测定-空腹^血脂检测^乙肝五项（发光法）^血清离子(钙磷镁)　^肾功能(eGFR)^心肌酶谱^肝功能

姓名：　患者编号：　床　号：　科　室：第二感染肝病门诊

性别：女　样 本 号：34　样本类型：血清　临床诊断：慢性乙型病毒性肝炎 复查

年龄：31 岁　实 验 室：南湖生化组　医嘱备注：

备 注：

英文缩写	项　目	结果		单位	参考区间
LDH4	乳酸脱氢酶同工酶4	10.7		%	5--12
LDH5	乳酸脱氢酶同工酶5	12.2	↑	%	3--10
LDH1/LDH2	乳酸脱氢酶同工酶1:2	0.69		%	0.5--1.0
HBsAg	乙肝表面抗原	0.02		IU/mL	<0.05
anti-HBs	乙肝表面抗体	859.10	↑	mIU/mL	<10.00
HBeAg	乙肝e抗原	0.856		s/co	<1.00
anti-HBe	乙肝e抗体	1.21		s/co	>1.00
anti-HBc	乙肝核心抗体	7.39	↑	s/co	<1.00

送检医师：丁洋　检验者：单文杰　审核者：刘颖姝　刘颖姝　第2 页/共2 页

采集时间：2020-04-07 09:47:16 接收时间：2020-04-07 10:17:36　审核时间：2020-04-07 13:26:37

估算肾小球过滤率-肌酐/胱抑素，采用2012 CKD-EPI（肌酐/胱抑素C）公式

估算肾小球过滤率-肌酐，采用2009 CKD-EPI（肌酐）公式

上述两个估算肾小球滤过率仅供参考选择

此结果仅对此标本负责，如有疑问请及时查询

图 7-5　停药时 HBV 标志物水平

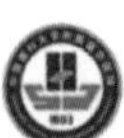

中国医科大学附属盛京医院检验报告单

普通　补打

检查项目：乙型肝炎病毒载量检测

姓名：　患者编号：　床　号：　科　室：第二感染肝病门诊

性别：女　样 本 号：0408Y14　样本类型：血浆　临床诊断：慢性乙型病毒性肝炎 复查

年龄：31 岁　实 验 室：感染实验室　备　注：

备 注：

英文缩写	项　目	结果	参考范围	单位
HBV DNA	乙肝病毒载量检测	< 2.00E+1		IU/mL

送检医师：丁洋　检验者：穆桂玲　审核者：　樊耀昕　第1 页/共1 页

采集时间：2020-04-07　接收时间：2020-04-07 13:56:09　审核时间：2020-04-09 15:58:26

此结果仅对此标本负责，如有疑问请及时查询

图 7-6　停药时 HBV DNA 水平

(四)随访情况

1. 随访时机　停药后12个月。

2. 临床治愈者主诉　无不适。

3. 实验室检测　HBsAg 0 IU/mL,HBsAb >1000 mIU/mL,HBeAg 0.906 S/CO,HBsAb 1.24 S/CO,HBV DNA 未检测出靶标(图7-7、图7-8)。

4. 疗效分析　慢性乙肝临床治愈。

5. 后续方案　无须治疗,正常工作、生活,定期随访(1年/次)。

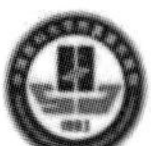

中国医科大学附属盛京医院检验报告单

普通　　补打

检查项目:乙肝五项(发光法)

姓名:[遮挡]　　患者编号:[遮挡]　　床　　号:　　科　　室:第二感染肝病门诊(滑翔)

性别:女　　样 本 号:1077　　样本类型:血清　　临床诊断:健康查体

年龄:32　岁　　实 验 室:滑翔生化组　　医嘱备注:

备　注:

英文缩写	项　目	结果		单位	参考区间	检测方法	互认标识
HBsAg	乙肝表面抗原	0.00		IU/mL	<0.05	/	全国HR
Anti-HBs	乙肝表面抗体	>1000.00	↑	mIU/mL	<10.00	化学发光法	全国HR
HBeAg	乙肝e抗原	0.906		s/co	<1.00	发光法	全国HR
Anti-HBe	乙肝e抗体	1.24		s/co	>1.00	化学发光法	全国HR
Anti-HBc	乙肝核心抗体	8.26	↑	s/co	<1.0	化学发光法	全国HR

送检医师:丁洋　　检验者:张晋　　审核者:徐振　　徐振　　第1 页/共1 页

采集时间:2021-03-31 08:35:10　　接收时间:2021-03-31 09:06:19　　审核时间:2021-03-31 14:09:02

此结果仅对此标本负责,如有疑问请及时查询　　模版使用日期:2023年7月6日　　打印时间:2024-10-29 16:19:19

图7-7　临床治愈时HBV标志物水平

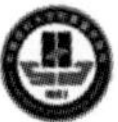

中国医科大学附属盛京医院检验报告单

普通　补打

检查项目：乙型肝炎病毒载量检测

姓名：	患者编号：	床　号：	科　室：第二感染肝病门诊（滑翔）
性别：女	样 本 号：0331Y70	样本类型：血浆	临床诊断：健康查体
年龄：32 岁	实 验 室：感染实验室	备　注：	

备 注：

英文缩写	项　目	结果	参考范围	单位
HBV DNA	乙肝病毒载量检测	未检测到		IU/mL

送检医师：丁洋　检验者：夏婷婷　审核者：樊耀昕　第1页/共1页

采集时间：2021-03-31　接收时间：2021-03-31 14:10:55　审核时间：2021-04-01 16:02:59

此结果仅对此标本负责，如有疑问请及时查询

图 7-8　临床治愈时 HBV DNA 水平

三、诊疗体会

本例育龄期女性 HBeAg 阳性慢性乙型肝炎患者，因母亲为慢性 HBV 感染，特别焦虑担心自己的孩子通过母婴传播感染 HBV。历经“TDF 抗病毒治疗 1 年—肝穿评估后停药—停药 4 个月后妊娠—妊娠早期慢性乙型肝炎急性发作—再次应用 TDF 抗病毒治疗 2 年后—联合聚乙二醇干扰素 α-2b 注射液治疗 2 年—联合乙肝疫苗治疗 3 个月”，最终获得慢性乙肝临床治愈，同时乙肝母婴阻断成功。

HBeAg 阳性、HBV DNA 高载量慢性 HBV 感染的育龄期女性，是否需要抗病毒治疗？按照患者就诊时我国当时执行的 2010 年版《慢性乙型肝炎防治指南》，对于肝功异常或肝病理改变 G2/S2 以上的慢性乙型肝炎患者需要抗病毒治疗；对于肝功正常者，可以定期复查，在妊娠中晚期，为了阻断 HBV 母婴传播可以预防性应用 TDF 抗病毒治疗。但是该患者过度焦虑担心 HBV 的母婴传播，早早地自行口服 TDF 抗病毒治疗。患者经 TDF 治疗 1 年，HBV DNA 仍阳性。因疗效不佳及备孕需求，患者想停药。经与患者沟通后，行肝组织病理评估后停药。

患者停药 4 个月后妊娠，妊娠 2 个月时出现肝功异常。在娠期早期出现明显乏力及消化道症状，肝功能异常要与妊娠相关的肝功能异常相鉴别，如妊娠剧吐、保胎药物及多种维生素的应用均可导致肝功能异常。但该患者肝功能异常伴 HBV DNA 水平上升，无用药史，考虑为妊娠期慢性乙型肝炎急性发作。再次启动 TDF 抗病毒治疗，再治疗 7 个月 HBV DNA 阴转，分娩后继续口服 TDF 治疗。

该患者产后母乳喂养近 1 年 4 个月，持续应用 TDF 抗病毒治疗已 2 年，虽然 HBV

DNA阴转，但持续HBeAg阳性，未实现HBeAg血清学转换。停止母乳喂养后，笔者建议患者应用TDF联合聚乙二醇干扰素α-2b注射液治疗。聚乙二醇干扰素α-2b注射液治疗6个月时，患者HBsAg无降低，且持续HBeAg阳性。考虑患者对于干扰素的耐受性好，为达到HBeAg血清学转换的满意治疗终点，且患者也有慢性乙肝临床治愈的愿望，经与患者反复沟通，继续TDF联合聚乙二醇干扰素α-2b注射液治疗。患者TDF联合聚乙二醇干扰素α-2b注射液治疗约1年5个月时，实现HBsAg和HBeAg阴转，但HBeAb和HBsAb均阴性。继续TDF联合聚乙二醇干扰素α-2b注射液治疗巩固治疗3个月，仍未出现HBeAb和HBsAb阳性，联合乙肝疫苗治疗3个月后，患者HBsAb阳性，但是仍未发生HBeAg血清学转换。

对于TDF联合聚乙二醇干扰素α-2b注射液治疗患者实现HBsAg血清学转换，但未发生HBeAg血清学转换是否算乙肝临床治愈，是否能安全停药？笔者考虑到该患者虽然未发生HBeAg血清学转换，但聚乙二醇干扰素α-2b注射液治疗已满2年，HBsAg阴转后巩固治疗超过6个月，HBsAb 859.10 mIU/mL，处于较高水平，遂停用TDF和聚乙二醇干扰素α-2b注射液并随访。患者停药1年，HBsAb>100 mIU/mL，但仍未发生HBeAg血清学转换(表7-1)。

表7-1　本例慢性乙肝患者追求临床治愈过程中核心指标的动态变化

时间线	治疗方案	HBV DNA (IU/mL)	HBsAg (IU/mL)	HBsAb (mIU/mL)	HBeAg (S/CO)	HBeAb (S/CO)	ALT (U/L)
TDF治疗1年	TDF第一次停药	3120(+)	20389.50 (+)	0.06(-)	1260.290 (+)	49.86(-)	30
再治疗基线	TDF停用6个月后再治疗	300000(+)	32706.33 (+)	—	1629.235 (+)	—	211
再治疗7个月	TDF	TND(-)	205.00(+)	—	4.000(+)	—	20
再治疗2年	开始联合干扰素治疗	TND(-)	162.32(+)	—	6.806(+)	1.60(+)	—
再治疗2年6个月	干扰素治疗6个月	TND(-)	220.07(+)	—	3.058(+)	1.40(-)	—
再治疗3年4个月	干扰素治疗1年4个月	TND(-)	0.29(+)	—	1.594(+)	1.44(-)	—
再治疗3年5个月	干扰素治疗1年5个月	TND(-)	0(-)	1.04(-)	0.975(-)	1.34(-)	—
再治疗3年9个月	干扰素治疗1年9个月，开始联合乙肝疫苗治疗	TND(-)	0(-)	9.96(-)	0.943(-)	1.31(-)	—

续表 7-1

时间线	治疗方案	HBV DNA (IU/mL)	HBsAg (IU/mL)	HBsAb (mIU/mL)	HBeAg (S/CO)	HBeAb (S/CO)	ALT (U/L)
再治疗 4 年 1 个月	停用 TDF 和干扰素治疗	TND(-)	0.02(-)	859.10(+)	0.856(-)	1.21(-)	—
停药 12 个月	—	TND(-)	0(-)	>1000(+)	0.906(-)	1.24(-)	—

TND:未检测出靶标。

最后,我们通过本例患者抗病毒治疗经历可以看出,育龄期女性 HBeAg 阳性慢性乙型肝炎患者抗病毒治疗时机选择与疗效密切相关,妊娠期开始服用 TDF 及产后联合聚乙二醇干扰素 α-2b 注射液抗病毒治疗是一个不错的选择。

四、推荐阅读

[1] FENG Y, YAO N, SHI L, et al. Efficacy and safety of long-term postpartum antiviral therapy in hepatitis B virus-infected mothers receiving prophylactic tenofovir disoproxil fumarate treatment[J]. Eur J Gastroenterol Hepatol, 2023, 35(2): 212-218.

[2] LU J, ZHANG S, LIU Y, et al. Effect of Peg-interferon alpha-2a combined with Adefovir in HBV postpartum women with normal levels of ALT and high levels of HBV DNA [J]. Liver Int, 2015, 35(6): 1692-1699.

[3] ZHONG W, YAN L, ZHU Y, et al. A high functional cure rate was induced by pegylated interferon alpha-2b treatment in postpartum hepatitis B e antigen-negative women with chronic hepatitis B virus infection: an exploratory study[J]. Front Cell Infect Microbiol, 2024, 14: 1426960.

[4] 中国医师协会感染科医师分会,中华医学会感染病学分会. 中国乙型肝炎病毒母婴传播防治指南(2024 年版)[J]. 临床肝胆病杂志, 2024, 40 (8): 1557-1566.

[5] 中华医学会肝病学分会. 感染乙型肝炎病毒的育龄女性临床管理共识[J]. 中华肝脏病杂志, 2018, 26(3): 204-208.

[6] 中国肝炎防治基金会,中华医学会感染病学分会,中华医学会肝病学分会. 阻断乙型肝炎病毒母婴传播临床管理流程(2021 年)[J]. 中华肝脏病杂志, 2021, 29(4): 313-318.

(丁 洋 撰写)

(梁红霞 曾庆磊 审校)

病例8　28岁女性,HBeAg阳性,孕前NA,产后联合IFN,疗程3年

概　要

28岁HBeAg阳性慢性乙型肝炎女性,备孕期间处于免疫耐受期,起始单用富马酸替诺福韦二吡呋酯片抗病毒治疗至产后5个月,HBsAg下降明显,开始联用聚乙二醇干扰素α-2b注射液方案持续治疗13个月,最终实现临床治愈。该患者干扰素治疗期间未出现先由“大三阳”转换至“小三阳”,再实现HBsAg清除的传统模式,而是HBsAg与HBeAg同时发生阴转。慢性乙型肝炎女性产后是否以及如何使用抗病毒治疗仍然存在争议,本病例提示产后是实现慢性乙肝临床治愈的重要时机。

一、患者情况

患者刘某,女,28岁,2020年11月至我院就诊,乙肝“大三阳”,HBV DNA 26300000 IU/mL(图8-1、图8-2),患者虽肝功能正常,但因患者具有肝硬化家族史,根据我国《慢性乙型肝炎防治指南(2019年版)》于就诊当日启动口服抗病毒药物治疗;因患者有备孕计划,考虑妊娠及哺乳期间患者及幼儿安全性,选择富马酸替诺福韦二吡呋酯片(简称替诺福韦片)规律口服。治疗期间患者因疫情难以规律复查,直至规律服药至2021年9月(孕20周)再次至我院复查,乙肝五项示“大三阳”,HBsAg 4048.57 IU/mL、HBeAg 182.25 PEIU/mL、HBV DNA 140 IU/mL(图8-3、图8-4),嘱咐患者继续口服抗病毒药物治疗;指导患者对新生儿按“0、1、6”原则注射乙型肝炎疫苗及出生后12 h内尽早注射乙型肝炎免疫球蛋白,并且根据循证医学证据继续选择不影响产后哺乳的替诺福韦片口服抗病毒治疗。患者继续规律服药至2022年7月(产后5个月)来院复查,仍为乙肝“大三阳”,但HBsAg下降明显,属于慢性乙肝临床治愈优势人群,HBsAg 1.56 IU/mL、HBeAg 2.95 PEIU/mL、HBV DNA未检测出靶标(图8-5、图8-6),ALT 16 U/L、AST 16 U/L、

TBIL 19.2 μmol/L，WBC 6.18×10^9/L、Neut 3.03×10^9/L、Hb 126 g/L、PLT 212×10^9/L，CAP 176 dB/m、LSM 4.5 kPa。肝胆胰脾超声提示肝弥漫性回声改变，未发现其他异常。

二、诊疗过程

（一）临床诊断

HBeAg 阳性慢性乙型肝炎。

（二）治疗方案

患者因肝硬化家族史，于备孕期间启动替诺福韦片抗病毒治疗，治疗前 HBV 标志物水平基线 HBsAg >299 IU/mL，规律口服替诺福韦片至产后 5 个月，门诊复查 HBsAg 1.56 IU/mL，相较孕中期下降明显，患者对于口服抗病毒药物应答效果良好，属于干扰素治疗基础较好的优势人群，笔者建议患者考虑加用干扰素治疗，有较大可能实现临床治愈，患者同样希望摘掉乙肝患者的帽子，同时希望不影响照顾幼儿，检测自身免疫性肝病抗体均为阴性、甲状腺功能正常，遂加用“聚乙二醇干扰素 α-2b 注射液（180 μg 每周 1 次，腹部皮下注射）”治疗。

（三）治疗过程

患者注射第 1 剂聚乙二醇干扰素 α-2b 注射液后出现发热（热峰 38.7 ℃），同时伴头痛、头晕、乏力、肌肉酸痛等症状，给予患者“新癀片”对症退热治疗后上述症状较前好转，次周注射第 2 剂药物后症状同首剂类似，但程度略减轻，后续治疗出现中性粒细胞减少及轻度贫血的不良反应，但均较为可控，给予对症治疗后情况稳定，最终联用干扰素治疗 7 个月后出现 HBsAg 阴转，联合治疗 13 个月后停用抗病毒治疗，停药 11 个月后复查未复阳，实现临床治愈。

1. 起始口服抗病毒治疗（备孕期间）

（1）患者主诉：轻度乏力，无其他不适。

（2）实验室检测：HBsAg >299.91 ng/mL，HBeAg >299.91 NCU/mL，HBV DNA 26300000 IU/mL；ALT 16 U/L，AST 12 U/L，TBIL 17 μmol/L（图 8-1、图 8-2）。

项目名称:

郑州大学第一附属医院检验报告单

第1页 共1页
标本号:3030

姓　名:
性　别:女
年　龄:28岁
病人类型:门诊
门 诊 号:
送检科室:感染肝病一门诊
床　　号:.
费　　别:
送检医生:梁红霞
标本类型:
采样时间:2020-11-05 10:27:02
诊　　断:肝损伤

No	项目代号	项目名称	结果		参考范围	单位
1	HBsAg	乙肝表面抗原	>>299.91	↑	0-0.2	ng/mL
2	HBsAb	乙肝表面抗体	0.20		0-10	mIU/mL
3	HBeAg	乙肝e抗原	>>299.91	↑	0-0.6	NCU/mL
4	HBeAb	乙肝e抗体	0.40		0-1	NCU/mL
5	HBcAb	乙肝核心抗体	>>14.91	↑	0-0.9	IU/mL

备　注:

实验室名称:感染科实验室　送检时间:　报告时间:2020-11-05 12:17　检验者:　审核者:

此报告只对该样本负责，如有疑问请在报告日期两天内速与检测部门联系。项目名称前有*标识的，即为全国互认项目(全国HR)。

图 8-1　抗病毒治疗前 HBV 标志物水平

项目名称:

郑州大学第一附属医院检验报告单

第1页 共1页
标本号:6047

姓　名:
性　别:女
年　龄:28岁
病人类型:门诊
门 诊 号:
送检科室：感染肝病一门诊
床　　号:
费　　别:
送检医生:梁红霞
标本类型:
采样时间:2020-11-05 10:27:15
诊　　断:肝损伤

No	项目名称	结果	参考范围	检测下限	单位
1	乙型肝炎病毒(HBV DNA)	2.63E+07			IU/mL

备　注:试剂盒最低检测下限为25 IU/ml

实验室名称：感染科实验室　送检时间:　报告时间：2020-11-05 12:54:24 检验者:　审核者:

此报告只对该样本负责，如有疑问请在报告日期两天内速与检测部门联系。 项目名称前有*标识的， 即为全国互认项目（全国HR)。

图 8-2　抗病毒治疗前 HBV DNA 水平

(3)疗效分析:患者青年女性,处于慢性 HBV 感染免疫耐受期,转氨酶正常,无明显肝损伤指标,但因患者有肝硬化家族史,即使患者年龄<30 岁,笔者仍建议患者起始口服抗病毒治疗。

(4)后续方案:继续规律口服抗病毒药物,定期复查肝功能,病毒学指标。

(5)患者意见:患者同意口服抗病毒药物治疗。

2. 继续口服抗病毒治疗(孕 20 周)

(1)患者主诉:无特殊不适。

(2)实验室检测:HBsAg 4048.57 IU/mL,HBeAg 182.25 PEIU/mL,HBV DNA 140 IU/mL(图 8-3、图 8-4)。

项目名称:

郑州大学第一附属医院检验报告单

第1页 共1页
标本号:1339

姓　名:[redacted]　病人类型:门诊　床　号:　标本类型:
性　别:女　门诊号:[redacted]　费　别:　采样时间:2021-09-28 10:54:40
年　龄:29岁　送检科室:感染肝病五门诊　送检医生:梁红霞　诊　断:肝病

No	项目代号	项目名称	结果		参考范围	单位
1	HbsAg1	乙肝表面抗原	4048.57	↑	0-0.05	IU/mL
2	HBsAb1	乙肝表面抗体	1.78		0-10	mIU/mL
3	HBeAg1	乙肝e抗原	182.25	↑	0-0.18	PEIU/mL
4	HBeAb1	乙肝e抗体	21.84		1-999(阴性参考值)*	S/CO
5	HBcAb1	乙肝核心抗体	8.46	↑	0-1	S/CO

备　注:

实验室名称:感染科实验室　送检时间:　报告时间:2021-09-28 12:34　检验者:　审核者:

此报告只对该样本负责,如有疑问请在报告日期两天内速与检测部门联系。项目名称前有*标识的,即为全国互认项目(全国HR)。

图 8-3　口服抗病毒药物至孕 20 周 HBV 标志物水平

项目名称：

郑州大学第一附属医院检验报告单

第1页 共1页
标本号：6068

姓　名：	病人类型：门诊	床　号：	标本类型：
性　别：女	门 诊 号：	费　别：	采样时间：2021-09-28 10:44:56
年　龄：29岁	送检科室：感染肝病五门诊	送检医生：梁红霞	诊　断：肝病

No	项目名称	结果	参考范围	检测下限	单位
1	乙型肝炎病毒(HBV DNA)	1.40E+02			IU/mL

备　注：试剂盒最低检测下限为25 IU/ml

实验室名称：感染科实验室　送检时间：　报告时间：2021-09-28 14:42:37　检验者：　审核者：

此报告只对该样本负责，如有疑问请在报告日期两天内速与检测部门联系。项目名称前有*标识的，即为全国互认项目(全国HR)。

图8-4　口服抗病毒药物至孕20周HBV DNA水平

(3)疗效分析：患者青年女性，因乙肝后肝硬化家族史启动口服抗病毒治疗10月余，自免疫耐受期起始治疗，随访至今HBV DNA下降明显，目前呈低水平，抗病毒效果佳，替诺福韦片自备孕服用至今安全性可，建议患者继续口服抗病毒药物。

(4)后续方案：继续规律口服抗病毒药物，定期复查肝功能，病毒学指标及产科相关指标。

(5)患者意见：患者同意继续口服抗病毒药物治疗。

3. 起始联用干扰素治疗(产后5个月)

(1)患者主诉：轻度乏力，无其他不适。

(2)实验室检测：HBsAg 1.56 IU/mL，HBeAg 2.95 PEIU/mL，HBV DNA 未检测出靶标；ALT 26 U/L，AST 25 U/L，TBIL 10.9 μmol/L；WBC 2.38×10^9/L，Neut 3.03×10^9/L，Hb 116.3 g/L，PLT 212×10^9/L(图8-5、图8-6)。

项目名称：　　　　**郑州大学第一附属医院检验报告单**　　　　第1页 共1页
标本号:1348

姓　名:　　　　病人类型:门诊　　　　床　　号:　　　　标本类型:
性　别:女　　　　门 诊 号:　　　　费　　别:　　　　采样时间:2022-07-01 11:06:03
年　龄:30岁　　　　送检科室:感染肝病五门诊　　　　送检医生:梁红霞　　　　诊　　断:肝病

No	项目代号	项目名称	结果		参考范围	单位
1	HbsAg1	乙肝表面抗原	1.56	↑	0-0.05	IU/mL
2	HBsAb1	乙肝表面抗体	1.74		0-10	mIU/mL
3	HBeAg1	乙肝e抗原	2.95	↑	0-0.18	PEIU/mL
4	HBeAb1	乙肝e抗体	1.76		1-999(阴性参考值)*	S/CO
5	HBcAb1	乙肝核心抗体	9.36	↑	0-1	S/CO

备　注:

实验室名称:感染科实验室　　送检时间:　　报告时间:2022-07-01 12:03　检验者:　　审核者:

此报告只对该样本负责，如有疑问请在报告日期两天内速与检测部门联系。项目名称前有*标识的，即为全国互认项目(全国HR)。

图 8-5　产后 5 个月，干扰素治疗前基线 HBV 标志物水平

项目名称：　　　　**郑州大学第一附属医院检验报告单**　　　　第1页 共1页
标本号:6322

姓　名:　　　　病人类型:门诊　　　　床　　号:　　　　标本类型:
性　别:女　　　　门 诊 号:　　　　费　　别:　　　　采样时间:2022-07-01 11:05:58
年　龄:30岁　　　　送检科室:感染肝病五门诊　　　　送检医生:梁红霞　　　　诊　　断:肝病

No	项目名称	结果	参考范围	检测下限	单位
1	HBV DNA病毒载量内标定量	未检测到靶标	<10		IU/mL

备　注:试剂盒最低检测下限为10 IU/ml

实验室名称:感染科实验室　　送检时间:　　报告时间:2022-07-01 16:24:53 检验者:　　审核者:

此报告只对该样本负责，如有疑问请在报告日期两天内速与检测部门联系。项目名称前有*标识的，即为全国互认项目(全国HR)。

图 8-6　产后 5 个月，干扰素治疗前基线 HBV DNA 水平

（3）疗效分析：患者 HBsAg、HBeAg 较孕期 5 个月时明显下降，孕产期及产后口服抗病毒效果极佳，目前患者属于干扰素治疗优势人群，考虑可能与患者处于围产期免疫的特殊窗口期相关，该类型人群能实现临床治愈可能性大，排除自身免疫性肝病、甲功异常等干扰素禁忌证且患者幼儿可断母乳后建议患者抓住产后的特殊免疫阶段联用干扰素抗病毒治疗。

（4）后续方案：联用干扰素及替诺福韦片抗病毒治疗，告知患者若出现发热、类流感样症状等不良反应可加用新癀片对症退热治疗，1 个月来院复查及评估疗效及不良反应。

（5）患者意见：患者较担心干扰素不良反应影响照顾幼儿，但经过笔者与患者沟通告知患者干扰素不良反应较为可控，抓住这一特殊阶段实现临床治愈后，未来可为自身及家庭获得更大收益，笔者与患者共同衡量风险与收益后患者表示理解，同意联用干扰素治疗。

4. 联用干扰素治疗后 2 个月（产后 7 个月）

（1）患者主诉：轻度乏力，无其他不适。

（2）实验室检测：HBsAg 0.24 IU/mL，HBeAg 1.64 PEIU/mL，HBV DNA 未检测出靶标；ALT 23 U/L，AST 24 U/L，TBIL 11.9 μmol/L；WBC 2.37×10^9/L，Neut 0.82×10^9/L，Hb 115.0 g/L，PLT 99×10^9/L（图 8-7）。

第1页 共1页

项目名称：

郑州大学第一附属医院检验报告单　　标本编号:0321

姓　名:[redacted]　　病人类型:门诊　　床　　号:　　送检时间:2022-08-30 10:18:57

性　别:女　　病 历 号:[redacted]　　费　　别:　　标本种类:

年　龄:30岁　　送检科室:感染肝病五门诊　　诊　　断:肝病

No	代号	项目	结果		参考范围	单位	No	代号	项目	结果	参考范围	单位
1	WBC	*白细胞计数	2.37	↓	3.5-9.5	10^9/L	15	Hct	*红细胞压积	0.358	0.35-0.45	L/L
2	RBC	*红细胞计数	3.95		3.8-5.1	10^12/L	16	MCV	*平均红细胞体积	90.60	82-100	fL
3	Hb	*血红蛋白	115.0		115-150	g/L	17	MCH	*平均红细胞血红蛋	29.10	27-34	pg
4	PLT	*血小板计数	99	↓	125-350	10^9/L	18	MCHC	*平均红细胞血红蛋	322.00	316-354	g/L
5	Neut%	中性粒细胞百分数	34.6	↓	40-75	%	19	RDW-CV	红细胞分布宽度	13.70	11.5-14.5	%
6	Lymph%	淋巴细胞百分数	50.8	↑	20-50	%	20	MPV	平均血小板体积	11.60	6-12	fL
7	Mono%	单核细胞百分数	13.9	↑	3-10	%	21	Pct	血小板压积	0.11	0.11-0.28	%
8	Eos%	嗜酸性粒细胞百分	0.3	↓	0.4-8	%	22	PDW-SD	血小板分布宽度	14.40	9-17	fL
9	Baso%	嗜碱性粒细胞百分	0.4		0-1	%	23	NRBC	有核红细胞计数	0.00	0-0	10^9/L
10	Neut#	中性粒细胞绝对值	0.82	↓	1.8-6.3	10^9/L	24	NRBC%	有核红细胞百分比	0.00	0-0	%
11	Lymph#	淋巴细胞绝对值	1.20		1.1-3.2	10^9/L						
12	Mono#	单核细胞绝对值	0.33		0.1-0.6	10^9/L						
13	Eos#	嗜酸性粒细胞绝对	0.01	↓	0.02-0.52	10^9/L						
14	Baso#	嗜碱性粒细胞绝对	0.01		0-0.06	10^9/L						

备　注:

实验室名称:感染科实验室　　送检时间:　　报告时间:2022-08-30 10:49:19　检验者:　　审核者:

此报告只对该样本负责，如有疑问请在报告日期两天内速与检测部门联系。项目名称前有*标识的，即为全国互认项目(全国HR)。

图 8-7　联用干扰素治疗 2 个月时血常规

(3)疗效分析:患者 HBsAg、HBeAg 均较治疗前降低,血常规出现 WBC、Neut、PLT 较前降低,其中 WBC、Neut 降低明显,考虑为聚乙二醇干扰素 α-2b 注射液的骨髓抑制作用所致,叮嘱患者远离人群密集场所,注意自身防护,避免感染;PLT 轻度下降尚未达到必须干预的临界值,要求患者每周复查血常规积极观察。上述方案效果良好,不良反应在预期和可控范围之内。

(4)后续方案:建议继续联合方案治疗,同时给予升白细胞药物(人粒细胞集落刺激因子注射液 150 μg,每周 1 次,皮下注射)治疗;2 个月后复查。

(5)患者意见:患者对治疗效果表示非常满意,同时可以接受现有不良反应,同意继续联合方案治疗。

5. 联用干扰素治疗后 5 个月(产后 10 个月)

(1)患者主诉:未诉不适。

(2)实验室检测:HBsAg 0.07 IU/mL,HBeAg 0.30 PEIU/mL,HBV DNA 13 IU/mL(图 8-8);ALT 13 U/L,AST 16 U/L,TBIL 19 μmol/L;WBC 4.56×10^9/L,Neut 2.1×10^9/L,Hb 107 g/L,PLT 152×10^9/L。

项目名称:

郑州大学第一附属医院检验报告单

第1页 共1页
标本号:6303

姓　名:[redacted]　病人类型:门诊　床　号:　标本类型:
性　别:女　门 诊 号:[redacted]　费　别:　采样时间:2023-01-09 12:00:55
年　龄:30岁　送检科室:感染肝病二门诊　送检医生:武淑环　诊　断:肝病

No	项目名称	结果		参考范围	检测下限	单位
1	HBV DNA病毒载量内标定量	1.30E+01	↑	<10		IU/mL

备　注:试剂盒最低检测下限为10 IU/ml

实验室名称:感染科实验室　送检时间:　报告时间:2023-01-10 15:42:14 检验者:张倩 审核者:李晶晶

此报告只对该样本负责,如有疑问请在报告日期两天内速与检测部门联系。项目名称前有*标识的,即为全国互认项目(全国HR)。

图 8-8　联用干扰素治疗 5 个月时 HBV DNA 复阳

(3)疗效分析:患者 HBsAg、HBeAg 均稍降低,但出现 HBV DNA 复阳,与患者积极沟通,可能是“波动”或“检测误差”等原因引起,虽未出现 HBeAg 率先转阴但总体治疗效果符合预期，肝功能指标保持稳定；升白细胞治疗后 WBC 及 Neut 恢复正常值，Hb 降低提示轻度贫血，尚未达到必须干预的临界值，定期复查。上述方案效果良好，患者精神状态良好，不良反应在预期和可控范围之内。

（4）后续方案：建议继续联合方案治疗，同时继续给予人粒细胞集落刺激因子注射液进行升白细胞治疗（剂量同前），2 个月后复查。

（5）患者意见：患者表示虽然照顾宝宝有些劳累，但是愿意继续观察，不良反应可耐受，继续联合方案治疗。

6. 联用干扰素治疗后 7 个月（产后 12 个月）

（1）患者主诉：未诉不适。

（2）实验室检测：HBsAg 0 IU/mL，HBsAb 7.74 mIU/mL，HBeAg 0.11 PEIU/mL（图 8-9），HBV DNA 未检测出靶标；ALT 33 U/L，AST 27 U/L，TBIL 13 μmol/L；WBC 2.72×10^9/L，Neut 0.99×10^9/L，Hb 115 g/L，PLT 96×10^9/L。

（3）疗效分析：患者 HBsAg 及 HBeAg 同时出现阴转，但 HBsAb 和 HBeAb 尚未出现阳转；肝功能指标正常；血常规再次出现 WBC、Neut 降低。上述方案效果良好，患者精神状态佳，不良反应在预期和可控范围之内。

项目名称:

郑州大学第一附属医院检验报告单

第1页 共1页
标本号:1336

姓　名:[redacted]　病人类型:门诊　床　号:　标本类型:
性　别:女　门 诊 号:[redacted]　费　别:　采样时间:
年　龄:30岁　送检科室:感染肝病五门诊　送检医生:梁红霞　诊　断:肝病

No	项目代号	项目名称	结果		参考范围	单位
1	HbsAg1	乙肝表面抗原	0.00		0-0.05	IU/mL
2	HBsAb1	乙肝表面抗体	7.74		0-10	mIU/mL
3	HBeAg1	乙肝e抗原	0.11		0-0.18	PEIU/mL
4	HBeAb1	乙肝e抗体	1.16		1-999(阴性参考值) *	S/CO
5	HBcAb1	乙肝核心抗体	7.12	↑	0-1	S/CO

备　注:

实验室名称:感染科实验室　送检时间:　报告时间:2023-03-03 11:10　检验者:张文馨　审核者:李晶晶

此报告只对该样本负责，如有疑问请在报告日期两天内速与检测部门联系。项目名称前有*标识的，即为全国互认项目(全国HR)。

图 8-9　联用干扰素治疗 7 个月时 HBsAg 及 HBeAg 同时转阴

（4）后续方案：建议继续联合方案巩固治疗 3～6 个月或 HBsAb >100 mIU/mL 时停

用聚乙二醇干扰素 α-2b 注射液，同时应用升白细胞药物（剂量同前），接种乙肝疫苗 20 μg，3 个月后复查。

（5）患者意见：患者及家属欣喜若狂，这次同时实现了 HBsAg 和 HBeAg 的阴转，终于不是“大三阳”和“乙肝”了，对治疗效果表示满意，不良反应可耐受，同意继续联合方案治疗。

7. 联用干扰素治疗后 10 个月（产后 15 个月）

（1）患者主诉：未诉不适。

（2）实验室检测：HBsAg 0.04 IU/mL，HBsAb 481.59 mIU/mL，HBeAg 0.09 PEIU/mL，HBeAb 0.73 S/CO（图 8-10），HBV DNA 未检测出靶标；ALT 17 U/L，AST 16 U/L，TBIL 20.9 μmol/L；WBC 3.71×10^9/L，Neut 1.57×10^9/L，Hb 108 g/L，PLT 137×10^9/L。

项目名称：

郑州大学第一附属医院检验报告单

第1页 共1页
标本号:1315

姓　名:[redacted]　病人类型:门诊　床　号:　标本类型:
性　别:女　门 诊 号:[redacted]　费　别:　采样时间:
年　龄:30岁　送检科室:感染肝病五门诊　送检医生:梁红霞　诊　断:肝病

No	项目代号	项目名称	结果		参考范围	单位
1	HbsAg1	乙肝表面抗原	0.04		0-0.05	IU/mL
2	HBsAb1	乙肝表面抗体	481.59	↑	0-10	mIU/mL
3	HBeAg1	乙肝e抗原	0.09		0-0.18	PEIU/mL
4	HBeAb1	乙肝e抗体	0.73	↑	1-999(阴性参考值) *	S/CO
5	HBcAb1	乙肝核心抗体	6.37	↑	0-1	S/CO

备　注:

实验室名称:感染科实验室　送检时间:　报告时间:2023-05-27 11:07　检验者: 张倩　审核者: 李晶晶

此报告只对该样本负责，如有疑问请在报告日期两天内速与检测部门联系。项目名称前有*标识的，即为全国互认项目(全国HR)。

图 8-10　联用干扰素治疗 10 个月时 HBV 标志物水平

（3）疗效分析：患者 HBsAg、HBeAg 持续阴转，HBsAb 和 HBeAb 同时出现阳转（即均实现了血清学转换），可认为患者产生保护性抗体，与患者沟通该状态已经临床治愈（事实上停药 6 个月及以上能保持才是真正的临床治愈），考虑到 HBsAg 为 0.04 IU/mL，有较大反弹或复发风险；肝功能指标正常；血常规指标总体保持稳定。上述方案效果良好，不良反应在预期和可控范围之内，患者精神状态佳。

（4）后续方案：建议继续联合方案巩固治疗，同时继续升白细胞药物治疗（剂量同前），3 个月后复查。

（5）患者意见：患者对治疗效果表示满意，不良反应可耐受，同意继续联合方案治疗。

8. 联用干扰素治疗后 13 个月（产后 18 个月）

（1）患者主诉：未诉不适。

（2）实验室检测：HBsAg 0 IU/mL，HBsAb >1000 mIU/mL，HBeAg 0.12 PEIU/mL，HBV DNA 未检测出靶标，HBV RNA <50 copies/mL（图 8-11、图 8-12）；ALT 19 U/L，AST 19 U/L，TBIL 15.5 μmol/L；WBC 2.82×10^9/L，Neut 0.97×10^9/L，Hb 112.0 g/L，PLT 127×10^9/L；甲状腺功能正常、自身免疫性肝病抗体均为阴性。

项目名称：

郑州大学第一附属医院检验报告单

第1页 共1页
标本号：1324

姓　名：[涂抿]　病人类型：门诊　床　号：　标本类型：
性　别：女　门 诊 号：[涂抿]　费　别：　采样时间：
年　龄：31岁　送检科室：感染肝病五门诊　送检医生：梁红霞　诊　断：肝病

No	项目代号	项目名称	结果		参考范围	单位
1	HbsAg1	乙肝表面抗原	0.00		0-0.05	IU/mL
2	HBsAb1	乙肝表面抗体	>1000.00	↑	0-10	mIU/mL
3	HBeAg1	乙肝e抗原	0.12		0-0.18	PEIU/mL
4	HBeAb1	乙肝e抗体	0.19 ↑		1-999(阴性参考值) *	S/CO
5	HBcAb1	乙肝核心抗体	7.99	↑	0-1	S/CO

备　注：

实验室名称：感染科实验室　送检时间：　报告时间：2023-09-05 11:30　检验者：张文馨　审核者：李晶晶

此报告只对该样本负责，如有疑问请在报告日期两天内速与检测部门联系。项目名称前有*标识的，即为全国互认项目(全国HR)。

图 8-11　停药时 HBV 标志物水平

项目名称:

郑州大学第一附属医院检验报告单

第1页 共1页
标本号:2601

姓　名:[redacted]　病人类型:门诊　床　号:　标本类型:
性　别:女　门 诊 号:[redacted]　费　别:　采样时间:
年　龄:31岁　送检科室:感染肝病五门诊　送检医生:梁红霞　诊　断:肝病

No	项目代号	项目名称	结果	参考范围	单位
1	HBV-RNA	乙型肝炎病毒核酸RNA测定	未检出	<50	copies/mL

备　注:

实验室名称:感染科实验室　送检时间:　报告时间:2023-09-12 17:06　检验者:刘艳月　审核者:李晶晶

此报告只对该样本负责,如有疑问请在报告日期两天内速与检测部门联系。项目名称前有*标识的,即为全国互认项目(全国HR)。

图 8-12　停药时 HBV RNA 水平

(3)疗效分析:患者 HBsAg 持续阴转时间>6 个月,HBsAb 水平高于检测上限,考虑已经实现慢性乙肝临床治愈;肝功能指标正常;血常规指标总体保持稳定。

(4)后续方案:停用聚乙二醇干扰素 α-2b 注射液及替诺福韦片,停药后 3 ~ 6 个月复查。

(5)患者意见:患者同意完全停药。

(四)随访情况

1. 第一次随访

(1)随访时机:停药后 4 个月。

(2)患者主诉:无不适。

(3)实验室检测:HBsAg 0.02 IU/mL,HBsAb >1000 mIU/mL,HBV DNA <25 IU/mL,HBV RNA <50 copies/mL(图 8-13 ~ 图 8-15);ALT 10 U/L,AST 14 U/L,TBIL 13.81 μmol/L;WBC 5.94×10^9/L,Neut 3.18×10^9/L,Hb 132 g/L,PLT 264×10^9/L。

(4)疗效分析:初步判定为“慢性乙肝临床治愈”(事实上,需要等待停药 6 个月及以上结合复查结果再确定)。

(5)后续方案:无须治疗,正常生活,2 个月后再次复查。

项目名称:

郑州大学第一附属医院检验报告单

第1页 共1页
标本号:1335

姓　名:[redacted]　病人类型:门诊　床　　号:　标本类型:
性　别:女　门 诊 号:[redacted]　费　　别:　采样时间:
年　龄:31岁　送检科室:感染肝病五门诊　送检医生:梁红霞　诊　　断:肝病

No	项目代号	项目名称	结果		参考范围	单位
1	HbsAg1	乙肝表面抗原	0.02		0-0.05	IU/mL
2	HBsAb1	乙肝表面抗体	>1000.00	↑	0-10	mIU/mL
3	HBeAg1	乙肝e抗原	0.09		0-0.18	PEIU/mL
4	HBeAb1	乙肝e抗体	0.05 ↑		1-999(阴性参考值)*	S/CO
5	HBcAb1	乙肝核心抗体	6.61	↑	0-1	S/CO

备　注:电化学发光微粒子免疫检测法

实验室名称:感染科实验室　送检时间:　报告时间:2024-01-10 11:54　检验者:刘艳月　审核者:李晶晶

此报告只对该样本负责,如有疑问请在报告日期两天内速与检测部门联系。项目名称前有*标识的,即为全国互认项目(全国HR)。

图8-13　停药后4个月HBV标志物水平

项目名称:

郑州大学第一附属医院检验报告单

第1页 共1页
标本号:6086

姓　名:[redacted]　病人类型:门诊　床　　号:　标本类型:
性　别:女　门 诊 号:[redacted]　费　　别:　采样时间:
年　龄:31岁　送检科室:感染肝病五门诊　送检医生:梁红霞　诊　　断:肝病

No	项目名称	结果	参考范围	检测下限	单位
1	乙型肝炎病毒(HBV DNA)	低于检测下限			IU/mL

备　注:试剂盒最低检测下限为25 IU/ml

实验室名称:感染科实验室　送检时间:　报告时间:2024-01-10 14:18:42　检验者:刘艳月　审核者:李晶晶

此报告只对该样本负责,如有疑问请在报告日期两天内速与检测部门联系。项目名称前有*标识的,即为全国互认项目(全国HR)。

图8-14　停药后4个月HBV DNA水平

项目名称:

郑州大学第一附属医院检验报告单

第1页 共1页
标本号:2601

姓　名:	病人类型:门诊	床　　号:	标本类型:
性　别:女	门 诊 号:	费　　别:	采样时间:
年　龄:31岁	送检科室:感染肝病五门诊	送检医生:梁红霞	诊　　断:肝病

No	项目代号	项目名称	结果	参考范围	单位
1	HBV RNA	乙型肝炎病毒核酸RNA测定	未检出	<50	copies/mL

备　　注:

实验室名称:感染科实验室　　送检时间:　　报告时间:2024-01-10 17:02　检验者:刘艳月　审核者:李晶晶

此报告只对该样本负责,如有疑问请在报告日期两天内速与检测部门联系。项目名称前有*标识的,即为全国互认项目(全国HR)。

图 8-15　停药 4 个月后 HBV RNA 水平

2. 第二次随访

(1)随访时机:停药后 11 个月(注:患者因家中特殊情况,延误了复查时机,于当地复查,结果发送笔者随诊)。

(2)临床治愈者主诉:无不适。

(3)实验室检测:HBsAg <0.05 IU/mL,HBsAb 693.56 mIU/mL,HBV DNA <20 IU/mL(图 8-16、图 8-17)。

门诊病人　　沈丘县人民医院检验报告单

姓　名：[redacted]　性别：女　年龄：32岁　样本类型：静脉血　样本号：61
科室：感染性疾病科　门诊号：[redacted]　送检医生：单凤喜　采样时间：2024-08-07 10:2
检测方法：

项目名称	结果	单位	提示	参考范围
乙肝表面抗原(HBsAg)	<0.05	IU/ml		<0.08
乙肝表面抗体(Anti-HBs)	693.56	mIU/ml	↑	<10.0
乙肝e抗原(HBeAg)	<0.05	PEIU/mL		<0.1
乙肝e抗体(Anti-HBe)	0.90	IU/ml	↑	<0.2
乙肝核心抗体(Anti-HBc)	>4.000	IU/ml	↑	<0.5

送检日期：2024-08-07 11:29　报告日期：2024-08-07 14:37　注：此结果仅对本次检测标本负责！
仪器设备：CL-6000i全自动化学发光免疫分析仪　条码号：202406321947
备注：　检验者：刘秋静　审核者：严雪

图 8-16　临床治愈(停药后 11 个月)时 HBV 标志物水平

门诊病人　　沈丘县人民医院检验报告单

姓　名：[redacted]　性别：女　年龄：32岁　样本类型：静脉血　样本号：12
科室：感染性疾病科　门诊号：[redacted]　送检医生：单凤喜　采样时间：2024-08-07 10:2
临床诊断：特殊检查　检测方法：荧光PCR法

项目名称	结果	单位	最低检测下限
乙型肝炎HBV病毒定量检测	<2.000E1	IU/ml	20

建议与解释：
结果说明：1.00E+03等同于1.00*10^3(1000)，5.20E+06等于5.20*10^6(1000000)，以此类推。
检测结果“<20 IU/mL”时提示病毒含量低于最低检测下限或样本中无HBV-DNA存在。

注：此结果仅对本次检测标本负责！
送检日期：2024-08-09 07:59　报告日期：2024-08-09 15:55　条码号：202406321945
仪器设备：SLAN荧光定量PCR检测仪
备注：　检验者：[illegible]　审核者：李铭珅

图 8-17　临床治愈(停药后 11 个月)时 HBV DNA 水平

(4)疗效分析:慢性乙肝临床治愈。

(5)后续方案:无须治疗,正常生活学习,定期随访。

3. 第三次随访

(1)随访时机:停药后 15 个月。

(2)临床治愈者主诉:无不适。

(3)实验室检测:HBsAg 0 IU/mL,HBsAb 446.12 mIU/mL,HBV DNA 未检测出靶标(图 8-18、图 8-19);ALT 6 U/L,AST 10 U/L,TBIL 14 μmol/L。

乙肝五项(电化学)(感染科专用)

郑州大学第一附属医院检验报告单

第1页 共1页
标本号:1344

姓　名:　　病人类型:门诊　　床　号:　　标本类型:血
性　别:女　　门 诊 号:　　费　别:自费　　采样时间:2025-01-10 10:24:23
年　龄:32岁　　送检科室:感染肝病五门诊　　送检医生:梁红霞　　诊　断:肝病

No	项目代号	项目名称	结果		参考范围	单位
1	HbsAg1	乙肝表面抗原	0.00		0-0.05	IU/mL
2	HBsAb1	乙肝表面抗体	446.12	↑	0-10	mIU/mL
3	HBeAg1	乙肝e抗原	0.08		0-0.18	PEIU/mL
4	HBeAb1	乙肝e抗体	0.07	↑	1-999(阴性参考值)*	S/CO
5	HBcAb1	乙肝核心抗体	7.30	↑	0-1	S/CO

备　注:电化学发光微粒子免疫检测法

送检时间:2025-01-10 10:37:23　报告时间:2025-01-10 11:31:20　检验者:刘艳月　审核者:徐存郑

此报告只对该样本负责,如有疑问请在报告日期两天内速与检测部门联系。项目名称前有*标识的,即为全国互认项目(全国HR)。

图 8-18　临床治愈(停药后 15 个月)时 HBV 标志物水平

乙型肝炎病毒载量内标定量检测（感　　**郑州大学第一附属医院检验报告单**　　第1页 共1页　标本号:6335

姓　名:　　　病人类型:门诊　　床　　号:　　标本类型:血
性　别:女　　门 诊 号:　　费　　别:自费　　采样时间:2025-01-10 10:24:16
年　龄:32岁　　送检科室:感染肝病五门诊　　送检医生:梁红霞　　诊　　断:肝病

No	项目名称	结果	参考范围	检测下限	单位
1	HBV DNA病毒载量内标定量	未检测到靶标	未检测到靶标	10	IU/mL

备　注:试剂盒最低检测下限为10 IU/ml

送检时间:2025-01-10 10:37:16　报告时间:2025-01-10 16:17:35　检验者:万菲菲　审核者:徐本郑

此报告只对该样本负责，如有疑问请在报告日期两天内速与检测部门联系。项目名称前有*标识的，即为全国互认项目(全国HR)。

图 8-19　临床治愈（停药后 15 个月）时 HBV DNA 水平

(4)疗效分析：慢性乙肝临床治愈。

(5)后续方案：无须治疗，正常生活学习，定期随访(1 年/次)。

三、诊疗体会

这是笔者未曾想到的能从免疫耐受期初始抗病毒治疗至临床治愈如此迅速的一名患者，因备孕患者自孕前免疫耐受期启动抗病毒治疗至孕中期复查进入 HBV DNA 低水平的“大三阳”状态，此时患者抗病毒效果良好，HBV DNA 下降明显，但 HBsAg 仍处于较高水平。经历妊娠到产后免疫系统逐渐恢复的过程后，患者迅速成为临床治愈优势患者，加用干扰素治疗后仅 10 个月就实现了 HBsAg 血清学转换。在笔者经治的众多患者中，也有多名 HBsAg 4000 IU/mL 甚至 6000 IU/mL 的产后患者在经过一段时间干扰素治疗后最终实现临床治愈的例子。产后免疫功能恢复的窗口期是一扇单独为女性患者打开的通往慢性乙肝临床治愈的天窗，每一名产后妈妈都可以尝试跳起来去碰一碰。这时候就有人会说 “那我这个时期进行治疗一定能实现治愈吗”，笔者的回答只能是“试试，跳一跳，万一呢，错过这个村，可能就没这个店了”。在跃起触碰天窗的过程中，有可能患者底子好，即其本身 HBsAg 就较低，就代表患者本身跳跃能力就强，就更容易碰到，但这也要看患者后期进步的快不快，同样的训练方法，有的人可能 1 个月就能从 2 m 摸到 2.5 m，有的人可能一开始就能摸到 2.4 m 了，但 1 个月后同样摸到 2.5 m。路径的曲折长短可能不同，但最终实现的目标都是一样的。当然，所有能获得较大收益的事情都具有一定的风险，光是踮起脚尖也有可能会伤到脚踝，但是凡事我们都应该进行风险与收益的评估和对比。

目前研究表明，停药 6 个月后，血清 HBsAg 和 HBV DNA 持续检测不到、HBeAg 阴转、伴或不伴 HBsAb 血清学转换的临床治愈状态是抗病毒治疗的理想终点，相较于 HBsAg 阳性的患者，临床治愈的患者长期生存率有明显的提高，可延缓和减少肝功能衰竭、肝硬化失代偿、肝癌和其他并发症的发生。而干扰素治疗的不良反应，在医生的监控下是可防可控的，所以在笔者看来，还是可以尝试的，对于慢性乙肝临床治愈的优势人群来说，还是有很大的概率可以实现“自行车变摩托车”的，对于非优势人群而言，也可以适当进行尝试。目前，多项临床研究表明干扰素治疗即使未能达到临床治愈的目标，也可能降低远期肝癌发生风险，当然这一切的前提一定是在定期复查以及医师的密切监护下进行。

目前产后是否以及如何使用抗病毒治疗仍然存在争议，最新版《慢性乙型肝炎防治指南(2022 年版)》认为在孕期抗病毒应答好的产妇应当继续口服核苷(酸)类似物抗病毒治疗，也可以加用干扰素治疗，但是因为哺乳、随访等问题大多数产妇都放弃了这个方案。目前有研究表明产后患者因为性激素的变化和免疫系统恢复导致了体内免疫细胞和免疫因子的活性发生显著变化，这为临床治愈或是“大三阳”转变为“小三阳”都创造了机会。例如本例患者，从孕中期相对较高的 HBsAg 到产后 5 个月极低的 HBsAg，笔者认为这可能和患者产后特殊的机体免疫状态有关，这种变化常规口服抗病毒药物 3 ~ 5 年都很少有患者能达到。此时加用干扰素治疗相较于其他时机有更高的治愈机会，何不跳起来试一试，应答好，继续使用，应答不好，继续单独口服药物应用，蓄积力量等待时机到来。

另外很多产后母亲想问，那我产后何时开始干扰素治疗最合适呢？笔者的建议是产后 6 个月左右，因为行干扰素治疗过程中，需要停止母乳喂养。《中国婴幼儿喂养指南(2022)》建议 6 月龄前儿童首选全母乳喂养，对于孩子来说，母乳喂养不仅单纯为了孩子的营养，还有利于孩子肠道健康微生态的建立、肠道及免疫功能的成熟，降低感染性疾病和过敏发生的风险，给婴儿很大的安全感，对婴儿心理行为和情感发展有利；对于母亲来说，母乳喂养有利于培养母婴之间的亲密关系，同时避免母亲产后体重滞留，降低母亲患乳腺癌、卵巢癌、2 型糖尿病的风险。因此，笔者认为产后 6 个月母亲的身体状态相对较好，对于养育孩子也有了一定的经验和习惯，不像最初那样的手忙脚乱，此时开始干扰素治疗是最佳的时机。

本例患者令笔者印象深刻的点在于患者的治疗过程并未走传统的 HBV DNA 转阴—

HBeAg 转阴—HBsAg 转阴的“铜牌”—“银牌”—“金牌”路线，而是直接从铜牌一跃同时获得了“金、银”牌（表 8-1）。这也在一定程度上回答了在临床上一些患者常问的问题：我这个 HBV DNA 转阴后一直还处于“大三阳”的状态，是不是没有好转或者抗病毒没效果啊？其实不是这样的，抗病毒治疗也是一个厚积薄发的过程，即使是常年停滞在铜牌的阶段，也不是一无所获，持续的抗病毒治疗能够有效地降低未来发生肝癌、肝硬化等不良事件的风险，每一天持续的努力终将在未来的某一天回馈到患者的身上。

表 8-1　本例慢性乙肝患者追求临床治愈过程中核心指标的动态变化

参数	HBV DNA (IU/mL)	HBsAg (IU/mL)	HBsAb (mIU/mL)	HBeAg (PEIU/mL)	HBeAb (S/CO)	ALT (U/L)	Neut ($\times10^9$/L)	PLT ($\times10^9$/L)
孕前基线	26300000 (+)	(+)	(-)	(+)	(-)	16	6.02	192
孕 20 周	140(+)	4048.57 (+)	1.78(-)	182.25(+)	(-)	15	6.21	191
产后 5 个月（干扰素治疗基线）	TND(-)	1.56(+)	1.74(-)	2.95(+)	(-)	26	3.03	212
联合治疗 2 个月	TND(-)	0.24(+)	1.12(-)	1.64(+)	(-)	23	0.82	99
联合治疗 5 个月	13(+)	0.07(+)	4.45(-)	0.30(+)	(-)	13	2.10	152
联合治疗 7 个月	TND(-)	0(-)	7.74(-)	0.11(-)	(-)	33	0.99	96
联合治疗 10 个月	TND(-)	0.04(-)	481.59(+)	0.09(-)	(+)	17	1.57	137
联合治疗 13 个月	TND(-)	0(-)	>1000(+)	0.12(-)	(+)	19	0.97	127
停药 4 个月	<25(-)	0.02(-)	>1000(+)	0.09(-)	(+)	10	3.18	264
停药 11 个月	<20(-)	<0.05(-)	693.56(+)	<0.05(-)	(+)	—	—	—
停药 15 个月	TND(-)	0(-)	446.12(+)	0.08(-)	(+)	6	—	—

TND：未检测出靶标。

此外，笔者认为患者与医师及时的沟通和反馈很重要。这名患者在使用干扰素治疗过程中出现的不良反应非常典型，在初次使用干扰素治疗后出现了很明显的流感样症状，如高热、肢体酸痛，叠加患者早期照顾婴儿的辛苦，让患者注射后的前三天昼夜难安，苦不堪言，凌晨2点患者给我们用微信留言说她不想继续了，她害怕她这个状态很难照顾好孩子，也很难有一个积极的态度来面对其他的家庭成员。第二天，我们进行了长时间的电话随访及沟通，不仅与患者沟通，更要和患者的家属一起沟通，达成共识。因为医师可能远在天涯，但家人就在身边，家人对于患者的照顾和理解是很关键的，一个良好的家庭氛围能够很大程度影响患者的治疗意愿和依从性，要充分对患者家属进行知识普及和教育：如果能够实现临床治愈，未来对家庭会有极大的益处，要给予患者充分的鼓励。同时，告知患者根据我们的经验，这类症状在开启治疗后第1周是最明显的，坚持一下，通过辅以对症的药物治疗这个症状也会逐渐减轻，尽量避免不良反应对于日常生活的影响，要用循证医学的证据告知患者她的预期，给她在漆黑山洞中的一点光亮，才能让她继续向前奔跑，最终冲出那一片黑暗，这位患者最终也如我们所说，第2周治疗开始，症状明显较前改善，在家人和医师的共同鼓励下，最终完成了疗程并实现了临床治愈。

四、推荐阅读

[1] 中华医学会肝病学分会，中华医学会感染病学分会. 慢性乙型肝炎防治指南（2022年版）[J]. 中华肝脏病杂志，2022，30(12)：1309-1331.

[2] ZHONG W, YAN L, ZHU Y, et al. A high functional cure rate was induced by pegylated interferon alpha-2b treatment in postpartum hepatitis B e antigen-negative women with chronic hepatitis B virus infection: an exploratory study[J]. Frontiers in Cellular and Infection Microbiology, 2024, 14: 1426960.

（梁红霞　撰写）

（曾庆磊　审校）

病例9　28岁男性,HBeAg阳性,IFN经治,长期NA单药,疗程12年

概　要

28岁青年男性,自幼发现HBV感染,2012年行干扰素联合恩替卡韦片抗病毒治疗1年,随后停干扰素单用恩替卡韦片,2016年换用富马酸替诺福韦二吡呋酯片,2019年更换富马酸丙酚替诺福韦片,2023年8月实现HBsAg转阴,最终获得临床治愈。治疗期间患者合并脂肪肝,且反复出现转氨酶升高,经饮食运动等健康生活方式的调整及护肝药治疗后肝功能好转。慢性乙型肝炎获得临床治愈是一场持久战,该患者坚持不懈的抗病毒治疗,健康的生活方式,乐观的心态,以及对医生的信任是实现临床治愈的关键。

一、患者情况

患者万某,男,28岁,以“发现乙肝20余年”为主诉于我院门诊就诊。2012年行干扰素联合恩替卡韦片抗病毒治疗1年,随后单用恩替卡韦片抗病毒治疗。患者身高170 cm,体重80 kg,BMI 27.68 kg/m^2,有吸烟饮酒史,无乙肝、肝硬化、肝癌家族史。2016年5月10日检测结果:HBsAg 186.020 IU/mL、HBeAg 7.355 PEIU/mL、HBV DNA <500 IU/mL(图9-1、图9-2),ALT 76 U/L、AST 103 U/L、TBIL 26.0 μmol/L、γ-谷氨酰转移酶(GGT) 114 U/L,LSM 10.4 kPa,CAP 241 dB/m。

2016-5-10　乙型肝炎表面抗原测定(HBsAg)(定量),

南昌大学第一附属医院检验科

免疫报告单

姓名:　　性别：男　　年龄：28岁　　标识号：000695525800　　检验号：201605100504N448

科室：传染科门诊　　床号:　　标本：血液　　备注:

中文名称	结果	提示	单位	生物参考区间
乙肝表面抗原定量	186.020	阳性(+)	IU/mL	0 － 0.05无反应性≥ 0.0
乙肝表面抗体定量	1.080	阴性(-)	mIU/mL	0-10无反应性≥10有反应
乙肝e抗原	7.355	阳性(+)	PEIU/mL	0-0.18无反应性≥0.18有
乙肝e抗体	3.250	阴性(-)	S/CO	>1无反应性≤1有反应性
乙肝核心抗体	9.660	阳性(+)	S/CO	0-1无反应性≥1有反应性

签收时间：2016-05-10 09:33:34　　报告时间：2016-5-10　12:17:5　检验者:　　审核者:

采样时间：2016-05-10 09:23:34　　送检医生：张一

本报告仅对此次所检测的标本负责，如姓名等有误，请到检验科核对！

图 9-1　基线 HBV 标志物水平(治疗后 4 年)

2016-5-10　乙型肝炎DNA测定(传染科),

南昌大学第一附属医院

荧光定量PCR检验报告单

姓名:　　科　室：传染科门诊　　标　本：血液　　标本编号：20160510D101NHBV7

性别：男　　床　号:　　检测仪器：AMPLLY　　检测方法：荧光定量PCR

年龄：28岁　　门诊号:　　临床诊断:

检验项目	检测结果	单　位	参考范围
HBV DNA	阴性 <500	IU/mL	<500　IU/mL

注：本报告仅对此次所检测的标本负责，如有疑问请在两周内查询. 1 IU/mL=1 拷贝/毫升.　　检验者:

签收时间:　　报告时间:　2016-5-10　14:04:52

采样时间:　　送检医生：　张一　　审核者:

图 9-2　基线 HBV DNA 水平(治疗后 4 年)

二、诊疗过程

(一)临床诊断

HBeAg阳性慢性乙型肝炎。

(二)治疗方案

患者于2012年行干扰素联合恩替卡韦片治疗1年,后停干扰素,单独服用恩替卡韦片3年余,现HBV DNA阴性,HBsAg、HBeAg滴度不高;但患者转氨酶升高,且近期有饮酒,考虑饮酒所致,告知患者LSM处于肝纤维化F2-F3期,肝可能已经受到病毒的损害导致纤维化,如果再饮酒,酒精对肝形成二次伤害,使肝细胞发生变性和坏死,会加重肝的炎症,加速病情的进展。患者表示接下来一定戒酒,予以"双环醇片(每次25 mg,每日3次,口服)"保肝治疗。此外,患者有备孕需求,告知患者可更换富马酸替诺福韦二吡呋酯片(简称替诺福韦片,每次300 mg,每日1次,餐后口服)继续抗病毒治疗,患者考虑后同意更改抗病毒方案。

(三)治疗过程

1. 治疗后4年4个月

(1)患者主诉:乙肝复查,无其他不适。

(2)实验室检测:HBsAg 87.930 IU/mL,HBeAg 3.865 PEIU/mL,HBV DNA <500 IU/mL;ALT 36 U/L,AST 46 U/L,TBIL 24.6 μmol/L,GGT 59 U/L;LSM 12.1 kPa,CAP 295 dB/m。

(3)疗效分析:患者HBsAg、HBeAg较前明显降低,特别是HBsAg降低明显,HBV DNA保持阴性;肝功能指标较前明显好转,考虑为患者戒酒及双环醇片保肝治疗有效;LSM和CAP值有所上升,告知患者肝超声弹性成像对于诊断肝纤维化和肝硬化具有一定价值。

(4)后续方案:继续口服替诺福韦片抗病毒治疗(剂量同前),肝纤维化问题建议服用扶正化瘀片(每次1.6 g,每日3次,口服)进行软肝治疗。

(5)患者意见:同意上述治疗方案。

2. 治疗后4年8个月

(1)患者主诉:乙肝复查,稍感食欲减退,无其他不适。

(2)实验室检测:HBsAg 61.350 IU/mL,HBeAg 2.166 PEIU/mL,HBV DNA <500 IU/mL;ALT 132 U/L,AST 69 U/L,TBIL 24.0 μmol/L,GGT 62 U/L;TG 1.87 mmol/L;LSM 10.6 kPa,CAP 307 dB/m。

(3)疗效分析:患者HBsAg、HBeAg逐步下降,HBV DNA保持阴性;肝功能指标升高,血脂升高，CAP 值升高，此时患者 HBV DNA 阴性，肝功能仍异常且血脂异常，考虑与脂肪性肝炎的发生具有相关性。

（4）后续方案：肝功能异常考虑与脂肪肝相关，因此患者需改变饮食习惯，减少脂肪的摄入，同时适当运动，不宜劳累。予以多烯磷脂酰胆碱胶囊（每次 456 mg，每日 3 次，口服）保肝治疗，余治疗同前。

（5）患者意见：尽力改变饮食习惯，坚持服药。

3. 治疗后 4 年 10 个月

（1）患者主诉：乙肝复查，无明显不适。

（2）实验室检测：HBsAg 65.510 IU/mL，HBeAg 1.308 PEIU/mL，HBV DNA <500 IU/mL；ALT 52 U/L，AST 69 U/L，TBIL 18.2 μmol/L，GGT 68 U/L；TG 1.42 mmol/L；LSM 16.2 kPa，CAP 337 dB/m。

（3）疗效分析：患者 HBsAg 稍升高，HBeAg 继续降低，HBV DNA 保持阴性，告知患者 HBsAg 在治疗过程中常会出现“不确定性”或“波动”；肝功能指标有所好转，血脂下降，LSM 及 CAP 值升高，考虑肝脂肪变会增加慢性乙肝患者肝纤维化进展的风险。

（4）后续方案：抗病毒治疗过程中监测血脂的变化，继续多烯磷脂酰胆碱胶囊保肝、替诺福韦片抗病毒、扶正化瘀抗纤维化治疗（剂量同前）。

（5）患者意见：患者担心肝纤维化朝肝硬化进一步发展，与患者沟通，坚持既定方案治疗，同时改变生活饮食习惯，发生肝硬化的风险会大大减小，患者同意当前方案继续治疗。

4. 治疗后 5 年 3 个月

（1）患者主诉：乙肝复查，无其他不适。

（2）实验室检测：HBsAg 44.270 IU/mL，HBeAg 0.054 PEIU/mL，HBeAb（+），HBV DNA <500 IU/mL；ALT 63 U/L，AST 54 U/L，TBIL 23.8 μmol/L；TG 1.39 mmol/L；LSM 13.5 kPa，CAP 286 dB/m。

（3）疗效分析：患者 HBsAg 降低，HBeAg 阴性，HBeAb 首次阳转（实现 HBeAg 血清学转换），HBV DNA 保持阴性，告知患者已由“大三阳”变为“小三阳”，向慢性乙肝临床治愈的道路上跨了一大步；肝功能仍不正常；LSM 及 CAP 值朝好的方向发展。

（4）后续方案：患者实现 HBeAg 血清学转换，HBsAg 滴度不高，继续当前治疗。

（5）患者意见：由于此次复查结果良好，患者对于慢性乙肝的治疗充满信心，继续服药。

5. 治疗后 5 年 8 个月

（1）患者主诉：乙肝复查，无明显不适。

（2）实验室检测：HBsAg 7.650 IU/mL，HBeAg 0.060 PEIU/mL，HBeAb（+），HBV DNA <500 IU/mL；ALT 77 U/L，AST 53 U/L，TBIL 27.5 μmol/L；TG 2.06 mmol/L；LSM

9.9 kPa，CAP 274 dB/m。腹部彩超示：①脂肪肝；②胆囊结石；③脾脏、胰腺未见明显异常。

（3）疗效分析：患者HBsAg明显降低，HBeAg保持阴性，HBeAb保持阳性，HBV DNA保持阴性，在慢性乙肝临床治愈的道路上稳步前行；转氨酶有所升高，结合血脂升高及腹部彩超，考虑脂肪肝所致。

（4）后续方案：监测血脂，饮食上注意限制脂肪的摄入，适当减重，予以多烯磷脂酰胆碱胶囊保肝、替诺福韦片抗病毒、扶正化瘀抗肝纤维化治疗（剂量同前）。

（5）患者意见：听取医生建议，尽量养成良好的生活习惯。

6. 治疗后6年7个月

（1）患者主诉：乙肝复查，无明显不适。

（2）实验室检测：HBsAg 6.340 IU/mL，HBeAg 0.078 PEIU/mL，HBeAb（+），HBV DNA <500 IU/mL；ALT 48 U/L，AST 31 U/L，TBIL 14.2 μmol/L；TG 1.47 mmol/L。

（3）疗效分析：患者HBsAg缓慢下降，HBeAg保持阴性，HBeAb保持阳性，HBV DNA保持阴性，在慢性乙肝临床治愈的道路上稳步前行；肝功能接近正常；血脂正常。

（4）后续方案：肝功能接近正常，停用多烯磷脂酰胆碱，继续抗病毒和抗肝纤维化治疗。

（5）患者意见：考虑患者需要长期抗病毒治疗，富马酸丙酚替诺福韦片（简称丙酚替诺福韦片）的不良反应较替诺福韦片小，建议换用丙酚替诺福韦片（每次25 mg，每日1次，餐后口服）继续抗病毒治疗，患者同意更换。

7. 治疗后8年

（1）患者主诉：乙肝复查，稍感乏力、食欲减退，余无明显不适。

（2）实验室检测：HBsAg 2.733 IU/mL，HBeAg 0.060 PEIU/mL，HBeAb（+），HBV DNA <20 IU/mL；ALT 149 U/L，AST 60 U/L，TBIL 39.5 μmol/L；TG 1.86 mmol/L；LSM 9.9 kPa，CAP 287 dB/m。腹部彩超示：①脂肪肝；②胆囊切除术后；③脾、胰腺未见明显异常。

（3）疗效分析：患者HBsAg缓慢降低，HBeAg保持阴性，HBeAb保持阳性，HBV DNA保持阴性，继续在慢性乙肝临床治愈的道路上稳步前行；肝功能指标再次升高，血脂控制不佳，仍考虑脂肪肝导致。

（4）后续方案：继续丙酚替诺福韦片抗病毒、扶正化瘀抗肝纤维化治疗；患者再次出现肝功能及血脂的异常，反复告知患者脂肪肝也会导致肝纤维化，使发生肝硬化、肝癌的风险增加，嘱患者养成良好的饮食习惯，继续减重，同时予以多烯磷脂酰胆碱胶囊（剂量同前）、丁二磺酸腺苷蛋氨酸（每次1 g，每日1次，口服）保肝治疗。

（5）患者意见：听取医生建议，尽量养成良好的生活习惯。

8. 治疗后 8 年 6 个月

(1)患者主诉:乙肝复查,无明显不适。

(2)实验室检测:HBsAg 1. 351 IU/mL, HBeAg 0. 055 PEIU/mL, HBeAb(+), HBV DNA <20 IU/mL;ALT 32 U/L,AST 29. 5 U/L,TBIL 28. 8 μmol/L;TG 1. 66 mmol/L;LSM 8.4 kPa,CAP 255 dB/m。

(3)疗效分析:患者 HBsAg 缓慢下降,HBeAg 保持阴性,HBeAb 保持阳性,HBV DNA 保持阴性,继续在慢性乙肝临床治愈的道路上稳步前行;肝功能指标正常,血脂正常,LSM 及 CAP 值趋于好转。

(4)后续方案:继续丙酚替诺福韦片抗病毒、扶正化瘀抗肝纤维化治疗;建议患者养成良好的生活方式,脂肪肝控制尚可,停用保肝药,6 个月后复查。

(5)患者意见:坚持良好的生活习惯,继续坚持抗病毒治疗。

9. 治疗后 9 年

(1)患者主诉:乙肝复查,无明显不适。

(2)实验室检测:HBsAg 0. 849 IU/mL, HBeAg 0. 062 PEIU/mL, HBeAb(+), HBV DNA <20 IU/mL;ALT 57. 1 U/L,AST 34. 6 U/L,TBIL 26. 1 μmol/L;TG 1. 46 mmol/L;LSM 6. 8 kPa,CAP 219 dB/m;甲状腺功能正常。腹部彩超示:①脂肪肝;②脾、胰腺未见明显异常。

(3)疗效分析:患者 HBsAg 继续下降,HBeAg 保持阴性,HBeAb 保持阳性,HBV DNA 保持转阴,继续在慢性乙肝临床治愈的道路上稳步前行;肝功能指标趋于正常,血脂正常,LSM 及 CAP 值位于正常范围内。

(4)后续方案:患者现 HBsAg 滴度很低,即将实现慢性乙肝临床治愈,建议患者在口服丙酚替诺福韦片的基础上加用干扰素治疗,加快临床治愈前进的步伐。肝功能指标趋于正常,血脂正常,脂肪肝控制可,嘱患者继续保持良好的饮食习惯,保持体重,暂不应用保肝药物,同时停用扶正化瘀药物。

(5)患者意见:患者因工作原因不考虑干扰素治疗,继续当前治疗,6 个月后复查。

10. 治疗后 9 年 6 个月

(1)患者主诉:乙肝复查,无不适。

(2)实验室检测:HBsAg 0. 244 IU/mL, HBeAg 0. 044 PEIU/mL, HBeAb(+), HBV DNA <20 IU/mL;ALT 97. 6 U/L,AST 55. 5 U/L,TBIL 38. 4 μmol/L;TG 1. 76 mmol/L;LSM 6. 3 kPa,CAP 313 dB/m。

(3)疗效分析:患者 HBsAg 持续降低,HBeAg 保持阴性,HBeAb 保持阳性,HBV DNA 保持转阴,继续朝着慢性乙肝临床治愈道路的终点稳步前行;肝功能指标及血脂异常,考虑脂肪肝所致。

(4)后续方案:患者距离慢乙肝临床治愈道路的终点只有一步之遥,继续丙酚替诺福韦片抗病毒治疗，脂肪肝导致转氨酶异常升高，予以多烯磷脂酰胆碱胶囊、丁二磺酸腺苷蛋氨酸保肝治疗（剂量同前）。

（5）患者意见：同意该治疗方案。

11. 治疗后11年

（1）患者主诉：乙肝复查，无明显不适。

（2）实验室检测：HBsAg 0.0101 IU/mL，HBsAb 11.320 mIU/mL，HBeAg 0.010 PEIU/mL，HBeAb（+），HBV DNA <10 IU/mL；ALT 83 U/L，AST 46 U/L，TBIL 34.0 μmol/L；TG 1.54 mmol/L；LSM 6.6 kPa，CAP 265 dB/m。腹部彩超示：①脂肪肝；②脾、胰腺未见明显异常。

（3）疗效分析：患者HBsAg实现转阴，HBsAb首次阳性，HBeAg保持阴性，HBeAb保持阳性，HBV DNA保持阴性，告知患者已经实现临床治愈（事实上停药6个月及以上能保持才是真正的临床治愈）；肝功能指标异常，考虑脂肪肝所致。

（4）后续方案：患者已经抵达慢性乙肝临床治愈道路的终点，看到胜利的曙光，为了避免复发及反弹，一般情况下建议HBsAg转阴后继续抗病毒巩固治疗半年以上，嘱患者继续丙酚替诺福韦片抗病毒治疗，同时肝功能异常，嘱患者避免劳累，注意休息，予以多烯磷脂酰胆碱胶囊保肝治疗（剂量同前）。

（5）患者意见：得知自己已经摘掉了“乙肝的帽子”，患者情绪复杂，多年的坚持治疗终于得到了回报，继续巩固治疗维持这来之不易的胜利。

12. 治疗后12年

（1）患者主诉：乙肝复查，无不适。

（2）实验室检测：HBsAg 0.0101 IU/mL，HBsAb 44.133 mIU/mL，HBeAg 0.010 PEIU/mL，HBeAb（+），HBV DNA <10 IU/mL；ALT 72 U/L，AST 42 U/L，TBIL 16.4 μmol/L；TG 1.30 mmol/L。腹部彩超示：①中度脂肪肝；②脾、胰腺未见明显异常。

（3）疗效分析：患者HBsAg保持阴性，HBsAb升高，HBeAg保持阴性，HBeAb保持阳性，HBV DNA保持转阴，患者已经实现临床治愈；肝功能指标稍升高。

（4）后续方案：停用丙酚替诺福韦片，患者肝功能指标反复异常，继续使用多烯磷脂酰胆碱胶囊（剂量同前）保肝治疗，3～6个月复查随诊。

（5）患者意见：同意停用抗病毒药物。

（四）随访情况

1. 随访时机　停用丙酚替诺福韦片后6个月。

2. 临床治愈者主诉　无不适。

3. 实验室检测　HBsAg 0.010 IU/mL，HBsAb 41.704 mIU/mL，HBV DNA <10 IU/mL（图9-3、图9-4）。

2024-09-05 直接胆红素（肝8），γ-谷氨酰基转移酶（肝8），总蛋白（肝8），总胆红素（肝8）， 第1页/共1页

南昌大学第一附属医院检验中心

生免报告单

210017934479

姓名： 性别：男 年龄：36岁 门诊号： 标本编号：688@C

科室：感染科(感染与 床号： 标本：血清 备注：

检验项目	英文名称	结果	单位	方法	参考区间
乙型肝炎病毒表面抗原	HBsAg	0.010 阴性(-)	IU/mL	IIF	0 - 0.05
乙型肝炎病毒表面抗体	Anti-HBs	41.704 阳性(+)↑	mIU/mL	IIF	0 - 10
乙型肝炎病毒e抗原	HBeAg	0.010 阴性(-)	IU/mL	IIF	0 - 0.1
乙型肝炎病毒e抗体	Anti-HBe	>4.500 阳性(+)↑	PEI U/mL	IIF	0 - 0.15
乙型肝炎病毒核心抗体	Anti-HBc	>45.000 阳性(+)↑	PEI U/mL	IIF	0 - 0.7

签收时间：2024-09-05 09:20:17 报告时间：2024-09-05 12:48 检验者： 审核者：

采样时间：2024-09-05 09:12 送检医生：向天新

图 9-3 临床治愈时 HBV 标志物水平

2024-09-05 高敏乙型肝炎病毒脱氧核糖核酸定量检测(检验) 第1页/共1页

南昌大学第一附属医院检验中心 1001793448

分子报告单

姓名： 性别：男 年龄：36岁 门诊号： 检验号：909

科室：感染科(感染与肝 床号： 标本：血清 备注：

检验项目	结果	单位	参考范围
高敏HBV DNA	<10	IU/mL	<10

注释：

1，检测结果为目标未检出，解释为阴性。
2，检测结果<1.0E+1 IU/ml，解释为检测到靶标且浓度<10 IU/ml，或者报告具体数值。
3，检测结果在测定的线性范围内，10 IU/ml≤结果≤1.0E+9 IU/ml，或者报告为具体数值。
4，检测结果>1.0E+9 IU/ml，解释为检测到靶标且浓度>1.0E+9 IU/ml，或者报告具体数值.

签收时间：2024-09-05 09:20:23 报告时间：2024-09-05 15:54 检验者： 审核者：

采样时间：2024-09-05 09:12 送检医生：向天新

图 9-4 临床治愈时 HBV DNA 水平

4.疗效分析 慢性乙肝临床治愈。

5.后续方案 患者慢性乙肝“帽子”已经摘掉,无须治疗,可正常工作学习,但患者对于脂肪肝仍不能掉以轻心,要坚持健康的生活方式,定期随访(6个月/次)。

三、诊疗体会

在多年的临床实践中,笔者有幸见证了众多慢性乙型肝炎患者通过不懈的努力和科学的治疗,最终走向临床治愈的过程。其中,这位HBeAg阳性慢性乙肝合并脂肪肝的患者,历经12年的口服抗病毒药物治疗,终于实现了临床治愈,耗时之长,让笔者深刻体会到这一过程的复杂性和挑战性。但同时,也让笔者和更多的患者相信慢性乙肝临床治愈不是梦,只要有信心,坚持治疗,道路是曲折的,前途是光明的。

慢性乙肝的治疗是一个逐步深入的过程。在初期,乙肝患者需要接受严格的评估,包括患者的年龄、家族史和伴随疾病、HBV DNA水平、ALT水平和肝脏病变严重程度等指标。这些指标有助于医生判断是否需要启动抗病毒治疗,并选择合适的治疗方案。治疗的目标是最大限度地长期抑制病毒复制,减轻肝细胞炎症坏死及肝纤维组织增生,从而降低发生肝衰竭、肝硬化和肝癌的风险,改善患者的生活质量。按照《慢性乙型肝炎防治指南(2022年版)》,对于HBV DNA阳性且只要符合以下情况之一的患者,建议积极抗病毒治疗:①有乙型肝炎肝硬化或肝癌家族史;②年龄大于30岁;③无创指标或肝组织学检查,提示肝存在明显炎症或肝纤维化;④乙肝相关的肝外表现。对比以往的《慢性乙肝防治指南》,我们可以发现,抗病毒治疗的适应证扩大,笔者认为原因有二:①随着对慢性乙肝自然病程理解的加深,医学界意识到即使是那些HBsAg携带者或肝功能检查结果正常的患者,也可能存在肝脏病变的风险,因此尽早进行干预有助于延缓疾病进展,降低未来发生肝硬化和肝癌的风险。②随着医药科技的进步,目前的一线抗病毒药物不仅疗效更好,而且不良反应更小,加上这些药物逐渐被纳入医保报销范畴,降低了患者的经济负担,使得更多的患者能够负担得起长期的抗病毒治疗费用。因此,在接诊这类年轻的患者时,笔者都会建议他们积极地行抗病毒治疗,这个时候就会出现很多的声音:“我这么年轻,就要吃一辈子药?我的肝功能正常,可不可以不吃药?”“吃上这个药,可不可以停?”“吃药可不可以好?”对此,笔者会耐心地解释,虽然他们现在可能感觉良好,肝功能也正常,但乙肝是一种慢性疾病,病毒在体内持续存在可能会逐渐损害肝功能,导致肝硬化、肝衰竭甚至肝癌;且病毒在体内就像一颗定时炸弹,一旦肝炎暴发,到时候再后悔没有及时治疗就来不及了;同时也让患者意识到积极治疗不仅是为了自己,也是对家庭和社会负责的表现;病房里就有过很多因为慢加急性肝衰竭而导致人财两空的家庭。

那么抗病毒药物是不是得一辈子服用,可不可以停药。其实,关于慢性乙肝患者治疗所需的时间,这个问题的答案并不是事先就能准确给出的。慢性乙肝患者治疗的过程就如同跑一场马拉松,需要边走边看,不断调整策略。对于HBeAg阳性慢性乙肝患者,这场马拉松分为3个阶段:第一阶段实现HBV DNA转阴;第二阶段实现HBeAg转阴或转换;第三阶段实现HBsAg转阴或转换,到达第三阶段时也就是马拉松的终点,这个时候实现了慢性乙肝的临床治愈,发生肝硬化和肝癌的风险相比之下就低很多了,几乎可以降至与健康人相当的水平,这时候再评估考虑停药就安全多了。但是这个过程因人而异,有些人可能3~5年就实现了,而有的患者需要数十年,甚至这一辈子也未能实现。对于长期口服抗病毒药物治疗的慢性乙肝患者,HBsAg水平会逐渐下降,但每年HBsAg阴转率仅为0~3%;因此,绝大多数患者需要长期甚至终身服药。但对于一些优势人群,使用干扰素联合抗病毒药物,可以帮助提高HBsAg的清除率,加速临床治愈。在治疗过程中,能否停药?对此,笔者不建议停药,擅自停药可能导致HBV DNA快速反弹,引起肝脏炎症,甚至肝衰竭。因此,停药必须在医生的指导下进行,患者不应自行随意停药。

对于本例患者,笔者第一次开始接诊,患者已行干扰素治疗1年,后服用恩替卡韦4年余,当时HBV DNA <500 IU/mL,但是肝功能异常,且LSM值处于肝纤维化F2-F3期,存在明显的肝纤维化。此时,患者还有备孕的想法,虽然对于男性患者,目前没有证据表明恩替卡韦对精子有不良影响,但患者对此还是有担忧,因此笔者建议患者可更换替诺福韦片继续抗病毒治疗,患者欣然同意。患者治疗早期HBV DNA阴性的情况下肝功能异常,可能是饮酒所致,告知患者对于已经受到HBV侵袭的肝,饮酒会加剧肝脏炎症,促进肝细胞的损伤,使原本已经受损的肝进一步恶化,导致脂肪肝、酒精性肝炎、肝硬化甚至肝癌。对此,患者表示下定决心要戒酒,养成健康的生活方式。

此后,患者的HBsAg、HBeAg逐步下降,在替诺福韦片治疗15个月后实现HBeAg转换,由“大三阳”变为“小三阳”,这一转变标志着患者向临床治愈迈进了一大步,实现了阶段性的胜利。治疗中期,患者肝功能反复异常,根据患者BMI、血脂及CAP值,考虑为脂肪肝所致。研究表明,与单纯慢性乙肝患者相比,慢性乙肝合并脂肪肝患者的肝硬化和肝癌的风险增加。患者通过减重,结构化的饮食以及适当的运动,脂肪肝得到了一定的控制。除此之外,因为坚持服用抗病毒和抗肝纤维化药物,患者的LSM也逐步下降,肝纤维化得到了逆转。2019年,患者服用替诺福韦片近3年,了解到丙酚替诺福韦片在骨代谢和肾脏安全性方面优于替诺福韦片,经过与笔者沟通,更换为丙酚替诺福韦片继续治疗。之后,患者仍然反复出现肝功能异常,既往有研究发现,慢性乙肝患者从替诺福韦二吡呋酯转向丙酚替诺福韦片治疗时,脂质水平有所升高,考虑为脂肪肝所致;但患者本身无明显症状,因此,笔者只能建议患者坚持良好的生活习惯,减少脂肪的摄入,酌情保肝治疗。患者在这个时候乙肝表面抗原滴度已经很低,属于干扰素治疗的优势人群,与患者沟通,单用口服抗病毒治疗实现临床治愈概率小,而且过程缓慢,可以在最后一个阶段联合干扰素再加一把火,尽早实现慢性乙肝的临床治愈,但患者考虑到打干扰素的不良反应以及工作的性质,并没有行干扰素治疗的打算,仍然坚持规律口服抗病毒药物。最终在笔者这里治疗后的第8年,患者HBsAg转阴,停药后6个月HBsAg保持阴性且

HBsAb 保持阳性,实现临床治愈,摘掉了乙肝的“帽子”,成了数千万慢性乙肝患者中的幸运儿。

在长达 12 年的治疗历程中,患者经历了多个阶段的变化(表 9-1)。但在整个治疗过程中,患者的依从性良好,这对于我们最终实现临床治愈起到了至关重要的作用。同时,我们也注意到了患者生活方式的改变,比如戒酒、控制体重以及保持适量运动等,这些都有助于控制脂肪肝的发展,减轻肝脏负担,从而更好地配合抗病毒治疗。

表 9-1　本例慢性乙肝患者追求临床治愈过程中核心指标的动态变化

参数	HBV DNA (IU/mL)	HBsAg (IU/mL)	HBsAb (mIU/mL)	HBeAg (PEIU/mL)	HBeAb (S/CO)	ALT (U/L)	LSM (kPa)	CAP (dB/m)	TG (mmol/L)
治疗 4 年	<500	186.020(+)	1.080(-)	7.355(+)	(-)	76.0	10.4	241	1.89
治疗 4 年 4 个月	<500	87.930(+)	0.960(-)	3.865(+)	(-)	36.0	12.1	295	1.09
治疗 4 年 8 个月	<500	61.350(+)	0.690(-)	2.166(+)	(-)	132.0	10.6	307	1.87
治疗 4 年 10 个月	<500	65.510(+)	0.370(-)	1.308(+)	(-)	52.0	16.2	337	1.42
治疗 5 年 3 个月	<500	44.270(+)	0.790(-)	0.054(-)	(+)	63.0	13.5	286	1.39
治疗 5 年 8 个月	<500	7.650(+)	0.590(-)	0.060(-)	(+)	77.0	9.9	274	2.06
治疗 6 年 7 个月	<500	6.340(+)	0.310(-)	0.078(-)	(+)	48.0	—	—	1.47
治疗 8 年	<20	2.733(+)	2.301(-)	0.060(-)	(+)	149.0	9.9	287	1.86
治疗 8 年 6 个月	<20	1.351(+)	1.338(-)	0.055(-)	(+)	32.0	8.4	255	1.66
治疗 9 年	<20	0.849(+)	1.169(-)	0.062(-)	(+)	57.1	6.8	219	1.46
治疗 9 年 6 个月	<20	0.244(+)	1.336(-)	0.044(-)	(+)	97.6	6.3	313	1.76
治疗 9 年 7 个月	<20	0.295(+)	1.251(-)	0.046(-)	(+)	13.3	7.1	285	0.98
治疗 11 年	<10	0.010(-)	11.320(+)	0.010(-)	(+)	83.0	6.6	265	1.54
治疗 12 年	<10	0.010(-)	44.133(+)	0.010(-)	(+)	72.0	—	—	1.30
停药 6 个月	<10	0.010(-)	41.704(+)	0.010(-)	(+)	—	—	—	—

总结这段治疗经历,笔者认为有几个方面值得强调。首先,对于慢性乙肝患者而言,早期诊断和及时治疗至关重要。其次,治疗方案的选择应该个体化,根据患者的具体情况灵活调整。再者,医患之间的良好沟通和信任关系,是治疗成功的重要保障。最后,患者本人的态度和良好的行为习惯同样不可忽视,它们直接影响着治疗的效果。这位慢性乙肝患者的临床治愈故事告诉我们,即便面临复杂的病情,只要坚持不懈,采用科学合理的治疗手段,就有望战胜疾病,走向健康。在未来的工作中,医学工作者将继续探索更多有效的治疗策略,让更多像这位患者一样的慢性乙肝患者受益,最终实现临床治愈的梦想。

四、推荐阅读

[1]中华医学会肝病学分会,中华医学会感染病学分会.慢性乙型肝炎防治指南(2022年版)[J].中华肝脏病杂志,2022,30(12):1309-1331.

[2]中华医学会肝病学分会.代谢相关(非酒精性)脂肪性肝病防治指南(2024年版)[J].实用肝脏病杂志,2024,27(4):494-510.

[3]中华医学会肝病学分会.慢性乙型肝炎临床治愈(功能性治愈)专家共识[J].临床肝胆病杂志,2019,35(8):1693-1701.

(向天新　撰写)

(梁红霞　曾庆磊　审校)

病例10　30岁女性，HBeAg阴性，HBsAg低水平，IFN单药，疗程15周

概　要

30岁，女性，未婚，5年前发现HBsAg阳性，肝功能正常，诊断为“非活动性HBsAg携带者（HBeAg阴性的慢性HBV感染者）”，未行抗病毒治疗。2022年5月发现HBsAg及HBV DNA均处于极低水平且有望获得临床治愈，给予聚乙二醇干扰素α-2b注射液单药方案持续治疗15周，最终实现临床治愈。治疗期间最突出的不良反应是全身疲乏，停药后症状消失。既往指南均认为HBeAg阴性的慢性HBV感染者预后较好，无须治疗，但如果获得临床治愈，可将肝硬化、肝细胞癌的风险降至更低。

一、患者情况

患者吴某，女，30岁，5年前因其父亲有乙肝病史，家族成员行HBV血清标志物检查，遂发现HBsAg阳性，HBV DNA <500 IU/mL；ALT 13 U/L，AST 16 U/L，碱性磷酸酶（ALP）67 U/L，GGT 25 U/L，TBIL 4.8 μmol/L；AFP 1.6 ng/mL。2023年4月初于我院门诊就诊（图10-1、图10-2），HBsAg 23.70 IU/mL，HBV DNA 46 IU/mL，超声提示肝区回声密集增粗、均匀、血管走行正常，CAP 167 dB/m，LSM 5.6 kPa。考虑HBeAg阴性的慢性HBV感染，建议抗病毒治疗，首选干扰素治疗。治疗前血常规提示WBC 5.86×10^9/L、Neut 2.32×10^9/L、Hb 133.5 g/L、PLT 232×10^9/L，空腹血糖5.43 mmol/L，甲状腺功能正常，自身免疫性抗体均为阴性，IgG 11.61 g/L，IgM 1.23 g/L。

生化
仪器型号:cobas 8000

镇江市第三人民医院检验报告单

苏HR
标本号：1159

姓名: 病人类型:门诊 床号: 标本类型:静脉血
性别:女 ID 号: 费别:镇江医保 申请时间:2023-04-17 10:07
年龄:30岁 科 室: 肝科专家_B 诊断:乙肝表面抗原携带者 采样时间:2023-04-17 10:32

序号	项目代号	项目名称	结果		单位	参考值
1	AFP	*甲胎蛋白	<0.605		ng/ml	0--7
2	CEA	*癌胚抗原	0.83		ng/mL	0--5
3	HBSAG-QN3	乙肝表面抗原测定（定量）	23.70	↑	IU/mL	<0.05

备注:

申请医生:谭友文 检验时间:2023-04-17 11:26 检验者: 李龙 审核者: 熊茜
审核时间:2023-04-17 13:40 打印时间:2024-09-23 11:22
本报告仅对此次标本负责！如有疑问请于两周内查询。项目名称前注*，为省内互认项目。

图 10-1 基线 HBV 标志物水平

南京迪安医学检验所检测报告单

标本号：148

临检总部

姓名: 病人类型:门诊 床号: 标本类型:其他
性别:女 ID 号: 费别:镇江医保 申请时间:2023-04-17 10:07
年龄:30岁 科 室: 肝科专家_B 诊断:乙肝表面抗原携带者 采样时间:2023-04-17 10:32

序号	项目代号	项目名称	结果		单位	参考值
1	.超敏乙肝DNA	乙型肝炎DNA测定(低拷贝内标定量)	46	↑	IU/ml	<10

诊疗指南建议：
抗病毒治疗应将HBV DNA降至尽可能低的浓度，理想状态是低于实时定量PCR方法（灵敏度10-15 IU/mL）的最低检测下限。[1]
抗病毒治疗最重要的目的是将HBV DNA控制在检测不到水平，推荐采用的实时定量PCR方法灵敏度为10IU/mL。[2]
初始抗病毒治疗之后1-3个月检测1次HBV DNA，以后每3-6个月定期检测。条件许可，应尽可能采用国际公认的高灵敏度和较大检测范围的检测方法检测HBV DNA。[3]

[1] EASL. Management of chronic hepatitis B [J] . J Hepatology, 2009, 50: 277-242.
[2] EMMET B. KEEFFE et al. A treatment algorithm for the management of chronic hepatitis Bvirus infection in the United States: 2008 update[J]. Clin Gastroenterol Hepatol. 2008,6(12):1315-41.
[3] 科技部十二五重大专项联合课题组. 乙型肝炎病毒相关肝硬化的临床诊断、评估和抗病毒治疗的综合管理[J]. 中华消化杂志, 2014, 34(2): 77-84.

备注:

申请医生:谭友文 检验时间:2023-04-17 12:28 检验者: 孙经纬 审核者: 林学飞
审核时间:2023-04-19 17:18 打印时间:2024-09-23 11:22
本报告仅对此次标本负责！如有疑问请于两周内查询

图 10-2 基线 HBV DNA 水平

二、诊疗过程

（一）临床诊断

HBeAg 阴性慢性 HBV 感染（既往称为非活动性 HBsAg 携带者）。

（二）治疗方案

可供患者选择的包括核苷（酸）类似物口服和干扰素注射两种方案。核苷（酸）类似物难以取得临床治愈，需要长期治疗。而干扰素通过提高机体免疫功能，且有望在有限疗程实现临床治愈。

（三）治疗过程

治疗前充分告知干扰素的获益与风险，患者知情同意并在我院皮下注射第 1 针聚乙二醇干扰素 α-2b 注射液（180 μg/支，每周 1 次，腹部皮下注射）。

患者意见：患者非常介意需要长期服用核苷（酸）类似物抗病毒治疗。有限疗程干扰素治疗患者可以接受，但患者对潜在不良反应尤其是脱发表现出顾虑，给予充分沟通解释，虽有脱发现象，但不严重且是可逆的。

1. 治疗后 1 周

（1）患者主诉：患者当天注射干扰素后夜间出现发热，最高体温 38.2 ℃，伴有乏力感、肌肉酸痛等类似感冒样不良反应，第二天体温正常，疲乏感明显，食欲下降并持续存在。

（2）实验室检测：WBC 4.21×10^9/L，Neut 1.36×10^9/L，Hb 114.2 g/L，PLT 182×10^9/L。

（3）疗效分析：重点观察了干扰素的不良反应，发现血细胞减少；未予肝功能及 HBV 血清标志物检查。

（4）后续方案：不良反应在预期和可控范围之内。继续皮下注射聚乙二醇干扰素 α-2b 注射液治疗。

（5）患者意见：患者同意继续干扰素方案治疗。

2. 治疗后 1 个月

（1）患者主诉：疲乏感明显、食欲减退、体重降低 2 kg、轻度脱发，无其他不适。

（2）实验室检测：HBsAg 12.3 IU/mL，HBV DNA <10 IU/mL；ALT 48 U/L，AST 43 U/L，TBIL 11.4 μmol/L；WBC 2.79×10^9/L，Neut 1.05×10^9/L，Hb 112.5 g/L，PLT 112×10^9/L。

（3）疗效分析：患者获得良好病毒学应答，HBV DNA 已经低于检测下限。肝功能出现 ALT、AST 轻度升高，考虑使用干扰素后出现的免疫损伤，无须药物治疗。血常规中

WBC、Neut、PLT 均出现明显下降，另外患者的食欲减退、体重降低，轻度脱发等均考虑为干扰素的不良反应。

(4)后续方案：患者干扰素不良反应明显，调整方案为聚乙二醇干扰素 α-2b 注射液 135 μg(每周 1 次，腹部皮下注射)继续治疗。

(5)患者意见：患者对治疗效果满意，但同时对不良反应难以忍受，表现出抵触情绪。与患者再次交流，HBV 可导致肝硬化及肝癌，尤其 HBV DNA 整合入患者的基因组是肝细胞癌的重要危险因素，如果可以获得功能性治愈，可以最大程度降低肝不良事件风险。患者属于慢性乙肝临床治愈的优势人群，极可能实现临床治愈，干扰素虽然不良反应较大，但这些不良反应完全可逆，患者最终接受干扰素减量继续治疗。

3. 治疗后 3 个月

(1)患者主诉：疲乏感明显、食欲减退、轻度脱发，无其他不适。

(2)实验室检测：HBsAg <0.05 IU/mL，HBV DNA <10 IU/mL；ALT 19 U/L，AST 24 U/L，TBIL 6.3 μmol/L；WBC 2.64×10^9/L，Neut 1.24×10^9/L，Hb 105.3 g/L，PLT 82×10^9/L；甲状腺功能正常。

(3)疗效分析：患者注射聚乙二醇干扰素 α-2b 注射液 15 针(周)，实现 HBsAg 转阴、HBV DNA 低于检测下限，但 HBsAb 暂未出现。

(4)后续方案：初步取得“临床治愈”的目标(事实上，停药 6 个月及以上能保持才是真正的临床治愈)，HBsAb 未出现，建议患者继续干扰素巩固治疗。

(5)患者意见：患者对治疗效果表示满意，但同时难以忍受干扰素的不良反应，不愿再坚持治疗，选择随访。

(四)随访情况

1. 随访时机　停药后 9 个月。

2. 临床治愈者主诉　患者停用干扰素后，不良反应逐渐消失。

3. 实验室检测　HBsAg 0.444 COI，HBsAb 22.78 IU/L，HBeAg 0.12 COI，HBeAb 0.003 COI，HBcAb 0.01 COI，HBV DNA 阴性；ALT 19 U/L，AST 45 U/L，TBIL 6 μmol/L；WBC 4.2×10^9/L，Neut 1.87×10^9/L，Hb 109 g/L，PLT 193×10^9/L(图 10-3、图 10-4)。

生化
仪器型号:cobas 8000

镇江市第三人民医院检验报告单

苏HR
标本号：1009

姓名:	病人类型:门诊	床号:	标本类型:静脉血
性别:女	ID 号:	费别:镇江医保	申请时间:2024-05-13 10:31
年龄:31岁	科 室: 肝科专家_B	诊断:慢性乙型病毒性肝炎	采样时间:2024-05-13 11:06

序号	项目代号	项目名称	结果		单位	参考值
1	AFP	*甲胎蛋白	<0.605		ng/mL	0--7
2	CEA	*癌胚抗原	0.71		ng/mL	0--5
3	HBsAg	*乙肝表面抗原	0.444		COI	0--1
4	HBsAb2	乙肝表面抗体2	22.78	↑	IU/L	0--10
5	HBeAg	乙肝e抗原	0.120		COI	0--1
6	HBeAb	乙肝e抗体	0.003	↓	COI	>1
7	HBcAb Ⅱ	乙肝核心抗体II	0.01	↓	COI	>1

备注:

申请医生:谭友文　　检验时间:2024-05-14 08:09　　检验者: 李龙　　审核者: 熊茜
审核时间:2024-05-14 09:30　　打印时间:2024-09-23 11:23
本报告仅对此次标本负责！如有疑问请于两周内查询。项目名称前注*,为省内互认项目。

图 10-3　临床治愈时 HBV 标志物水平

金域医学检验实验室检验报告单

临检总部
标本号：27

姓名:	病人类型:门诊	床号:	标本类型:其他
性别:女	ID 号:	费别:镇江医保	申请时间:2024-05-13 10:32
年龄:31岁	科 室: 肝科专家_B	诊断:慢性乙型病毒性肝炎	采样时间:2024-05-13 11:06

序号	项目代号	项目名称	结果	单位	参考值
1	.超敏乙肝DNA	乙型肝炎DNA测定(低拷贝内标定量)	没有检测到HBV DNA	IU/mL	1.00E+01

解释说明:

1、1.00E+03等同于1.00×10^3(1000)，5.20E+06等同于5.20×10^6(5200000)，以此类推。
2、检测结果为“没有检测到HBV DNA”时，解释为：HBV DNA低于10 IU/mL且未检测到或样本中没有HBV DNA存在。
3、检测结果为“<1.00E+01”时，解释为：检测到HBV DNA，但不在该方法的线性范围内，无法准确定量。

备注:

申请医生:谭友文　　检验时间:2024-05-13 12:41　　检验者: 欧汉祺　　审核者: 肖婷婷
审核时间:2024-05-15 14:30　　打印时间:2024-09-23 11:22
本报告仅对此次标本负责！如有疑问请于两周内查询

图 10-4　临床治愈时 HBV DNA 水平

4. 疗效分析　患者经过 15 针(周)干扰素治疗,HBsAg 消失 6 个月以上,并且出现抗 HBs,已经取得临床治愈,疗效满意。

5. 后续方案　每 6 个月定期复查肝功能、HBV 血清标志物。

三、诊疗体会

中国《慢性乙型肝炎防治指南(2022 年版)》指出,慢性乙肝治疗的主要目标是最大限度地长期抑制 HBV 复制、减轻肝细胞炎症坏死及肝纤维组织增生,延缓和减少肝功能衰竭、肝硬化失代偿、肝细胞癌和其他并发症的发生,改善患者生命质量,延长其生存时间。对于部分适合条件的患者,应追求临床治愈(又称功能性治愈)。

对慢性 HBV 感染自然史定义为四期,其中非活动性 HBsAg 携带状态(HBeAg 阴性慢性 HBV 感染)为患者血清 HBsAg 阳性、HBeAg 阴性、HBV DNA 阴性、HBsAg <1000 IU/mL, ALT 和 AST 持续正常(1 年内连续随访 3 次以上,每次至少间隔 3 个月),影像学检查无肝硬化征象,肝组织学检查显示组织活动指数评分<4 或根据其他半定量计分系统判定病变轻微。

目前,已有大量研究证实核苷(酸)类似物经治慢性乙肝患者和非活动性 HBsAg 携带者经过聚乙二醇干扰素 α-2b 治疗可获得较高的临床治愈率,且基线 HBsAg 水平越低临床治愈率越高。首都医科大学附属北京佑安医院的系统回顾和荟萃分析发现,非活动性 HBsAg 携带者接受聚乙二醇干扰素 α-2b 治疗 48 周的总体 HBsAg 清除率为 47%, HBsAg 血清学转换率为 26%。基线 HBsAg 水平越低以及治疗疗程越长,获得 HBsAg 清除的概率就越高。

本例患者依照《慢性乙型肝炎防治指南(2022 年版)》标准定义为非活动性 HBsAg 携带者,显然属于聚乙二醇干扰素 α-2b 治疗的优势人群,经过短时间的(15 周)的抗病毒治疗,实现临床治愈(表 10-1),不良反应在可耐受范围。临床治愈具有众多优势,可有效降低患者肝癌风险,减轻患者身心负担。

表 10-1　本例慢性乙肝患儿追求临床治愈过程中核心指标的动态变化

参数	HBV DNA (IU/mL)	HBsAg (IU/mL)	HBsAb (IU/L)	ALT (U/L)	Neut ($\times10^9$/L)	PLT ($\times10^9$/L)
基线	46(+)	23.70(+)	0.46(-)	13	2.32	232
治疗 1 周	—	—	—	22	1.36	182
治疗 1 个月	<10(-)	12.30(+)	0.42(-)	48	1.05	112
治疗 3 个月	<10(-)	<0.05(-)	1.61(-)	19	1.24	82
停药 9 个月	<10(-)	(-)	22.78(+)	19	1.87	193

四、推荐阅读

[1] 中华医学会肝病学分会，中华医学会感染病学分会. 慢性乙型肝炎防治指南（2022 年版）[J]. 中华肝脏病杂志，2022，30（12）：1309-1331.

[2] 庄辉. 全球和我国 HBV 感染免疫耐受期患者人数估计更正说明[J]. 临床肝胆病杂志，2021，37（4）：785-786.

[3] SONG A，LIN X，LU J，et al. Pegylated interferon treatment for the effective clearance of hepatitis B surface antigen in inactive hbsag carriers：a meta-analysis [J]. Front. Immunol，2021，12：779347.

（谭友文　撰写）

（李婕　曾庆磊　审校）

病例 11　30 岁女性，HBeAg 阴性，HBsAg 高水平，NA 序贯联合 IFN，疗程 2 年

概　要

30 岁 HBsAg 高水平的初治女性患者，应用恩替卡韦分散片口服抗病毒治疗；治疗 2 个月时 HBV DNA 转阴，治疗 4 个月时开始联合聚乙二醇干扰素 α-2b 注射液治疗，此时 HBsAg 为 5835.72 IU/mL。联合治疗 9 个月后因为感染新冠病毒而停用聚乙二醇干扰素 α-2b 注射液，保留恩替卡韦分散片单药治疗 8 个月。在开启联合治疗的第 17 个月，再次联合聚乙二醇干扰素 α-2b 注射液治疗，联合治疗 1 个月后，在第 18 个月终于实现 HBsAg 转阴。本例患者初始使用干扰素治疗时 HBsAg 水平比较高，并不是常规意义上临床治愈的优势人群，但在联合聚乙二醇干扰素 α-2b 注射液治疗后，很明显可以看到 HBsAg 水平大幅降低，最终实现了慢性乙肝的临床治愈，属于“底子差、进步快”的类型，所以对于 HBsAg 高水平的患者可以尝试追求临床治愈。

一、患者情况

患者刘某，女，30 岁，慢性乙型肝炎患者，2022 年 6 月来院检查，HBV DNA 831 IU/mL，建议抗病毒治疗，给予恩替卡韦分散片（0.5 mg，每日 1 片，空腹服用）口服治疗，2022 年 8 月 HBV DNA 转阴。2022 年 10 月 24 日检测结果：HBsAg 5835.72 IU/mL，HBV DNA < 30 IU/mL（图 11-1、图 11-2）；ALT 33 U/L，AST 27 U/L，TBIL 14.7 μmol/L；AFP 4.1 ng/mL；WBC 4.3×10^9/L，Neut 2.27×10^9/L，Hb 137 g/L，PLT 240×10^9/L；超声示肝、胆囊、胰腺、脾未见明显异常。患者寻求临床治愈意向强烈，经与患者沟通后于 2022 年 10 月 24 日开始联合聚乙二醇干扰素 α-2b 注射液治疗。

浙江大学医学院附属第二医院检验报告单　　第1页/共1页

滨江院区(杭州市滨江区江虹路1511号)　　022836007100

姓名:[redacted]　性别:女　年龄:30岁　科别:感染门诊-滨江　病案号: 11324298　临床诊断:慢性乙型病毒
标本类型:血清　样本号:[redacted]　检验目的: 乙肝三系定量

项目名称	检验结果		参考范围	单位	试验方法
乙肝表面抗原(定量)	5835.72	↑	<0.05	IU/mL	雅培发光免疫
乙肝表面抗体(定量)	0.09		<10.00	mIU/mL	雅培发光免疫
乙肝e抗原(定量)	0.33		<1.00	S/CO	雅培发光免疫
乙肝e抗体(定量)	0.01	↓	>1.00	S/CO	雅培发光免疫
乙肝核心抗体(定量)	7.47	↑	<1.00	S/CO	雅培发光免疫

送检医师: 唐翠兰　报告日期: 2022/10/24 14:55:41　检 验 者: 曲丽艳　审 核 者: 陈艳丽
采集日期: 2022/10/24 11:18:19　接收日期: 2022/10/24 11:18:19　打印日期: 2022/10/24 14:55:45

图 11-1　基线 HBV 标志物水平

浙江大学医学院附属第二医院检验报告单　　第1页/共1页

滨江院区(杭州市滨江区江虹路1511号)　　022836006900

姓名:[redacted]　性别: 女　年龄:30岁　科别:感染门诊-滨江　病案号: 11324298　临床诊断:慢性乙型病毒
标本类型:血清　样本号[redacted]　检验目的: 乙肝病毒DNA定量

项目名称	检验结果	参考范围	单位	试验方法
乙肝病毒核酸定量(HBV DNA)	<3.0E+1	<3.0E+1	IU/mL	复星实时荧光PCR法

该检测方法最低检测限为30 IU/ml，定量检测范围为100~1.0E+9 IU/ml，30~100 IU/ml的结果仅供参考。

送检医师: 唐翠兰　接收日期: 2022/10/24 11:18:19　检 验 者: 魏振利　审 核 者: 段秀枝
采集日期: 2022/10/24 11:18:18　报告日期: 2022/10/26 11:35:06　打印日期: 2022/10/26 11:41:35

图 11-2　基线 HBV DNA 水平

二、诊疗过程

(一)临床诊断

HBeAg 阴性慢性乙型肝炎。

(二)治疗方案

笔者与患者沟通过程中,患者因患有慢性乙型肝炎而感到自卑,30 岁仍然没有谈过恋爱,强烈希望能够实现临床治愈,能够正常婚恋。因患者 HBsAg 水平较高,临床治愈概率低,并且治疗周期可能会比较长,且患者存在睡眠困难问题,不良反应风险高,多次与患者沟通确认,并排除相关禁忌后,于 2022 年 10 月 24 日,开始“恩替卡韦分散片(0.5 mg,每日 1 片,空腹服用)联合聚乙二醇干扰素 α-2b 注射液(180 μg,每周 1 次,腹部皮下注射)”治疗。

(三)治疗过程

患者于院外注射第 1 剂聚乙二醇干扰素 α-2b 注射液后出现发热,同时伴轻度头痛、头晕、乏力、肌肉酸疼。给予“泰诺”口服对症治疗,上述症状逐渐好转。院外注射第 2 剂后,上述流感样症状体征较第 1 剂注射后明显减轻。注射第 3 剂后,无其他不适。

1. 治疗后 1 个月

(1)患者主诉:乏力、睡眠不佳,无其他不适。

(2)实验室检测:ALT 40 U/L,AST 36 U/L,TBIL 6.3 μmol/L;WBC 2.5×10^9/L,Neut 0.88×10^9/L,Hb 137 g/L,PLT 130×10^9/L。

(3)疗效分析:患者肝功能指标基本保持稳定;血常规中 WBC、Neut 明显降低,考虑为聚乙二醇干扰素 α-2b 注射液的骨髓抑制作用所致,但尚未达到必须干预的临界值;根据笔者经验,乏力为聚乙二醇干扰素 α-2b 注射液使用过程中常见的不良反应,此症状并未影响患者生活,患者可耐受;本例患者用药后睡眠情况与用药前相似,密切监测即可。

(4)后续方案:上述方案不良反应在可控范围之内,患者精神状态良好,建议继续联合方案治疗,2 个月后复查。

(5)患者意见:患者自诉对不良反应尚能耐受,接受继续联合治疗方案。

2. 治疗后 3 个月

(1)患者主诉:乏力、睡眠不佳,无其他不适。

(2)实验室检测:HBsAg 1537.236 IU/mL,HBV DNA <30 IU/mL;ALT 143 U/L,AST 155 U/L,TBIL 11.2 μmol/L;WBC 2.3×10^9/L,Neut 1.04×10^9/L,Hb 112 g/L,PLT 128×10^9/L;甲状腺功能正常。

(3)疗效分析:患者 HBsAg 大幅度降低,趋势良好;ALT 与 AST 水平明显上升,考虑为聚乙二醇干扰素 α-2b 注射液导致的不良反应,同时告知患者出现转氨酶急性升高是由于具有免疫应答反应,预示更佳的治疗结局;血常规中 WBC、Neut 明显降低,Hb 轻度降低,考虑为聚乙二醇干扰素 α-2b 注射液的骨髓抑制作用所致,但尚未达到必须干预的临界值。患者乏力与睡眠情况与治疗 1 个月时相似,密切监测。

(4)后续方案:上述方案效果良好,不良反应在预期和可控范围之内,建议继续联合方案治疗,同时口服双环醇片(25 mg,每日 3 次,饭前口服),半月后复查。

(5)患者意见:患者对治疗效果表示满意,同意继续联合方案治疗。

3. 治疗后 6 个月

(1)患者主诉:腹胀、头晕,无其他不适。

(2)实验室检测:HBsAg 96.68 IU/mL,HBV DNA <30 IU/mL;ALT 70 U/L,AST 58 U/L,TBIL 8 μmol/L;WBC 3.2×10^9/L,Neut 1.78×10^9/L,Hb 112 g/L,PLT 109×10^9/L;甲状腺功能正常。

(3)疗效分析:患者 HBsAg 显著降低,趋势良好,HBV DNA 维持阴性;肝功能指标趋于稳定;血常规中 WBC、Neut 明显降低,Hb 轻度降低,考虑为聚乙二醇干扰素 α-2b 注射液的骨髓抑制作用所致,但尚未达到必须干预的临界值;根据笔者的经验及药物不良反应,腹胀、头晕也是聚乙二醇干扰素 α-2b 注射液使用过程中可能会出现的不良反应,此症状未影响患者生活,建议密切监测。

(4)后续方案:上述方案效果良好,不良反应在预期和可控范围之内,建议继续联合方案治疗,3 个月后复查。

(5)患者意见:患者对疗效表示满意,同意继续联合方案治疗。

4. 治疗后 9 个月

(1)患者主诉:食欲稍减退,无其他不适。

(2)实验室检测:HBsAg 15.14 IU/mL,HBsAb 1.29 mIU/mL,HBV DNA <30 IU/mL;ALT 56 U/L,AST 38 U/L,TBIL 6.5 μmol/L;WBC 2.5×10^9/L,Neut 1.19×10^9/L,Hb 110 g/L,PLT 111×10^9/L。

(3)疗效分析:患者 HBsAg 持续显著降低,疗效良好;肝功能指标趋于稳定;血常规中 WBC、Neut 明显降低,Hb 轻度降低,考虑为聚乙二醇干扰素 α-2b 注射液的骨髓抑制作用所致,但尚未达到必须干预的临界值;根据笔者的经验,食欲减退为聚乙二醇干扰素 α-2b 注射液使用过程中常见的不良反应之一,程度较轻,无须干预。

(4)后续方案:虽然患者使用聚乙二醇干扰素 α-2b 注射液后疗效较好,但是患者因为感染新型冠状病毒,身体状态不佳,在治疗第 9 个月后停聚乙二醇干扰素 α-2b 注射液,改为恩替卡韦分散片单药治疗。在治疗第 10 个月开始至第 13 个月期间,患者反复低热,体温 37.5 ℃左右,伴睡眠不佳。因为反复低热,头痛,并存在睡眠不佳,入眠困难等问题长期困扰，在治疗第 14 个月患者于神经内科诊断为“自主神经功能紊乱”，后又于精神科诊断为“抑郁状态”，开始口服盐酸曲唑酮片（25 mg，每日 1 次，睡前口服）抗抑郁治疗。

（5）患者意见：虽然患者临床治愈意愿强烈，但是感染新冠后反复低热，同意改为恩替卡韦分散片单药治疗方案。

5. 治疗后 17 个月

（1）患者主诉：仍有轻微抑郁状态，并口服盐酸曲唑酮片（25mg，每日 1 次，睡前口服），但情况较稳定，睡眠良好。

（2）实验室检测：HBsAg 0.26 IU/mL，HBsAb 1.2 mIU/mL，HBV DNA <30 IU/mL；ALT 11 U/L，AST 15 U/L，TBIL 12.1 μmol/L；WBC 4.3×10^9/L，Neut 3.71×10^9/L，Hb 141 g/L，PLT 220×10^9/L；甲状腺功能正常。

（3）疗效分析：患者停用聚乙二醇干扰素 α-2b 注射液 8 个月后，HBsAg 降至 0.26 IU/mL，考虑为聚乙二醇干扰素 α-2b 注射液停药后，后效应仍在持续降低 HBsAg 水平，患者距离临床治愈仅一步之遥。

（4）后续方案：患者目前仍在服用抗抑郁药物，其实是不适合继续聚乙二醇干扰素 α-2b 注射液治疗的。但是目前患者 HBsAg 水平极低，并且既往使用聚乙二醇干扰素 α-2b 注射液效果较好，另外患者强烈要求继续使用聚乙二醇干扰素 α-2b 注射液治疗。与患者沟通后，明确继续使用聚乙二醇干扰素 α-2b 注射液风险较大，同时考虑到患者抑郁症状较轻，且状态稳定，短期应用聚乙二醇干扰素 α-2b 注射液治疗对患者的影响有限，可辅以更严密的监测，将干扰素的不良反应在可控范围内。于是在开始联合治疗后第 17 个月决定继续尝试联合聚乙二醇干扰素 α-2b 注射液治疗，并密切监测，每个月评估疗效与不良反应。

（5）患者意见：患者追求临床治愈愿望强烈，了解治疗风险，同意继续联合治疗的方案。

6. 治疗后 18 个月

（1）患者主诉：2022 年 10 月 24 日开始联合治疗，第 17 个月后再次联合聚乙二醇干扰素 α-2b 注射液治疗，出现发热、头痛与恶心症状。

（2）实验室检测：HBsAg 0.01 IU/mL，HBsAb 5.93 mIU/mL，HBV DNA <30 IU/mL；ALT 48 U/L，AST 57 U/L，TBIL 6.2 μmol/L；WBC 2.2×10^9/L，Neut 0.94×10^9/L，Hb 117 g/L，PLT 112×10^9/L。

（3）疗效分析：患者实现 HBsAg 转阴，但是 HBsAb 小于 10 mIU/mL，HBV DNA 维持阴性。与患者沟通已经实现“临床治愈”（事实上，停药 6 个月及其以上仍能维持才是真正的临床治愈）；肝功能指标稍有升高，但无须干预；血常规中 WBC、Neut 明显降低，PLT 轻度降低，考虑为聚乙二醇干扰素 α-2b 注射液的骨髓抑制作用所致，但尚未达到必须干预的临界值；因期间已有 8 个月未使用聚乙二醇干扰素 α-2b 注射液，发热、头痛与恶心症状与注射第 1 剂聚乙二醇干扰素 α-2b 注射液时症状类似，给予“泰诺”口服对症治疗后逐渐好转。

（4）后续方案：再次联合聚乙二醇干扰素 α-2b 注射液治疗 1 个月后，患者已经实现“临床治愈”，虽然 HBsAb 未达到 10 mIU/mL 以上，但是考虑到患者不良反应较大，且自身存在抑郁状态，仍在服用抗抑郁药物，不建议继续聚乙二醇干扰素 α-2b 注射液巩固治疗，建议停用聚乙二醇干扰素 α-2b 注射液，停用恩替卡韦分散片。

（5）患者意见：患者对疗效满意，接受停用聚乙二醇干扰素 α-2b 注射液与恩替卡韦分散片。

（四）随访情况

1. 停药 2 个月

（1）随访时机：停用聚乙二醇干扰素 α-2b 注射液与恩替卡韦分散片后 2 个月。

（2）临床治愈者主诉：仍在服用抗抑郁药物，状态稳定，睡眠良好。

（3）实验室检测：HBsAg 0.01 IU/mL，HBsAb 163.17 mIU/mL，HBV DNA <30 IU/mL；ALT 18 U/L，AST 20 U/L，TBIL 7.7 μmol/L；WBC 4×10^9/L，Neut 2.2×10^9/L，Hb 130 g/L，PLT 262×10^9/L。

（4）疗效分析：慢性乙肝临床治愈（事实上，停药 6 个月及以上仍能维持才是真正的临床治愈），并且停药后 HBsAb 仍在继续上升，由 10 mIU/mL 以下达到 100 mIU/mL 以上，总体疗效较好，另外患者的不良反应也在可控范围之内。

（5）后续方案：无须治疗，定期随访。

2. 停药 6 个月

（1）随访时机：停用聚乙二醇干扰素 α-2b 注射液与恩替卡韦分散片后 6 个月。

（2）临床治愈者主诉：无不适。

（3）实验室检测：HBsAg 0.01 IU/mL，HBsAb 332.9 mIU/mL，HBV DNA <30 IU/mL（图 11-3、图 11-4）；ALT 9 U/L，AST 16 U/L，TBIL 8.8 μmol/L；WBC 5.12×10^9/L，Neut 2.24×10^9/L，Hb 138 g/L，PLT 265×10^9/L。

浙江大学医学院附属第二医院检验报告单 第1页/共1页

滨江院区(杭州市滨江区江虹路1511号) 023633536500

姓名: 性别:女 年龄:32岁 科别:感染/肝病专科- **病案号: 11324298** 临床诊断:可疑疾病和情
标本类型:血清 样本号: **检验目的: 乙肝三系定量**

项目名称	检验结果	参考范围	单位	试验方法
乙型肝炎病毒表面抗原(定量)	0.01	<0.05	IU/mL	雅培发光免疫
乙型肝炎病毒表面抗体(定量)	332.90	<10.00	mIU/mL	雅培发光免疫
乙型肝炎病毒e抗原(定量)	0.40	<1.00	S/CO	雅培发光免疫
乙型肝炎病毒e抗体(定量)	0.04	>1.00	S/CO	雅培发光免疫
乙型肝炎病毒核心抗体(定量)	5.27	<1.00	S/CO	雅培发光免疫

送检医师: 唐翠兰 报告日期: 2024/10/26 9:09:35 检 验 者: 岳小芳 审 核 者: 张雨蓉
采集日期: 2024/10/25 14:11:37 接收日期: 2024/10/25 14:11:38 打印日期: 2024/10/26 9:14:39
*该结果标本保存7天，如有疑问请于7天内与检验科及相关科室咨询。

图 11-3 临床治愈时 HBV 标志物水平

浙江大学医学院附属第二医院检验报告单 第1页/共1页

滨江院区(杭州市滨江区江虹路1511号) 023633536600

姓名: 性别:女 年龄:32岁 科别:感染/肝病专科- **病案号: 11324298** 临床诊断:可疑疾病和情
标本类型:血清 样本号: **检验目的: 乙肝病毒DNA定量**

项目名称	检验结果	参考范围	单位	试验方法
乙肝病毒核酸定量(HBV DNA)	<3.0E+1	<3.0E+1	IU/mL	复星实时荧光PCR法

该检测方法最低检测限为30 IU/ml，定量检测范围为100~1.0E+9 IU/ml，30~100 IU/ml的结果仅供参考。

送检医师: 唐翠兰 报告日期: 2024/10/26 9:08:36 检 验 者: 岳小芳 审 核 者: 张雨蓉
采集日期: 2024/10/25 14:11:32 接收日期: 2024/10/25 14:11:37 打印日期: 2024/10/26 9:13:41
*该结果标本保存7天，如有疑问请于7天内与检验科及相关科室咨询。

图 11-4 临床治愈时 HBV DNA 水平

(4)疗效分析:慢性乙肝临床治愈,HBsAb 上升至 332.9 mIU/mL,正常服用抑郁药物,精神状态稳定,睡眠良好。

(5)后续方案:无须治疗,正常生活,定期随访。

三、诊疗体会

目前大众对于慢性乙肝仍存在许多误解,对慢性乙肝患者存在歧视,这种歧视对慢性乙肝患者的生活造成了影响。例如本例患者为 30 岁女性,在这个大多数人结婚生子的年龄,她因为患有慢性乙肝,一直没有勇气谈恋爱。当她在笔者门诊得知目前慢性乙肝可以治愈时便决定要尝试临床治愈,笔者也想尽力帮助她获得临床治愈来改变她的生活状态,患者信任医生,和医生相互积极配合,虽然治疗过程中并不顺利,但最终获得了临床治愈。

本例患者初始 HBsAg 较高,不属于临床治愈的优势人群。很多慢性乙肝患者在治疗之前,都会问自己治愈的概率有多大,对于优势患者来说,有明确的治愈概率,然而对于一些高 HBsAg 水平的患者,笔者往往很难给出一个答案。这个病例提示,高 HBsAg 水平的慢性乙肝患者也可以实现临床治愈,属于"底子差、进步快"的人群。另外目前也有很多的专家学者在探索多轮治疗的方案,通过对高 HBsAg 水平的慢性乙肝患者进行多轮次治疗,逐步降低 HBsAg 水平,把非优势人群转化为优势人群后,再追求临床治愈。即使未能实现临床治愈,仍然可以降低发生肝癌和肝硬化的风险,对患者来说也是非常重要的获益。

另外相对于核苷(酸)类药物治疗来说,使用聚乙二醇干扰素 α-2b 注射液治疗确实会有更多的不良反应,尤其是在面对一些较为严重的不良反应时,该如何与患者的获益进行权衡,这也需要每个医生去思考。如何在对患者生活造成最小影响的同时,尽可能维持患者的治疗,帮助患者获得最大获益。

在面对聚乙二醇干扰素 α-2b 注射液治疗更多且更严重的不良反应时,需要医生付出更多的精力,关注患者的身体和心理健康。也需要医生有更多的耐心和患者沟通,通过有效良好的沟通,让患者充分了解治疗的风险与目的,让患者更好地配合治疗的同时,也能够很大程度地缓解患者的焦虑情绪。

在聚乙二醇干扰素 α-2b 注射液联合恩替卡韦分散片的治疗过程中,在联合治疗前 9 个月患者的 HBsAg 水平下降效果较好。但是中途因为感染新冠反复发热,以及后期出现抑郁状态,导致聚乙二醇干扰素 α-2b 注射液治疗中断。恩替卡韦单药治疗 8 个月后,再次联合聚乙二醇干扰素 α-2b 注射液治疗 1 个月,最终经过 18 个月的治疗实现了临床治愈,治疗期间的核心结果总结见表 11-1。

表 11-1　本例慢性乙肝患者追求临床治愈过程中核心指标的动态变化

参数	HBV DNA (IU/mL)	HBsAg (IU/mL)	HBsAb (mIU/mL)	ALT (U/L)	Neut ($\times10^9$/L)	Hb (g/L)
基线	<30(-)	5835.72(+)	0.09(-)	33	2.27	137
治疗 3 个月	<30(-)	1537.24(+)	0.19(-)	143	1.04	112
治疗 6 个月	<30(-)	96.68(+)	0.18(-)	70	1.78	112
治疗 9 个月	<30(-)	15.14(+)	1.29(-)	56	1.19	110
治疗 17 个月	<30(-)	0.26(+)	1.20(-)	11	3.71	141
治疗 18 个月	<30(-)	0.01(-)	5.93(-)	48	0.94	117
停药 2 个月	<30(-)	0.01(-)	163.17(+)	18	2.20	130
停药 6 个月	<30(-)	0.01(-)	332.90(+)	9	2.24	138

通过表 11-4 可见，患者 HBsAg 水平在联合治疗 3 个月时下降超过 0.5 个 $\log_{10}$ IU/mL，在联合治疗 6 个月时下降超过 1.5 个 $\log_{10}$ IU/mL，HBsAg 水平下降速度是比较快的。所以，对于这种“底子差”的高 HBsAg 水平的患者也是可以实现临床治愈的；需要特别关注的就是其注射干扰素后“进步快不快(即 HBsAg 下降快不快)”，而“进步快不快”只有在干扰素注射后才能知道；故有时启动治疗就是临床治愈的开始。尤其是对于有肝癌家族史以及对临床治愈意愿非常强烈的患者，在与患者充分沟通之后，可以尝试使用聚乙二醇干扰素 α-2b 注射液追求慢性乙肝临床治愈。

另外本例患者在联合聚乙二醇干扰素 α-2b 注射液治疗 9 个月后，感染新型冠状病毒，反复低热，严重影响睡眠，出现了自主神经功能紊乱甚至是抑郁状态。在联合聚乙二醇干扰素 α-2b 注射液治疗风险比较大的情况下，患者的临床治愈意愿仍非常强烈，如何针对患者情况，制订个性化的治疗方案，帮助患者尽可能获得更多获益，其实是需要我们所有医务工作者思考的。

四、推荐阅读

[1] 中华医学会肝病学分会，中华医学会感染病学分会. 慢性乙型肝炎防治指南(2022 年版) [J]. 中华肝脏病杂志，2022，30(12)：1309-1331.

[2] LOK ASF, Toward a Functional Cure for hepatitis B [J]. Gut and Liver, 2024, 18(4): 593-601.

(唐翠兰　撰写)

(李　婕　曾庆磊　审校)

病例12　31岁女性,HBeAg阳性,NA序贯联合IFN,诱发药物性狼疮自愈,疗程13年

概　要

31岁慢性乙型肝炎女性患者,2010年起服用拉米夫定片治疗3年余,出现耐药突变,换用替比夫定片治疗,2019年8月尝试停药,2019年11月复查HBV DNA 8970 IU/mL,开始规律予以富马酸替诺福韦二吡呋酯片治疗。2021年8月加用聚乙二醇干扰素α-2b注射液治疗;2021年11月出现低钙低磷血症,调整为富马酸丙酚替诺福韦片联合聚乙二醇干扰素α-2b注射液治疗,治疗效果佳;2022年8月停用干扰素,2023年8月停用丙酚替诺福韦片。停药随访1年余,最终实现了慢性乙肝临床治愈,前后耗时13年。慢性乙型肝炎的临床治愈具有艰巨性、复杂性、不确定性,医患之间高度的信任和配合,尤其是患者的坚持是实现临床治愈的关键。

一、患者情况

患者刘某,女,31岁,以"发现HBsAg阳性4年余"为主诉于我院就诊。患者于外院"拉米夫定片"治疗3年余,此次来院查乙肝五项提示HBsAg、HBeAg、HBcAb均阳性,HBV DNA 3670 IU/mL(图12-1),肝功能正常,HBV耐药突变基因检测提示拉米夫定耐药。

重庆医科大学附属第二医院化验报告单

采样时间：2013-11-23　样本送达：2013-11-23　NO.78

姓　名：		性　别：		年　龄：	
就诊类型：		科　室：		病　区：	
病 历 号：		病 床 号：		标本种类：	血
送检医生：		临床诊断：		备　注：	

项目名称	结果	参考值(单位)
1 HBV DNA定量	3.67*10^3 IU/ml	

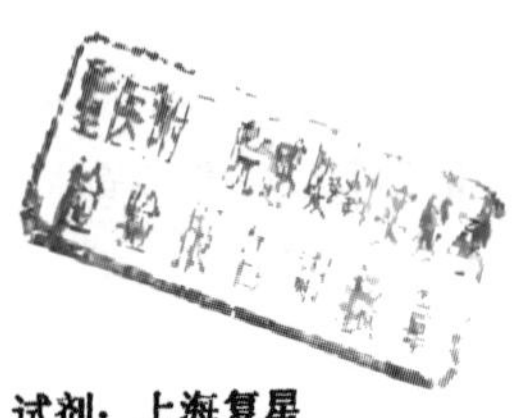

实时荧光定量PCR　仪器：LightCycler 480　试剂：上海复星

检测下限：200 IU/ml

报告时间：2013-11-23 14:31:59　执行部门：感染科实验室　检验医师：单幼兰　审核者：杜伟

注：此检验单结果仅对本次标本有效

图 12-1　患者初次来院时 HBV DNA 水平

二、诊疗过程

(一)临床诊断

HBeAg 阳性慢性乙型肝炎。

(二)治疗方案

2009 年患者于外院体检发现“乙肝大三阳”(具体不详),自 2010 年起患者规律口服拉米夫定片,2013 年 11 月于我院就诊(2010 年至 2013 年 11 月的拉米夫定片治疗视为第一阶段治疗),查 HBV DNA 阳性,考虑耐药可能,与患者沟通后同意完善 HBV 耐药突变基因检测,结果提示产生拉米夫定耐药,建议换用替比夫定片(600 mg,每日 1 次,口服)治疗。

(三)治疗过程

1. 第二阶段治疗　替比夫定片治疗期间(2013 年 12 月至 2019 年 8 月)。

(1)患者主诉：无特殊不适。

(2)实验室检测：自 2013 年 12 月起患者开始口服替比夫定片，并规律于我院随访，治疗期间肝功能基本正常，HBV DNA 低于检测下限，HBeAg 发生血清学转换(即“大三阳”变为“小三阳”)。于是自 2019 年 8 月起患者在医生建议下尝试停药(符合当时停药标准)。停药 3 个月后(2019 年 11 月)，复查提示 HBV DNA 8970 IU/mL，ALT 49 U/L，AST 36 U/L。

(3)疗效分析：根据当时的《慢性乙肝防治指南(2015 更新版)》推荐，在达到 HBV DNA 低于检测下限、ALT 正常、HBeAg 血清学转换后，再巩固治疗至少 3 年(每隔 6 个月复查 1 次)仍保持不变者，可考虑停药。本例患者规律接受替比夫定片治疗 5 年余，且满足上述停药条件，可考虑停药。于是 2019 年 8 月经与患者沟通后尝试停药；停药 3 个月后复查，出现病毒学复发。总体而言，患者停用核苷(酸)类似物后疗效不能维持，值得庆幸的是，暂未发生肝衰竭。

(4)后续方案：国内外多项研究结果提示已经严格执行停药标准仍然出现复发的患者再治疗时疗程较长，考虑到长期治疗耐药风险，推荐首选强效低耐药的药物。结合当时药物可及性，经与患者充分沟通后，建议患者选择口服替诺福韦二吡呋酯片(300 mg，每日 1 次，简称替诺福韦片)再治疗。

(5)患者意见：患者同意规律口服替诺福韦片再治疗(2019 年 11 月开始)，治疗期间于我院规律随访肝功能和病毒学指标。

2. 第三阶段治疗　替诺福韦片治疗期间(2019 年 11 月至 2021 年 8 月)。

(1)患者主诉：无不适。

(2)实验室检测：患者自 2019 年 11 月起规律服用替诺福韦片治疗；治疗 4 周后复查乙肝五项仍提示“小三阳”，但是 HBV DNA 已低于检测下限，肝功能正常。此后近两年患者每 3 个月规律随访肝肾功能、电解质、HBV DNA 定量等指标均未见明显变化。

(3)疗效分析：疗效保持良好。

(4)后续方案：建议继续使用替诺福韦片抗病毒治疗，每 3 ~6 个月复查 1 次。

(5)患者意见：患者对治疗效果表示满意，于 2021 年 8 月复查时，患者主动提出要追求慢性乙肝临床治愈目标，自愿要求接受联合长效干扰素治疗。

3. 第四阶段治疗　核苷(酸)类似物联合干扰素治疗期间(2021 年 8 月至 2022 年 8 月)。

(1)序贯联合干扰素治疗基线(2021 年 8 月)。

1)患者主诉：要求慢性乙肝临床治愈并要求接受联合长效干扰素治疗。

2)实验室检测：检测患者血常规、肝肾功能、电解质、甲状腺功能、甲胎蛋白、异常凝血酶原、自身抗体谱、腹部彩超、肝纤维化无创诊断均未见明显异常，HBsAg 469.61 IU/mL(图 12-2)，HBV DNA 低于检测下限。

重庆医科大学附属第二医院化验报告单

采样时间：2021-8-24 10:26:06　样本送达：2021-8-24 12:07:02　仪器：JN_Alinity　检测号：17
姓　名：[illegible]
就诊类型：门诊　科　室：感染病科　病　区：　病 床 号：
标本种类：血清　送检医生：蔡大川　临床诊断：慢性乙型病毒性肝炎　备　注：
条码号：910018632101　检验目的：

项目名称		结果	参考区间
1 乙肝表面抗原	HBsAg Quant	469.610	IU/ml
2 乙肝e抗原	HBeAg Quant	<0.59	PEIU/ml

注:1、HBsAg、HBsAb、HBeAg、HBcAb箭头向上提示为阳性。
HBeAb箭头向下提示为阳性。
2、检测方法为雅培化学发光法。

重医二院 检验报告审核章

报告时间：2021-8-24 13:49:01　执行部门：感染科实验室　检验医师：　审核者：

注：此检验单结果仅对本次标本负责！若有疑问，请48小时内与实验室联系（023--62888136）。

图 12-2　序贯联合干扰素治疗启动时 HBV 标志物水平

3）疗效分析：疗效保持良好，符合加用干扰素治疗条件，且是有望通过加用干扰素治疗实现临床治愈的优势人群。

4）后续方案：给予“聚乙二醇干扰素 α-2b 注射液（180 μg，每周 1 次，腹部皮下注射）联合替诺福韦片（300 mg，每日 1 片，晚饭后口服）”治疗，定期复查。告知患者在初次联合治疗后可能出现流感样症候群等。

5）患者意见：同意治疗，遵医嘱定期复查。患者诉注射干扰素当晚自觉体温逐渐升高，伴有乏力、肌肉酸痛、头晕、头痛，疼痛程度可以忍受，未予特殊处理，数小时后患者上述症状逐渐好转。

（2）序贯联合干扰素治疗后 3 个月（2021 年 11 月）。

1）患者主诉：出现脱发、口干、口腔溃疡、手腕疼痛、手脚抽搐、面部痤疮等不适情况。

2）实验室检测：HBsAg 814.220 IU/mL，HBeAg <0.59 PEIU/mL，HBV DNA <100 IU/mL（图 12-3、图 12-4）；ALT 62 U/L，TBIL 7.5 μmol/L（图 12-5）；血钙 1.95 mmol/L，血磷 0.71 mmol/L（图 12-5）；抗核抗体（ANA）1∶100（阳性，核粗颗粒型，图 12-6）；WBC 2.11×10^9/L，Neut 1.31×10^9/L，PLT 66×10^9/L。

重庆医科大学附属第二医院化验报告单

采样时间：2021-11-16 09:18:39　样本送达：2021-11-16 10:04:26　仪器：JN_Alinity　检测号：7
姓　名：
就诊类型：门诊　科　室：感染病科　病　区：　病 床 号：
标本种类：血清　送检医生：蔡大川　临床诊断：慢性乙型病毒性肝炎　备　注：
条码号：910019816225　检验目的：

项目名称		结果	参考区间
1 乙肝表面抗原	HBsAg Quant	814.220	IU/ml
2 乙肝e抗原	HBeAg Quant	<0.59	PEIU/ml

注：1、HBsAg、HBsAb、HBeAg、HBcAb箭头向上提示为阳性。
HBeAb箭头向下提示为阳性。
2、检测方法为雅培化学发光法。

重医二院
检验报告审核章②

报告时间：2021-11-16 11:38:05　执行部门：感染科实验室　检验医师：　审核者：
注：此检验单结果仅对本次标本负责！若有疑问，请48小时内与实验室联系（023--62888136）。

图 12-3　序贯联合干扰素治疗 3 个月时 HBV 标志物水平

重庆医科大学附属第二医院检验报告单

采样时间：2021-11-16 9:18　签收时间：2021-11-16 10:09　仪器：JN_ABI7500　NO. 75
姓　名：
就诊类型：门诊　科　室：感染病科　病　区：　病床号：
标本种类：血清　送检医生：蔡大川　临床诊断：慢性乙型病毒性肝炎　备　注：
申请单号：910019816224　检验目的：

项目名称	结果	参考区间（单位）
1 HBV DNA定量(实时荧光定量PCR法)	<1.0X10^2	检测下限：100 IU/ml 试　剂：上海复星

重医二院
检验报告审核章②

报告时间：2021-11-16 12:46　执行部门：免疫　检验者：　审核者：
注：此检验单结果仅对本次标本有效

图 12-4　序贯联合干扰素治疗 3 个月时 HBV DNA 水平

重庆医科大学附属第二医院检验科报告单

采样时间：2021-11-16 9:18　签收时间：2021-11-16 10:39　仪器：HITACHI　NO. 568

姓　名：

就诊类型：门诊　科　室：感染病科　病　区：　病床号：

标本种类：血清　送检医生：蔡大川　临床诊断：慢性乙型病毒性肝炎

申请单号：110019816228　检验目的：肝功14项；电解质肾功；静脉血糖（随机）

项目名称	结果	单位	参考区间	项目名称	结果	单位	参考区间
1 钾	3.80		3.50～5.30	19 γ-谷胺酰基转移酶	35		7～45
2 钠	140.0		137.0～147.0	20 总胆红素	7.5		5.1～28.0
3 氯	105.2		99.0～110.0	21 直接胆红素	2.4		0.0～10.0
4 二氧化碳	21.2 ↓		22.0～29.0	22 间接胆红素	5.1		1.5～18.0
5 钙	1.95 ↓		2.12～2.92	23 总胆汁酸	2.6		0.0～10.0
6 尿素	5.45		2.60～7.50	24 前白蛋白	215		150～380
7 肌酐	59.0		41.0～73.0	25 α-L岩藻糖苷酶	53 ↑		0～40
8 葡萄糖	4.52		3.90～6.10	26 5核苷酸酶	8.4		0.0～11.0
9 阴离子间隙	13.6		4.0～18.0	27 胆碱酯酶	9.85		5.00～12.00
10 磷	0.71 ↓		0.85～1.51	28 内生肌酐清除率	109.0		75.0～300.0
11 镁	0.85		0.75～1.02	29 肾小球滤过率	117.1		80.0～300.0
12 尿酸	232.5		150.0～360.0	30 乳酸	1.61		1.32～3.96
13 总蛋白	67.5		65.0～85.0				
14 白蛋白	41.6		40.0～55.0				
15 球蛋白	25.9		20.0～40.0				
16 丙氨酸氨基转移酶	62 ↑		7～40				
17 天							
18 碱							

备　注：

重医二院 检验报告审核章②

报告时间：2021-11-16 11:44　执行部门：生化　检验者：　审核者：

注：此检验单结果仅对本次标本有效；HR为川渝检验互认项目。　页数：1 / 1

图 12-5　序贯联合干扰素治疗 3 个月时肝肾功能、电解质水平

重庆医科大学附属第二医院检验科化验报告单

采样时间：2021-11-16 09:18　签收时间：2021-11-16 10:33　仪器：免疫手工2　NO. 215

姓　名：

就诊类型：门诊　科　室：感染病科　病　区：　病床号：

标本种类：血清　送检医生：蔡大川　临床诊断：慢性乙型病毒性肝炎

申请单号：240019816227　检验目的：抗核抗体测定(ANA)

项目名称	结果	单位	参考区间	项目名称	结果	单位	参考区间
1 抗核抗体(ANA)	阳性1:100核粗颗粒型						

备　注：

重医二院 检验报告审核章②

报告时间：2021-11-17 13:42　执行部门：免疫室　检验者：　审核者：

注：此检验单结果仅对本次标本有效；HR为川渝检验互认项目。

图 12-6　序贯联合干扰素治疗 3 个月时抗核抗体(ANA)水平

3)疗效分析:ALT 波动考虑与干扰素免疫清除作用损伤肝细胞有关,是疗效佳的预测指标。患者的 HBsAg 较联合治疗之初上升,向患者充分解释以上变化可能与干扰素免疫清除作用损伤肝细胞后释放肝细胞内 HBsAg 库存有关。ANA 阳性常提示风湿免疫性疾病,而无症状的自身抗体阳性也可能出现在健康人、肝炎患者,低滴度的抗体阳性不直接影响免疫功能,不影响患者继续联合治疗。患者诉偶有手脚抽搐等情况,可能与低钙低磷血症有关。血细胞减少考虑为干扰素诱导的骨髓抑制所致。总体疗效和不良反应在预期之内。

4)后续方案:临床上使用替诺福韦片的患者存在新发或加重肾功能损伤及低磷性骨病的风险;为避免上述风险,将替诺福韦片换为对骨骼和肾安全性更高的"富马酸丙酚替诺韦福片(简称丙酚替诺韦福片,25 mg,每日 1 次,饭后口服)"继续治疗,定期监测血肌酐及血磷水平等。WBC 和 Neut 较前降低,予以重组人粒细胞集落刺激因子注射液皮下注射升白细胞治疗(每周 150 μg),并密切监测血常规。继续联合方案治疗。

5)患者意见:不良反应可以耐受,同意继续联合方案治疗,配合密切监测。

(3)序贯联合干扰素治疗后 6 个月(2022 年 2 月)

1)患者主诉:存在脱发、口干、口腔溃疡、食欲减退等不适。

2)实验室检测:HBsAg 255 IU/mL,HBeAg <0.59 PEIU/mL,HBV DNA <100 IU/mL;ALT 34 U/L,AST 35 U/L;WBC 1.81×10^9/L,Neut 0.87×10^9/L,PLT 93×10^9/L。

3)疗效分析:患者 HBsAg 较前明显降低;肝功能指标正常;血常规中 WBC、Neut、PLT 较前明显降低,考虑为干扰素的骨髓抑制作用所致。上述方案效果良好,患者精神状态较好,不良反应在预期和可控范围之内。

4)后续方案:继续"丙酚替诺福韦片+聚乙二醇干扰素 α-2b 注射液+重组人粒细胞集落刺激因子注射液(剂量同前)"治疗,3 个月后复查。

5)患者意见:不良反应可以耐受,同意继续联合方案治疗。

(4)序贯联合干扰素治疗后 9 个月(2022 年 5 月)

1)患者主诉:脱发、口干、口腔溃疡、乏力等不适。

2)实验室检测:HBsAg 21.56 IU/mL,HBsAb 7.94 mIU/mL(图 12-7),HBV DNA <100 IU/mL;ALT 30 U/L,AST 31 U/L;血钙和血磷正常;抗核抗体(ANA) 1∶100(阳性,核粗颗粒型);WBC 2.55×10^9/L,Neut 1.72×10^9/L,PLT 81×10^9/L。

重庆医科大学附属第二医院化验报告单

采样时间：2022-5-3 08:36:19　样本送达：2022-5-3 11:33:41　仪器：JN_Alinity　检测号：120

姓　名：

就诊类型：门诊　科　室：感染病科　病　区：　病床号：

标本种类：血清　送检医生：蔡大川　临床诊断：慢性乙型病毒性肝炎　备　注：

条码号：910022170667　检验目的：两对半定量

项目名称		结果		参考区间
1 乙肝表面抗原	HBsAg	21.560	↑	0.000～0.050 IU/ml
2 乙肝表面抗体	HBsAb	7.940		0.000～10.000 mIU/ml
3 乙肝e抗原	HBeAg	0.450		0.000～1.000 S/co
4 乙肝e抗体	HBeAb	0.010	↓	1.000～999.000 S/co
5 乙肝核心抗体	HBcAb	6.820	↑	0.000～1.000 S/co

注：1、HBsAg、HBsAb、HBeAg、HBcAb箭头向上提示为阳性。

HBeAb箭头向下提示为阳性。

2、检测方法为雅培化学发光法。

报告时间：2022-5-3 12:32:13　执行部门：感染科实验室　检验医师：　审核者

注：此检验单结果仅对本次标本负责！若有疑问，请48小时内与实验室联系（023-62888136）

重医二院 检验报告审核章②

图 12-7　序贯联合干扰素治疗 9 个月时 HBV 标志物水平

3）疗效分析：患者 HBsAg 较前明显降低；肝功能指标较前明显好转；血常规中 WBC、Neut、PLT 较前明显降低，考虑为干扰素的骨髓抑制作用所致。上述方案效果良好，患者精神状态较好，不良反应在预期和可控范围之内。

4）后续方案：继续“丙酚替诺福韦片+聚乙二醇干扰素 α-2b 注射液+重组人粒细胞集落刺激因子注射液（剂量同前）”治疗，3 个月后复查。

5）患者意见：不良反应可以耐受，同意继续联合方案治疗，配合密切监测。

（5）序贯联合干扰素治疗后 12 个月（2022 年 8 月）

1）患者主诉：脱发、口干、口腔溃疡、手腕疼痛、厌食等不适。

2）实验室检测：HBsAg 0 IU/mL，HBsAb 29.42 mIU/mL，HBV DNA <100 IU/mL（图 12-8、图 12-9）；ALT 203 U/L，AST 150 U/L；血钙和血磷正常；抗核抗体（ANA）1∶1000（强阳性，核均质型，图 12-10）；WBC 2.19×10^9/L，Neut 1.24×10^9/L，PLT 51×10^9/L。

重庆医科大学附属第二医院化验报告单

采样时间：2022-8-2 08:17:38　样本送达：2022-8-2 10:11:16　仪器：I2000　检测号：107
姓　名：
就诊类型：门诊　科　室：感染病科　病　区：　病床号：
标本种类：血清　送检医生：蔡大川　临床诊断：慢性乙型病毒性肝炎　备　注：
条码号：910024225951　检验目的：两对半定量

项目名称		结果		参考区间
1 乙肝表面抗原	HBsAg	0.000		0.000～0.050 IU/ml
2 乙肝表面抗体	HBsAb	29.420	↑	0.000～10.000 mIU/ml
3 乙肝e抗原	HBeAg	0.362		0.000～1.000 S/co
4 乙肝e抗体	HBeAb	0.010	↓	1.000～999.000 S/co
5 乙肝核心抗体	HBcAb	9.160	↑	0.000～1.000 S/co

注：1、HBsAg、HBsAb、HBeAg、HBcAb箭头向上提示为阳性。
HBeAb箭头向下提示为阳性。
2、检测方法为雅培化学发光法。

重医二院 检验报告审核章②

报告时间：2022-8-2 12:54:02　执行部门：感染科实验室　检验医师：　审核者：
注：此检验单结果仅对本次标本负责！若有疑问，请48小时内与实验室联系（023--62888136）。

图 12-8　序贯联合干扰素治疗 12 个月时 HBV 标志物水平

重庆医科大学附属第二医院检验报告单

采样时间：2022-08-02 8:17　签收时间：2022-8-2 10:09　仪器：JN_SLAN-96P　NO. 72
姓　名：
就诊类型：门诊　科　室：感染病科　病　区：　病床号：
标本种类：血清　送检医生：蔡大川　临床诊断：慢性乙型病毒性肝炎　备　注：
申请单号：910024225950　检验目的：

项目名称	结果	参考区间（单位）
1 HBV DNA定量(实时荧光定量PCR法)	<1.00E+02 IU/ml	检测下限：100 IU/ml 试　剂：上海复星

报告时间：2022-08-02 12:44　执行部门：江南感染科实验室　检验者：　审核者：
注：此检验单结果仅对本次标本有效，检测结果仅供临床参考，对患者的临床诊治应结合其症状/体征、病史、其它实验室检查及治疗反应等情况综合考虑；试剂盒虽然设计时选择相对保守的片段进行扩增及检测，但在理论上仍无法完全避免对保守区可能存在罕见突变的HBV病毒的漏检。

重医二院 检验报告审核章②

图 12-9　序贯联合干扰素治疗 12 个月时 HBV DNA 水平

重庆医科大学附属第二医院检验科化验报告单

采样时间：2022-08-02 08:17　签收时间：2022-08-02 08:57　仪器：免疫手工2　NO. 248

姓　名：[redacted]

就诊类型：门诊　科　室：感染病科　病　区：　病床号：

标本种类：血清　送检医生：蔡大川　临床诊断：慢性乙型病毒性肝炎

申请单号：240024225953　检验目的：抗核抗体测定(ANA)

	项目名称	结果	单位	参考区间
1	抗核抗体(ANA)	阳性1:1000核均质型、1:100胞浆颗粒型		

备　注：

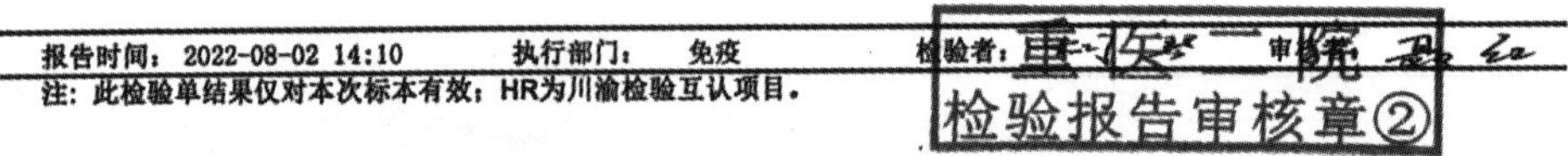

报告时间：2022-08-02 14:10　执行部门：免疫　检验者：　审核者：

注：此检验单结果仅对本次标本有效；HR为川渝检验互认项目。

图 12-10　序贯联合干扰素治疗 12 个月时 ANA 水平

3）疗效分析：患者首次出现 HBsAg 转阴，伴 HBsAb 转阳，HBV DNA 保持低于检测下限；肝功能提示转氨酶显著升高，考虑为干扰素诱导的肝细胞免疫性损伤，不排除自身免疫性肝病；总体上，不良反应可耐受，总体效果良好。但是，ANA 强阳性已经不容忽视；随后检测 ANA、抗双链 DNA(ds-DNA)抗体、抗补体 C1q 抗体、直接抗人球蛋白试验均为阳性，且补体 C3 下降（图 12-11 ~ 图 12-13），结合患者主诉和风湿免疫科会诊，考虑系统性红斑狼疮不能除外。

重庆医科大学附属第二医院检验科化验报告单

采样时间：2022-08-18 09:54　签收时间：2022-08-18 10:15　仪器：免疫手工2　NO. 106
姓　名：
就诊类型：门诊　科　室：感染病科　病　区：　病床号：
标本种类：血清　送检医生：　临床诊断：慢性乙型病毒性肝炎
申请单号：230024622206　检验目的：自身抗体2项

	项目名称	结果		单位	参考区间
1	抗双链DNA抗体(ds-DNA)	353.3	↑	IU/ml	0.0～100.0
2	抗补体C1q抗体	85.0	↑	RU/ml	0.0～20.0

备　注：

重医二院 检验报告审核章②

报告时间：2022-08-19 12:14　执行部门：免疫　检验者：　审核者：
注：此检验单结果仅对本次标本有效；HR为川渝检验互认项目。

图12-11　序贯联合干扰素治疗12个月时抗ds-DNA水平

重庆医科大学附属第二医院检验科化验报告单

采样时间：2022-08-18 09:54　签收时间：2022-08-18 10:15　仪器：免疫手工2　NO. 608
姓　名：
就诊类型：门诊　科　室：感染病科　病　区：　病床号：
标本种类：血清　送检医生：　临床诊断：慢性乙型病毒性肝炎
申请单号：280024622205　检验目的：自免肝抗体谱

	项目名称	结果	单位	参考区间
1	抗核抗体(ANA)	阳性1:320核均质型、1:100胞浆颗粒型		
2	抗肝细胞膜抗体(ALMA)	阴性		
3	抗平滑肌抗体(ASMA)	阴性		
4	抗肝肾微粒体抗体（LKM）	阴性		
5	抗可溶性肝抗原(SLA)	阴性		
6	抗线粒体抗体(AMA)	阴性		
7	抗线粒体M2抗体（AMA-M2）	14.4	RU/ml	0.0～25.0

备　注：

重医二院 检验报告审核章②

报告时间：2022-08-19 13:21　执行部门：免疫　检验者：　审核者：
注：此检验单结果仅对本次标本有效；HR为川渝检验互认项目。

图12-12　序贯联合干扰素治疗12个月时自身免疫性肝病抗体水平

重庆医科大学附属第二医院检验科化验报告单

采样时间：2022-08-18 09:54　签收时间：2022-08-18 10:15　仪器：BNII　NO 19

姓　名：

就诊类型：门诊　科　室：感染病科　病　区：　病床号：

标本种类：血清　送检医生：　临床诊断：慢性乙型病毒性肝炎

申请单号：210024622204　检验目的：免疫球蛋白补体测定

	项目名称		结果		单位	参考区间
1	免疫球蛋白IgG	HR	17.90	↑	g/L	7.00～16.00
2	免疫球蛋白IgA	HR	2.48		g/L	0.70～4.00
3	免疫球蛋白IgM	HR	1.35		g/L	0.40～2.30
4	免疫球蛋白轻链(κ)		3.87	↑	g/L	1.70～3.70
5	免疫球蛋白轻链(λ)		2.29	↑	g/L	0.90～2.10
6	补体C3		0.66	↓	g/L	0.90～1.80
7	补体C4		0.15		g/L	0.10～0.40

备　注：

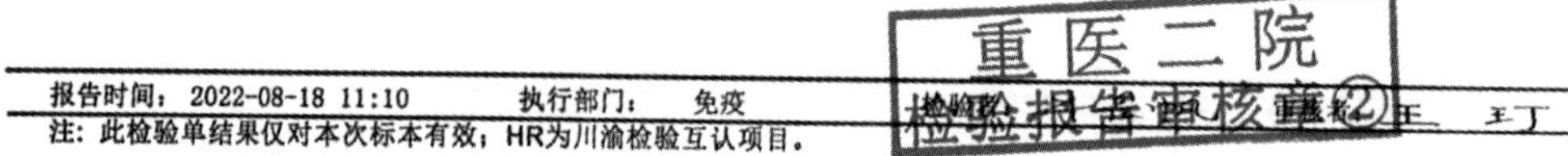

报告时间：2022-08-18 11:10　执行部门：免疫

注：此检验单结果仅对本次标本有效；HR为川渝检验互认项目。

图 12-13　序贯联合干扰素治疗 12 个月时免疫球蛋白及补体水平

4)后续方案：此时患者对于病情极度担忧，伴有焦虑、情绪低落、夜间入睡困难，考虑到患者自身免疫症状加重，目前已实现 HBsAg 血清学转换，于是在联合治疗第 50 周后，笔者建议患者可停用长效干扰素，仅保留口服丙酚替诺福韦片抗病毒治疗，密切随访。

5)患者意见：同意停用干扰素和继续口服丙酚替诺福韦片抗病毒治疗。

4. 第五阶段治疗　停用干扰素、单用丙酚替诺福韦片治疗期间(2022 年 8 月—2023 年 8 月)。

(1)患者主诉：脱发好转，口干、口腔溃疡等不适逐渐减轻，无其他不适。

(2)实验室检测：患者停用干扰素后 1 年内核心指标变化见表 12-1；总体上看，HBV 病毒学指标保持稳定(图 12-14、图 12-15)，自身抗体谱及补体水平趋于基本正常(图 12-16 ~ 图 12-18)。

表 12-1　本例停用干扰素后 1 年内核心指标变化

时间点	HBsAg (IU/mL)	HBsAb (mIU/mL)	HBV DNA (IU/mL)	ALT (U/L)	抗体谱及补体
停干扰素 3 周	0(-)	—	—	34	ANA 1∶1000，抗 ds-DNA 抗体 219.7 IU/mL，抗补体 C1q 抗体 25.5 RU/mL，补体 C3 0.98 g/L。
停干扰素 6 周	0(-)	478.35(+)	—	36	—
停干扰素 13 周	0(-)	—	—	38	ANA 1∶320，抗 ds-DNA 抗体 106.6 IU/mL，抗补体 C1q 抗体 20 RU/mL。
停干扰素 24 周	0(-)	>1000(+)	TND	24	—
停干扰素 1 年(开始停丙酚替诺福韦片)	0(-)	>1000(+)	TND	13	ANA 1∶100，抗 ds-DNA 抗体 115.2 IU/mL，抗补体 C1q 抗体 4.0 RU/mL，补体 C3 0.92 g/L。

TND：未检测出靶标。

重庆医科大学附属第二医院化验报告单

采样时间：2023-8-29 09:41:48　样本送达：2023-8-29 12:20:21　仪器：JN_Alinity　检测号：276
姓　名：
就诊类型：门诊　科　室：感染病科　病　区：　病 床 号：
标本种类：血清　送检医生：蔡大川　临床诊断：慢性乙型病毒性肝炎　备　注：
条码号：910029037720　检验目的：两对半定量

项目名称		结果		参考区间
1 乙肝表面抗原	HBsAg	0.000		0.000～0.050 IU/ml
2 乙肝表面抗体	HBsAb	>1000.00	↑	0.000～10.000 mIU/ml
3 乙肝e抗原	HBeAg	0.580		0.000～1.000 S/co
4 乙肝e抗体	HBeAb	0.010	↓	1.000～999.000 S/co
5 乙肝核心抗体	HBcAb	7.380	↑	0.000～1.000 S/co

注：1、HBsAg、HBsAb、HBeAg、HBcAb箭头向上提示为阳性。
HBeAb箭头向下提示为阳性。
2、检测方法为雅培化学发光法。

重医二院
检验报告审核章②

报告时间：2023-8-29 13:29:13　执行部门：感染科实验室　检验医师：杨××　审核者：
注：此检验单结果仅对本次标本负责！若有疑问，请48小时内与实验室联系（023--62888136）。

图 12-14　停用干扰素治疗 1 年时 HBV 标志物水平

重庆医科大学附属第二医院检验报告单

采样时间：2023-08-29 9:41　签收时间：2023-8-29 12:09　仪器：JN_cobasTM48　NO. 11
姓　名：
就诊类型：门诊　科　室：感染病科　病　区：　病床号：
标本种类：血清　送检医生：蔡大川　临床诊断：慢性乙型病毒性肝炎　备　注：
申请单号：910029037722　检验目的：乙型肝炎病毒脱氧核糖核酸扩增定量检测

项目名称	结果	参考区间（单位）
1 高精度HBV DNA定量(PCR-荧光法)	未检出	检测下限：20 IU/ml
		试　剂：罗　氏

报告时间：2023-08-30 12:52　执行部门：江南感染科实验室　检验者：　审核者：
注：此检验单结果仅对本次标本有效，检测结果仅供临床参考，对患者的临床诊治应结合其症状/体征、病史、其它实验室检查及治疗反应等情况综合考虑；尽管罕见，试剂盒引物已覆盖了病毒基因组高度保守区，亦有可能出现突变株的漏检。

重医二院 检验报告审核章②

图 12-15　停用干扰素治疗 1 年时 HBV DNA 水平

重庆医科大学附属第二医院检验科化验报告单

采样时间：2023-08-29 09:41　签收时间：2023-08-29 09:55　仪器：免疫手工2　NO. 106
姓　名：
就诊类型：门诊　科　室：感染病科　病　区：　病床号：
标本种类：血清　送检医生：蔡大川　临床诊断：慢性乙型病毒性肝炎
申请单号：230029037728　检验目的：自身抗体2项

	项目名称	结果		单位	参考区间
1	抗双链DNA抗体(ds-DNA)	115.2	↑	IU/ml	0.0～100.0
2	抗补体C1q抗体	4.0		RU/ml	0.0～20.0

备　注：

报告时间：2023-08-30 14:35　执行部门：免疫　检验者：　审核者：
注：此检验单结果仅对本次标本有效，HR为川渝检验互认项目。

重医二院 检验报告审核章②

图 12-16　停用干扰素治疗 1 年时抗 ds-DNA 抗体和抗补体 C1q 抗体水平

重庆医科大学附属第二医院检验科化验报告单

采样时间：2023-08-29 09:41　签收时间：2023-08-29 09:55　仪器：免疫手工2　NO. 215

姓　名：

就诊类型：门诊　科　室：感染病科　病　区：　病床号：

标本种类：血清　送检医生：蔡大川　临床诊断：慢性乙型病毒性肝炎

申请单号：240029037727　检验目的：抗核抗体测定(ANA)

	项目名称	结果	单位	参考区间
1	抗核抗体(ANA)	阳性1:100核粗颗粒型		

备　注：

重医二院 检验报告审核章②

报告时间：2023-08-30 14:35　执行部门：免疫　检验者：　审核者：

注：此检验单结果仅对本次标本有效；HR为川渝检验互认项目。

图 12-17　停用干扰素治疗 1 年时 ANA 水平

重庆医科大学附属第二医院检验科化验报告单

采样时间：2023-08-29 09:41　签收时间：2023-08-29 09:55　仪器：BNII　NO. 41

姓　名：

就诊类型：门诊　科　室：感染病科　病　区：　病床号：

标本种类：血清　送检医生：蔡大川　临床诊断：慢性乙型病毒性肝炎

申请单号：230029037729　检验目的：免疫球蛋白补体测定

	项目名称		结果	单位	参考区间
1	免疫球蛋白IgG	HR	13.30	g/L	7.00～16.00
2	免疫球蛋白IgA	HR	1.90	g/L	0.70～4.00
3	免疫球蛋白IgM	HR	0.81	g/L	0.40～2.30
4	免疫球蛋白轻链(κ)		2.95	g/L	1.70～3.70
5	免疫球蛋白轻链(λ)		1.65	g/L	0.90～2.10
6	补体C3		0.92	g/L	0.90～1.80
7	补体C4		0.24	g/L	0.10～0.40

备　注：

重医二院 检验报告审核章②

报告时间：2023-08-29 13:01　执行部门：免疫　检验者：　审核者：

注：此检验单结果仅对本次标本有效；HR为川渝检验互认项目。

图 12-18　停用干扰素治疗 1 年时免疫球蛋白及补体水平

(3)疗效分析:总体效果良好。停用干扰素1年来,患者HBV病毒学、肝功能、血常规(未展示)保持正常且稳中向好;自身抗体谱逐渐自行趋于正常水平,提示患者停用干扰素后自身抗体谱异常实现自行恢复。

(4)后续方案:建议停用丙酚替诺福片,现完全停药,定期复查。

(5)患者意见:同意完全停药,遵医嘱定期复查。

(四)随访情况

1.随访时机　停用干扰素后28个月、停用丙酚替诺福韦片后16个月。

2.临床治愈者主诉　无不适。

3.实验室检测　HBsAg 0 IU/mL,HBsAb >1000 mIU/mL,HBV DNA低于检测下限,HBV RNA未检测出靶标(图12-19~图12-21);肝功能正常;ANA抗体、抗ds-DNA抗体、抗补体C1q抗体、直接抗人球蛋白试验均转阴(图12-22~图12-24)。

4.疗效分析　宣布实现慢性乙肝临床治愈,自身抗体谱、免疫球蛋白及补体等基本完全恢复正常。

5.后续方案　无须治疗,正常生活,定期随访(1年/次)。

重庆医科大学附属第二医院化验报告单

采样时间: 2024-12-5 10:03:35　样本送达: 2024-12-5 11:13:25　仪器: JN_Alinity　检测号: 214

姓　名:

就诊类型: 门诊　科　室: 江南感染病科　病　区:　病床号:

标本种类: 血清　送检医生: 蔡大川　临床诊断: 慢性乙型病毒性肝炎　备　注:

条码号: 910034879611　检验目的: 两对半定量

	项目名称		结果		参考区间
1	乙肝表面抗原	HBsAg	0.000		0.000~0.050 IU/ml
2	乙肝表面抗体	HBsAb	>1000.00	↑	0.000~10.000 mIU/ml
3	乙肝e抗原	HBeAg	0.330		0.000~1.000 S/co
4	乙肝e抗体	HBeAb	0.030	↓	1.000~999.000 S/co
5	乙肝核心抗体	HBcAb	6.170	↑	0.000~1.000 S/co

注:1、HBsAg、HBsAb、HBeAg、HBcAb箭头向上提示为阳性。

HBeAb箭头向下提示为阳性。

2、检测方法为雅培化学发光法。

重医二院 检验报告审核章②

报告时间: 2024-12-5 12:00:16　执行部门: 感染科实验室　检验医师: 刘　审核者:

注: 此检验单结果仅对本次标本负责!若有疑问,请48小时内与实验室联系(023-62888136)。

图12-19　临床治愈时HBV标志物水平

重庆医科大学附属第二医院检验报告单

采样时间：2024-12-05 10:03　签收时间：2024-12-5 11:09　仪器：JN_SLAN-96P　NO. 127

姓　名：

就诊类型：门诊　科　室：江南感染病科　病　区：　病床号：

标本种类：血清　送检医生：蔡大川　临床诊断：慢性乙型病毒性肝炎　备　注：

申请单号：910034879610　检验目的：

项目名称	结果	参考区间（单位）
1 HBV DNA定量（实时荧光定量PCR法）	低于检出限	检测下限：5 IU/mL 定量下限：20 IU/mL 试　剂：上海复星

报告时间：2024-12-05 14:47　执行部门：江南感染科实验室　检验者：张啟容　审核者：

注：此检验单结果仅对本次标本有效，检测结果仅供临床参考，对患者的临床诊治应结合其症状/体征、病史、其它实验室检查及治疗反应等情况综合考虑；试剂盒虽然设计时选择相对保守的片段进行扩增及检测，但在理论上仍无法完全避免对保守区可能存在罕见突变的HBV病毒的漏检。

检验报告审核章

图 12-20　临床治愈时 HBV DNA 水平

重庆医科大学附属第二医院检验报告单

采样时间：2024-12-05 10:03　签收时间：2024-12-5 11:15　仪器：JN_AutoSAT　NO. 13

姓　名：

就诊类型：门诊　科　室：江南感染病科　病　区：　病床号：

标本种类：血　送检医生：蔡大川　临床诊断：慢性乙型病毒性肝炎　备　注：

申请单号：910034879612　检验目的：

项目名称	结果	参考区间（单位）
1 HBV RNA定量（RNA捕获探针法）	未检出	检测下限：50 copies/ml 试　剂：上海仁度

报告时间：2024-12-05 14:41　执行部门：江南感染科实验室　检验者：张啟容　审核者：

注：此检验单结果仅对本次标本有效，检测结果仅供临床参考，对患者的临床诊治应结合其症状/体征、病史、其它实验室检查及治疗反应等情况综合考虑；试剂盒虽然设计时选择相对保守的片段进行扩增及检测，但在理论上仍无法完全避免对保守区可能存在罕见突变的HBV病毒的漏检。

图 12-21　临床治愈时 HBV RNA 水平

重庆医科大学附属第二医院检验科化验报告单

采样时间：2024-12-05 10:03　签收时间：2024-12-05 11:11　仪器：免疫手工2　NO. 215

姓　名：

就诊类型：门诊　科　室：江南感染病科　病　区：　病床号：

标本种类：血清　送检医生：蔡大川　临床诊断：慢性乙型病毒性肝炎

申请单号：240034879613　检验目的：抗核抗体测定(ANA)

	项目名称	结果	单位	参考区间
1	抗核抗体(ANA)	阴性		

备　注：已复核

重医二院 检验报告审核章②

报告时间：2024-12-06 13:27　执行部门：免疫　检验者：王玎　审核者：[illegible]

注：此检验单结果仅对本次标本有效；HR为川渝检验互认项目。

图 12-22　临床治愈时 ANA 水平

重庆医科大学附属第二医院检验科化验报告单

采样时间：2024-12-05 10:03　签收时间：2024-12-05 11:11　仪器：免疫手工2　NO. 106

姓　名：

就诊类型：门诊　科　室：江南感染病科　病　区：　病床号：

标本种类：血清　送检医生：蔡大川　临床诊断：慢性乙型病毒性肝炎

申请单号：230034879615　检验目的：自身抗体2项

	项目名称	结果	单位	参考区间
1	抗双链DNA抗体(ds-DNA)	56.0	IU/ml	0.0～100.0
2	抗补体C1q抗体	5.0	RU/ml	0.0～20.0

备　注：

重医二院 检验报告审核章②

报告时间：2024-12-06 13:26　执行部门：免疫　检验者：王玎　审核者：[illegible]

注：此检验单结果仅对本次标本有效；HR为川渝检验互认项目。

图 12-23　临床治愈时抗 ds-DNA 抗体和抗补体 C1q 抗体水平

重庆医科大学附属第二医院检验科化验报告单

采样时间：2024-12-05 10:03　签收时间：2024-12-05 11:11　仪器：JN_Immage800　NO. 37
姓　名：
就诊类型：门诊　科　室：江南感染病科　病　区：　病床号：
标本种类：血清　送检医生：蔡大川　临床诊断：慢性乙型病毒性肝炎
申请单号：210034879614　检验目的：免疫球蛋白补体测定

	项目名称		结果		单位	参考区间
1	免疫球蛋白IgG	HR	12.30		g/L	7.51～15.60
2	免疫球蛋白IgA	HR	1.75		g/L	0.70～4.00
3	免疫球蛋白IgM	HR	0.82		g/L	0.46～3.04
4	免疫球蛋白轻链(κ)		10.60		g/L	6.29～13.50
5	免疫球蛋白轻链(λ)		5.25		g/L	3.13～7.23
6	补体C3		0.75	↓	g/L	0.79～1.52
7	补体C4		0.20		g/L	0.16～0.38

备　注：

重医二院
检验报告审核章②

报告时间：2024-12-05 12:46　执行部门：　免疫　检验者：陈寒丹　审核者：叶献红
注：此检验单结果仅对本次标本有效；HR为川渝检验互认项目。

图 12-24　临床治愈时免疫球蛋白及补体水平

三、诊疗体会

HBV 感染呈世界性流行，据世界卫生组织报道，全球约有 2.96 亿慢性 HBV 感染者。因缺乏可清除 HBV 共价闭合环状 DNA（covalently closed circular DNA，cccDNA）和整合入人类基因组 HBV DNA 的药物，慢性乙肝治疗目前可及的理想终点是达到临床治愈，简而言之是指停止治疗后 6 个月及以上 HBsAg 持续阴性，伴或不伴 HBsAb 出现，HBV DNA 低于检测下限等。单独应用核苷（酸）类似物抗病毒治疗对宿主免疫应答的恢复作用有限，而早期应用核苷（酸）类似物抑制 HBV 复制，可增强干扰素诱导的固有免疫激活效应。根据现有证据，为预防远期不良结局，慢性乙肝患者应尽早追求 HBsAg 清除，尽早获得临床治愈；而核苷（酸）类似物联合（初始或序贯联合）干扰素是当今实现慢性乙肝临床治愈的重要途径。

该患者的成功经验首先离不开极好的依从性、严格规律用药、定期随访，其次患者对于病程中出现的各种意外事件有较好的接受度和较高的治疗信心。本例患者治疗过程中伴随多项不良反应的出现，包括替诺福韦片和长效干扰素的不良反应。临床上使用替诺福韦片的患者存在新发或加重肾功能损伤及低磷性骨病的风险。其潜在的肾毒性与药物在肾的排泄有关，主要引起肾小管功能障碍。骨毒性则作为肾毒性的继发表现，可出现肌无力、骨痛、骨折等症状，伴随肾功能和电解质改变，特别是血磷降低和肌酐的升高。这种肾毒性和骨毒性可能存在剂量依赖性和时间依赖性。因此在用药初期和治疗期间我们对患者进行定期监测肾功能、电解质。病程中患者出现手足抽搐等症状，伴随低钙低磷血症，可反映早期的肾功能损害，为避免进一步的肾损伤，笔者及时与患者沟通后换用肾安全性更高的丙酚替诺福韦片治疗，在后期的监测中电解质逐渐恢复正常。这一变化也说明替诺福韦片导致的低钙低磷血症不同于单纯的摄入不足，相比对症补充，及时更换掉有肾毒性药物更有价值。而对于干扰素治疗过程中的不良反应，最常见的为流感样症状和外周血常规指标改变，本例患者在治疗之初即出现，此后持续出现的 WBC 和 Neut 降低(表 12-2)。由于 Neut 下降呈剂量依赖，因此常为干扰素剂量调整的主要原因。有研究发现，尽管部分干扰素长期使用者可发生细菌感染，但感染风险与 Neut 下降并无显著相关性。本例患者血细胞不良反应尚在预期和可控范围之内，仅通过加用重组人粒细胞集落刺激因子后，逐渐维持稳定，在停止使用干扰素后恢复正常。

表 12-2　本例慢性乙肝患者序贯联合干扰素治疗期间主要指标变化

参数	HBsAg (IU/mL)	HBsAb (mIU/mL)	ALT (U/L)	WBC ($\times10^9$/L)	Neut ($\times10^9$/L)	PLT ($\times10^9$/L)	ANA
基线	469.61(+)	—	19	5.02	3.71	194	(-)
干扰素治疗 3 个月	814.22(+)	—	62	2.11	1.31	66	1：100
干扰素治疗 4 个月	—	—	—	3.57	2.42	86	—
干扰素治疗 5 个月	—	—	61	2.89	1.87	80	—
干扰素治疗 6 个月	255.00(+)	—	34	1.81	0.87	93	—
干扰素治疗 9 个月	21.56(+)	7.94(-)	30	2.55	1.72	81	1：100
干扰素治疗 12 个月	0(-)	29.42(+)	203	2.19	1.24	51	1：1000
全部停用后 16 个月	0(-)	>1000(+)	16	6.10	3.60	211	(-)

除此之外，本例患者更出现了与自身免疫相关的不良反应。自身免疫不良反应包括从血清自身抗体的无症状表现到明显的自身免疫性疾病的发展。干扰素除具有抗病毒作用外，还具有免疫调节能力。接受干扰素治疗的患者可能导致广泛的自身免疫性疾病的诱发或加重，包括银屑病、甲状腺炎、系统性红斑狼疮(systemic lupus erythematosus, SLE)和类风湿性关节炎等。虽然系统性红斑狼疮是最常见的自身免疫性疾病之一，但在干扰素治疗患者中较少见。本例患者在联合治疗的第 3 个月即出现低滴度的 ANA 阳性，伴有面部丘疹(患者诉面部痤疮)。考虑到 ANA 和患者症状并无较高特异性，此时除加强随访观察外，并未进行特殊处理。ANA 阳性在乙肝患者中出现的概率高于正常人群，但多以低滴度(1：100)为主。而除 ANA 外，其他非特异性自身抗体如抗平滑肌抗体、类风湿因子阳性等在肝炎患者和接受干扰素治疗的慢性乙肝患者中也有报道，但无特异性症状的低滴度抗体阳性与自身免疫性疾病的发生并无绝对关联，仅能反映自身免疫反应

或疾病状态。因此，在治疗前后监测到患者出现无特异性症状的血清自身抗体及滴度变化时，并非是干扰素治疗绝对的禁忌，可加强监测干扰素治疗过程中自身抗体和症状的动态改变。本例患者在联合治疗过程中持续出现ANA阳性，伴随关节疼痛、脱发、口干、反复口腔溃疡等症状的加重，干扰素治疗第12个月时，监测到患者自身抗体谱中ANA滴度升高，抗ds-DNA抗体、直接抗人球蛋白试验均为阳性，补体C3下降，符合系统性红斑狼疮的诊断。但本例患者上述表现的发生与干扰素暴露存在平行，在治疗过程中症状加重，在停止干扰素治疗后，症状消退，ANA、抗ds-DNA抗体、补体水平逐渐恢复，考虑应当是干扰素相关的药物性狼疮。对于本例患者，笔者在治疗初期发现ANA的持续阳性时并未过度干预，在后期患者症状加重、免疫学指标改变，但不伴有特征性面部改变和严重器官受累，针对病情改变，结合此时患者已达到HBsAg血清学转换，笔者与患者沟通后决定停止干扰素治疗，并未针对狼疮样综合征进一步治疗。此后，在停止干扰素治疗两年多时间里，患者症状消退，抗体谱和补体也逐渐恢复；而另一方面患者HBsAb持续上升，HBsAg、HBV DNA、HBV RNA保持未检出，最终成功实现慢性乙肝临床治愈。由此可见，无症状的自身抗体阳性并非干扰素抗病毒治疗的禁忌证，在出现干扰素相关自身免疫疾病后也无需过度紧张，这类患者通常临床表现更温和，停用药物后症状也具有自限性。

总之，本例患者治疗过程波折，先后经历核苷（酸）类似物治疗耐药、停药后复发、联合干扰素治疗、药物不良反应，历经13年最终实现了临床治愈。事实上，类似长疗程治疗病例在临床上并不少见，本病例是慢性乙肝抗病毒治疗的一部中篇历史画卷，体现了相当一部分患者的治疗经历，展示了抗病毒治疗药物的演进史，反映了抗病毒治疗实现临床治愈的艰巨性、长期性、复杂性，回答了很多患者认为“抗病毒治疗药物一吃就是一辈子”的错误认知，提示了当下很多对治疗犹豫不决的患者应尽快启动治疗。

四、推荐阅读

[1] 中华医学会肝病学分会，中华医学会感染病学分会. 慢性乙型肝炎防治指南（2015更新版）[J]. 中华肝脏病杂志，2015，23（12）：888-905.

[2] 中华医学会肝病学分会，中华医学会感染病学分会. 慢性乙型肝炎防治指南（2022年版）[J]. 中华肝脏病杂志，2022，30（12）：1309-1331.

[3] 慢性乙型肝炎核苷（酸）类似物经治患者抗病毒治疗专家委员会. 慢性乙型肝炎核苷（酸）类似物经治患者抗病毒治疗专家共识：2016年更新[J]. 中华实验和临床感染病杂志（电子版），2016，10（5）：527-533.

[4] LOK ASF. Toward a functional cure for hepatitis B [J]. Gut and Liver, 2024, 18(4): 593-601.

（蔡大川　撰写）

（何英利　曾庆磊　审校）

病例13　31岁男性，HBeAg阴性，NA序贯联合IFN，诱发甲亢治愈，疗程9个月

概　要

31岁HBeAg阴性慢性HBV感染男性患者，既往经普通干扰素单药治疗获得HBsAg、HBV DNA转阴，之后出现病毒再激活及肝功能异常，继而长期应用恩替卡韦片抗病毒治疗，HBsAg水平较低。应用恩替卡韦片和聚乙二醇干扰素α-2b注射液序贯联合的方案持续治疗6个月获得HBsAg转阴，最终实现慢性乙肝临床治愈。治疗期间最突出的不良反应是血细胞下降和甲状腺功能亢进，停药3个月后均恢复正常。HBeAg阴性慢性乙肝患者是具有临床治愈潜质的优势人群，本例患者对临床治愈的渴求和面对不良反应时继续用药的坚持是实现临床治愈的关键。

一、患者情况

患者李某，男，31岁，因发现慢性HBV感染15年就诊于我科；患者母亲为慢性乙肝患者。患者2007年（16岁）应用普通干扰素单药治疗1年后，HBsAg、HBeAg、HBV DNA转阴，肝功能持续正常。停药1年后出现病毒学复阳，HBsAg >250 ng/mL，HBV DNA 2.84×10^6 copies/mL，肝功能正常，未治疗。2012年（21岁）再次出现肝功能异常，HBV DNA 5.81×10^2 copies/mL，开始口服恩替卡韦片（0.5 mg，每日1次，空腹口服）抗病毒治疗。2022年7月26日检测结果：HBsAg 276.92 IU/mL，HBeAg 0.03 COI，HBV DNA <20 IU/mL（图13-1、图13-2）；ALT 11 U/L，AST 17 U/L，TBIL 19.5 μmol/L；AFP 3.1 ng/mL；血常规正常，肝胆胰脾超声提示肝弥漫性回声改变，未发现其他异常。

2022-07-26

徐州医科大学附属医院感染病科实验室检验报告单

姓　名：[redacted]　门诊号：　样本类型：血清　样 本 号：20220726AXS0224
性　别：男　科　室：门诊感染病科　申请医生：颜学兵　标本条码：2135856918
年　龄：31 岁　标本状态：正常　临床诊断：慢性乙型病毒性肝炎

检验项目	结果	提示	正常值	单位
乙肝表面抗原	276.92	↑	0.00～0.03	IU/ml
乙肝e抗原	0.03		<1.00	C.O.I

※本结果仅对该标本负责，若有疑问，请于24小时内联系。

采集时间：2022-07-26 09:28　接收时间：2022-07-26 10:21　检验者：李强
检测时间：2022-07-26 10:21　报告时间：2022-07-26 14:03
审核者：张宝超

图 13-1　基线 HBV 标志物水平

2022-07-26　FQPCR-HBV-DNA超敏

徐州医科大学附属医院感染病科实验室检验报告单

姓　名：[redacted]　门诊号：　样本类型：血清　20220726HBV0046
性　别：男　科　室：门诊感染病科　申请医生：颜学兵　标本条码：2135857001
年　龄：31 岁　标本状态：正常　临床诊断：慢性乙型病毒性肝炎

检验项目	结果	提示	检测下限	单位
1　乙肝病毒HBVDNA（超灵敏）	<2.0E+01		2.0E+01	Iu/ml

报告说明：2.0E+01代表2x10的1次方，以此类推。

※本结果仅对该标本负责，若有疑问，请于24小时内联系。

采集时间：2022-07-26 09:28　接收时间：2022-07-26 10:21　检验者：李强
检测时间：2022-07-26 10:21　报告时间：2022-07-26 14:50
检测仪器：Anadas9850　检测方法：Taqman荧光定量　审核者：张宝超

图 13-2　基线 HBV DNA 水平

二、诊疗过程

(一)临床诊断

HBeAg 阴性慢性乙型肝炎。

(二)治疗方案

患者肝功能持续正常,HBV DNA 低于检测下限,HBsAg 水平较低,定期监测期间建议患者进行恩替卡韦片联合聚乙二醇干扰素 α-2b 注射液抗病毒治疗。与患者反复沟通后,患者本次复查同意联合干扰素进行抗病毒治疗,并期待实现“HBsAg 清除”,以获得疾病及心理的“痊愈”。患者无家族性精神病史,血常规提示三系无明显异常,甲状腺功能正常,自身免疫性肝病抗体均为阴性。遂行“恩替卡韦片(0.5 mg,每日 1 次,空腹口服)联合聚乙二醇干扰素 α-2b 注射液(180 μg,每周 1 次,腹部皮下注射)”治疗。

(三)治疗过程

患者注射第 1 针干扰素注射液后,当日夜间开始出现“类流感样症状”,低热伴有轻微乏力、肌肉酸痛、头痛,余无不适,可耐受,次日症状消失。随后用药偶有轻度乏力,无其他不适主诉。

1. 治疗后 1 个月

(1)患者主诉:偶有乏力,开始出现脱发,无其他不适。

(2)实验室检测:ALT 117 U/L,AST 76 U/L,TBIL 8.3 μmol/L;WBC 2.8×10^9/L,Neut 1.00×10^9/L,Hb 148 g/L,PLT 184×10^9/L。

(3)疗效分析:患者加用干扰素治疗期间,转氨酶水平较前升高,但 ALT <3 ULN,考虑为干扰素注射液激活机体免疫反应清除病毒导致的肝脏炎症,与患者解释原因,患者仍焦虑,遂予以甘草酸制剂保肝治疗;治疗期间复查血常规提示 WBC、Neut 较前明显降低,与患者解释原因,考虑为干扰素注射液的骨髓抑制作用所致。

(4)后续方案:上述方案效果良好,患者的不良反应在预期和可控范围之内,可继续联合方案治疗,但患者对转氨酶升高和 WBC 减少的情况较焦虑,与患者交流后,决定延长干扰素用药间隔为 10 d,2 个月后复查。

(5)患者意见:患者自诉可耐受不适,可接受相关不良反应,同意延长干扰素用药间隔,继续联合方案治疗。

2. 治疗后 3 个月

(1)患者主诉:轻度乏力,无其他不适。

(2)实验室检测:ALT 90 U/L,AST 42 U/L,TBIL 13.6 μmol/L;WBC 2.9×10^9/L,Neut

1.53×10^9/L，Hb 136 g/L，PLT 161×10^9/L。

（3）疗效分析：患者肝功能指标较前明显好转，考虑为甘草酸制剂保肝治疗有效；血常规中WBC、Neut降低但较前稍升高，考虑为干扰素注射液的骨髓抑制作用所致，但尚未达到必须干预的临界值，尚在可控范围内。

（4）后续方案：上述方案效果良好，不良反应在预期和可控范围之内，可继续联合方案治疗，考虑患者转氨酶基本恢复正常，建议恢复干扰素用药间隔为1周，3个月后复查。

（5）患者意见：患者自诉可耐受不适，可接受相关不良反应，同意继续联合方案治疗。

3. 治疗后6个月

（1）患者主诉：轻度乏力，无其他不适。

（2）实验室检测：HBsAg 0 IU/mL，HBsAb 121.66 mIU/mL，HBV DNA <20 IU/mL；ALT 79 U/L，AST 54 U/L，TBIL 9.2 μmol/L；WBC 2.3×10^9/L，Neut 0.84×10^9/L，Hb 135 g/L，PLT 143×10^9/L。

（3）疗效分析：患者HBsAg转阴，HBsAb首次阳性，HBV DNA保持低于检测下限，疗效显著；肝功能指标提示转氨酶轻度升高，其余指标基本保持稳定；血常规指标总体保持稳定。

（4）后续方案：上述方案效果良好，不良反应在预期和可控范围之内，可继续联合方案巩固治疗，3个月后复查。

（5）患者意见：患者自诉可耐受不适，可接受相关不良反应，同意继续联合方案治疗。

4. 治疗后9个月

（1）患者主诉：轻度乏力，近3个月体重下降5 kg，余无不适。

（2）实验室检测：HBsAg 0 IU/mL，HBsAb 285 mIU/mL，HBeAg 0.02 COI，HBV DNA < 20 IU/mL；ALT 40 U/L，AST 29 U/L，TBIL 8.9 μmol/L；WBC 2.1×10^9/L，Neut 0.79×10^9/L，Hb 132 g/L，PLT 170×10^9/L；游离三碘甲状腺原氨酸（FT_3）8.16 pmol/L（正常值3.1～6.8，下同），游离甲状腺素（FT_4）23 pmol/L（正常值12.0～22.0，下同），促甲状腺激素（TSH）<0.01 mIU/L（正常值0.27～4.20，下同）；抗核抗体（ANA）及抗双链DNA抗体阴性。

（3）疗效分析：患者出现HBsAg血清学转换，HBsAb水平进一步升高，HBeAg持续阴性，HBV DNA持续低于检测下限，治疗效果良好；肝功能指标恢复正常；血常规指标总体保持稳定。

（4）后续方案：患者已实现HBsAg血清学转换超过3个月，上述方案效果显著，可继续巩固治疗。但患者出现体重下降，甲状腺功能异常，内分泌科会诊考虑甲状腺功能亢进，建议停用干扰素，加用甲巯咪唑治疗；同时停用恩替卡韦片。

（5）患者意见：患者同意停用抗病毒药物治疗。

（四）随访情况

1.第一次随访

（1）随访时机：停用抗病毒药物后 3 个月。

（2）患者主诉：无不适，体重恢复至 70 kg。

（3）实验室检测：HBsAg 0 IU/mL，HBsAb 467.73 mIU/mL，HBeAg 0.01 COI，HBV DNA <20 IU/mL；ALT 16 U/L，AST 18 U/L，TBIL 11.1 μmol/L；WBC 5.3×10^9/L，Neut 2.62×10^9/L，Hb 164 g/L，PLT 217×10^9/L；FT_3 3.82 pmol/L，FT_4 12.1 pmol/L，TSH 11 mIU/L。

（4）疗效分析：患者 HBsAg 持续阴性，HBsAb 持续阳性，HBeAg 持续阴性，HBV DNA 持续低于检测下限；肝功能指标恢复正常；血常规指标复常；体重恢复正常，FT_3、FT_4 恢复正常，TSH 升高。

（5）后续方案：可正常工作生活，肝病门诊定期随访（6 个月/次）；内分泌科门诊建议停用甲巯咪唑治疗甲状腺功能亢进，3 个月后复查甲状腺功能。

2.第二次随访

（1）随访时机：停用抗病毒药物后 20 个月。

（2）临床治愈者主诉：无不适，体重较前持平。

（3）实验室检测：HBsAg 0.05 mIU/mL，HBsAb 234.35 IU/mL，HBeAg 0.05 PEIU/mL，HBV DNA <20 IU/mL（图 13-3、图 13-4）；ALT 15 U/L，AST 21 U/L，TBIL 8.8 μmol/L；WBC 5.1×10^9/L，Neut 2.22×10^9/L，Hb 152 g/L，PLT 237×10^9/L；FT_3 4.99 pmol/L，FT_4 15.4 pmol/L，TSH 2.9 mIU/L。

爱康卓悦徐州瑞银中心分院（徐州卓悦门诊部）感谢您的光临和对我们的信任和支持。现将您 2024年12月11日的体检报告呈上，希望能为维护您的健康提供参考。

第一部分：乙肝项目检测结果

实验室检查　　操作者：[illegible]　审核者：[illegible]

检查项目	缩写	测量结果	提示	参考区间	单位
★ 乙型肝炎病毒表面抗原定量	HBsAg	0.05		0.00—0.05	mIU/mL
★ 乙型肝炎病毒表面抗体定量	Anti-HBs	234.35	↑	0—10	IU/mL
★ 乙型肝炎病毒e抗原定量	HBeAg	0.05		0.00—0.10	PEI U/mL
★ 乙型肝炎病毒e抗体定量	Anti-HBe	5.00	↑	0.00—0.15	PEIU/mL
★ 乙型肝炎病毒核心抗体定量	Anti-HBc	25.00	↑	0.00—0.35	IU/mL

小结	1.乙肝表面抗体阳性 2.乙肝e抗体阳性 3.乙肝核心抗体阳性

注：本结果只对此条码来样负责，仅供临床参考。

图 13-3　临床治愈时 HBV 标志物水平

2024-12-31　　　　FQPCR-HBV-DNA超敏（血）

徐州医科大学附属医院检验报告单

姓　名：　　门诊号：　　样本类型：血清　　20240827HBV0022
性　别：男　　科　室：门诊感染病科　　申请医生：颜学兵　　标本条码：4258201725
年　龄：33 岁　　标本状态：正常　　临床诊断：慢性乙型病毒性肝炎

检验项目	结果	提示	检测下限	单位
1　乙肝病毒HBV DNA(超敏)	<2.0E+01		2.0E+01	Iu/ml

※本结果仅对该标本负责，若有疑问，请于24小时内联系。

采集时间：2024-12-31 06:01　　接收时间：2024-12-31 09:30　　检验者：
检测时间：2024-12-31 09:30　　报告时间：2024-12-31 13:59
检测仪器：Anadas9850　　检测方法：Taqman荧光定量　　审核者：

图 13-4　临床治愈时 HBV DNA 水平

（4）疗效分析：患者 HBsAg、HBeAg 持续阴性，HBsAb 持续高水平阳性，HBV DNA 持续低于检测下限，宣布实现慢性乙肝临床治愈；血常规、肝功能、甲状腺功能指标正常。

（5）后续方案：正常工作生活，定期随访（6 个月/次）；内分泌科门诊建议 3 个月后复查甲状腺功能。

三、诊疗体会

本例患者是一位未成年阶段进行普通干扰素治疗，实现 HBsAg 转阴，但在停药 1 年后病毒学复发的慢性乙肝患者。患者在成年以后出现转氨酶升高，长期口服核苷（酸）类似物抗病毒治疗；患者在定期复查中，HBV DNA 持续低于检测下限，HBsAg 处于较低水平，存在临床治愈的潜质，遂给予联合干扰素治疗，最终实现慢性乙肝临床治愈。

我国目前仍有约 7500 万例的慢性 HBV 感染者正在面对人群异样的眼光，面对工作与生活中的矛盾，面对未来可能出现的肝硬化、肝癌的恐慌，面对可能需要终身服药的无奈。因此，慢性乙肝治疗的理想终点，即临床治愈（功能性治愈），为慢性乙肝人群燃起新的希望。慢性乙肝临床治愈明确定义为停止抗病毒治疗 24 周后 HBsAg 持续阴性，伴或不伴有 HBsAb 的出现，HBV DNA 低于检测下限，肝生化学指标正常等。

为追求“HBV 复制的长期抑制”和降低肝相关不良并发症的出现，《慢性乙型肝炎防治指南（2022 年版）》较前相对扩大抗病毒的人群，包括“年龄>30 岁且 HBV DNA 阳性”

患者等。目前,可选用的抗病毒手段包括长期使用直接作用于病毒复制周期不同靶点的核苷(酸)类似物(如本例患者选用的恩替卡韦片)及有限疗程的免疫调节剂(如干扰素)。而二者的联合治疗通过整合强效抑制病毒和恢复宿主免疫应答,为慢性乙肝患者的临床治愈提供了有前景的治疗策略。

慢性乙肝患者临床治愈的理想目标并不是一蹴而就的,往往需要核苷(酸)类似物联合干扰素治疗,包括初始联合策略和序贯联合治疗策略,后者包括“换用”策略[即核苷(酸)类似物换用干扰素]和“加用”策略[即核苷(酸)类似物加用干扰素]。本例患者已使用恩替卡韦片抗病毒治疗长达 10 年之久,HBV DNA 低于检测下限,HBsAg 水平较低(276 IU/mL,表 13-1)且 HBeAg 阴性,极有可能在核苷(酸)类似物联合序贯干扰素治疗策略下实现临床治愈。

表 13-1 本例患者追求临床治愈过程中使用干扰素期间核心指标的动态变化

参数	HBV DNA (IU/mL)	HBsAg (IU/mL)	HBsAb (mIU/mL)	HBeAg (COI)	ALT (U/L)	WBC ($\times10^9$/L)	Neut ($\times10^9$/L)
基线	<20(-)	276.92(+)	—	0.03(-)	11	4.70	2.00
治疗 1 个月	—	—	—	—	117	2.80	1.00
治疗 3 个月	—	—	—	—	90	2.90	1.53
治疗 6 个月	<20(-)	0(-)	121.66(+)	0(-)	79	2.30	0.84
治疗 9 个月	<20(-)	0(-)	285.00(+)	0.02(-)	40	2.10	0.79
停药 3 个月	<20(-)	0(-)	467.73(+)	0.01(-)	16	5.30	2.62
停药 20 个月	<20(-)	0.05(-)	234.35(+)	0.05(-)	15	5.10	2.22

本例患者自诉自 16 岁起“深受乙肝的折磨”,曾接受过一次普通干扰素单药治疗实现 HBsAg 清除,但停药后 1 年复发。当医生告知核苷(酸)类似物联合序贯干扰素有希望实现“不再服药”及“体检表现为正常人”时,患者虽对再次进行干扰素治疗尚存顾虑,但经过深思熟虑后,或许是对临床治愈的渴求战胜了对既往经历的顾虑,最终决定再次尝试。

患者启动恩替卡韦联合干扰素治疗后,在治疗 6 个月后即实现 HBsAg 转阴,给予经治医生及患者莫大的信心和坚持的动力。表 13-1 展示的是本例患者在追求临床治愈过程中(干扰素治疗期间)核心指标结果的动态变化。令人担忧的是,在干扰素治疗早期,患者出现了外周血 WBC 尤其是 Neut 的显著下降,考虑为干扰素的骨髓抑制作用,在调整干扰素用药频率“每周 1 次”为“每 10 d 1 次”后,WBC 和 Neut 维持稳定,2 个月后恢复为“每周 1 次”。且在治疗 9 个月时,患者出现体重下降,甲状腺功能检查提示甲状腺功能亢进。此时,患者已取得 HBsAg 转阴超过 3 个月,结合内分泌科会诊意见,停用干扰素及抗病毒药物，进行甲状腺功能亢进的治疗。

此外，患者停用干扰素及抗病毒药物并使用甲巯咪唑治疗甲状腺功能亢进，并在甲状腺功能持续正常 3 个月后尝试停用甲巯咪唑。令人欣喜的是，患者在停用甲巯咪唑后，体重持续正常，甲状腺功能持续正常。因此，笔者认为干扰素对甲状腺功能的影响并不是长久的，在停止损伤数月后可能恢复正常，临床医生及患者面对干扰素导致的甲状腺功能相关的不良反应时可更加自信。同时，多科协作更是致胜关键。

本例慢性乙肝患者实现临床治愈还得益于患者对乙肝治疗具有较高的理解水平，对临床治愈的渴求。然而，更多的患者在偶然间得知自己患有慢性乙肝的消息，并不能对抗病毒治疗建立正确的认识，或处于疾病认知的“否认期”和“愤怒期”，或不能长期口服核苷（酸）类似物，或不能接受干扰素治疗的不良反应、疗效的不确定以及相对高昂的治疗费用。笔者认为，对该部分患者，不仅需要对慢性乙肝并发症进行更细致的健康宣教，更应建立患者对慢性乙肝治疗的信心。笔者相信，本例患者干扰素骨髓抑制及甲状腺功能相关不良反应的成功应对经验，可增加临床医生应对干扰素治疗不良反应的信心。经治医生应告知患者当前的困难都是一时的，即使本次没有实现临床治愈，未来间歇治疗还是存在临床治愈的可能。当然，这一切都是建立在配合治疗的前提下的。慢性乙肝临床治愈的道路是曲折的，治疗后的未来是光明的。

四、推荐阅读

[1] 中华医学会肝病学分会，中华医学会感染病学分会. 慢性乙型肝炎防治指南（2022 年版）[J]. 中华肝脏病杂志，2022，30（12）：1309-1331.

[2] 中华医学会感染病学分会，中华医学会肝病学分会. 慢性乙型肝炎临床治愈（功能性治愈）专家共识[J]. 临床肝胆病杂志，2019，35（8）：1693-1701.

[3] LOK ASF. Toward a functional cure for hepatitis B [J]. Gut and Liver，2024，18（4）：593-601.

[4] HUI Z，WANG Y，WANG F，et al. New progress in HBV control and the cascade of health care for people living with HBV in China：evidence from the fourth national serological survey，2020 [J]. Lancet Reg Health West Pac，2024，51：101193.

（颜学兵　撰写）

（李　婕　曾庆磊　审校）

病例14　31岁女性，HBeAg阴性，NA序贯联合IFN，诱发甲亢自愈，疗程16个月

概　要

慢性乙型肝炎的成年女性患者经恩替卡韦片治疗获得HBeAg血清学转换后，联合聚乙二醇干扰素α-2b注射液治疗10个月获得HBsAg转阴，最终实现临床治愈。治疗期间最突出的问题是出现了甲状腺功能亢进的不良反应，患者积极配合随访及治疗，最终获得临床治愈，停干扰素后甲状腺功能恢复正常。临床医生及时发现及处理不良反应，以及充分的医患沟通是临床治愈的重要环节。

一、患者情况

患者朱某，女，31岁，以"发现乙肝20年"为主诉就诊。患者母亲、哥哥为慢性乙肝患者，外祖母及舅舅因肝癌病故，考虑其为母婴传播或家庭聚集传播导致的慢性HBV感染。哥哥曾患有甲状腺功能亢进，经治疗已停药并复查甲状腺功能正常。患者于2012年5月体检发现HBsAg、HBeAg、HBcAb阳性（即"大三阳"），HBV DNA阳性，肝功轻度异常；开始口服恩替卡韦片治疗。治疗3个月复查ALT正常，治疗1年后HBV DNA转阴。继续治疗至2017年11月出现了HBeAg血清学转换，HBsAg、HBeAb、HBcAb阳性（即"小三阳"）。2022年2月复查HBsAg 129.34 IU/mL、HBV DNA阴性。于2022年12月17日来门诊就诊，当日复查结果：HBsAg 86.14 IU/mL，HBeAg阴性，HBeAb阳性，HBcAb阳性（图14-1），HBV DNA <30 IU/mL；ALT 15 U/L，AST 18.5 U/L，TBIL 4.6 μmol/L；AFP 3.6 ng/mL；WBC 7.75×10^9/L，Neut 2.55×10^9/L，Hb 144 g/L，PLT 258×10^9/L；甲状腺功能及抗体均正常；肝胆胰脾超声提示未见异常。

本报告经过电子签名认证

北京市医疗机构临床检验结果报告单　　第1页/共1页

北京清华长庚医院　　北京市昌平区立汤路168号（电话 010-56119198）

姓名：	[illegible]	性别：	女	出生日期：	1991/07/06	病历号：	[illegible]	标本号：	0112907886
来源：	门诊	科别：	肝胆内科	床位：		医师：	王丽旻	申请时间：	20221217 10:49
标本类型：	血清	采集时间：	20221217 11:14	收件时间：	20221217 11:20			报告时间：	20221219 10:45
初步诊断：	慢性乙型病毒性肝炎			医嘱项目：	乙肝五项甲胎蛋白(AFP)测定				

	检验项目	结果	单位	提示	参考区间	检验方法	试剂品牌
1	*乙型肝炎病毒表面抗原(发光)(HBsAg)	**有反应性(86.14)**	IU/ml	↑	无反应性(<0.05)	化学发光	雅培
2	*乙型肝炎病毒表面抗体(发光)(Anti-HBs)	**无反应性(0.58)**	mIU/mL	↓	有反应性(≥10)	化学发光	雅培
3	乙型肝炎病毒e抗原定性(HBeAg)测定(HBeAg)	无反应性(0.407)	S/CO		无反应性(<1.0)	化学发光	雅培
4	乙型肝炎病毒e抗体(HBeAb)测定(Anti-HBe)	**有反应性(0.01)**	S/CO	↓	无反应性(>1.0)	化学发光	雅培
5	乙型肝炎病毒核心抗体(发光)(Anti-HBc)	**有反应性(6.85)**	S/CO	↑	无反应性(<1.0)	化学发光	雅培
6	*甲胎蛋白(AFP)	< 2.00	ng/mL		<20	化学发光	雅培

备注：

注：1. 本报告仅对送检标本负责，结果供医师参考。
2. 如对检验结果有疑问，请于结果报告当日与相应检验室联系。
3. "*"为北京市检验结果互认项目标识，等同于"北京HR"；"★"等同于"京津冀鲁HR"

检验者　宫丽君　　审核者　张苗苗

图 14-1　基线 HBV 标志物水平

二、诊疗过程

（一）临床诊断

HBeAg 阴性慢性乙型肝炎。

（二）治疗方案

笔者考虑到患者有肝癌家族史，口服抗病毒药物治疗已经 10 年，HBsAg 已降至低水平，符合优势人群的特点。虽然患者哥哥曾患甲状腺功能亢进，但患者本人就诊时甲状腺功能正常。建议在密切监测下继续恩替卡韦片（每次 0.5 mg，每日 1 次，口服，服用前后空腹 2 h）治疗，同时联合聚乙二醇干扰素 α-2b 注射液（180 μg，每周 1 次，腹部皮下注射）治疗。

（三）治疗过程

患者注射第 1 剂聚乙二醇干扰素 α-2b 注射液后出现发热，最高体温达 39 ℃，同时伴轻度头痛、头晕、乏力、恶心。给予布洛芬治疗后，上述症状逐渐好转，次日轻度头疼、恶心，不影响工作。其后注射第2、3、4剂后，上述症状较第1剂注射后明显减轻，轻度乏力、恶心，持续1 d时间，可自行缓解。无其他不适。

1. 治疗后1个月

(1)患者主诉：无不适。

(2)实验室检测：HBsAg 75.33 IU/mL，HBV DNA <30 IU/mL；ALT 28.1 U/L，AST 29.6 U/L，TBIL 8.1 μmol/L；WBC 4.74×10^9/L，Neut 1.42×10^9/L，Hb 128 g/L，PLT 169×10^9/L；FT_4 20.5 pmol/L（正常值12~22），FT_3 5.42 pmol/L（正常值3.1~6.8），TSH 1.14 μIU/mL（正常值0.27~4.20），均正常。

(3)疗效分析：患者用干扰素治疗后轻度不适，均可缓解，HBsAg较前降低，HBV DNA阴性，肝功能指标正常；血常规指标较前下降，但尚未达到必须干预的临界值；甲状腺功能正常。上述方案不良反应在预期和可控范围之内，不影响正常的工作和生活。

(4)后续方案：建议继续联合方案治疗，2个月后复查。

(5)患者意见：患者同意继续联合方案治疗。

2. 治疗后3个月

(1)患者主诉：脱发（头发稍变稀）。

(2)实验室检测：HBsAg 6.86 IU/mL，HBV DNA <30 IU/mL；ALT 48 U/L，AST 36 U/L，TBIL 11.9 μmol/L；WBC 3.71×10^9/L，Neut 1.15×10^9/L，Hb 117.5 g/L，PLT 150×10^9/L；FT_4 34.6 pmol/L，FT_3 8.9 pmol/L，TSH 0.028 μIU/mL。

(3)疗效分析：患者治疗3个月，HBsAg较前降低1 $\log_{10}$ IU/mL，提示患者获得临床治愈的概率高。TSH明显减低。上述方案效果好，但出现了甲状腺功能亢进。进一步查甲状腺球蛋白抗体、甲状腺过氧化物酶抗体阴性，甲状腺超声未见异常，嘱密切监测。

(4)后续方案：建议继续联合方案治疗，干扰素减量改为每次135 μg，每周1次，腹部皮下注射，1个月后复查。

(5)患者意见：患者对治疗结果满意，同意干扰素减量，联合恩替卡韦片治疗，但也担心甲状腺疾病的加重。

3. 治疗后4个月

(1)患者主诉：脱发（笔者注：头发稍变稀）。

(2)实验室检测：HBsAg 1.41 IU/mL，HBV DNA <30 IU/mL；ALT 40.8 U/L，AST 40.7 U/L，TBIL 8.9 μmol/L；WBC 3.95×10^9/L，Neut 1.31×10^9/L，Hb 124 g/L，PLT 139×10^9/L；FT_4 51.1 pmol/L，FT_3 14.2 pmol/L，TSH 0.009 μIU/mL；甲状腺球蛋白抗体、甲状腺过氧化物酶抗体阴性。

(3)疗效分析：HBsAg显著降低，HBV DNA保持转阴，肝功能指标基本保持稳定；血常规指标总体保持稳定，甲状腺功能亢进，TSH进一步降低。

(4)后续方案：上述方案效果良好，但甲状腺功能亢进，建议暂停干扰素，2个月后复查。

(5)患者意见：患者表示理解，暂停干扰素，继续恩替卡韦片治疗。

4. 治疗后6个月

(1)患者主诉：无不适。

(2)实验室检测：HBsAg 23.7 IU/mL，HBV DNA <30 IU/mL；ALT 38 U/L，AST 37 U/L，TBIL 9.9 μmol/L；WBC 5.01×10^9/L，Neut 2.10×10^9/L，Hb 124 g/L，PLT 166×10^9/L；FT_4 13.6 pmol/L，FT_3 4.49 pmol/L，TSH 0.21 μIU/mL；甲状腺球蛋白抗体、甲状腺过氧化物酶抗体阴性。

(3)疗效分析：FT_4、FT_3正常，TSH接近正常，提示甲状腺功能基本恢复，但HBsAg较前回升，HBV DNA仍保持阴性；肝功能指标正常；血常规指标正常；甲状腺的抗体复查均为阴性。

(4)后续方案：与患者沟通停干扰素后甲状腺功能基本恢复，甲状腺功能异常可能为一过性的免疫反应，可尝试恩替卡韦片联合小剂量干扰素(135 μg，每周1次，腹部皮下注射)治疗，1个月后复查。

(5)患者意见：患者表示理解，同意继续联合方案治疗。

5. 治疗后7个月

(1)患者主诉：无明显不适，脱发有好转。

(2)实验室检测：HBsAg 0.08 IU/mL，HBsAb 40.75 mIU/mL，HBV DNA <30 IU/mL；ALT 45 U/L，AST 52 U/L，TBIL 8.1 μmol/L；WBC 4.17×10^9/L，Neut 1.56×10^9/L，Hb 134.6 g/L，PLT 210×10^9/L；FT_4 13.0 pmol/L，FT_3 5.01 pmol/L，TSH 0.28 μIU/mL。

(3)疗效分析：HBsAg接近阴性，HBsAb阳性，HBV DNA保持转阴，肝功能指标基本保持稳定；血常规指标总体保持稳定；FT_3、FT_4、TSH恢复正常。

(4)后续方案：与患者沟通甲状腺功能基本恢复，继续小剂量干扰素联合恩替卡韦片治疗，3个月后复查。

(5)患者意见：患者表示理解，同意继续治疗。

6. 治疗后10个月

(1)患者主诉：无明显不适。

(2)实验室检测：HBsAg 0 IU/mL，HBsAb 80.7 mIU/mL，HBV DNA <30 IU/mL；ALT 34 U/L，AST 42 U/L，TBIL 9.1 μmol/L；WBC 5.5×10^9/L，Neut 2.11×10^9/L，Hb 124.6 g/L，PLT 208×10^9/L；FT_4 15.1 pmol/L，FT_3 4.56 pmol/L，TSH 2.28 μIU/mL。

(3)疗效分析：患者首次出现HBsAg阴性，HBsAb水平逐渐升高，发生HBsAg血清学转换，HBV DNA阴性，治疗效果良好；肝功能指标总体保持稳定；血常规指标正常；FT_3、FT_4、TSH恢复正常。上述方案治疗效果好，甲状腺功能已恢复正常。

(4)后续方案:建议继续巩固治疗,待 HBsAb >100 mIU/mL 再考虑停干扰素,3 个月后复查。

(5)患者意见:患者对结果满意,同意继续治疗。

7. 治疗后 13 个月

(1)患者主诉:无不适。

(2)实验室检测:HBsAg 0 IU/mL,HBsAb 232.40 mIU/mL,HBV DNA <30 IU/mL;ALT 39 U/L,AST 44 U/L,TBIL 8.5 μmol/L;WBC 5.25×10^9/L,Neut 2.08×10^9/L,Hb 119 g/L,PLT 189×10^9/L;FT_4 15.1 pmol/L,FT_3 4.62 pmol/L,TSH 4.74 μIU/mL。

(3)疗效分析:患者 HBsAg 持续阴性,HBsAb >200 mIU/mL,符合停止干扰素治疗的指征,且干扰素治疗已满 48 周,可以停干扰素。肝功能指标总体保持稳定;血常规指标正常;FT_3、FT_4 正常,TSH 稍高于正常。

(4)后续方案:停用干扰素,继续使用恩替卡韦片巩固 3 个月后复查。

(5)患者意见:患者对治疗效果满意,同意停用干扰素继续恩替卡韦片治疗。

8. 治疗后 16 个月

(1)患者主诉:无明显不适。

(2)实验室检测:HBsAg 0 IU/mL,HBsAb 256.28 mIU/mL,HBV DNA <30 IU/mL;ALT 18 U/L,AST 21 U/L,TBIL 11.1 μmol/L;WBC 6.88×10^9/L,Neut 2.74×10^9/L,Hb 134 g/L,PLT 219×10^9/L;FT_4 15.2 pmol/L,FT_3 4.38 pmol/L,TSH 2.9 μIU/mL。

(3)疗效分析:患者 HBsAg 持续阴性,HBsAb >200 mIU/mL。肝功能指标正常;血常规指标正常;FT_3、FT_4、TSH 恢复正常。

(4)后续方案:停用恩替卡韦片,6 个月后复查。

(5)患者意见:患者表示满意,非常开心,终于可以停恩替卡韦片了。

(四)随访情况

1. 随访时机　停用恩替卡韦片后 6 个月、停用干扰素后 9 个月。

2. 临床治愈者主诉　无不适。

3. 实验室检测　HBsAg 0 IU/mL,HBsAb 71.44 mIU/mL(图 14-2);ALT 19 U/L,AST 21 U/L, TBIL 8.8 μmol/L; WBC 7.12×10^9/L, Hb 133 g/L, PLT 285×10^9/L; FT_4 15.5 pmol/L,FT_3 4.62 pmol/L,TSH 3.21 μIU/mL。

4. 疗效分析　慢性乙肝临床治愈,甲状腺功能恢复正常。

5. 后续方案　无须治疗,定期随访(1 年/次)。

本报告经过电子签名认证

北京市医疗机构临床检验结果报告单　　第1页/共1页

北京清华长庚医院　　北京市昌平区立汤路168号（电话 010-56119198）

姓名：　　性别：女　　出生日期：1991/07/06　　病历号：　　标本号：0116096593
来源：门诊　　科别：肝胆内科　　床位：　　医师：王丽旻　　申请时间：20241014 16:40
标本类型：血清　　采集时间：20241015 09:32　　收件时间：20241015 09:43　　报告时间：20241015 13:12
初步诊断：慢性乙型病毒性肝炎　　医嘱项目：乙型肝炎表面抗体定量(抗HBs)测定乙型肝炎表面抗原(HBs

	检验项目	结果	单位	提示	参考区间	检验方法	试剂品牌
1	*乙型肝炎病毒表面抗原(发光)(HBsAg)	无反应性(0.00)	IU/ml		无反应性(<0.05)	化学发光	雅培
2	*抗乙型肝炎病毒表面抗体(发光)(Anti-HBs)	有反应性(71.44)	mIU/mL		有反应性(≥10)	化学发光	雅培

备注：

注：1. 本报告仅对送检标本负责，结果供医师参考。
2. 如对检验结果有疑问，请于结果报告当日与相应检验室联系。
3. "*"为北京市检验结果互认项目标识，等同于"北京HR"；"★"等同于"京津冀鲁HR"

检验者　宫丽君　　审核者　张苗苗

图 14-2　临床治愈时 HBV 标志物水平

三、诊疗体会

中国《慢性乙型肝炎防治指南（2022 年版）》对部分患者也提出了建议：对核苷（酸）类似物（即口服抗病毒治疗药物）经治慢性乙型肝炎患者中符合条件的优势人群，联合聚乙二醇干扰素可使部分患者获得临床治愈。治疗前 HBsAg 低水平更有临床治愈的优势。因此，我们在临床上对就诊的患者进行筛查，期望更多优势的人群得到治疗，更多的患者获得临床治愈。但不同患者可能遇到不同治疗反应及不良反应，因此还需要个体化的治疗。指南中还指出：干扰素的相对禁忌证包括甲状腺疾病，也就是说如果甲状腺疾病可以药物控制，患者也可以进行干扰素治疗。笔者考虑到患者基线时甲状腺功能正常，甲状腺的抗体阴性，尽管其直系家属患有甲状腺疾病史，干扰素治疗过程中出现甲状腺疾病的风险增加，但是在干扰素治疗期间出现的甲状腺疾病，部分患者在停止干扰素治疗后可以自行恢复，而另外一部分患者则可能需要药物治疗。经过再三考虑，笔者认为本例患者可以尝试干扰素治疗追求临床治愈。

因此在开始治疗前对患者进行了充分的沟通，并告知患者干扰素治疗的风险及密切随访的必要性。本例患者让笔者印象深刻的是：①在充分告知干扰素治疗过程中可能出现甲状腺疾病后，患者仍同意干扰素治疗，可见患者对临床治愈的渴望；②治疗过程中患者出现甲状腺功能亢进，但甲状腺抗体一直为阴性，甲状腺超声正常，考虑甲状腺功能异常并非自身免疫甲状腺炎，可能为一过性的甲状腺免疫毒性反应；③患者能配合进行密切随访，关注甲状腺功能的变化，暂停干扰素后甲状腺功能恢复，患者充分信任医生的分析，敢于继续尝试配合干扰素再治疗。

在门诊中仍然有很多慢性乙肝患者对疾病的认识不够，对需要长期治疗的意识不强，即使开始了治疗，仍会有漏服药的情况。目前大部分的患者还是需要通过干扰素的治疗来实现临床治愈。在口服核苷（酸）类似物经治后联合干扰素治疗的好处是，干扰素可以随时停药，即使停用干扰素还有核苷（酸）类似物在控制病毒复制，不存在停干扰素后出现病毒反弹甚至导致肝衰竭的风险。所以笔者经常跟患者说，干扰素的治疗就是在口服药的基础上“锦上添花”，如果你摘到了“花”，不但可以停口服药，还可以减少肝癌的发生风险，显著提高了生活质量。然而追求临床治愈之路却各有各的不同，对不良反应的把握需要个体化的应答。

最后，我们通过本例患者可以看出，即使作为慢性乙肝临床治愈的优势人群，治疗过程也不一定一帆风顺（表14-1），治疗过程中既要识别疗效的走向，也要关注不良反应的处理。

表14-1　本例慢性乙肝患儿追求临床治愈过程中各指标的动态变化

参数	HBV DNA (IU/mL)	HBsAg (IU/mL)	HBsAb (mIU/mL)	ALT (U/L)	TSH (μIU/mL)
基线	<30	86.14(+)	0.58(-)	15.0	1.340
治疗1个月	<30	75.33(+)	1.28(-)	28.1	1.140
治疗3个月	<30	6.86(+)	2.85(-)	48.0	0.028
治疗4个月	<30	1.41(+)	3.89(-)	40.8	0.009
治疗6个月	<30	23.70(+)	1.61(-)	38.0	0.210
治疗7个月	<30	0.08(+)	40.75(+)	45.0	0.280
治疗10个月	<30	0(-)	80.70(+)	34.0	2.280
治疗13个月	<30	0(-)	232.40(+)	39.0	4.740
治疗16个月	<30	0(-)	256.28(+)	18.0	2.900
停药6个月	<30	0(-)	71.44(+)	19.0	3.210

四、推荐阅读

[1] 中华医学会肝病学分会，中华医学会感染病学分会. 慢性乙型肝炎防治指南（2022年版）[J]. 中华肝脏病杂志，2022，30(12)：1309-1331.

（王丽旻　撰写）

（梁红霞　曾庆磊　审校）

病例15　32岁女性,HBeAg阳性,IFN联合NA,疗程3年

概　要

32岁HBeAg阳性慢性乙型肝炎女性患者,应用聚乙二醇干扰素α-2b注射液单药治疗12个月后,联合艾米替诺福韦片抗病毒治疗4个月,停聚乙二醇干扰素,予艾米替诺福韦片单药治疗。后启动第二轮干扰素联合艾米替诺福韦片治疗,治疗过程中HBeAg迟迟不能转阴,在HBsAg已经血清学转换的情况下,坚持继续抗病毒治疗,最终HBeAg转阴。聚乙二醇干扰素α-2b注射液以“治疗—间歇—再治疗”的方式用药,以利于恢复宿主的免疫功能,个体化治疗策略是提高临床治愈率的关键。

一、患者情况

患者赵某,女,32岁,身高165 cm,体重55 kg,以“发现HBsAg阳性9年”为主诉来我院肝病门诊就诊。患者母亲、舅舅、表姐均有“乙肝”,表姐有“肝癌”。考虑患者为母婴传播导致的慢性HBV感染。2021年5月13日检测结果:HBsAg 62562.72 IU/mL,HBeAg 1223.970 S/CO,HBcAb 8.78 S/CO,HBV DNA 183000000 IU/mL(图15-1、图15-2);血常规、肝功能正常。

报告日期:2021-05-13 15:58 检查项目:稀释乙型肝炎表面抗原(组套)^两对半(定量) 苏HR

门诊 东南大学附属中大医院检验报告单 结果异常

姓名: 患者编号: 条码号:1014014304 样本号:245
年龄:32 岁 科室:(江北)肝病门诊 样本状态:外观正常 样本类型:血清
性别:女 床号: 仪器名称:XQ_I4000 备注:

项目		结果	单位	参考范围	测试仪器
乙肝表面抗原(稀释)		**62562.72 ↑**	**IU/mL**	**<0.05**	**XQ_I4000**
乙肝表面抗原定量(发光)	**有反应性**	**> 250.00 ↑**	**IU/mL**	**<0.05**	**XQ_I4000**
乙肝表面抗体定量(发光)	无反应性	0.13	mIU/mL	0--10阴性;>10阳性	XQ_I4000
乙肝e抗原(发光)	**有反应性**	**1223.970 ↑**	**s/co**	**<1.0**	**XQ_I4000**
乙肝e抗体(发光)	无反应性	45.30	s/co	>1.0	XQ_I4000
乙肝核心抗体(发光)	**有反应性**	**8.78 ↑**	**s/co**	**<1.0**	**XQ_I4000**

说明:

采集时间:2021-05-13 09:45:29 接收时间:2021-05-13 13:12:21 报告时间:2021-05-13 15:58:17
检测时间:2021-05-13 14:21:48 申请者: 张群 检验者: 审核者:
本结果仅对所做标本负责,如有疑问请在7日内电话联系,电话号码:025-83272355-804 第1页/共1页
项目名称前注"*"为省内互认项目。

图 15-1 基线 HBV 标志物水平

报告日期:2021-05-14 12:52 检查项目:乙肝病毒DNA(HBV-DNA) 苏HR

门诊 东南大学附属中大医院检验报告单 结果异常

姓名: 患者编号: 条码号:1014014305 样本号:21051408HBV062
年龄:32 岁 科室:(江北)肝病门诊 样本状态:外观正常 样本类型:血浆
性别:女 病区: 仪器名称:ABI7500 检测方法:TaqMan探针

项目	结果	检出限	线性范围	单位
乙型肝炎病毒脱氧核糖核酸	**1.83E+008 ↑**	**50**	**2.00E+02-5.00E+09**	**IU/mL**

备注:1.未检出病毒不能排除感染可能,未检出原因包括:样本采集时机、方法学局限等。

采集时间:2021-05-13 09:45:29 检测时间:2021-05-14 08:27:25 申请者:张群 审核者:
接收时间:2021-05-13 13:08:10 报告时间:2021-05-14 12:52:57 检验者:
本结果仅对所做标本负责,如有疑问请在7日内电话联系:025-83272109 第1页/共1页
项目名称前注"*"为省内互认项目。

图 15-2 基线 HBV DNA 水平

二、诊疗过程

（一）临床诊断

HBeAg 阳性慢性乙型肝炎。

（二）治疗方案

患者“大三阳”，HBV DNA 阳性，有“肝癌”家族史，具有抗病毒指征，建议患者开始抗病毒治疗。告知患者抗病毒方案包括口服核苷类抗病毒药物和干扰素。患者坚决拒绝口服核苷类抗病毒药，同意干扰素治疗方案，遂行“聚乙二醇干扰素 α－2b 注射液 180 μg，皮下注射，每周 1 次”。

（三）治疗过程

患者注射第 1 剂聚乙二醇干扰素 α-2b 注射液后，4 h 后开始出现体温升高，最高达 39 ℃，同时伴有肌肉酸痛、乏力、头痛。给予“散利痛”口服后体温逐渐降至正常。后续注射针剂时，流感样不适症状逐渐减轻。

1. 治疗后 1 个月

（1）患者主诉：无明显不适。

（2）实验室检测：WBC 4.70×10^9/L，Hb 139g/L，PLT 193×10^9/L，Neut 1.72×10^9/L；TBIL 9.7 μmol/L，ALT 50 U/L，AST 36 U/L。

（3）疗效分析：患者治疗 1 个月后，不适症状逐渐减轻。Neut 轻微下降，ALT 轻度升高，暂未复查病毒指标评估疗效。

（4）后续方案：继续聚乙二醇干扰素治疗。

（5）患者意见：患者自诉可耐受，同意目前方案治疗。

2. 治疗后 4 个月

（1）患者主诉：未诉明显不适。

（2）实验室检测：HBsAg 18301.04 IU/mL，HBeAg 462.967 S/CO，HBcAb 9.34 S/CO，HBV DNA 612000 IU/mL；ALT 169 U/L，AST 157 U/L，TBIL 13.4 μmol/L，ALP 104 U/L，GGT 110 U/L，乳酸脱氢酶（LDH）381 U/L；WBC 3.53×10^9/L，Hb 139 g/L，PLT 65×10^9/L，Neut 1.18×10^9/L。

（3）疗效分析：患者 HBV DNA 水平较治疗前下降 3 $\log_{10}$ IU/mL，HBsAg 及 HBeAg 均较治疗前明显下降，考虑聚乙二醇干扰素抗病毒疗效显著。但是，干扰素亦引起了明显的药物不良反应，比如患者出现血细胞减少和转氨酶升高。患者未出现出血、乏力、消化道反应等症状，且血细胞和转氨酶水平未达到干扰素停针标准，患者同意继续聚乙二醇干扰素治疗。

（4）后续方案：针对患者聚乙二醇干扰素治疗期间出现血细胞减少，予“重组人粒细胞集落刺激因子、地榆升白片”对症升白细胞及粒细胞治疗；患者转氨酶较前升高，予“甘草酸二铵肠溶胶囊”对症保肝降酶治疗。因聚乙二醇干扰素治疗效果良好，不良反应在预期和可控范围，建议继续本方案治疗。

（5）患者意见：患者对治疗效果满意，期待后续疗效，同意继续聚乙二醇干扰素方案治疗。

3. 治疗后 6 个月

（1）患者主诉：未诉明显不适。

（2）实验室检测：HBsAg 3407.42 IU/mL，HBeAg 103.532 S/CO，HBcAb 9.77 S/CO，HBV DNA 78200 IU/mL；ALT 114 U/L，AST 120 U/L，TBIL 9.7 μmol/L，ALP 101 U/L，GGT 118 U/L，LDH 379 U/L；WBC 2.82×10^9/L，Hb 132 g/L，PLT 65×10^9/L，Neut 1.04×10^9/L。

（3）疗效分析：患者 HBV DNA 水平较治疗 4 个月时降低近 1 $\log_{10}$ IU/mL。HBV DNA 下降速度减缓一方面考虑可能是干扰素在治疗初期引起机体较为强烈的免疫反应后，经过机体的适应与自我调节，免疫反应逐渐减弱；另一方面，也可能是因为随着病毒的清除，炎症反应的强度随病毒载量的下降而减弱。患者的 HBsAg 和 HBeAg 也在持续下降，特别是 HBsAg 出现了较为明显的下降。治疗过程中，患者的血常规指标和肝功能指标基本保持稳定。

（4）后续方案：患者聚乙二醇干扰素治疗期间出现 WBC 和 Neut 减少，继续予“地榆升白片”对症升白细胞及粒细胞治疗；患者转氨酶升高，继续予“甘草酸二铵肠溶胶囊”对症保肝降酶治疗。目前干扰素治疗效果良好，不良反应在预期和可控范围，建议继续本方案治疗。

（5）患者意见：患者对治疗效果满意，对后续疗效有较大信心，同意继续聚乙二醇干扰素方案治疗。

4. 治疗后 9 个月

（1）患者主诉：未诉明显不适。

（2）实验室检测：HBsAg 862.41 IU/mL，HBeAg 38.970 S/CO，HBcAb 7.77 S/CO，HBV DNA 22600 IU/mL；ALT 35 U/L，AST 37 U/L，TBIL 9.3 μmol/L，ALP 90 U/L，GGT 38 U/L；WBC 2.74×10^9/L，Hb 131 g/L，PLT 72×10^9/L，Neut 0.95×10^9/L。

（3）疗效分析：HBV DNA 水平较治疗 6 个月时降低 <1 $\log_{10}$ IU/mL，下降缓慢，但 HBsAg 和 HBeAg 下降较为理想。

（4）后续方案：建议继续本方案治疗。

（5）患者意见：患者同意继续聚乙二醇干扰素方案治疗。

5. 治疗后 12 个月

（1）患者主诉：乏力。

（2）实验室检测：HBsAg 649.66 IU/mL，HBeAg 18.513 S/CO，HBcAb 5.91 S/CO，

HBV DNA 911 IU/mL；ALT 54 U/L，AST 55 U/L，ALP 90 U/L，GGT 47 U/L；WBC 2.95×10^9/L，Hb 125 g/L，PLT 76×10^9/L，Neut 1.21×10^9/L。

(3)疗效分析：患者聚乙二醇干扰素治疗1年，HBV DNA、HBsAg和HBeAg较治疗前均显著下降，在治疗的后6个月，HBV DNA水平下降缓慢，仅下降约2 $\log_{10}$ IU/mL。笔者考虑联合应用核苷(酸)类似物来抑制病毒复制，帮助降低病毒载量。

(4)后续方案：患者在治疗初期曾坚决不同意使用核苷类药物抗病毒治疗。目前聚乙二醇干扰素治疗12个月后HBV DNA下降缓慢，笔者认为可以采取联合治疗方案来获得更好的病毒抑制和免疫应答。

(5)患者意见：在与患者详细沟通之后，患者表示理解，同意聚乙二醇干扰素联合艾米替诺福韦片(25 mg，每日1次，饭后口服)联合方案继续治疗。

6.治疗后14个月

(1)患者主诉：乏力。

(2)实验室检测：HBsAg >250 IU/mL(本次检测HBsAg未进行稀释后再检测)，HBeAg 12.18 S/CO，HBcAb 7.64 S/CO，HBV DNA <20 IU/mL(出现低病毒载量扩增曲线)；ALT 52 U/L，AST 59U/L；WBC 2.86×10^9/L，Hb 126 g/L，PLT 72×10^9/L，Neut 0.99×10^9/L。

(3)疗效分析：聚乙二醇干扰素联用艾米替诺福韦片治疗2个月后，HBV DNA载量降至检测下限以下，但仍有低载量的病毒复制，同时HBeAg水平进一步降低。HBsAg水平在检测时标本未做稀释，故暂时无法比较其下降幅度。

(4)后续方案：建议继续本方案治疗。

(5)患者意见：患者对治疗效果满意，同意继续聚乙二醇干扰素联合艾米替诺福韦片联合方案治疗。

7.治疗后16个月

(1)患者主诉：乏力。

(2)实验室检测：HBsAg 172.42 IU/mL，HBeAg 8.794 S/CO，HBcAb 6.88 S/CO；ALT 38 U/L，AST 48 U/L；WBC 2.86×10^9/L，Hb 120 g/L，PLT 72×10^9/L，Neut 1.07×10^9/L。

(3)疗效分析：患者聚乙二醇干扰素单药治疗12个月，联用艾米替诺福韦片治疗4个月后，HBsAg已经下降至较低水平，但HBeAg仍未阴转，考虑继续聚乙二醇干扰素治疗获得HBeAg阴转的可能性不大，且价格昂贵，南京医保仅覆盖12个月的费用，超过12个月需患者自费使用，在权衡了患者的经济负担和病毒学获益后，笔者拟暂时结束聚乙二醇干扰素治疗。

(4)后续方案：艾米替诺福韦片单药抗病毒治疗。

(5)患者意见：同意停用聚乙二醇干扰素，继续艾米替诺福韦片抗病毒治疗。

8.治疗后19个月

(1)患者主诉：入院行肝穿刺检查排查早期肝硬化。

(2)实验室检测:HBsAg 159.26 IU/mL,HBeAg 7.612 S/CO,HBcAb 6.1 S/CO,HBV DNA <50 IU/mL; ALT 12 U/L, AST 17 U/L, TBIL 5.3 μmol/L, ALP 64 U/L, GGT 17 U/L,LDH 198 U/L;WBC 4.08×10^9/L,Hb 123g/L,PLT 176×10^9/L,Neut 2.19×10^9/L。

肝穿刺活检病理报告:送检肝组织,肝结构存在,其中见一个结构完整的汇管区,汇管区纤维组织增生伴少量淋巴细胞浸润。肝小叶内见散在点灶性肝细胞坏死,肝细胞水肿和轻度脂肪变性,符合慢性肝炎(G1S1),请结合临床。

(3)疗效分析:患者停用聚乙二醇干扰素3个月,在此期间服用艾米替诺福韦片抗病毒治疗,复查HBV DNA低于检测下限,但HBsAg、HBeAg水平较3个月前相仿,HBeAg仍未阴转。肝病理提示炎症轻微。

(4)后续方案:艾米替诺福韦片单药治疗。

(5)患者意见:同意继续艾米替诺福韦片抗病毒治疗。

9.治疗后21个月

(1)患者主诉:无明显不适。

(2)实验室检测:HBsAg 157.82 IU/mL,HBeAg 9.188 S/CO,HBcAb 6.02 S/CO,HBV DNA <50 IU/mL; ALT 11 U/L, AST 16 U/L, TBIL 7 μmol/L; WBC 4.03×10^9/L, Hb 144g/L,PLT 164×10^9/L,Neut 2.01×10^9/L。

(3)疗效分析:患者停用聚乙二醇干扰素5个月,继续艾米替诺福韦片抗病毒,复查HBV DNA低于检测下限,但HBsAg、HBeAg水平较5个月前无明显变化,HBeAg仍未阴转。在艾米替诺福韦片单药治疗期间,HBsAg、HBeAg降幅不佳,可能是因为核苷类药物对HBsAg阴转率低这一自身属性所致,而干扰素对HBsAg阴转率较核苷类药物高,且临床治愈率高。

(4)后续方案:在经过"12个月干扰素单药、4个月干扰素+艾米替诺福韦片、5个月艾米替诺福韦片单药"治疗后,目前患者HBsAg水平较低,医患双方均希望能获得临床治愈,干扰素间歇疗法以"治疗—间歇—再治疗"的方式进行,是慢性乙肝临床治愈的一种方法,因此笔者建议启动第二轮干扰素治疗。

(5)患者意见:同意聚乙二醇干扰素联合艾米替诺福韦片联合抗病毒治疗。

10.治疗后23个月(第二轮干扰素治疗后2个月)

(1)患者主诉:乏力。

(2)实验室检测:HBsAg 40.76 IU/mL,HBeAg 6.822 S/CO,HBcAb 5.57 S/CO; ALT 61 U/L,AST 47 U/L,TBIL 8 μmol/L;WBC 2.89×10^9/L,Hb 134 g/L,PLT 97×10^9/L,Neut 1.32×10^9/L。

(3)疗效分析:第二次聚乙二醇干扰素联合艾米替诺福韦片抗病毒治疗2个月后,HBsAg较联合治疗前明显下降,但HBeAg下降仍较为缓慢。

(4)后续方案:继续聚乙二醇干扰素联合艾米替诺福韦片抗病毒治疗。患者聚乙二醇干扰素治疗期间出现血细胞减少,患者转氨酶较前升高,不良反应在预期和可控范围。

(5)患者意见:同意继续联合方案治疗。

11. 治疗后25个月(第二轮干扰素治疗后4个月)

(1)患者主诉:乏力。

(2)实验室检测:HBsAg 34.32 IU/mL,HBeAg 1.66 S/CO,HBcAb 5.52 S/CO;ALT 59 U/L,AST 58 U/L,TBIL 8.7 μmol/L,GGT 59 U/L,LDH 309 U/L。

(3)疗效分析:HBsAg、HBeAg较前下降,HBeAg阴转似乎指日可待。

(4)后续方案:继续聚乙二醇干扰素联合艾米替诺福韦片抗病毒治疗。患者转氨酶升高在预期和可控范围。

(5)患者意见:同意继续本方案治疗。

12. 治疗后26个月(第二轮干扰素治疗后5个月)

(1)患者主诉:乏力。

(2)实验室检测:HBsAg 0 IU/mL,HBsAb 55.41 mIU/mL,HBeAg 1.52 S/CO,HBcAb 6.81S/CO;ALT 67 U/L,AST 75 U/L,GGT 58 U/L,LDH 302 U/L;WBC 2.53×10^9/L,Hb 124 g/L,PLT 75×10^9/L,Neut 0.78×10^9/L。

(3)疗效分析:患者HBsAg转阴,HBsAb阳性,实现了HBsAg血清学转换,似乎患者已经达到"临床治愈"标准中最艰难的一步,但是患者HBeAg依旧阳性,这种情况笔者首次遇见,尚无经验。一般情况下,"大三阳"患者在抗病毒治疗后,HBeAg先于HBsAg转阴,即"大三阳"先转为"小三阳",再从小三阳获得"临床治愈"。因为HBeAg是病毒复制的标志之一,故笔者认为患者此时并不能视作"临床治愈",仍建议继续抗病毒治疗。

(4)后续方案:继续聚乙二醇干扰素联合艾米替诺福韦片抗病毒治疗。患者血细胞减少和转氨酶升高均在预期和可控范围。

(5)患者意见:同意继续联合方案治疗。

13. 治疗后27个月(第二轮干扰素治疗后6个月)

(1)患者主诉:乏力。

(2)实验室检测:HBsAg 0 IU/mL,HBsAb 180.1 mIU/mL,HBeAg 1.63 S/CO,HBcAb 6.81 S/CO;ALT 38 U/L,AST 45 U/L;WBC 2.51×10^9/L,Hb 121 g/L,PLT 59×10^9/L,Neut 1.06×10^9/L。

(3)疗效分析:患者HBsAb定量进一步升高,HBeAg定量虽很低,但仍未转阴,较1个月前无下降,仍建议继续抗病毒治疗。

(4)后续方案:继续聚乙二醇干扰素联合艾米替诺福韦片抗病毒治疗。患者血细胞减少和转氨酶升高均在预期和可控范围。

(5)患者意见:同意继续联合方案治疗。

14. 治疗后28个月(第二轮干扰素治疗后7个月)

(1)患者主诉:乏力。

（2）实验室检测：HBsAg 0 IU/mL，HBsAb 466.8 mIU/mL，HBeAg 1.28 S/CO，HBcAb 6.01 S/CO；WBC 2.7×10^9/L，Hb 131 g/L，PLT 83×10^9/L，Neut 1.11×10^9/L。

（3）疗效分析：患者 HBsAb 定量已上升至较高水平，但 HBeAg 仍未转阴，仍建议继续抗病毒治疗。

（4）后续方案：继续聚乙二醇干扰素联合艾米替诺福韦片抗病毒治疗。

（5）患者意见：同意继续联合方案治疗。

15. 治疗后 29 个月（第二轮干扰素治疗后 8 个月）

（1）患者主诉：因腹痛在外院诊断为“阑尾炎”，须行手术治疗。

（2）后续方案：暂停聚乙二醇干扰素 1 个月，干扰素停药期间继续艾米替诺福韦片抗病毒治疗。

16. 治疗后 31 个月（第二轮干扰素治疗后 10 个月）

（1）患者主诉：乏力明显，诉无法耐受干扰素不良反应。

（2）实验室检测：HBsAg 0 IU/mL，HBsAb 605.33 mIU/mL，HBeAg 1.01 S/CO，HBcAb 5.55 S/CO；ALT 32 U/L，AST 33 U/L；WBC 2.41×10^9/L，Hb 126 g/L，PLT 80×10^9/L，Neut 0.88×10^9/L。

（3）疗效分析：患者自诉无法耐受干扰素，要求停药，考虑到干扰素带来的不良反应，从保证患者安全角度出发，同意停用干扰素。此时患者 HBsAb 定量已上升至很高的水平，HBsAb 是机体受 HBsAg 刺激而产生的保护性抗体。一般情况下此时停药[包括干扰素及核苷（酸）类似物]应该是安全的，但令人感到不安的是患者的 HBeAg 定量为 1.01 S/CO，而<1 S/CO 视作阴性，虽然患者 HBeAg 水平已经非常接近阴性阈值，但仍应该视作阳性，因此建议继续艾米替诺福韦片抗病毒治疗。

（4）后续方案：停用聚乙二醇干扰素，继续艾米替诺福韦片治疗。

（5）患者意见：因无法耐受聚乙二醇干扰素的不良反应，要求停聚乙二醇干扰素，对于艾米替诺福韦片单药方案表示接受。

17. 治疗后 32 个月（第二轮干扰素治疗停药 1 个月）

（1）患者主诉：乏力等不适症状明显好转。

（2）实验室检测：HBsAg 0 IU/mL，HBsAb 900.09 mIU/mL，HBeAg 1.04 S/CO，HBcAb 6.12 S/CO；ALT 25 U/L，AST 26 U/L；WBC 3.94×10^9/L，Hb 119 g/L，PLT 111×10^9/L，Neut 2.08×10^9/L。

（3）疗效分析：患者停用聚乙二醇干扰素后，不适症状缓解，复查血细胞均较停药前明显升高。患者的 HBsAb 水平在停用干扰素后仍进一步升高，考虑与“干扰素后效应”相关。但令笔者惊讶的是，患者 HBsAg 转阴 6 个月后，HBeAg 仍未转阴，笔者曾考虑 HBeAg 是否存在假阳性的可能，但因为患者 HBeAb 并未转阳，所以仍需考虑 HBeAg 是真阳性，故仍需继续抗病毒治疗。

（4）后续方案：继续艾米替诺福韦片单药治疗。

（5）患者意见：同意艾米替诺福韦片单药治疗。

18. 治疗后 35 个月（第二轮干扰素治疗停药 4 个月）

（1）患者主诉：无不适。

（2）实验室检测：HBsAg 0 IU/mL，HBsAb >1000mIU/mL，HBeAg 0.75 S/CO（阴性），HBcAb 6.45 S/CO。

（3）疗效分析：本次检测结果的重大突破在于患者的 HBeAg 终于转阴，提示患者可能会获得"临床治愈"，笔者考虑是"干扰素后效应"带来的惊喜。

（4）后续方案：停用艾米替诺福韦片抗病毒治疗。

（5）患者意见：同意停药。

（四）随访情况

1. 随访时机　停用干扰素 10 个月，停用艾米替诺福韦片后 6 个月。

2. 临床治愈者主诉　无不适。

3. 实验室检测　HBsAg 0 IU/mL，HBsAb >1000 mIU/mL，HBeAg 0.73 S/CO（阴性），HBeAb 1.44 S/CO（阴性），HBcAb 6.02 S/CO（图 15-3），HBV DNA <10 IU/mL（图 15-4）。

报告日期:2024-10-22 14:14 检查项目:(江北)两对半(定量)　　苏HR

门诊

东南大学附属中大医院检验报告单　　结果异常

姓名:　　患者编号:　　条 码 号:1026329181　样 本 号:314

年龄:35 岁　科　室:(江北)肝病门诊　样本状态:外观正常　样本类型:血清

性别:女　床　号:　仪器名称:Alinity　备　注:

项　目		结果		单位	参考范围	测试仪器
乙肝表面抗原定量（发光）	无反应性	0.00		IU/mL	<0.05	雅培Alinity
乙肝表面抗体定量（发光）	有反应性	>1000.00		mIU/mL	0--10阴性，>10阳性	雅培Alinity
乙肝e抗原（发光）	无反应性	0.73		s/co	<1.0	雅培Alinity
乙肝e抗体（发光）	无反应性	1.44		s/co	>1.0	雅培Alinity
乙肝核心抗体（发光）	**有反应性**	**6.02**	↑	**s/co**	**<1.0**	**雅培Alinity**

说明:

采集时间:2024-10-22 11:13:53 接收时间：2024-10-22 11:53:01　报告时间:2024-10-22 14:14:15

检测时间:2024-10-22 11:54:09 申请者：　张群　检验者:孙丹群　审核者:孙丹群

本结果仅对所做标本负责，如有疑问请在7日内电话联系，电话号码：025-56873043　第1页/共1页

项目名称前注"*"为省内互认项目。

图 15-3　临床治愈时 HBV 标志物水平

报告日期:2024-10-22 15:34 检查项目:超敏乙型肝炎病毒脱氧核糖核酸检测（组套） 苏HR

门诊 东南大学附属中大医院检验报告单

姓名:	患者编号:	条 码 号:1026329176	样 本 号:24102214hsHBV003
年龄:35 岁	科 室:(江北)肝病门诊	样本状态:外观正常	样本类型:血清
性别:女	病 区:	仪器名称:GeneXpert	检测方法:荧光PCR法

项 目	结 果	线性范围	单 位
超敏乙型肝炎病毒脱氧核糖核酸检测	<10	10-1.00E+09	IU/mL

备 注:1.结果＜10 IU/mL不能完全排除感染可能，受到样本采集时机、方法学局限等影响。

2.1.00E+01等同于1.00乘以10的一次方。

采集时间:2024-10-22 11:13:53 检测时间:2024-10-22 14:16:09 申请者: 张群 审核者:

接收时间:2024-10-22 13:11:16 报告时间:2024-10-22 15:34:18 检验者:

本结果仅对所做标本负责，如有疑问请在7日内电话联系：025-83272109 第1页/共1页

项目名称前注“*”为省内互认项目。

图 15-4 临床治愈时 HBV DNA 水平

4.疗效分析 慢性乙肝临床治愈。

5.后续方案 无须治疗,正常生活学习,定期随访(1 年/次)。

三、诊疗体会

这是一例 HBeAg 阳性的慢性乙型肝炎诊治和临床治愈过程,患者的表姐罹患肝癌,让患者心理压力较大,非常焦虑,因了解到乙肝抗病毒治疗可显著降低肝硬化及肝癌发生率,因此患者治疗意愿非常强烈,在告知患者口服核苷(酸)类似物和干扰素治疗方案后,患者对于需要长期口服药物治疗没有心理准备,不愿意口服核苷(酸)类似物,同意聚乙二醇干扰素治疗方案。在聚乙二醇干扰素单药治疗 12 个月时,患者的病毒载量较治疗前基线有显著下降,但仍为“大三阳”,病毒仍在活跃复制,干扰素短期内可能难以达到 HBV DNA、HBeAg 转阴,为避免干扰素停药后患者的病毒反弹,笔者建议联合口服核苷(酸)类似物持续抑制病毒复制。患者考虑后,同意加用艾米替诺福韦片联合抗病毒治疗。

在联合艾米替诺福韦片治疗 4 个月后,患者病毒指标下降缓慢,此时已用聚乙二醇干扰素治疗 16 个月,因南京市医保对于聚乙二醇干扰素仅报销 12 个月内的费用,超过 12 个月继续使用聚乙二醇干扰素需要自费,这对于患者是一个很大的经济压力,权衡了

患者的经济负担和病毒学获益，笔者决定停用聚乙二醇干扰素，继续艾米替诺福韦片单药治疗。

在艾米替诺福韦片单药抗病毒 5 个月后，HBV DNA 降至低于检测下限，但 HBsAg、HBeAg 下降不理想，在笔者建议下，患者再次启动了干扰素治疗，即干扰素间断治疗或"脉冲式"治疗。临床发现，部分患者在干扰素起始数月治疗应答良好，此后可能会出现 HBsAg 下降缓慢，或进入一个下降到一定程度而徘徊不定的平台期。这往往提示在干扰素的作用下，机体特异性 $CD8^{+}T$ 淋巴细胞发生了损耗，免疫功能后继乏力，使得 HBsAg 呈现僵持不降的状态。干扰素间断治疗则是以核苷（酸）类似物持续治疗为基础，暂停聚乙二醇干扰素期间，机体在保持 HBV DNA 持续阴性的情况下，能更好地辅助特异性免疫重建，待免疫功能恢复后再次使用干扰素。干扰素以"治疗—间歇—再治疗"的方式用药，分阶段治疗使总疗程相对延长，以利恢复宿主的免疫功能。因此，个体化治疗策略是提高临床治愈率的关键。《慢性乙型肝炎防治指南（2022 年版）》提到，对于 HBeAg 阳性慢性乙肝患者，采用聚乙二醇干扰素抗病毒治疗，标准疗程为 48 周，可以根据病情需要适当延长疗程。对于这位患者，第一次使用聚乙二醇干扰素的时间为 64 周，停用 20 周期间使用艾米替诺福韦片单药治疗，HBsAg、HBeAg 水平无明显变化，再次使用聚乙二醇干扰素后，HBsAg、HBeAg 才再次开始明显下降。这给我们的启示就是有时候治疗不能用力过猛，长期应用干扰素产生持续性刺激，人体可能因这种外源性的过度免疫激活剂启动自我保护性的负性调节，从而导致应答下降。因此，短时间中断干扰素给药有利于敏感性恢复或减轻不良反应，提高再次干扰素治疗的效果。虽然艾米替诺福韦片对于该患者 HBsAg、HBeAg 降低效果不佳，但对于患者灵活使用聚乙二醇干扰素起到了保驾护航的作用。

第二次聚乙二醇干扰素治疗 5 个月后，患者实现了 HBsAg 转换，似乎已经达到"临床治愈"标准中最艰难的一步，但是患者 HBeAg 依旧阳性。我们知道"大三阳"的患者获得"临床治愈"的三步通常是：第一步 HBV DNA 转为阴性，第二步 HBeAg 转阴或转换，第三步 HBsAg 转阴或转换。该患者实现了第一步，但第三步却先于第二步完成，此时患者 HBsAg 阴性而 HBeAg 阳性；HBeAg 能反映 HBV 的复制状态，较 HBV DNA 更能反映机体对 HBV 的免疫状况和治疗效果的稳定性；因此，笔者考虑患者当时是一种慢性乙肝的非典型状态，而并非"临床治愈"（表 15-1）。

表 15-1　本例慢性乙肝患者追求临床治愈过程中核心指标的动态变化

参数	HBV DNA (IU/mL)	HBsAg (IU/mL)	HBsAb (mIU/mL)	HBeAg (S/CO)	HBeAb (S/CO)	ALT (U/L)	WBC ($\times10^9$/L)	PLT ($\times10^9$/L)
基线	183000000 (+)	62562.72 (+)	(-)	1223.970 (+)	(-)	—	—	—

续表 15-1

参数	HBV DNA (IU/mL)	HBsAg (IU/mL)	HBsAb (mIU/mL)	HBeAg (S/CO)	HBeAb (S/CO)	ALT (U/L)	WBC ($\times10^9$/L)	PLT ($\times10^9$/L)
治疗 4 个月	612000 (+)	18301.04 (+)	(-)	462.967 (+)	(-)	169	3.53	65
治疗 6 个月	78200 (+)	3407.42 (+)	(-)	103.532 (+)	(-)	114	2.82	65
治疗 12 个月	911(+)	649.66(+)	(-)	18.513(+)	(-)	54	2.95	76
治疗 16 个月	—	172.42(+)	(-)	8.794(+)	(-)	38	2.86	72
治疗 21 个月	<50 (-)	157.82(+)	(-)	9.188(+)	(-)	11	4.03	164
治疗 25 个月	—	34.32(+)	(-)	1.660(+)	(-)	59	—	—
治疗 26 个月	—	0(-)	55.41(+)	1.520(+)	(-)	67	2.53	75
治疗 31 个月	—	0(-)	605.33(+)	1.010(+)	(-)	32	2.41	80
治疗 35 个月	—	0(-)	>1000(+)	0.750(-)	(-)	—	—	—
停药 6 个月	<10 (-)	0(-)	>1000(+)	0.730(-)	(-)	—	—	—

患者在第二轮干扰素治疗时无法耐受不良反应而停干扰素，但停用干扰素单用艾米替诺福韦后的 4 个月获得了 HBeAg 转阴，这表明干扰素具有“后效应”，即停止使用干扰素后，患者仍可能继续获得抗病毒的益处。患者停药后 6 个月随访，HBeAg 保持阴性，视为慢性乙肝临床治愈，后续仍需密切随访。

四、推荐阅读

[1] 中华医学会肝病学分会，中华医学会感染病学分会. 慢性乙型肝炎防治指南(2022 年版)[J]. 中华肝脏病杂志，2022，30(12):1309-1331.

[2] 张文宏，张大志，窦晓光，等. 聚乙二醇干扰素 α 治疗慢性乙型肝炎专家共识[J]. 中华肝脏病杂志，2017，25(9):678-686

[3] 万谟彬，王福生，高志良，等. 重视对慢性乙型肝炎临床治愈为终点的聚乙二醇干扰素 α 治疗策略的研究[J]. 中国医学前沿杂志(电子版)，2021，13(10):21-26.

(张　群　撰写)

(李　婕　曾庆磊　审校)

病例16　32岁男性，HBeAg阴性，NA联合IFN，疗程3年

概　要

HBeAg阴性的慢性乙型肝炎青年患者HBsAg <1000 IU/mL，初始治疗采用富马酸替诺福韦二吡呋酯片联合聚乙二醇干扰素α-2b注射液抗病毒治疗18个月，HBsAg降至平台期。在继续应用富马酸替诺福韦二吡呋酯片的基础上，停用干扰素6个月后，再重启联合干扰素治疗3个月，终获得HBsAg的清除、HBsAb产生；干扰素继续巩固治疗3个月后，停用干扰素和替诺福韦片，配合注射乙肝疫苗。停抗病毒药后7个月复查，患者持续HBsAg阴性、HBsAb高滴度，获得慢性乙肝临床治愈。

一、患者情况

患者陈某，男，32岁，发现乙肝感染史10多年，因体检发现肝功能异常，ALT 130.3 U/L、AST 46.4 U/L、TBIL 25.92 μmol/L，于2021年6月9日来我院就诊。家族中叔叔为“肝硬化、肝肿瘤”患者。门诊查HBsAg 706.68 IU/mL，HBeAg 0.43 S/CO，HBV DNA 3.81×10^6 IU/mL（图16-1、图16-2）；WBC 4.67×10^9/L，PLT 131×10^9/L；甲状腺功能正常。

福建医科大学附属第一医院检验报告单

免疫6.9
No. 1380

姓　名：
性　别：男　　病 历 号：　　送检医生：朱月永/0033　　申请时间：2021-06-09 10:49
年　龄：32岁　　条形码号：013591955300　　采 集 者：周亦卿/1086　　采集时间：2021-06-09 11:05
标　本：血清　　床　　号：　　科　　别：肝病门诊　　接收时间：2021-06-09 14:36
采集部位：/　　标本状态：合格　　检验目的：HBsAg500倍稀释+HBe..　　临床诊断：肝功能检查的异常结果

No	项目	结果	参考区间	单位	方法
*1	乙型肝炎病毒表面抗原(HBsAg)	>250.00(+)	0-0.05	IU/ml	化学发光法
*2	HBsAg 500倍稀释(HBsAg-D)	706.68		IU/ml	化学发光法
*3	乙型肝炎病毒e抗原(HBeAg)	0.43(-)	0-1.0	S/CO	化学发光法
*4	抗乙型肝炎病毒e抗体(Anti-HBe)	0.01(+)	>1.0	S/CO	化学发光法

※结果仅对送检标本负责，有疑问请于3日内咨询　　报告时间：2021-06-09 16:14　　检验者：邱晓明　　核对者：
※带"*"结果按卫健委规定参加互认　　※使用I2000仪器及配套试剂

图 16-1　基线 HBV 标志物水平

福建医科大学附属第一医院检验报告单

PCR6.9
No. 0029

姓　名：
性　别：男　　病 历 号：　　送检医生：朱月永/0033　　申请时间：2021-06-09 10:49
年　龄：32岁　　条形码号：013591955200　　采 集 者：周亦卿/1086　　采集时间：2021-06-09 11:05
标　本：血清　　床　　号：　　科　　别：肝病门诊　　接收时间：2021-06-09 11:21
采集部位：/　　标本状态：合格　　检验目的：乙肝DNA测定　　临床诊断：肝功能检查的异常结果

No	项目	结果		参考区间	单位	方法
1	乙型肝炎病毒核酸(HBV DNA)	3.81E+06	↑	<5.00E+02	IU/ml	荧光定量PCR法

※结果仅对送检标本负责，有疑问请于3日内咨询　　报告时间：2021-06-10 11:18　　检验者：林锦骠　　核对者：

图 16-2　基线 HBV DNA 水平

二、诊疗经过

（一）临床诊断

HBeAg 阴性慢性乙型肝炎。

（二）治疗方案

根据患者慢性乙肝（活动期）、有肝硬化、肝癌家族史，且 HBsAg 滴度<1000 IU/mL，建议患者抗病毒治疗；同时结合患者有肝硬化、肝癌的家族史，建议优先考虑包含干扰素的抗病毒治疗方案。但患者之前在网络上了解到有关干扰素的治疗有诸多不良反应，从而对干扰素的使用存在较多顾虑，比较抗拒。因此与患者进行了较充分的沟通，详细告知干扰素不仅可以抗病毒，还可以抗细胞增殖，可以进一步降低肝癌的发生风险。而且患者 HBsAg 滴度较低，有可能通过干扰素的治疗获得 HBsAg 的血清学转换即“临床治愈”。与患者沟通后，患者同意尝试干扰素治疗。在排除干扰素禁忌后，患者于 2021 年 6 月 16 日开始富马酸替诺福韦二吡呋酯片（替诺福韦片，300 mg，每日 1 次，口服）联合聚乙二醇干扰素 α-2b 注射液（180 μg，每周 1 次，皮下注射）治疗。

（三）治疗过程

患者随访中主诉干扰素首次注射后出现寒战、高热，体温达 40.1 ℃，全身酸痛且持续 3～4 d；第 2 次注射干扰素后症状相似。2021 年 6 月 23 日门诊复查，查血常规正常，沟通后建议患者坚持联合干扰素治疗。此后每周的复查血常规正常，但患者主诉每次使用干扰素时全身不适明显、发热体温达 38 ℃，症状均持续 3～4 d。2021 年 8 月 11 日门诊复查，查血常规中 PLT 异常（95×10^9/L），患者数次想放弃干扰素治疗。经与患者当面或微信细心沟通，力劝患者坚持治疗，同时根据患者不良反应的情况，减少干扰素的剂量至 135 μg/周，同时给予提升血细胞等对症支持治疗。

1. 治疗后 3 个月（2021 年 9 月 8 日）

（1）患者主诉：乏力明显，平时注意力不易集中，头发脱落明显，每次干扰素使用后全身酸痛明显，均有发热。

（2）实验室检测：HBsAg 503.25 IU/mL，HBeAg 0.36 S/CO，HBV DNA <5×10^2 IU/mL（图 16-3、图 16-4）；ALT 122 U/L，AST 79 U/L；PLT 115×10^9/L；肾功能正常；甲状腺功能正常。

福建医科大学附属第一医院检验报告单

免疫9.8 No. 1156

姓　名：
性　别：男　病历号：　送检医生：朱月永 / 0033　申请时间：2021-09-08 07:37
年　龄　：33岁　条形码号：013703546800　采集者：邓素月 / 1555　采集时间：2021-09-08 08:07
标　本：血清　床　号：　科　别：肝病门诊　接收时间：2021-09-08 08:33
采集部位：/　标本状态：合格　检验目的：HBsAg500倍稀释+HBe.　临床诊断：肝功能检查的异常结果

No	项目	结果	参考区间	结果	方法
* 1	HBsAg 500倍稀释（HBsAg-D）	503.25		IU/ml	化学发光法
* 2	乙型肝炎病毒e抗原(HBeAg)	0.36(-)	0-1.0	S/CO	化学发光法
* 3	抗乙型肝炎病毒e抗体(Anti-HBe)	0.01(+)	>1.0	S/CO	化学发光法

图 16-3　治疗后 3 个月 HBV 标志物水平

福建医科大学附属第一医院检验报告单

PCR9.8 No. 0056

姓名：
性　别　：男　病 历 号：　送检医生：朱月永/0033　申请时间：2021-09-08 07:37
年　龄　：33岁　条形码号：013703547100采 集 者：邓素月/1555　采集时间：2021-09-08 08:07
标　本　：血清　床号：　科　别：肝病门诊　接收时间：2021-09-08 08:40
采集部位：/　标本状态：合格　检验目的：乙肝DNA测定　临床诊断：肝功能检查的异常结果

No	项目	结果	参考区间	单位	方法
1	乙型肝炎病毒核酸(HBV DNA)	<5.00E+02	<5.00E+02	IU/ml	荧光定量PCR法

图 16-4　治疗 3 个月后 HBV DNA 水平

（3）疗效分析：经过 3 个月的干扰素联合替诺福韦片治疗，HBsAg 滴度已较治疗开始时明显下降，HBV DNA 已转阴；转氨酶升高提示机体清除 HBV 的免疫功能激活；查血常规、甲状腺功能的结果均支持可继续应用干扰素治疗。

（4）后续方案：建议继续联合方案治疗到 6 个月再观察疗效。

（5）患者意见：患者认为 HBsAg 滴度下降不理想，而不良反应又较多，再次萌生停用干扰素的念头。为此，笔者再与患者进行了沟通，患者愿意继续应用干扰素联合替诺福韦片抗病毒治疗。

2. 治疗后 6 个月（2021 年 12 月 1 日）

（1）患者主诉：乏力、脱发明显、对事物兴趣减低。

（2）实验室检测：HBsAg 82.15 IU/mL，HBeAg 0.34 S/CO，HBV DNA $<5\times10^2$ IU/mL（图 16-5、图 16-6）；PLT 99×10^9/L，Hb 128 g/L；甲状腺功能正常；肝肾功能正常。

福建医科大学附属第一医院检验报告单

免疫12.1 No. 1133

姓　名：
性　别：男　病 历 号：　送检医生：朱月永/0033　申请时间：2021-12-01 07:46
年　龄：33岁　条形码号：013812331800　采 集 者：高秀玲/1291　采集时间：2021-12-01 08:08
标　本：血清　床　号：　科　别：肝病门诊　接收时间：2021-12-01 08:22
采集部位：/　标本状态：合格　检验目的：HBsAg500倍稀释+乙 ..　临床诊断：慢性乙型病毒性肝炎

No	项目	结果	参考区间	单位	方法
* 1	乙型肝炎病毒表面抗原(HBsAg)	82.15(+)	0-0.05	IU/ml	化学发光法
* 2	HBsAg 500倍稀释(HBsAg-D)	<175.00		IU/ml	化学发光法
* 3	抗乙型肝炎病毒表面抗体(Anti-HBs)	0.79(-)	0-10	mIU/ml	化学发光法
* 4	乙型肝炎病毒e抗原(HBeAg)	0.34(-)	0-1.0	S/CO	化学发光法
* 5	抗乙型肝炎病毒e抗体(Anti-HBe)	0.01(+)	>1.0	S/CO	化学发光法
* 6	抗乙型肝炎病毒核心抗体(Anti-HBc)	15.70(+)	0-1.0	S/CO	化学发光法

图 16-5　治疗后 6 个月 HBV 标志物水平

福建医科大学附属第一医院检验报告单　PCR12.1 No.0045

姓　名:			
性　别:男	病 历 号:	送检医生:朱月永/0033	申请时间:2021-12-01 07:46
年　龄:33岁	条形码号:013812332100	采 集 者:高秀玲/1291	采集时间:2021-12-01 08:08
标　本:血清	床　　号:	科　　别:肝病门诊	接收时间:2021-12-01 08:25
采集部位:/	标本状态:合格	检验目的:乙肝DNA测定	临床诊断:慢性乙型病毒性肝炎

No	项目	结果	参考区间	单位	方法
1	乙型肝炎病毒核酸(HBV DNA)	<5.00E+02	<5.00E+02	IU/ml	荧光定量PCR法

图 16-6　治疗后 6 个月 HBV DNA 水平

(3)疗效分析:给患者进行抑郁量表评分提示轻中度抑郁,考虑症状与患者对乙肝病情焦虑相关,经过干扰素与替诺福韦片联合治疗 24 周,患者 HBV DNA 阴性、HBsAg 滴度较治疗基线时下降明显。

(4)后续方案:建议继续联合方案治疗,定期复查。

(5)患者意见:患者对争取获得“临床治愈”有较强意愿,同意继续联合方案治疗。

3. 治疗后 12 个月(2022 年 5 月 18 日)

(1)患者主诉:乏力、全身酸痛不适症状较前有所减轻。

(2)实验室检测:HBsAg 66.87 IU/mL,HBV DNA $<5\times10^2$ IU/mL;ALT 54 U/L,AST 43 U/L;PLT 119×10^9/L,Hb 129 g/L;甲状腺功能正常;肾功能正常;上腹部彩超、肝脂肪定量检查和弹性成像均无异常。

(3)疗效分析:尽管与干扰素治疗 6 个月时比较,HBsAg 滴度仅从 82.15 IU/mL 降至 66.87 IU/mL,但患者不适症状较以前明显减轻。

(4)后续方案:慢性乙肝患者干扰素治疗并延长疗程,HBsAg 可继续下降。所以,继续替诺福韦片抗病毒,并延长干扰素治疗 6 个月。

(5)患者意见:同意继续联合方案治疗。

4. 治疗后 18 个月(2022 年 11 月 21 日)

(1)患者主诉:偶感乏力、无发热等不适。

(2)实验室检测:HBsAg 30.46 IU/mL,HBeAg 0.39 S/CO,HBV DNA <20 IU/mL(图 16-7、图 16-8);PLT 121×10^9/L,Hb 124 g/L;肝功能正常;甲状腺功能正常。

福建医科大学附属第一医院检验报告单　免疫11.21 No.2183

姓　名:			
性　别:男	病 历 号:	送检医生:朱月永/0033	申请时间:2022-11-21 14:16
年　龄:34岁	条形码号:014273380200	采 集 者:1517|赵丽芬	采集时间:2022-11-22 10:52
标　本:血清	床　　号:	科　　别:肝病中心肝内科门诊	接收时间:2022-11-22 11:08
采集部位:/	标本状态:合格	检验目的:乙肝两对半定量	临床诊断:慢性乙型病毒性肝炎

No	项目	结果	参考区间	单位	方法
*1	乙型肝炎病毒表面抗原(HBsAg)	30.46(+)	0-0.05	IU/ml	化学发光法
*2	抗乙型肝炎病毒表面抗体(Anti-HBs)	0.23(-)	0-10	mIU/ml	化学发光法
*3	乙型肝炎病毒e抗原(HBeAg)	0.39(-)	0-1.0	S/CO	化学发光法
*4	抗乙型肝炎病毒e抗体(Anti-HBe)	0.01(+)	>1.0	S/CO	化学发光法
*5	抗乙型肝炎病毒核心抗体(Anti-HBc)	7.60(+)	0-1.0	S/CO	化学发光法

图 16-7　治疗 18 个月后 HBV 标志物水平

福建医科大学附属第一医院检验报告单 PCR11.21 No.1015

姓 名:
性 别:男 病 历 号: 送检医生:朱月永/0033 申请时间: 2022-11-21 14:16
年 龄:34岁 条形码号:014273380300 采 集 者:1517|赵丽芬 采集时间: 2022-11-22 10:52
标 本:血清 床 号: 科 别:肝病中心肝内科门诊 接收时间: 2022-11-22 11:02
采集部位:/ 标本状态:合格 检验目的:高敏乙肝DNA 临床诊断: 慢性乙型病毒性肝炎

No	项目	结果	参考区间	单位	方法
1	高敏乙型肝炎病毒核酸(HHBV DNA)	<20.00	<20.0	IU/ml	荧光定量PCR法

图 16-8 治疗 18 个月后 HBV DNA 水平

(3)疗效分析:鉴于干扰素治疗 18 个月时 HBsAg 仍未阴转,考虑到长期干扰素治疗会消耗 HBV 特异性 CD8$^+$T 细胞功能从而影响疗效,建议患者先暂停干扰素,继续替诺福韦片抗病毒治疗。

(4)后续方案:继续替诺福韦片抗病毒治疗。

(5)患者意见:同意替诺福韦片单药抗病毒治疗。

5. 治疗后 25 个月(重启干扰素治疗,2023 年 7 月 19 日)

(1)患者主诉:偶感右上腹隐痛,余无不适。

(2)实验室检测:HBsAg 65.42 IU/mL(图 16-9);肝功能正常;血常规正常;甲状腺功能正常。

福建医科大学附属第一医院检验报告单 免疫7.19 No.2089

姓 名:
性 别:男 病 历 号: 送检医生:朱月永/0033 申请时间: 2023-07-19 08:03
年 龄:34岁 条形码号:014526341100 采 集 者:1183|郑玲 采集时间: 2023-07-19 08:19
标 本:血清 床 号: 科 别:肝病中心肝内科门诊 接收时间: 2023-07-19 09:20
采集部位:/ 标本状态:合格 检验目的:乙肝两对半定量 临床诊断: 慢性乙型病毒性肝炎

No	项目	结果	参考区间	单位	方法
*1	乙型肝炎病毒表面抗原(HBsAg)	65.42(+)	<0.05	IU/ml	化学发光法
*2	抗乙型肝炎病毒表面抗体(Anti-HBs)	1.35(-)	<10	mIU/ml	化学发光法
*3	乙型肝炎病毒e抗原(HBeAg)	0.41(-)	<1.0	S/CO	化学发光法
*4	抗乙型肝炎病毒e抗体(Anti-HBe)	0.01(+)	>1.0	S/CO	化学发光法
*5	抗乙型肝炎病毒核心抗体(Anti-HBc)	7.81(+)	<1.0	S/CO	化学发光法

图 16-9 治疗后 25 个月(重启干扰素治疗时)HBV 标志物水平

(3)疗效分析:患者 HBsAg 较停用干扰素时升高,余指标保持稳定。

(4)后续方案:建议患者在替诺福韦片抗病毒基础上开始重启联合干扰素治疗。

(5)患者意见:同意替诺福韦片联合干扰素治疗。

6. 治疗后 28 个月(重启干扰素治疗 3 个月,2023 年 10 月 23 日)

(1)患者主诉:偶感乏力,无其他不适。

(2)实验室检测:HBsAg 0.61 IU/mL(图 16-10),HBV DNA <20 IU/mL;ALT 52 U/L,AST 37 U/L;血常规正常;甲状腺功能正常。

福建医科大学附属第一医院检验报告单　　免疫10.23　No.2176

姓　名：

性　别：男	病 历 号：	送检医生：朱月永/0033	申请时间：2023-10-23 08:19
年　龄：35岁	条形码号：014623232200	采 集 者：1183|郑玲	采集时间：2023-10-23 08:30
标　本：血清	床　　号：	科　　别：肝病中心肝内科门诊	接收时间：2023-10-23 10:42
采集部位：/	标本状态：合格	检验目的：乙肝两对半定量	临床诊断：慢性乙型病毒性肝炎

No	项目	结果	参考区间	单位	方法
*1	乙型肝炎病毒表面抗原(HBsAg)	0.61(+)	<0.05	IU/ml	化学发光法
*2	抗乙型肝炎病毒表面抗体(Anti-HBs)	2.17(-)	<10	mIU/ml	化学发光法
*3	乙型肝炎病毒e抗原(HBeAg)	0.64(-)	<1.0	S/CO	化学发光法
*4	抗乙型肝炎病毒e抗体(Anti-HBe)	0.03(+)	>1.0	S/CO	化学发光法
*5	抗乙型肝炎病毒核心抗体(Anti-HBc)	7.97(+)	<1.0	S/CO	化学发光法

图 16-10　治疗后 28 个月(重启干扰素治疗 3 个月)HBV 标志物水平

(3)疗效分析：服用替诺福韦片抗病毒基础上，重启联合干扰素治疗 3 个月后患者 HBsAg 降至 0.61 IU/mL，接近获得阴转。

(4)后续方案：继续替诺福韦片联合干扰素治疗。

(5)患者意见：同意替诺福韦片联合干扰素治疗。

7. 治疗后 31 个月(重启干扰素治疗 6 个月，2024 年 1 月 15 日)

(1)患者主诉：无不适。

(2)实验室检测：HBsAg 0 IU/mL，HBsAb 20.91 mIU/mL，HBV DNA $<1.0\times10^{2}$ IU/mL(图 16-11、图 16-12)；PLT 113×10^{9}/L；甲状腺功能正常。

福建医科大学附属第一医院检验报告单　　免疫1.15　No.3243

姓　名：

性　别：男	病 历 号：	送检医生：朱月永/0033	申请时间：2024-01-15 08:05
年　龄：35岁	条形码号：014706791100	采 集 者：1517|赵丽芬	采集时间：2024-01-15 08:13
标　本：血清	床　　号：	科　　别：肝病中心肝内科门诊	接收时间：2024-01-15 08:57
采集部位：/	标本状态：合格	检验目的：乙肝两对半定量	临床诊断：慢性乙型病毒性肝炎

No	项目	结果	参考区间	单位	方法
*1	乙型肝炎病毒表面抗原(HBsAg)	0.00(-)	<0.05	IU/ml	化学发光法
*2	抗乙型肝炎病毒表面抗体(Anti-HBs)	20.91(+)	<10	mIU/ml	化学发光法
*3	乙型肝炎病毒e抗原(HBeAg)	0.36(-)	<1.0	S/CO	化学发光法
*4	抗乙型肝炎病毒e抗体(Anti-HBe)	0.03(+)	>1.0	S/CO	化学发光法
*5	抗乙型肝炎病毒核心抗体(Anti-HBc)	7.64(+)	<1.0	S/CO	化学发光法

图 16-11　治疗后 31 个月(重启干扰素治疗 6 个月)HBV 标志物水平

福建医科大学附属第一医院检验报告单　　PCR1.15　No.0023

姓　名：

性　别：男	病 历 号：	送检医生：朱月永/0033	申请时间：2024-01-15 08:05
年　龄：35岁	条形码号：014706791200	采 集 者：1517|赵丽芬	采集时间：2024-01-15 08:13
标　本：血清	床　　号：	科　　别：肝病中心肝内科门诊	接收时间：2024-01-15 08:27
采集部位：/	标本状态：合格	检验目的：乙肝DNA测定	临床诊断：慢性乙型病毒性肝炎

No	项目	结果	参考区间	单位	方法
1	乙型肝炎病毒核酸(HBV DNA)	<1.00E+02	<1.00E+02	IU/mL	荧光定量PCR法

图 16-12　治疗后 31 个月(重启干扰素治疗 6 个月)HBV DNA 水平

(3)疗效分析:HBsAg 阴转、HBsAb 阳转(低水平),患者兴奋不已。

(4)后续方案:根据文献报道,干扰素治疗获得 HBsAg 阴转,继续干扰素巩固治疗 3 个月以上,有助于提高 HBsAb 滴度,维持疗效,建议再继续干扰素治疗 3 个月。

(5)患者意见:同意替诺福韦片联合干扰素巩固治疗。

8. 治疗后 33 个月(重启干扰素治疗 8 个月,2024 年 3 月 18 日)

(1)患者主诉:无不适。

(2)实验室检测:HBsAg 0 IU/mL,HBsAb 19.6 mIU/mL,HBV DNA<1.0×10^2 IU/mL(图 16-13、图 16-14);PLT 159×10^9/L;甲状腺功能正常。

福建医科大学附属第一医院检验报告单

免疫3.18
No.3265

姓　名:
性　别:男　病 历 号:　送检医生:朱月永/0033　申请时间: 2024-03-18 08:12
年　龄:35岁　条形码号:014766433300　采 集 者:郑玲/1183　采集时间: 2024-03-18 08:20
标　本:血清　床　号:　科　别:肝病中心肝内科门诊　接收时间: 2024-03-18 08:40
采集部位:/　标本状态:合格　检验目的:乙肝两对半定量　临床诊断:慢性乙型病毒性肝炎

No	项目	结果	参考区间	单位	方法
*1	乙型肝炎病毒表面抗原(HBsAg)	0.00(-)	<0.05	IU/ml	化学发光法
*2	抗乙型肝炎病毒表面抗体(Anti-HBs)	19.60(+)	<10	mIU/ml	化学发光法
*3	乙型肝炎病毒e抗原(HBeAg)	0.43(-)	<1.0	S/CO	化学发光法
*4	抗乙型肝炎病毒e抗体(Anti-HBe)	0.03(+)	>1.0	S/CO	化学发光法
*5	抗乙型肝炎病毒核心抗体(Anti-HBc)	7.37(+)	<1.0	S/CO	化学发光法

图 16-13　治疗后 33 个月(重启干扰素治疗 8 个月)HBV 标志物水平

福建医科大学附属第一医院检验报告单

PCR3.18
No.0009

姓　名:
性　别:男　病 历 号:　送检医生:朱月永/0033　申请时间: 2024-03-18 08:12
年　龄:35岁　条形码号:014766433200　采 集 者:郑玲/1183　采集时间: 2024-03-18 08:20
标　本:血清　床　号:　科　别:肝病中心肝内科门诊　接收时间: 2024-03-18 08:42
采集部位:/　标本状态:合格　检验目的:乙肝DNA测定　临床诊断:慢性乙型病毒性肝炎

No	项目	结果	参考区间	单位	方法
1	乙型肝炎病毒核酸(HBV DNA)	<1.00E+02	<1.00E+02	IU/ml	荧光定量PCR法

图 16-14　治疗后 33 个月(重启干扰素治疗 8 个月)HBV DNA 水平

(3)疗效分析:经干扰素巩固治疗 2 月余,患者 HBsAg 维持阴性,但 HBsAb 滴度未有提高。

(4)后续方案:建议患者延长干扰素巩固治疗疗程,嘱患者回当地配合应用乙肝疫苗 20 μg,每月 1 次,连续 3 个月。

(5)患者意见:患者两轮应用干扰素已较长时间、经济比较紧张,同时患者有生育计划,要求停药随访。

（四）随访情况

1. 第一次停药随访

（1）随访时机：停用干扰素和替诺福韦片治疗4个月（2024年7月29日）。

（2）临床治愈者主诉：无不适。

（3）实验室检测：HBsAg 0 IU/mL，HBsAb 420.83 mIU/mL，HBV DNA <20 IU/mL（图16-15、图16-16）。

福建医科大学附属第一医院检验报告单　免疫7.29 No.2231

姓名：[redacted]
性别：男　病历号：[redacted]　送检医生：朱月永/0033　申请时间：2024-07-29 08:53
年龄：35岁　条形码号：014902779300　采集者：周亦卿/1086　采集时间：2024-07-29 09:47
标本：血清　床号：　科别：肝病中心肝内科门诊　接收时间：2024-07-29 10:15
采集部位：/　标本状态：合格　检验目的：乙肝两对半定量　临床诊断：慢性乙型病毒性肝炎

No	项目	结果	参考区间	单位	方法
*1	乙型肝炎病毒表面抗原(HBsAg)	0.00(-)	<0.05	IU/ml	化学发光法
*2	抗乙型肝炎病毒表面抗体(Anti-HBs)	420.83(+)	<10	mIU/ml	化学发光法
*3	乙型肝炎病毒e抗原(HBeAg)	0.38(-)	<1.0	S/CO	化学发光法
*4	抗乙型肝炎病毒e抗体(Anti-HBe)	0.03(+)	>1.0	S/CO	化学发光法
*5	抗乙型肝炎病毒核心抗体(Anti-HBc)	7.14(+)	<1.0	S/CO	化学发光法

图16-15　停药4个月HBV标志物水平

福建医科大学附属第一医院检验报告单　PCR7.29 No.1065

姓名：[redacted]
性别：男　病历号：[redacted]　送检医生：朱月永/0033　申请时间：2024-07-29 08:54
年龄：35岁　条形码号：014902779400　采集者：周亦卿/1086　采集时间：2024-07-29 09:47
标本：血清　床号：　科别：肝病中心肝内科门诊　接收时间：2024-07-29 10:04
采集部位：/　标本状态：合格　检验目的：高敏乙肝DNA　临床诊断：慢性乙型病毒性肝炎

No	项目	结果	参考区间	单位	方法
1	高敏乙型肝炎病毒核酸(HHBV DNA)	<20.00	<20.0	IU/ml	荧光定量PCR法

图16-16　停药4个月HBV DNA水平

（4）疗效分析：配合乙肝疫苗20 μg，每月1次，共2次，患者持续HBV DNA阴性、HBsAg阴性、产生较高滴度的HBsAb，考虑获得慢性乙肝"临床治愈"。

（5）后续方案：无须治疗，3个月后复查。

2. 第二次停药随访

（1）随访时机：停用干扰素和替诺福韦片治疗7个月（2024年10月30日）。

（2）临床治愈者主诉：无不适。

（3）实验室检测：HBsAg 0 IU/mL，HBsAb 685.56 mIU/mL，HBV DNA $<1\times10^{2}$ IU/mL（图16-17、图16-18）；肝功能正常；肝硬度值5.4 kPa。

福建医科大学附属第一医院检验报告单

免疫10.30
No.2086

姓　名：[redacted]
性　别：男　　病 历 号：[redacted]　　送检医生：朱月永/0033　　申请时间：2024-10-30 08:07
年　龄：36岁　　条形码号：014994321800　　采 集 者：郑玲/1183　　采集时间：2024-10-30 08:20
标　本：血清　　床　号：　　科　别：肝病中心肝内科门诊　　接收时间：2024-10-30 08:48
采集部位：/　　标本状态：合格　　检验目的：乙肝两对半定量　　临床诊断：慢性乙型病毒性肝炎

No	项目	结果	参考区间	单位	方法
*1	乙型肝炎病毒表面抗原(HBsAg)	0.00(-)	<0.05	IU/ml	化学发光法
*2	抗乙型肝炎病毒表面抗体(Anti-HBs)	685.56(+)	<10	mIU/ml	化学发光法
*3	乙型肝炎病毒e抗原(HBeAg)	0.41(-)	<1.0	S/CO	化学发光法
*4	抗乙型肝炎病毒e抗体(Anti-HBe)	0.03(+)	>1.0	S/CO	化学发光法
*5	抗乙型肝炎病毒核心抗体(Anti-HBc)	5.46(+)	<1.0	S/CO	化学发光法

图 16-17　停药 4 个月 HBV 标志物水平

福建医科大学附属第一医院检验报告单

PCR10.30
No.0636

姓　名：[redacted]
性　别：男　　病 历 号：[redacted]　　送检医生：朱月永/0033　　申请时间：2024-10-30 08:07
年　龄：36岁　　条形码号：014994321700　　采 集 者：郑玲/1183　　采集时间：2024-10-30 08:20
标　本：血清　　床　号：　　科　别：肝病中心肝内科门诊　　接收时间：2024-10-30 08:39
采集部位：/　　标本状态：合格　　检验目的：乙肝DNA测定　　临床诊断：慢性乙型病毒性肝炎

No	项目	结果	参考区间	单位	方法
1	乙型肝炎病毒脱氧核糖核酸(HBV DNA)	<1.00E+02	<1.00E+02	IU/ml	荧光定量PCR法

图 16-18　停药 4 个月 HBV DNA 水平

(4)疗效分析:慢性乙肝临床治愈。

(5)后续方案:无须治疗,正常生活学习,定期随访(1 年/次)。

三、诊疗体会

临床治愈是现阶段慢性乙肝治疗的理想终点,而追求达到这一理想终点现有的最佳策略是采用含有长效干扰素的抗病毒治疗方案。已有研究显示,经核苷(酸)类似物[NA(s)]抗乙肝病毒治疗的患者,序贯或联合长效干扰素治疗可获得较高的临床治愈率。对于慢性乙肝初治患者,一项国际多中心研究显示初始联合长效干扰素和替诺福韦片治疗也可提高临床治愈率,为初治患者追求临床治愈提供了探索之路。

NA(s)维持治疗是慢性乙肝临床治愈的基础,长效干扰素是 HBsAg 清除的推动剂。但以往长效干扰素的固定疗程限制了抗病毒治疗疗效的最大化。已有多项研究显示,延长长效干扰素治疗可提高患者持久病毒学应答和 HBsAg 的清除率,“定目标、不定疗程”策略可帮助更多的慢性乙肝患者获得临床治愈。

长效干扰素的长期治疗可引起干扰素受体表达的下调、导致干扰素敏感性下降和 $CD8^+T$ 细胞耗竭。为了恢复患者对干扰素治疗的敏感性,临床常对起始治疗疗效佳,但在随后的治疗中疗效不能延续者可暂停干扰素的治疗,间歇一段时间后再重启干扰素治疗,即通过“间歇疗法”最终使患者达到 HBsAg 清除。停用干扰素期间,继续 NAs 维持治疗，可强效抑制病毒血症，避免cccDNA回补，有效恢复$CD8^+T$细胞功能，为再次启动干扰素治疗提供理想条件。

临床治愈作为现阶段慢性乙肝治疗的理想终点，其稳定性与持久性尤为重要，其中，充分的巩固治疗周期及维持高水平的HBsAb对于增强临床治愈的长期效应至关重要。而乙肝疫苗接种可能有助于提升经长效干扰素治疗后HBsAg清除者的HBsAb阳转率。但在慢性乙肝临床治愈策略中，关于预防性乙肝疫苗的应用仍存争议，亟需更多研究，本例患者提示乙肝疫苗有效（表16-1）。

表16-1　本例慢性乙肝患者追求临床治愈过程中核心指标的动态变化

参数	HBV DNA (IU/mL)	HBsAg (IU/mL)	HBsAb (mIU/mL)	ALT (U/L)	PLT ($\times10^9$/L)
基线	3810000(+)	706.68(+)	—	130.3	131
治疗3个月	<500(-)	503.25(+)	—	122.0	115
治疗6个月	<500(-)	82.15(+)	0.79(-)	—	99
治疗12个月	<500(-)	66.87(+)	—	54.0	119
治疗18个月	<20(-)	30.46(+)	0.23(-)	—	121
治疗25个月	—	65.42(+)	1.35(-)	—	—
治疗28个月	<20(-)	0.61(+)	2.17(-)	52.0	—
治疗31个月	<100(-)	0(-)	20.91(+)	—	113
治疗33个月	<100(-)	0(-)	19.60(+)	—	159
停药4个月	<20(-)	0(-)	420.83(+)	—	—
停药7个月	<100(-)	0(-)	685.56(+)	—	—

长效干扰素常见的不良反应多为可防、可控、可治。如初次用长效干扰素可产生发热、全身酸痛等类似“流感样”症状，初始应用长效干扰素一个月易发生WBC、PLT减少等骨髓抑制，以及出现治疗期间的疲劳感、脱发等。这也是常常导致患者未能坚持治疗的原因。合理看待并应对长效干扰素治疗中的不良反应，及时与患者进行有效的沟通，可让患者避免错失获得临床治愈的机会。

四、推荐阅读

[1] 中华医学会肝病学分会，中华医学会感染病学分会. 慢性乙型肝炎防治指南（2022年版）[J]. 中华肝脏病杂志，2022，(30) 12：1309-1331.

[2] GAO N, YU H, ZHANG J, et al. Role of hepatitis B surface antibody inseroreversion

of hepatitis B surface antigen in patients achieving hepatitis B surface antigen loss with pegylated interferon-base therapy[J]. J Viral Hepat,2022,29(10):899-907.

[3]万漠彬,王福生,高志良,等.重视对慢性乙肝临床治愈为终点的聚乙二醇干扰素α治疗策略的研究[J].中国医学前沿杂志(电子版),2021,13(10):21-26.

(朱月永　撰写)

(李　婕　曾庆磊　审校)

病例17　33岁男性，HBeAg阳性，NA联合IFN，疗程2.5年

概　要

33岁HBeAg阳性慢性乙型肝炎男性患者，应用富马酸丙酚替诺福韦片和聚乙二醇干扰素α-2b注射液初始联合的方案持续治疗2.5年；治疗期间，患者HBsAg降至极低水平后连续升高8个月，由0.7 IU/mL升至0.73 IU/mL，再升至4.73 IU/mL；最终实现临床治愈。医生准确发现具有临床治愈潜质的患者以及患者的坚持是本病例实现临床治愈的关键。

一、患者情况

患者乔某，男，33岁，以"发现乙肝10年和转氨酶升高1个月"为主诉来门诊就诊。2021年1月11日检测结果：HBsAg 10854.00 IU/mL，HBsAb 0.29 mIU/mL，HBeAg 1.62 PEIU/mL，HBeAb 0.19 S/CO，HBV DNA 27600 IU/mL（图17-1、图17-2）；ALT 100 U/L，AST 81 U/L，TBIL 16.9 μmol/L；AFP 4.35 ng/mL；WBC 8.88×10^9/L，Neut 6.16×10^9/L，Hb 170 g/L，PLT 197×10^9/L；肝胆胰脾超声提示肝弥漫性回声改变、肝内钙化灶、胆囊壁毛糙，未发现其他异常；LSM 9.6 kPa，CAP 244 dB/m。

第1页 共1页
标本号:1305

郑州大学第一附属医院检验报告单

姓　名:[redacted]　　病人类型:门诊　　床　号:　　标本类型:
性　别:男　　门 诊 号:[redacted]　　费　别:　　采样时间:2021-01-11 08:38:34
年　龄:33岁　　送检科室:感染肝病一门诊　　送检医生:曾庆磊　　诊　断:肝病复查

No	项目代号	项目名称	结果		参考范围	单位
1	HbsAg1	乙肝表面抗原	10854.00	↑	0-0.05	IU/mL
2	HBsAb1	乙肝表面抗体	0.29		0-10	mIU/mL
3	HBeAg1	乙肝e抗原	1.62	↑	0-0.18	PEIU/mL
4	HBeAb1	乙肝e抗体	0.19 ↑		1-999(阴性参考值)*	S/CO
5	HBcAb1	乙肝核心抗体	10.80	↑	0-1	S/CO

备　注:

送检时间:　　报告时间:2021-01-11 11:28:12　　检验者:张倩　　审核者:李晶晶

此报告只对该样本负责,如有疑问请在报告日期两天内速与检测部门联系。项目名称前有*标识的,即为全国互认项目(全国HR)。

图 17-1　基线 HBV 标志物水平

第1页 共1页
标本号:6007

郑州大学第一附属医院检验报告单

姓　名:[redacted]　　病人类型:门诊　　床　号:　　标本类型:
性　别:男　　门 诊 号:[redacted]　　费　别:　　采样时间:2021-01-11 08:37:27
年　龄:33岁　　送检科室:感染肝病一门诊　　送检医生:曾庆磊　　诊　断:肝病复查

No	项目名称	结果	参考范围	检测下限	单位
1	乙型肝炎病毒(HBV DNA)	2.76E+04			IU/mL

备　注:试剂盒最低检测下限为25 IU/ml

送检时间:　　报告时间:2021-01-11 12:46:37　　检验者:张倩　　审核者:李晶晶

此报告只对该样本负责,如有疑问请在报告日期两天内速与检测部门联系。项目名称前有*标识的,即为全国互认项目(全国HR)。

图 17-2　基线 HBV DNA 水平

二、诊疗过程

（一）临床诊断

HBeAg 阳性慢性乙型肝炎。

（二）治疗方案

排除患者其他原因导致的肝功能异常后，确定患者 ALT 升高的原因为 HBV 感染导致，且考虑患者处于慢性 HBV 感染自然史的第二期，即免疫清除期；考虑患者 LSM 升高与 ALT 升高相关，暂不考虑患者为肝纤维化或肝硬化。与患者深入沟通，笔者提示患者既是“大三阳”又是“小三阳”，处于前者向后者的转换过程中，此时启动包含干扰素的治疗方案，将会有事半功倍的效果，且有较大概率能实现临床治愈，并详细说明了干扰素可能的不良反应；患者亦表达强烈的“乙肝治愈”愿望。结合患者近期体检甲状腺功能等指标均正常，遂行“聚乙二醇干扰素 α-2b 注射液（180 μg，每周 1 次，腹部皮下注射）联合富马酸丙酚替诺福韦片（丙酚替诺福韦片，25 mg，每日 1 片，餐后口服）”治疗，同时给予“六味五灵片（每次 3 片，每日 3 次，饭后口服）”保肝治疗。

（三）治疗过程

患者回家后自行注射第 1 剂聚乙二醇干扰素 α-2b 注射液后 5 h 开始出现体温逐渐升高，最高达 38.8 ℃，同时伴轻度头疼、乏力、肌肉酸疼。患者自行物理降温和多饮水，体温逐渐降至正常，上述症状亦逐渐好转。注射第 2 剂后，上述流感样症状体征较第 1 剂注射后明显减轻，无须干预，自行缓解，无其他不适。

1. 治疗后 1 个月

（1）患者主诉：轻度乏力、食欲降低。

（2）实验室检测：HBsAg 3006.58 IU/mL，HBsAb 0.07 mIU/mL，HBeAg 0.05 PEIU/mL，HBeAb 0.03 S/CO，HBV DNA 271 IU/mL；ALT 29 U/L，AST 32 U/L，TBIL 6.5 μmol/L；WBC 3.01×10^9/L，Neut 1.18×10^9/L，Hb 164 g/L，PLT 135×10^9/L。

（3）疗效分析：患者 HBsAg、HBeAg、HBV DNA 均较治疗前降低，特别是 HBeAg 直接转阴，即实现了“大三阳”转换为“小三阳”（即 HBeAg 血清学转换）；肝功能指标较前明显好转，考虑为六味五灵片保肝治疗有效；血常规中 WBC、Neut、PLT 较前明显降低，考虑为聚乙二醇干扰素 α-2b 注射液的骨髓抑制作用所致，但尚未达到必须干预的临界值；食欲减退亦考虑为干扰素的不良反应。上述方案效果良好，患者精神状态较好，不良反应在预期和可控范围之内。

（4）后续方案：建议继续联合抗病毒方案治疗，考虑为患者节省治疗费用，停用六味五灵片保肝治疗,2 个月后复查。

(5)患者意见:患者对治疗效果表示满意,同意继续联合方案治疗。

2. 治疗后 3 个月

(1)患者主诉:轻度乏力、食欲减退。

(2)实验室检测:HBsAg 412.88 IU/mL,HBsAb 0.19 mIU/mL,HBeAg 0.07 PEIU/mL,HBeAb 0.04 S/CO,HBV DNA 50 IU/mL;ALT 152 U/L,AST 122 U/L,TBIL 12.2 μmol/L;WBC 2.61×10^9/L,Neut 1.38×10^9/L,Hb 169 g/L,PLT 103×10^9/L。

(3)疗效分析:患者 HBsAg 明显降低,HBV DNA 接近转阴,保持为"小三阳";肝功能指标中 ALT 和 AST 明显升高,考虑为干扰素诱导的免疫反应所致的肝损伤以及停用保肝药物共同导致;血常规指标总体保持在较低水平,结合食欲减退,考虑均为干扰素所致。上述方案效果良好,患者精神状态较好,不良反应在预期和可控范围之内。

(4)后续方案:建议继续联合方案治疗,同时加用六味五灵片保肝治疗(方法同前),3 个月后复查。

(5)患者意见:患者对治疗效果表示满意,同意继续联合方案治疗。

3. 治疗后 6 个月

(1)患者主诉:轻度乏力、食欲稍减退、体重稍降低。

(2)实验室检测:HBsAg 7.48 IU/mL,HBsAb 6.06 mIU/mL,HBeAg 0.06 PEIU/mL,HBeAb 0.04 S/CO,HBV DNA <25 IU/mL;ALT 33 U/L,AST 77 U/L,TBIL 12.3 μmol/L;WBC 2.02×10^9/L,Neut 0.98×10^9/L,Hb 153 g/L,PLT 105×10^9/L;甲状腺功能正常。

(3)疗效分析:患者 HBsAg 显著降低,HBV DNA 首次转阴,保持为"小三阳";肝功能指标较前好转;血常规指标总体保持在较低水平。上述方案效果良好,患者精神状态较好,不良反应在预期和可控范围之内。

(4)后续方案:建议继续联合抗病毒方案治疗,继续加用六味五灵片保肝治疗(方法同前),3 个月后复查。

(5)患者意见:患者对治疗效果表示满意,同意继续联合方案治疗。

4. 治疗后 9 个月

(1)患者主诉:食欲稍减退。

(2)实验室检测:HBsAg 5.48 IU/mL,HBV DNA <25 IU/mL;ALT 52 U/L,AST 57 U/L,TBIL 8 μmol/L;WBC 1.53×10^9/L,Neut 0.76×10^9/L,Hb 147 g/L,PLT 87×10^9/L。

(3)疗效分析:患者 HBsAg 稍降低,HBV DNA 保持阴性;肝功能指标基本保持稳定;血常规指标 WBC 降低至报危急值,Neut 显著降低。上述方案效果较好,患者精神状态较好。

(4)后续方案:建议继续联合抗病毒方案治疗,同时六味五灵片保肝治疗(方法同前);血常规示不良反应显著,建议服用利可君片治疗(每次 50 mg,每日 3 次,口服);3 个月后复查。

（5）患者意见：患者对治疗效果表示满意，对血常规所示不良反应表示理解，同意继续联合方案治疗。

5. 治疗后 14 个月

（1）患者主诉：乏力、食欲稍减退、头发稍变稀。

（2）实验室检测：HBsAg 1.08 IU/mL，HBsAb 3.93 mIU/mL，HBeAg 0.05 PEIU/mL，HBeAb 0.06 S/CO，HBV DNA <25 IU/mL；ALT 46 U/L，AST 52 U/L，TBIL 9 μmol/L；WBC 1.9×10^9/L，Neut 0.9×10^9/L，Hb 150 g/L，PLT 98×10^9/L；甲状腺功能正常；肝胆胰脾超声提示肝弥漫性回声改变，肝内小囊肿，胆囊壁毛糙；LSM 8.6 kPa，CAP 201 dB/m。

（3）疗效分析：患者由于家庭、工作、新冠疫情出行不便等原因导致延迟了 2 个月复查，但是自诉所有药物均未停用。患者主诉的"乏力、食欲稍减退"仍考虑为干扰素的不良反应；此外，"头发稍变稀"亦考虑为干扰素的不良反应之一，与患者沟通此不良反应在长时间应用干扰素的患者中比较常见，停药后可恢复，嘱患者勿多虑。检测结果提示 HBsAg 较前明显降低，HBsAb 阴性、保持"小三阳"状态，接近"临床治愈（此处实际指 HBsAg 转阴）"，总体效果良好；肝功能指标基本保持稳定；血常规指标中 WBC 继续报危急值，Neut 显著降低，不良反应仍然显著。上述方案效果较好，患者精神状态较好。

（4）后续方案：建议继续联合抗病毒方案治疗，同时服用六味五灵片和利可君片（方法同前），3 个月后复查。

（5）患者意见：患者对治疗效果表示满意，对血常规所示不良反应表示理解，同意继续联合方案治疗。

6. 治疗后 17 个月

（1）患者主诉：轻度乏力。

（2）实验室检测：HBsAg 0.70 IU/mL，HBsAb 24.52 mIU/mL，HBeAg 0.06 PEIU/mL，HBeAb 0.07 S/CO（图 17-3），HBV DNA <25 IU/mL；ALT 27 U/L，AST 36 U/L，TBIL 8.6 μmol/L；WBC 3.67×10^9/L，Neut 2.61×10^9/L，Hb 152 g/L，PLT 87×10^9/L。

郑州大学第一附属医院检验报告单

第1页 共1页
标本号:1307

姓 名:[redacted] 病人类型:门诊 床 号: 标本类型:
性 别:男 门 诊 号:[redacted] 费 别: 采样时间:2022-06-15 10:04:30
年 龄:35岁 送检科室:感染肝病二门诊 送检医生:曾庆磊 诊 断:肝病

No	项目代号	项目名称	结果		参考范围	单位
1	HbsAg1	乙肝表面抗原	0.70	↑	0-0.05	IU/mL
2	HBsAb1	乙肝表面抗体	24.52	↑	0-10	mIU/mL
3	HBeAg1	乙肝e抗原	0.06		0-0.18	PEIU/mL
4	HBeAb1	乙肝e抗体	0.07 ↑		1-999(阴性参考值) *	S/CO
5	HBcAb1	乙肝核心抗体	9.71	↑	0-1	S/CO

备 注:

送检时间: 报告时间:2022-06-15 12:30:25 检验者:张倩 审核者:李晶晶

此报告只对该样本负责,如有疑问请在报告日期两天内速与检测部门联系。项目名称前有*标识的,即为全国互认项目(全国HR)。

图 17-3 治疗后 17 个月时 HBV 标志物水平

(3)疗效分析:患者 HBsAg 稍降低,HBsAb 首次转为阳性,保持“小三阳”状态,HBV DNA 保持阴性;肝功能指标在坚持服用六味五灵片后保持稳定;血常规指标在坚持服用利可君片后较前好转。上述方案效果较好,与患者沟通即将“临床治愈”(此处实际指 HBsAg 转阴),或缺“临门一脚”,患者精神状态较好。

(4)后续方案:建议继续联合抗病毒方案治疗,同时服用六味五灵片和利可君片(方法同前),3 个月后复查。

(5)患者意见:患者对治疗效果表示满意,同意继续联合方案治疗。

7. 治疗后 20 个月

(1)患者主诉:轻度乏力。

(2)实验室检测:HBsAg 0.73 IU/mL,HBsAb 44.47 mIU/mL,HBeAg 0.09 PEIU/mL,HBeAb 0.09 S/CO(图 17-4),HBV DNA <25 IU/mL;ALT 25 U/L,AST 36 U/L,TBIL 9.1 μmol/L;WBC 1.87×10^9/L,Neut 0.73×10^9/L,Hb 148 g/L,PLT 106×10^9/L;甲状腺功能正常。

郑州大学第一附属医院检验报告单

第1页 共1页
标本号:1325

姓　名:[redacted]　病人类型:门诊　床　号:　标本类型:
性　别:男　门 诊 号:[redacted]　费　别:　采样时间:2022-09-28 09:31:25
年　龄:35岁　送检科室:感染肝病二门诊　送检医生:曾庆磊　诊　断:肝病

No	项目代号	项目名称	结果		参考范围	单位
1	HbsAg1	乙肝表面抗原	0.73	↑	0-0.05	IU/mL
2	HBsAb1	乙肝表面抗体	44.47	↑	0-10	mIU/mL
3	HBeAg1	乙肝e抗原	0.09		0-0.18	PEIU/mL
4	HBeAb1	乙肝e抗体	0.09 ↑		1-999(阴性参考值) *	S/CO
5	HBcAb1	乙肝核心抗体	7.74	↑	0-1	S/CO

备　注:

送检时间:　报告时间:2022-09-28 10:47:27　检验者:张倩　审核者:李晶晶

此报告只对该样本负责，如有疑问请在报告日期两天内速与检测部门联系。项目名称前有*标识的，即为全国互认项目(全国HR)。

图 17-4　治疗后 17 个月时 HBV 标志物水平

(3)疗效分析：患者 HBsAg 较前稍升高，HBsAb 保持阳性且较前更高，保持“小三阳”状态，与患者沟通了慢性乙肝临床治愈的“艰巨性、复杂性、不确定性”；肝功能指标保持稳定；血常规指标较前明显降低。上述方案效果可，患者精神状态可。

(4)后续方案：建议继续聚乙二醇干扰素 α-2b 注射液联合丙酚替诺福韦片抗病毒治疗，在服用六味五灵片和利可君片（方法同前）的基础上，加用地榆升白片（每次 4 片，每日 3 次，口服）提升患者 WBC 和 Neut 水平，3 个月后复查。

(5)患者意见：患者对治疗效果和不良反应表示理解，同意继续联合方案治疗。

8. 治疗后 25 个月

(1)患者主诉：无不适。

(2)实验室检测：HBsAg 4.73 IU/mL，HBsAb 38.02 mIU/mL，HBeAg 0.13 PEIU/mL，HBeAb 0.06 S/CO（图 17-5），HBV DNA <25 IU/mL；ALT 24 U/L，AST 20 U/L，TBIL 11.8 μmol/L；WBC 4.02×10^9/L，Neut 2.17×10^9/L，Hb 171 g/L，PLT 193×10^9/L。

郑州大学第一附属医院检验报告单

第1页 共1页
标本号:1607

姓 名:[redacted] 病人类型:门诊 床 号: 标本类型:
性 别:男 门 诊 号:[redacted] 费 别: 采样时间:2023-02-08 09:15:00
年 龄:35岁 送检科室:感染肝病二门诊 送检医生:曾庆磊 诊 断:肝病

No	项目代号	项目名称	结果		参考范围	单位
1	HbsAg1	乙肝表面抗原	4.73	↑	0-0.05	IU/mL
2	HBsAb1	乙肝表面抗体	38.02	↑	0-10	mIU/mL

备 注:

送检时间: 报告时间:2023-02-08 14:24:29 检验者:张倩 审核者:李晶晶

此报告只对该样本负责,如有疑问请在报告日期两天内速与检测部门联系。项目名称前有*标识的,即为全国互认项目(全国HR)。

图 17-5 治疗后 25 个月时 HBV 标志物水平

(3)疗效分析:患者自述因最近工作和家庭事务繁忙以及新冠疫情出行不便,延迟了2个月才过来复查,且最近1个月单位体检发现血常规中白细胞显著降低,在笔者电话指导下注射"泉升针"(每次 150 μg,每周 2 次,皮下注射)和加大利可君片剂量(每次 75 mg,每日 3 次,口服)以提升白细胞治疗。本次检测结果提示患者 HBsAg 明显升高、肝功能正常、血常规正常,与患者沟通慢性乙肝临床治愈的"艰巨性、复杂性、不确定性",考虑血常规正常与"泉升针"等升白细胞治疗有关。

(4)后续方案:建议继续联合抗病毒治疗,同时服用六味五灵片、利可君片、地榆升白片(方法同前,其中利可君片剂量回归到每次 50 mg、每日 3 次),3 个月后复查;亦与患者沟通,考虑到本次 HBsAg 明显升高,可考虑暂停干扰素,日后在合适时机再注射,即采取干扰素"间歇疗法"。

(5)患者意见:患者对治疗效果表示理解,要求继续联合方案治疗。

9. 治疗后 27 个月

(1)患者主诉:食欲稍减退。

(2)实验室检测:HBsAg 0.26 IU/mL,HBsAb 39.83 mIU/mL(图 17-6),HBV DNA < 25 IU/mL;ALT 56 U/L,AST 45 U/L,TBIL 10.1 μmol/L;WBC 2.26×10^9/L,Neut 1.2×10^9/L,Hb 155 g/L,PLT 123×10^9/L;甲状腺功能正常。

郑州大学第一附属医院检验报告单

第1页 共1页
标本号:1605

姓　名:	病人类型:门诊	床　　号:	标本类型:
性　别:男	门 诊 号:	费　　别:	采样时间:
年　龄:36岁	送检科室:感染肝病二门诊	送检医生:曾庆磊	诊　　断:肝病

No	项目代号	项目名称	结果		参考范围	单位
1	HbsAg1	乙肝表面抗原	0.26	↑	0-0.05	IU/mL
2	HBsAb1	乙肝表面抗体	39.83	↑	0-10	mIU/mL

备　　注:

送检时间:　　报告时间:2023-04-19 10:40:23　　检验者:张文馨　　审核者:李晶晶

此报告只对该样本负责,如有疑问请在报告日期两天内速与检测部门联系。项目名称前有*标识的,即为全国互认项目(全国HR)。

图 17-6　治疗后 27 个月时 HBV 标志物水平

(3)疗效分析:患者急于获悉疗效,提前 1 个月复查,结果提示 HBsAg 明显降低,HBsAb 保持阳性,接近"临床治愈"(此处实际指 HBsAg 转阴)。肝功能指标稍升高,血常规指标出现降低,均考虑与干扰素不良反应有关。

(4)后续方案:建议继续联合抗病毒治疗,同时服用六味五灵片、利可君片、地榆升白片(方法同前),3 个月后复查。

(5)患者意见:患者对治疗效果非常满意,同意继续联合方案治疗。

10. 治疗后 30 个月

(1)患者主诉:无不适。

(2)实验室检测:HBsAg 0 IU/mL,HBsAb 33.75 mIU/mL(图 17-7),HBV DNA < 25 IU/mL;ALT 34 U/L,AST 32 U/L,TBIL 11.3 μmol/L;WBC 4.74×10^9/L,Neut 3.48×10^9/L,Hb 147.0 g/L,PLT 131×10^9/L。

郑州大学第一附属医院检验报告单

第1页 共1页
标本号:1615

姓 名:[redacted] 病人类型:门诊 床 号: 标本类型:
性 别:男 门 诊 号:[redacted] 费 别: 采样时间:
年 龄:36岁 送检科室:感染肝病二门诊 送检医生:曾庆磊 诊 断:肝病

No	项目代号	项目名称	结果		参考范围	单位
1	HbsAg1	乙肝表面抗原	0.00		0-0.05	IU/mL
2	HBsAb1	乙肝表面抗体	33.75	↑	0-10	mIU/mL

备 注:

送检时间: 报告时间:2023-07-12 11:13:29 检验者:张文馨 审核者:李晶晶

此报告只对该样本负责,如有疑问请在报告日期两天内速与检测部门联系。项目名称前有*标识的,即为全国互认项目(全国HR)。

图 17-7 治疗后 30 个月时 HBV 标志物水平

(3)疗效分析:患者 HBsAg 降至 0 IU/mL,HBsAb 保持阳性,HBV DNA 保持阴性,与患者沟通已经实现“临床治愈”(此处实际指 HBsAg 转阴,事实上停药 6 个月及以上能保持 HBsAg 阴性才是真正的临床治愈),肝功能和血常规指标保持稳定。

(4)后续方案:建议继续联合抗病毒方案巩固治疗至少 2 个月,同时服用六味五灵片、利可君片、地榆升白片(方法同前)。此外,建议患者巩固治疗期间注射乙肝疫苗,按“0、1、6”原则注射,即现在、1 个月后、6 个月后分别注射 20 μg。建议患者第 2 剂乙肝疫苗注射后 1 个月,即距离现在 2 个月后复查。

(5)患者意见:患者对治疗效果非常满意,同意继续联合方案治疗并回当地注射乙肝疫苗。

11. 治疗后 32 个月

(1)患者主诉:无不适。

(2)实验室检测:HBsAg 0 IU/mL,HBsAb 353.45 mIU/mL,HBV DNA <25 IU/mL;ALT 59 U/L,AST 35 U/L,TBIL 8.6 μmol/L;WBC 3.18×10^9/L,Neut 1.42×10^9/L,Hb 149 g/L,PLT 157×10^9/L;甲状腺功能正常。

(3)疗效分析:患者 HBsAg 保持为 0 IU/mL,HBsAb 显著升高,考虑与注射乙肝疫苗有关,HBV DNA 保持阴性,肝功能和血常规指标保持稳定,与患者沟通已经实现“临床治愈”。

（4）后续方案：患者已经实现“临床治愈”，且 HBsAb 水平高，建议停用所有药物，建议第 3 剂乙肝疫苗注射 1 个月后复查。

（5）患者意见：患者对治疗效果非常满意，同意按时复查。

（四）随访情况

1. 第一次随访

（1）随访时机：停用干扰素和丙酚替诺福韦片后 9 个月。

（2）临床治愈者主诉：无不适。

（3）实验室检测：HBsAg 0 IU/mL，HBsAb 579.52 mIU/mL，HBV DNA <25 IU/mL（图 17-8、图 17-9）；ALT 11 U/L，AST 13 U/L，TBIL 6.6 μmol/L；WBC 4.76×10^9/L，Neut 3.1×10^9/L，Hb 167 g/L，PLT 186×10^9/L；肝胆胰脾超声未见明显异常；LSM 5.6 kPa，CAP 211 dB/m。

乙型肝炎病毒表面抗体检测(电化学

郑州大学第一附属医院检验报告单

第1页 共1页
标本号:1626

姓　名:　　病人类型:门诊　　床　　号:　　标本类型:血
性　别:男　　门 诊 号:　　费　　别:自费　　采样时间:2024-06-26 09:15:53
年　龄:37岁　　送检科室:感染肝病二门诊　　送检医生:曾庆磊　　诊　　断:肝病

No	项目代号	项目名称	结果		参考范围	单位
1	HbsAg1	乙肝表面抗原	0.00		0-0.05	IU/mL
2	HBsAb1	乙肝表面抗体	579.52	↑	0-10	mIU/mL

备　注:

送检时间:2024-06-26 09:28:53　　报告时间:2024-06-26 10:31:09　　检验者:刘艳月　　审核者:李晶晶

此报告只对该样本负责，如有疑问请在报告日期两天内速与检测部门联系。项目名称前有*标识的，即为全国互认项目(全国HR)。

图 17-8　临床治愈（停药 9 个月）时 HBV 标志物水平

乙型肝炎DNA测定（定量）（感染科 **郑州大学第一附属医院检验报告单** 第1页 共1页 标本号:6071

姓 名:	病人类型:门诊	床 号:	标本类型:血
性 别:男	门 诊 号:	费 别:自费	采样时间:2024-06-26 09:21:48
年 龄:37岁	送检科室:感染肝病二门诊	送检医生:曾庆磊	诊 断:肝病

No	项目名称	结果	参考范围	检测下限	单位
1	乙型肝炎病毒(HBV DNA)	低于检测下限	阴性(-)	25	IU/mL

备 注:

送检时间:2024-06-26 09:34:48 报告时间:2024-06-26 12:19:32 检验者:刘艳周 审核者:李晶晶

此报告只对该样本负责,如有疑问请在报告日期两天内速与检测部门联系。项目名称前有*标识的，即为全国互认项目(全国HR)。

图 17-9 临床治愈(停药 9 个月)时 HBV DNA 水平

(4)疗效分析:慢性乙肝临床治愈。

(5)后续方案:无须治疗,正常生活学习,定期随访。

2. 第二次随访

(1)随访时机:停用干扰素和丙酚替诺福韦片后 16 个月。

(2)临床治愈者主诉:无不适。

(3)实验室检测:HBsAg 0 IU/mL,HBsAb 356.73 mIU/mL,HBV DNA 未检测出靶标(图 17-10、图 17-11);ALT 18 U/L,AST 16 U/L,TBIL 11.7 μmol/L(图 17-12);AFP 2.28 ng/mL;WBC 7.14×10^9/L,Neut 4.96×10^9/L,Hb 167 g/L,PLT 244×10^9/L(图 17-13);肝胆胰脾超声未见明显异常。

乙肝五项（电化学）（感染科专用）

郑州大学第一附属医院检验报告单

第1页 共1页
标本号:1313

姓　名:	病人类型:门诊	床　　号:	标本类型:血
性　别:男	门 诊 号:	费　　别:自费	采样时间:2025-01-15 09:35:31
年　龄:37岁	送检科室:感染肝病二门诊	送检医生:曾庆磊	诊　　断:慢性乙型病毒性肝炎

No	项目代号	项目名称	结果		参考范围	单位
1	HbsAg1	乙肝表面抗原	0.00		0-0.05	IU/mL
2	HBsAb1	乙肝表面抗体	356.73	↑	0-10	mIU/mL
3	HBeAg1	乙肝e抗原	0.05		0-0.18	PEIU/mL
4	HBeAb1	乙肝e抗体	0.02	↑	1-999(阴性参考值)*	S/CO
5	HBcAb1	乙肝核心抗体	7.62	↑	0-1	S/CO

备　注:电化学发光微粒子免疫检测法

送检时间:2025-01-15 09:48:31　报告时间:2025-01-15 10:40:03　检验者:刘艳月　审核者:徐本郑

此报告只对该样本负责,如有疑问请在报告日期两天内速与检测部门联系。项目名称前有*标识的,即为全国互认项目(全国HR)。

图 17-10　临床治愈(停药 16 个月)时 HBV 标志物水平

乙型肝炎病毒载量内标定量检测（感

郑州大学第一附属医院检验报告单

第1页 共1页
标本号:6306

姓　名:	病人类型:门诊	床　　号:	标本类型:血
性　别:男	门 诊 号:	费　　别:自费	采样时间:2025-01-15 09:35:37
年　龄:37岁	送检科室:感染肝病二门诊	送检医生:曾庆磊	诊　　断:慢性乙型病毒性肝炎

No	项目名称	结果	参考范围	检测下限	单位
1	HBV DNA病毒载量内标定量	未检测到靶标	未检测到靶标	10	IU/mL

备　注:试剂盒最低检测下限为10 IU/ml

送检时间:2025-01-15 09:48:37　报告时间:2025-01-15 15:35:34　检验者:刘艳月　审核者:徐本郑

此报告只对该样本负责,如有疑问请在报告日期两天内速与检测部门联系。项目名称前有*标识的,即为全国互认项目(全国HR)。

图 17-11　临床治愈(停药 16 个月)时 HBV DNA 水平

送检目的：葡萄糖测定（感染科专用），小肝功（2）（感染科专用），小肾功（感染科专用），小血脂（感染科专用）

第1页 共1页

标本编号:38

郑州大学第一附属医院检验报告单

姓　名:	病人类型:门诊	床　号:	标本种类:血
性　别:男	病 历 号:	费　别:自费	送检时间:2025-01-15 08:59:24
年　龄:37岁	送检科室:感染肝病二门诊	送检医生:曾庆磊	诊　断:慢性乙型病毒性肝炎

	代号	名称	结果	参考范围	单位
1	GLU	葡萄糖	5.38	3.6--6.1	mmol/L
2	ALT	谷丙转氨酶	18	0-40	U/L
3	AST	谷草转氨酶	16	0-40	U/L
4	GGT	谷氨酰转肽酶	48	0-58	U/L
5	ALP	碱性磷酸酶	99	0-150	U/L
6	TP	总蛋白	77.2	60-87	g/L
7	ALB	白蛋白	47.7	35-55	g/L
8	GLO	球蛋白	29.5	20-35	g/L
9	TBIL	总胆红素	11.7	0-25	μmol/
10	DBIL	直接胆红素	2.5	0-10	μmol/
11	IBIL	间接胆红素	9.2	0-14	μmol/
12	PA	前白蛋白.	250	180-390	mg/L
13	TBA	总胆汁酸	3	0-20	μmol/
14	CHE	胆碱酯酶	9924	4290-15000	U/L
15	CK	肌酸激酶	51	24-190	U/L
16	UA	尿酸	336	125-440	μmol/
17	CREA	肌酐	67.9	20-115	μmol/
18	UREA	尿素	4.58	2.2-8.3	mmol/L
19	CH	总胆固醇	5.40	0-6	mmol/L
20	TG	甘油三酯	1.43	0.2-1.8	mmol/L
21	HDL	高密度胆固醇	1.30	0.9-3.5	mmol/L
22	LDL	低密度胆固醇	3.85	0-4.1	mmol/L
23	eGFR	肾小球滤过率	115.35		mL/min

备　注:

检验日期:2025-01-15 09:12:24　报告时间:2025-01-15 11:00:47　检验者: 刘艳月　审核者: 徐本郑

此报告只对该样本负责，如有疑问请在报告日期两天内速与检测部门联系。项目名称前有*标识的，即为全国互认项目(全国HR)。

图 17-12　临床治愈(停药 16 个月)时血液生化学指标水平

血细胞分析或血常规

标本编号:5516

郑州大学第一附属医院检验报告单

姓　名:乔	病人类型:门诊	床　号:	标本种类:血
性　别:男	门 诊 号:　079	费　别:自费	采样时间:2025-01-15 08:33:41
年　龄:37岁	送检科室:感染肝病二门诊	送检医生:曾庆磊	诊　断:慢性乙型病毒性肝炎

No	代号	项　目	结果		参考区间	单位
1	WBC	*白细胞计数	7.14		3.5-9.5	10^9/L
2	RBC	*红细胞计数	5.50		4.3-5.8	10^12/
3	Hb	*血红蛋白	167.0		130-175	g/L
4	PLT	*血小板计数	244		125-350	10^9/L
5	Neut%	中性粒细胞百分数	69.4		40-75	%
6	Lymph%	淋巴细胞百分数	17.3	↓	20-50	%
7	Mono%	单核细胞百分数	8.5		3-10	%
8	Eos%	嗜酸性粒细胞百分数	4.3		0.4-8	%
9	Baso%	嗜碱性粒细胞百分数	0.5		0-1	%
10	Neut#	中性粒细胞绝对值	4.96		1.8-6.3	10^9/L
11	Lymph#	淋巴细胞绝对值	1.24		1.1-3.2	10^9/L
12	Mono#	单核细胞绝对值	0.61	↑	0.1-0.6	10^9/L
13	Eos#	嗜酸性粒细胞绝对值	0.31		0.02-0.52	10^9/L
14	Baso#	嗜碱性粒细胞绝对值	0.04		0-0.06	10^9/L
15	Hct	*红细胞压积	0.507	↑	0.40-0.50	L/L
16	MCV	*平均红细胞体积	92.10		82-100	fL
17	MCH	*平均红细胞血红蛋白	30.30		27-34	pg
18	MCHC	*平均红细胞血红蛋白	329.00		316-354	g/L
19	RDW-CV	红细胞分布宽度-CV	12.60		11.5-14.5	%
20	MPV	平均血小板体积	9.30		6-12	fL
21	Pct	血小板压积	0.23		0.11-0.28	%
22	PDW-SD	血小板分布宽度-SD	16.10		9-17	fL
23	NRBC	有核红细胞计数	0.00			10^9/L
24	NRBC%	有核红细胞百分比	0.00			%

备　注:

送检时间:2025-01-15 08:51:57　报告时间:2025-01-15 08:57:01　检验者: 程振云　审核者: 闫凯丽

此报告只对该样本负责，如有疑问请在报告日期两天内速与检测部门联系。血常规采用全自动血液分析仪和显微镜分析。项目名称前有*标识的，即为全国互认项目(全国HR)。

图 17-13　临床治愈(停药 16 个月)时血常规指标水平

(4)疗效分析:慢性乙肝临床治愈。

(5)后续方案:无须治疗,正常生活学习,定期随访。

三、诊疗体会

在众多笔者临床治愈的慢性乙肝患者中,本例患者之所以能给笔者留下深刻印象,且常常成为笔者在医患沟通中的举例对象,是因为本例患者在即将获得HBsAg转阴(与患者沟通中笔者常称为更易理解的“治愈”或“临床治愈”)的情况下又升高了8个月,而患者却坚持不懈。试问,作为医生遇到这种特殊情况,有几个会继续坚持让患者注射干扰素?更重要的是,作为患者遇到这种特殊情况,有几个能够继续坚持打下去呢?就本病例而言,医生准确发现具有临床治愈潜质的患者以及患者的坚持是实现临床治愈的关键。

首先,笔者谈谈医生如何准确发现具有临床治愈潜质的患者。参照笔者报告的另外一个儿童患者(8岁HBeAg阳性慢性乙型肝炎儿童),慢性乙肝患者能否获得临床治愈主要取决于两个因素,即“底子好坏”和“进步快慢”。“底子好坏”也是相对的,比如一个HBV DNA阴性、HBeAg阴性,且HBsAg定量还很低(比如低于1500 IU/mL,且越低越好)的患者,就是医生常说的临床治愈的优势患者。我们再来看本例患者,HBV DNA阳性、HBeAg阳性,且HBsAg定量>10000 IU/mL,为何他会被笔者认定是优势患者呢?核心原因是本例患者“大三阳”正在往“小三阳”转换(即正在发生HBeAg血清学转换,即正在获得“银牌”的路上),我们可以通过图17-1看出患者既是“大三阳”又是“小三阳”,说明还未转换成功。那么,患者在未抗病毒的情况下正在发生HBeAg血清学转换意味着什么呢?意味着本例患者自身免疫清除功能正在发挥作用,即体内已经有了“里应”或“内应”。笔者在报道另外一个儿童患者时,也提到了“里应外合”。这时候本例患者需要“外合”,即药物干预,以助力其完成HBeAg血清学转换,在其完成这个转换过程之前,根据经验,其HBV DNA定量将会先行或同步转阴(即获得“铜牌”)。此时,患者就会在短期内相继实现“铜牌”和“银牌”,并只剩下“金牌”(即HBsAg血清学转阴或转换)需要继续努力。

那么有读者可能会想,如果不要“外合”,只有“里应”,患者是否会自行实现“铜牌”和“银牌”呢?这不是没有可能,只是短期内无法实现,如果放眼10年后,本例患者大概率会自行实现“银牌”,但是机体免疫清除功能和肝HBV感染之间漫长的拉锯战会损伤肝,并可能导致肝硬化甚至肝癌。好比两个势均力敌的人打架,耗时长不说,最后都会精疲力竭、难分胜负,且可能身体还会留下一些永久性伤害;此时,如果有第三个人帮助其中正义的一方,正义的一方很快会以最小代价获胜。很多慢性乙肝患者发现乙肝时,就已经是“小三阳”且有肝纤维化或肝硬化,其实就是这个“大三阳”往“小三阳”转换的过程中没有药物干预(“外合或外力”)进行助力所致。在没有“外合或外力”的情况下,中国人群单纯靠自身免疫清除功能实现HBeAg血清学转换会很“耗时且耗力”。

此外，就准确发现具有临床治愈潜质的患者而言，还有一种情况，即治疗前基线看不出有什么临床治愈潜质，但是治疗之后，各项指标"进步特别快"（比如 HBsAg 大幅降低、ALT 显著升高等）。这种患者就是通常所说的"底子差"却"进步快"。其实，日常生活中也常见这种情况，比如某学生高一入学时，成绩在全班中等偏下，但是经过一段时间的学习却能名列班级前茅。需要特别指出的是，这种"底子差"却"进步快"患者，需要治疗后才能识别出来。

其次，笔者谈谈患者的坚持。本例患者的坚持是实现临床治愈的重中之重。临床实践中，笔者发现患者的坚持源于多个方面，包括经济条件、疗效、不良反应、外界事物影响等。比如，笔者见过很多注射干扰素效果很好，但是打到中途没钱继续打下去的，还有马上要上高中需要住校而没有冰箱保存干扰素的，亦有打了一段时间要结婚生子而停药的等。本例患者经济条件可、前期效果好、无外部条件牵绊，唯一潜在阻碍是 HBsAg 降至 0.70 IU/mL后没有直接转阴，而是升高至 0.73 IU/mL，且后续复查再次升高至 4.73 IU/mL（表 17-1）。实话实说，这个结果很不给笔者"面子"，因为在降至 0.70 IU/mL 时，笔者基于前期大幅降低的趋势，信誓旦旦地对患者说"离治愈只差临门一脚"，结果却是 HBsAg 持续升高了 8 个月。所以，这让笔者以后遇到这种情况与患者沟通时，说话"非常保守"，结合本例患者，读者朋友就会多少理解一点，为何医生特别是经验丰富的医生说话或谈话时都那么保守甚至被患者认为"危言耸听"，因为这个医生见过的病例太多了。

表 17-1　本例慢性乙肝患者追求临床治愈过程中核心指标的动态变化

参数	HBV DNA (IU/mL)	HBsAg (IU/mL)	HBsAb (mIU/mL)	HBeAg (PEIU/mL)	HBeAb (S/CO)	ALT (U/L)	Neut ($\times 10^9$/L)	PLT ($\times 10^9$/L)
基线	27600(+)	10854.00 (+)	0.29(-)	1.62(+)	0.19(+)	100	6.16	197
治疗 1 个月	271(+)	3006.58 (+)	0.07(-)	0.05(-)	0.03(+)	29	1.18	135
治疗 3 个月	50(+)	412.88(+)	0.19(-)	0.07(-)	0.04(+)	152	1.38	103
治疗 6 个月	<25(-)	7.48(+)	6.06(-)	0.06(-)	0.04(+)	33	0.98	105
治疗 9 个月	<25(-)	5.48(+)	—	—	—	52	0.76	87
治疗 14 个月	<25(-)	1.08(+)	3.93(-)	0.05(-)	0.06(+)	46	0.90	98
治疗 17 个月	<25(-)	0.70(+)	24.52(+)	0.06(-)	0.07(+)	27	2.61	87
治疗 20 个月	<25(-)	0.73(+)	44.47(+)	0.09(-)	0.09(+)	25	0.73	106
治疗 25 个月	<25(-)	4.73(+)	38.02(+)	0.13(-)	0.06(+)	24	2.17	193
治疗 27 个月	<25(-)	0.26(+)	39.83(+)	—	—	56	1.20	123

续表17-1

参数	HBV DNA (IU/mL)	HBsAg (IU/mL)	HBsAb (mIU/mL)	HBeAg (PEIU/mL)	HBeAb (S/CO)	ALT (U/L)	Neut ($\times10^9$/L)	PLT ($\times10^9$/L)
治疗30个月	<25(-)	0(-)	33.75(+)	—	—	34	3.48	131
治疗32个月	<25(-)	0(-)	353.45(+)	—	—	59	1.42	157
停药9个月	<25(-)	0(-)	579.52(+)	—	—	11	3.10	186
停药16个月	未检测出靶标	0(-)	356.73(+)	0.05(-)	0.02(+)	18	9.46	244

最后，本例患者之所以能坚持到最后的主要原因是其自身有强大的临床治愈意愿，次要的还有笔者在患者HBsAg反弹时建议“再坚持一下看看”的鼓励，因为从笔者角度看其反弹的幅度并不高。反之，笔者遇到很多患者认为“我花了钱HBsAg就应该降低不应该升高”；其实，HBsAg在治疗过程中波动性降低也很常见，医生也不想让跟着自己看病的患者指标更差，只是病情进展受多种因素影响，有些时候结局是一定好的，但是过程却是艰辛和不可预测的。

四、推荐阅读

[1]中华医学会肝病学分会，中华医学会感染病学分会. 慢性乙型肝炎防治指南(2022年版)[J]. 中华肝脏病杂志，2022，30(12)：1309-1331.

[2]LOK ASF. Toward a functional cure for hepatitis B [J]. Gut and Liver，2024，18(4)：593-601.

（曾庆磊　撰写）

（余祖江　王福生　审校）

病例18　33岁女性，HBeAg阴性，NA联合IFN，疗程3年

概　要

HBeAg阴性慢性乙型肝炎初治女性，口服富马酸替诺福韦二吡呋酯片治疗1年，序贯联合聚乙二醇干扰素α-2b治疗的方案持续治疗1年时HBsAg转阴，最终实现临床治愈。患者在干扰素治疗3个月时HBsAg水平较基线有升高，治疗6个月时HBsAg水平较基线未降低1 $\log_{10}$ IU/mL，从治疗第7个月才开始显示出较好的HBsAg应答。部分慢性乙型肝炎患者应用干扰素治疗前期HBsAg降低缓慢，延长干扰素疗程是这部分患者实现临床治愈的有效策略。

一、患者情况

患者张某，女，33岁，以“发现乙肝20余年”为主诉就诊，从2021年1月开始口服富马酸替诺福韦二吡呋酯片（替诺福韦片）抗病毒治疗。2022年1月3日检测结果：HBsAg 2532 ng/mL，HBsAb <0.01 mIU/mL，HBeAg 0.03 NcU/mL，HBeAb 2.13 NcU/mL，HBV DNA <20 IU/mL（图18-1、图18-2）；ALT 13 U/L，AST 20 U/L；肝胆胰脾超声未见异常。

乙肝全套五项定量　　3080597785

华中科技大学同济医学院附属同济医院感染科病原实验室报告单

姓　名：[已遮盖]　种　类：门诊　年　龄：33岁　性　别：女　样本编号：20220105G0623096
病人 ID：[已遮盖]　科　室：光谷感染科门诊　床　号：　备　注：
临床诊断：慢性病毒性肝炎　标　本：血　病　区：

No	检验项目	检测值		单位	参考值
1	乙型肝炎表面抗原（HBsAg）	2532. 00	↑	ng/mL	0-0. 5
2	乙型肝炎表面抗体（HBsAb）	<0. 01		mIU/mL	0-10
3	乙型肝炎e抗原（HBeAg）	0. 03		NcU/mL	0-0. 4
4	乙型肝炎e抗体（HBeAb）	2. 13		NcU/mL	0-5. 0
5	乙型肝炎核心抗体（HBcAb）	211. 87	↑	NcU/mL	0-1. 5

采样时间：2022-01-03 14:52　接收时间：2022-01-05 09:56　检验者：雷洪波　核对者：黄荣艳
报告时间：2022-01-05 14:42　打印时间：

图 18-1　基线 HBV 标志物水平

乙型肝炎DNA内标测　　0783352109

华中科技大学同济医学院附属同济医院感染科病原实验室报告单

姓　名：[已遮盖]　种　类：门诊　年　龄：33岁　性　别：女　备注：
病人ID：[已遮盖]　科　室：光谷感染科　床　号：　样本号：2022010500627049
临床诊断：慢性病毒性肝炎　门诊标　本：血　病　区：

No	检验项目	检测值	单位	参考值
	HBV DNA(内标定量法)	<20. 00	IU/ml	0-20

采样时间：2022-01-03 14:52　接收时间：2022-01-05 10:08　检验者：雷洪波　核对者：黄荣艳
报告时间：2022-01-05 15:17　打印时间：

图 18-2　基线 HBV DNA 水平

二、诊疗过程

(一)临床诊断

HBeAg 阴性慢性乙型肝炎。

(二)治疗方案

患者应用替诺福韦片(每次 300 mg,每日 1 次,餐后口服)抗病毒治疗 1 年,复查 HBsAg 2532 ng/mL,HBeAg 阴性,HBV DNA 阴性,笔者建议患者加用聚乙二醇干扰素治疗,追求慢性乙肝临床治愈。

(三)治疗过程

经过充分沟通,检测自身免疫性抗体和甲状腺功能等指标,排除干扰素治疗的禁忌证,患者同意开始联合聚乙二醇干扰素 α-2b 注射液(180 μg,每周 1 次,腹部皮下注射)治疗。注射第 1 剂聚乙二醇干扰素 α-2b 注射液出现发热症状,伴轻度乏力、肌肉酸痛,未服用非甾体抗炎药,体温自行恢复正常。注射第 2 剂后,仅轻度乏力,无其他不适。

1. 治疗后 1 个月

(1)患者主诉:自觉轻度乏力,无其他不适。

(2)实验室检测:ALT 157 U/L,AST 86 U/L;WBC 3.7×10^9/L,Neut 1.79×10^9/L,PLT 211×10^9/L。

(3)疗效分析:监测患者治疗的不良反应发现 ALT 和 AST 均升高,考虑干扰素不良反应,亦是后续治疗应答的预测指标;血常规指标正常。

(4)后续方案:给予“双环醇片(25 mg/片)1 片,每日 3 次,饭后口服”保肝治疗,上述治疗方案不变,药物剂量无调整,1 个月后复查。

(5)患者意见:患者可耐受目前出现的不良反应,继续目前抗病毒治疗方案。

2. 治疗后 2 个月

(1)患者主诉:轻度乏力、食欲稍减退、体重稍降低,无其他不适。

(2)实验室检测:HBsAg 8898 ng/mL,HBsAb <0.01 mIU/mL,HBeAg 0.01 NcU/mL,HBeAb 2.5 NcU/mL,HBV DNA <20 IU/mL;ALT 15 U/L,AST 32 U/L;WBC 3.54×10^9/L,Neut 1.77×10^9/L,PLT 172×10^9/L。

(3)疗效分析:HBsAg 升高,HBV DNA 阴性。HBsAg 升高可能与干扰素的免疫清除功能导致的肝细胞破裂释放了库存的 HBsAg 有关,为干扰素注射早期常见的临床现象,嘱患者不要焦虑。肝功能较前明显好转,考虑为双环醇片保肝治疗有效;血常规中 WBC、Neut、PLT 较前明显降低,但尚未达到必须干预的临界值。不良反应在预期和可控范围之内。

(4)后续方案：停用双环醇片，抗病毒治疗方案不变，1 个月后复查。

(5)患者意见：患者对 HBsAg 治疗后上升有顾虑，建议患者治疗第 3 个月时再评估疗效，自诉可耐受治疗不良反应，同意继续上述方案治疗。

3. 治疗后 3 个月

(1)患者主诉：轻度乏力、食欲稍减退，无其他不适。

(2)实验室检测：HBsAg 5506 ng/mL，HBsAb <0.01 mIU/mL，HBeAg <0.01 NcU/mL，HBeAb 2.12 NcU/mL；ALT 31 U/L，AST 32 U/L；WBC 3.34×10^9/L，Neut 1.61×10^9/L，PLT 165×10^9/L。

(3)疗效分析：HBsAg 水平较治疗 2 个月时降低，但高于基线 HBsAg 水平，为干扰素治疗早期常见表现，HBV DNA 保持阴性；肝功能和血常规指标保持稳定。治疗不良反应在预期和可控范围之内。

(4)后续方案：继续目前方案治疗，1 个月后复查。

(5)患者意见：患者对治疗不良反应可耐受，继续上述方案治疗。

4. 治疗后 4 个月

(1)患者主诉：食欲稍减退，体重稍下降，无其他不适。

(2)实验室检测：HBsAg 1696 ng/mL，HBsAb <0.01 mIU/mL，HBeAg <0.01 NcU/mL，HBeAb 5.98 NcU/mL。

(3)疗效分析：HBsAg 水平较治疗 3 个月时进一步降低。治疗不良反应在预期和可控范围之内。

(4)后续方案：继续联合方案治疗，1 个月后复查。

(5)患者意见：患者对治疗不良反应可耐受，继续上述方案治疗。

5. 治疗后 5 个月

(1)患者主诉：食欲稍减退，有轻度脱发，无其他不适。

(2)实验室检测：HBsAg 951 ng/mL，HBsAb <0.01 mIU/mL，HBeAg <0.01 NcU/mL，HBeAb 8.56 NcU/mL；ALT 48 U/L，AST 60 U/L；WBC 2.99×10^9/L，Neut 1.45×10^9/L，PLT 193×10^9/L。

(3)疗效分析：HBsAg 水平较治疗 4 个月时进一步降低，肝功能和血常规指标保持稳定。治疗不良反应在预期和可控范围之内。

(4)后续方案：继续联合方案治疗，1 个月后复查。

(5)患者意见：患者对治疗不良反应可耐受，继续上述方案治疗。

6. 治疗后 6 个月

(1)患者主诉：食欲稍减退，体重下降 5 kg，有轻度脱发，无其他不适。

(2)实验室检测：HBsAg 825 ng/mL，HBsAb <0.01mIU/mL，HBeAg <0.01 NcU/mL，

HBeAb 12.26 NcU/mL,HBV DNA <20 IU/mL;ALT 41 U/L,AST 47 U/L;WBC 3.52×10^9/L,Neut 1.91×10^9/L,PLT 204×10^9/L。

(3)疗效分析:本次复查时间点(治疗 24 周)HBsAg 水平较基线下降未达到 1 $\log_{10}$ IU/mL,结果不算理想;肝功能和血常规指标保持稳定。治疗不良反应在预期和可控范围之内。

(4)后续方案:继续联合方案治疗,1 个月后复查。

(5)患者意见:患者对治疗效果表示理解,自诉可耐受,同意继续治疗。

7. 治疗后 7 个月

(1)患者主诉:食欲减退好转,体重稍恢复。

(2)实验室检测:HBsAg 194 ng/mL,HBsAb <0.01 mIU/mL,HBeAg <0.01 NcU/mL,HBeAb 116.61 NcU/mL;ALT 30 U/L,AST 35 U/L;WBC 3.22×10^9/L,Neut 1.65×10^9/L,PLT 194×10^9/L。

(3)疗效分析:HBsAg 水平较基线下降达到 1 $\log_{10}$ IU/mL,肝功能和血常规指标保持稳定。

(4)后续方案:继续目前治疗方案,1 个月后复查。

(5)患者意见:患者对阶段性治疗效果满意,同意继续治疗。

8. 治疗后 8 个月

(1)患者主诉:食欲减退好转,体重稍恢复。

(2)实验室检测:HBsAg 10.71 ng/mL,HBsAb <0.01 mIU/mL,HBeAg <0.01 NcU/mL,HBeAb 167.29 NcU/mL,HBV DNA <20 IU/mL;ALT 35 U/L,AST 51 U/L;WBC 3.82×10^9/L,Neut 2.08×10^9/L,PLT 162×10^9/L。

(3)疗效分析:HBsAg 水平较治疗 7 个月时下降达到 1 $\log_{10}$ IU/mL,肝功能和血常规指标保持稳定。

(4)后续方案:继续目前治疗方案,1 个月后复查。

(5)患者意见:患者对阶段性治疗效果满意,同意继续治疗。

9. 治疗后 12 个月

(1)患者主诉:轻度乏力,体重恢复至基线水平。

(2)实验室检测:HBsAg 0.02 ng/mL,HBsAb <0.01 mIU/mL,HBeAg <0.01 NcU/mL,HBeAb 239.18 NcU/mL,HBV DNA <20 IU/mL;ALT 30 U/L,AST 28 U/L;WBC 3.13×10^9/L,Neut 1.86×10^9/L,PLT 196×10^9/L。

(3)疗效分析:HBsAg 实现转阴,HBsAb 尚未转阳,HBV DNA 阴性,初步考虑取得慢性乙肝“临床治愈”(事实上需要停药后 6 个月能维持才是真正意义上的临床治愈)。告知患者至少巩固治疗 12~24 周,再次复查 HBsAg 转阴,且最好 HBsAb 转阳再考虑停药。肝功能指标基本保持稳定;血常规指标总体保持稳定。

(4)后续方案:继续目前治疗方案,促进 HBsAg 血清学转换。同时注射乙肝疫苗 60 μg,每月 1 针。

(5)患者意见:患者对目前取得的疗效满意,配合后期治疗。

10. 治疗后 16 个月

(1)患者主诉:无特殊不适。

(2)实验室检测:HBsAg 0.01 ng/mL,HBsAb 84.54 mIU/mL,HBeAg <0.01 NcU/mL,HBeAb 256.26 NcU/mL,HBV DNA <20 IU/mL;ALT 33 U/L,AST 38 U/L;WBC 4.63×10^9/L,Neut 3.07×10^9/L,PLT 179×10^9/L。

(3)疗效分析:HBsAg 仍保持阴性,已注射乙肝疫苗 4 针,HBsAb 已经转阳,实现 HBsAg 血清学转换,HBV DNA 阴性。肝功能指标正常,血常规指标总体保持稳定。

(4)后续方案:建议继续巩固治疗,待 HBsAb 水平达到 100 IU/mL 以上,即可考虑停用干扰素治疗。

(5)患者意见:患者对目前取得的疗效满意,配合后期治疗。

11. 治疗后 17 个月

(1)患者主诉:无不适。

(2)实验室检测:HBsAg 0.01 ng/mL,HBsAb 137.32 mIU/mL,HBeAg <0.01 NcU/mL,HBeAb 209.60 NcU/mL,HBV DNA <20 IU/mL;ALT 35 U/L,AST 45 U/L;WBC 2.76×10^9/L,Neut 1.43×10^9/L,PLT 180×10^9/L。

(3)疗效分析:患者 HBsAg 持续阴性超过 6 个月,HBsAb 水平达到 100 IU/mL,患者已达到慢性乙肝“临床治愈”。不良反应在预期和可控范围之内,患者精神状态可,建议停用干扰素治疗,继续替诺福韦片治疗。

(4)后续方案:停用干扰素治疗,继续替诺福韦片治疗,随访 6 个月,如 HBsAg 仍然维持阴性,可考虑停用替诺福韦片治疗。

(5)患者意见:患者对目前取得的疗效满意,配合后期治疗。

(四)随访情况

1. 随访时机　停用替诺福韦片后 6 个月,停用干扰素后 12 个月。

2. 临床治愈者主诉　无不适。

3. 实验室检测　HBsAg 0.01 ng/mL,HBsAb 68.87 mIU/mL,HBeAg <0.01 NcU/mL,HBeAb 25.86 NcU/mL(图 18-3),HBV DNA <20 IU/mL。

4. 疗效分析　慢性乙肝临床治愈,停药后 HBsAb 维持在较高水平。

5. 后续方案　无须治疗,定期随访(3~6 个月/次)。

乙肝全套五项定量　　3080768181

华中科技大学同济医学院附属同济医院感染科病原实验室报告单

姓　名：　　种　类：门诊　　年　龄：35岁　　性　别：女
病人 ID：　　科　室：9346光谷感染科门　　床　号：　　样本编号：2024100260623145
临床诊断：慢性乙型病毒性肝炎　　标　本：血　　病　区：　　备　注：

No	检验项目	检测值	单位	参考值
1	乙型肝炎表面抗原（HBsAg）	0.01	ng/mL	0-0.5
2	乙型肝炎表面抗体（HBsAb）	68.87	mIU/mL	0-10
3	乙型肝炎e抗原（HBeAg）	<0.01	NcU/mL	0-0.4
4	乙型肝炎e抗体（HBeAb）	25.86	NcU/mL	0-5.0
5	乙型肝炎核心抗体（HBcAb）	62.60	NcU/mL	0-1.5

采样时间：2024-10-01 09:07　　接收时间：2024-10-02 09:37　　检验者：　　核对者：
报告时间：2024-10-02 14:00　　打印时间：

图 18-3　临床治愈时 HBV 标志物水平

三、诊疗体会

我国《慢性乙型肝炎防治指南(2022 年版)》明确提出了慢性乙肝的治疗目标:最大限度地长期抑制 HBV 复制,减轻肝细胞炎症坏死及肝纤维组织增生,延缓和减少肝功能衰竭、肝硬化失代偿、肝癌和其他并发症的发生,改善患者生活质量,延长其生存时间。对于部分适合条件的患者,应追求临床治愈(又称功能性治愈)。核苷(酸)类似物和聚乙二醇干扰素两类药物联合治疗可强效抑制病毒复制和恢复宿主免疫清除效应,是现阶段最可能实现临床治愈的治疗策略。

目前评估慢乙肝临床治愈疗效的策略包括基线特征和治疗应答。指南中指出,经核苷(酸)类似物治疗后 HBV DNA 阴性、HBeAg 阴性、HBsAg≤1500 IU/mL,结合患者意愿可考虑加用聚乙二醇干扰素治疗,以追求临床治愈。虽然本例患者基线 HBsAg 为 2532 ng/mL(遗憾的是,HBsAg 的单位为非国际标准单位),但仍属于较低水平,且患者有追求临床治愈的愿望,因此在替诺福韦片的基础上加用聚乙二醇干扰素治疗。从表 18-1 中我们不难发现本例患者无论是干扰素之前的基线还是治疗后的过程,均不属于传统意义上干扰素治疗的优势人群。既然基线特征不算临床治愈的优势人群,那么我们再看治疗应答,看看有没有“过程优势”。一般而言,干扰素治疗 6 个月(24 周)时,如果 HBsAg 下降幅度达到 1 $\log_{10}$ IU/mL,提示临床治愈概率较大;反之,如未实现该目标,提示临床治愈概率小。本例在干扰素治疗 6 个月时,HBsAg 下降幅度未达到 1 $\log_{10}$ IU/mL;令人欣慰的是,这个治疗目标在治疗后 7 个月时达到。HBsAg 血清学转换在治疗 16 个月达到,HBsAb 水平在治疗 17 个月时超过了 100 IU/mL。总之,本例年轻慢性乙肝患者既无干扰素治疗的“基线优势”，又无干扰素治疗的“过程优势（早期应答）”，但是最终仍然实现了临床治愈，提示了延长干扰素疗程的重要性。

表 18-1　本例慢性乙肝患者追求临床治愈过程中核心指标的动态变化

参数	HBsAg (ng/mL)	HBsAb (mIU/mL)	HBV DNA (IU/mL)	ALT (U/L)	AST (U/L)	Neut ($\times 10^9$/L)	PLT ($\times 10^9$/L)
基线	2532.00(+)	<0.01(-)	<20(-)	13	20	—	—
治疗 1 个月	—	—	<20(-)	157	86	1.79	211
治疗 2 个月	8898.00(+)	<0.01(-)	<20(-)	15	32	1.77	172
治疗 3 个月	5506.00(+)	<0.01(-)	<20(-)	31	32	1.61	165
治疗 4 个月	1696.00(+)	<0.01(-)	<20(-)	—	—	—	—
治疗 5 个月	951.00(+)	<0.01(-)	<20(-)	48	60	1.45	193
治疗 6 个月	825.00(+)	<0.01(-)	<20(-)	41	47	1.91	204
治疗 7 个月	194.00(+)	<0.01(-)	<20(-)	30	35	1.65	194
治疗 8 个月	10.71(+)	<0.01(-)	<20(-)	35	51	2.08	162
治疗 9 个月	2.87(+)	<0.01(-)	<20(-)	—	—	—	—
治疗 10 个月	1.33(+)	<0.01(-)	<20(-)	24	29	1.71	253
治疗 11 个月	0.54(+)	<0.01(-)	<20(-)	28	32	—	—
治疗 12 个月	0.02(-)	<0.01(-)	<20(-)	30	28	1.86	196
治疗 13 个月	0.01(-)	5.84(-)	<20(-)	44	47	0.99	175
治疗 14 个月	0.01(-)	3.39(-)	<20(-)	38	44	1.98	201
治疗 15 个月	0.01(-)	43.51(+)	<20(-)	31	36	1.45	211
治疗 16 个月	0.01(-)	84.54(+)	<20(-)	33	38	3.07	179
治疗 17 个月	0.01(-)	137.32(+)	<20(-)	35	45	1.43	180
治疗 18 个月	0.01(-)	211.64(+)	<20(-)	17	19	5.41	324
停干扰素 12 个月	0.01(-)	68.87(+)	<20(-)	—	—	—	—

四、推荐阅读

[1] 中华医学会肝病学分会，中华医学会感染病学分会. 慢性乙型肝炎防治指南（2022 年版）[J]. 中华肝脏病杂志，2022，30（12）：1309-1331.

（陈　韬　撰写）

（梁红霞　曾庆磊　审校）

病例 19　34 岁男性，HBeAg 阴性，NA 序贯联合 IFN，疗程 2 年

概　要

34 岁慢性乙型肝炎男性患者，应用富马酸替诺福韦二吡呋酯片和聚乙二醇干扰素 α-2b 注射液联合方案治疗 12 个月后实现临床治愈。停药后 12 个月复发，再次应用聚乙二醇干扰素 α-2b 注射液治疗 12 个月后实现临床治愈。慢性乙型肝炎的临床治愈具有个体化差异，临床治愈后 HBsAg 复阳更是对医生和患者的挑战。医生应制订个体化治疗方案，积极鼓励患者，为患者重拾信心。

一、患者情况

患者刘某，男，34 岁，以“发现乙肝 7 年”为主诉就诊于门诊。2020 年 8 月 20 日检测结果：HBsAg 46.71 IU/mL，HBeAg 阴性，HBV DNA <20 IU/mL（图 19-1、图 19-2）；ALT 75 U/L，AST 46 U/L，TBIL 13.5 μmol/L；AFP 2.36 ng/mL；WBC 4.49×10^9/L，Neut 2.58×10^9/L，Hb 166 g/L，PLT 194×10^9/L；甲状腺功能正常；肝胆胰脾超声提示脂肪肝、肝内钙化灶。

采样时间:2020-08-20 12:08:00　送检目的:乙肝五项定量测定[复]　　第1页 共1页

西安交通大学第一附属医院检验报告单　　门诊

姓名:　　病人号:　　标本种类: 血清　　报告ID:20200820-52-329
性别: 男　　科室: 感染科门诊　　送检医生:　　诊断:
年龄: 34岁　　床号:　　检验仪器:　　医生备注:

序号	代号	项目名称	结果（定性）	结果（定量）	单位	参考范围	检验方法
1	HBsAg	乙肝表面抗原定量		46.710	IU/mL	<0.05	
2	Anti-HBs	乙肝表面抗体定量		0.32	mIU/mL	<10.00	
3	HBeAg	乙肝e抗原		0.350	COI	<1.00	
4	Anti-HBe	乙肝e抗体		0.87	COI	>1.00	
5	Anti-HBc	乙肝核心抗体		7.62	COI	<1.00	

接收时间: 2020-08-20 12:15:13　　检验时间: 2020-08-20 12:15:13　　报告时间: 202(H)8-20 14:04:12
此检验报告仅对本次标本负责. 联系电话: 029-85323694　　检验者:　　审核者:
该信息经过陕西CA数字签名认证.　实验室地址: 陕西省西安市雁塔西路277号

图 19-1　基线 HBV 标志物水平

采样时间:2020-08-20 12:08:00　送检目的:高灵敏乙肝病毒定量　　第1页 共1页

西安交通大学第一附属医院检验报告单　　门诊

姓名:　　病人号:　　标本种类: 血清　　报告ID:20200821-58-123
性别: 男　　科室: 感染科门诊　　送检医生:　　诊断:
年龄: 34岁　　床号:　　设备仪器:

序号	报告代号	项目名称	结果	参考区间	单位
1	HBV DNA	高灵敏乙型肝炎病毒DNA定量	<20.00	<20	IU/mL

备注:

接收时间: 2020-08-21 10:54:58　　检验时间:2020-08-21 10:54:58　　报告时间: 2020-08-21 15:46:56
此检验报告仅对本次标本负责。联系电话:　　检验者: 陈武兰　　审核者:
该信息经过陕西CA数字签名认证.

图 19-2　基线 HBV DNA 水平

二、诊疗过程

(一)临床诊断

慢性乙型肝炎。

(二)治疗方案

男性,核苷(酸)类似物经治患者,单用富马酸替诺福韦二吡呋酯片(替诺福韦片)治疗7年,尽管HBV DNA持续阴性,但HBsAg仍阳性;无肝硬化,合并脂肪肝;无乙肝家族史,无高血压、糖尿病、甲状腺疾病,家族中无精神、神经系统疾病病史。

患者渴望"乙肝治愈"以追求更好的预后,查HBsAg <1500 IU/mL,HBeAg阴性,HBV DNA低于检测下限,为临床治愈优势人群。向患者充分说明慢性乙肝临床治愈的现状、治疗目的、治疗目标、预期目标、治疗费用、治疗方案及可能的不良反应等。排除自身免疫性肝炎等禁忌证后,于2020年8月25日制订治疗方案:替诺福韦片(300 mg,每日1片)联合聚乙二醇干扰素α-2b注射液(180 μg,每周1次,腹部皮下注射)。告知患者首次注射大多会出现流感样症状,并开具"布洛芬"备用;告知治疗过程中可能存在白细胞减少、自身抗体阳性、甲状腺异常、脱发、肝功能指标波动等不良反应;门诊护士对患者进行健康教育,主要包括治疗的重要性、治疗期间可能出现的情况、不良反应、紧急联系方式,并告知治疗过程中的随访事项、复查时间;添加医生助理和护士的联系方式,以备紧急情况随时联系。

(三)治疗过程

患者首次注射出现体温升高,最高达38.4 ℃;伴乏力、肌肉酸痛,考虑为干扰素治疗相关的流感样症状,给予布洛芬混悬液10 mL口服对症治疗,次日体温正常,乏力、肌肉酸痛消失。

1. 治疗后2周

(1)患者主诉:轻度乏力,无其他不适。

(2)实验室检测:WBC 1.89×10^9/L,Neut 0.54×10^9/L,Hb 152 g/L,PLT 181×10^9/L。

(3)疗效分析:血常规中WBC、Neut较前明显降低,PLT及RBC未见明显异常。部分患者干扰素治疗后会出现骨髓抑制现象,对于出现骨髓抑制的患者,若WBC $<1.5\times10^9$/L、Neut $\leqslant0.75\times10^9$/L、PLT $<50\times10^9$/L可减少干扰素用量,或应用人粒细胞集落刺激因子治疗;若WBC $<1.0\times10^9$/L、Neut $\leqslant0.5\times10^9$/L、PLT $<25\times10^9$/L或出现抗血小板抗体,须停药,建议停用干扰素,血细胞恢复后可考虑重新用药。

(4)后续方案:聚乙二醇干扰素α-2b注射液的不良反应在预期和可控范围之内,患者无特殊不适，建议继续联合方案治疗；该例患者 Neut 0.54×10^9/L，符合 Neut $\leqslant 0.75\times10^9$/L，给予地榆升白片，人粒细胞集落刺激因子对症升白细胞治疗，2 个月后复查。

(5)患者意见：患者自诉可耐受，同意继续联合方案治疗。

2. 治疗后 3 个月

(1)患者主诉：轻度乏力，无其他不适。

(2)实验室检测：HBsAg 16.76 IU/mL；ALT 91 U/L，AST 66 U/L，TBIL 4.7 μmol/L；WBC 1.78×10^9/L，Neut 0.70×10^9/L，Hb 150 g/L，PLT 119×10^9/L；甲状腺功能正常。

(3)疗效分析：患者 HBsAg 明显降低，ALT 水平升高。干扰素有免疫调节作用，使用干扰素后不同的个体的应答情况多有不同。基线和治疗早期 HBsAg 低水平或显著下降是预测 HBsAg 阴转的有效标志物，评价疗效的时间点多在 24 周，该患者在 12 周时出现了 HBsAg 的下降，应继续治疗，观察疗效。该患者肝功能指标较前有所升高，考虑为患者的免疫系统被激活，但其升高的水平<5 ULN，暂时不采用“保肝降酶”治疗。此外该患者合并脂肪肝，可能影响医生对病情的观察。

(4)后续方案：上述方案效果良好，患者精神状态佳，建议继续替诺福韦片联合聚乙二醇干扰素 α-2b 注射液方案治疗，同时给予地榆升白片、人粒细胞集落刺激因子对症升白细胞治疗，继续监测，3 个月后复查。

(5)患者意见：患者对治疗效果表示满意，患者自诉可耐受，同意继续联合方案治疗。

3. 治疗后 6 个月

(1)患者主诉：轻度乏力、食欲稍减退，无其他不适。

(2)实验室检测：HBsAg 0.22 IU/mL；ALT 75 U/L，AST 48 U/L，TBIL 8.5 μmol/L；WBC 2.93×10^9/L，Neut 0.84×10^9/L，Hb 153 g/L，PLT 117×10^9/L。

(3)疗效分析：核苷(酸)类似物序贯联合免疫调节剂(如聚乙二醇干扰素 α-2b 注射液)治疗，在治疗 24 周时是评价疗效及制订后续方案的重要时期。治疗 24 周时 HBsAg < 200 IU/mL 或 HBsAg 下降 >1 $\log_{10}$ IU/mL 的患者获得 HBsAg 阴转的可能性大，而治疗 24 周时 HBsAg ≥200 IU/m L 的患者获得 HBsAg 阴转的可能性小。该患者 24 周时 HBsAg 显著降低(降低>1 $\log_{10}$ IU/mL)，有极大可能实现临床治愈；转氨酶较 3 个月前基本保持稳定；血常规指标中 WBC、Neut 较 3 个月前稍恢复，Hb、PLT 水平基本保持稳定。

(4)后续方案：上述方案效果良好，患者精神状态佳，继续替诺福韦片联合聚乙二醇干扰素 α-2b 注射液方案治疗，同时给予地榆升白片、人粒细胞集落刺激因子对症升白细胞治疗，3 个月后复查。

(5)患者意见：患者对治疗效果表示满意，对临床治愈的自信及期望大幅增加，继续联合方案治疗。

4. 治疗后 9 个月

(1)患者主诉:轻度乏力,无其他不适。

(2)实验室检测:HBsAg 0.01 IU/mL,HBsAb 5.87 mIU/mL,HBV DNA <20 IU/mL;ALT 115 U/L,AST 56 U/L,TBIL 7.9 μmol/L;WBC 3.74×10^9/L,Neut 2.00×10^9/L,Hb 137 g/L,PLT 150×10^9/L。

(3)疗效分析:患者 HBsAg 转阴,且 HBsAb 首次阳性,HBV DNA 保持阴性。与患者沟通目前 HBsAg 已经实现阴转,已初步达到"临床治愈"(事实上,停药后 6 个月及以上仍能保持才是真正的临床治愈)。对于 HBsAg 转阴且出现 HBsAb 阳转的患者,应继续原方案巩固治疗 12 ~ 24 周。间隔 12 周复查,连续 2 次 HBsAg <0.05 IU/mL 者可停止治疗,停药后继续随访。对于巩固治疗中 HBsAb 持续升高但未达到 100 mIU/mL 的患者,可适当延长巩固治疗时间,以追求更高的 HBsAb 水平;患者 ALT 较 3 个月前稍上升,考虑为免疫激活所致,且患者合并脂肪肝病史可能造成 ALT 升高;血常规指标中 WBC、Neut 较 3 个月前恢复正常,Hb、PLT 总体保持稳定。

(4)后续方案:上述方案效果良好,HBsAg 转阴且 HBsAb 首次阳性。建议继续联合方案治疗,同时给予"双环醇片(25mg,每日 3 次,饭后口服)"保肝治疗,3 个月后复查。

(5)患者意见:患者对治疗效果表示满意,患者自诉可耐受,同意继续联合方案治疗。

5. 治疗后 12 个月

(1)患者主诉:无特殊不适。

(2)实验室检测:HBsAg 0 IU/mL,HBsAb 158.00 mIU/mL,HBeAg 0.40 COI;ALT 31 U/L,AST 55 U/L,TBIL 7.9 μmol/L;WBC 2.2×10^9/L,Neut 0.65×10^9/L,Hb 140 g/L,PLT 132×10^9/L。

(3)疗效分析:患者 HBV DNA、HBsAg 持续阴性,HBsAb 阳性且滴度大于 100 mIU/mL。血常规中 WBC、Neut 水平稳定,Hb、PLT 水平基本保持稳定。48 周是进行疗效评估及方案调整重要时间节点,根据患者 48 周 HBsAg 应答情况,选择个体化的治疗方案。48 周内 HBsAg <0.05 IU/mL,继续原方案巩固治疗 12 ~ 24 周。间隔 12 周复查,连续两次 HBsAg <0.05 IU/mL 者停止治疗,停药后继续随访。该患者在实现 HBsAg 阴转后经巩固 12 周治疗后总疗程已达 48 周,已达到停药标准。停药后,建议每 12 周随访 1 次,停药 48 周后每 24 ~ 48 周随访 1 次。重点监测 HBV 再激活、病毒学突破、病毒学复发和肝癌发生等。

(4)后续方案:患者 HBsAg 转阴后已应用干扰素巩固治疗 12 周,HBsAb > 100 mIU/mL,可考虑停用聚乙二醇干扰素 α-2b 注射液;对于达到 HBsAg 转阴并停药的患者,建议在 3 个月后复查。

(5)患者意见:患者对治疗效果表示满意,同意停药。

6. 停药后 6 个月

（1）患者主诉：无特殊不适。

（2）实验室检测：HBsAg 0 IU/mL，HBsAb 366.98 mIU/mL，HBeAg 0.44 COI，HBV DNA 未检测出靶标（图 19-3、图 19-4）；ALT 37 U/L，AST 29 U/L；WBC 4.81×10^9/L，Neut 2.94×10^9/L，Hb 169 g/L，PLT 219×10^9/L；甲状腺功能正常。

（3）疗效分析：患者 HBsAg、HBeAg、HBV DNA 保持阴性，HBsAb 保持阳性，且滴度较前上升，患者已经实现临床治愈。

（4）后续方案：继续停药随访，6 个月后复查。

（5）患者意见：继续随访。

采样时间：2022-04-04 09:09:54送检目的：乙肝五项定量测定［复］　　第1页 共1页

西安交通大学第一附属医院检验报告单　　门诊

姓名：　　病人号：　　标本种类：血清　　报告ID:20220404-52-71
性别：男　　科室：感染科门诊　　送检医生：　　诊断：
年龄：36岁　　床号：　　检验仪器：流水线AlinIQ-RD02-AL　　医生备注：

序号	代号	项目名称	结果（定性）	结果（定量）	单位	参考范围	检验方法
1	HBsAg	乙肝表面抗原定量	阴性	0.000	IU/mL	<0.05	
2	Anti-HBs	乙肝表面抗体定量	阳性	366.98	mIU/mL	<10	
3	HBeAg	乙肝e抗原	阴性	0.440	COI	<1	
4	Anti-HBe	乙肝e抗体	阴性	1.44	COI	>1	
5	Anti -HBc	乙肝核心抗体	阳性	6.31	COI	<1	

接收时间:2022-04-04 09:54:58　　检验时间:2022-04-04 14:21:54　　报告时间:2022-04-04 15:21:37
此检验报告仅对本次标本负责。联系电话：029-85323694　　检验者：　　审核者：
该信息经过陕西CA数字签名认证.　　实验室地址：陕西省西安市雁塔西路277号

图 19-3　停药后 6 个月 HBV 标志物水平

采样时间:2022-04-04 09:09:53　送检目的:高敏乙型肝炎病毒脱氧核糖核酸定量　第1页 共1页

西安交通大学第一附属医院检验报告单　门诊

姓名:　病人号:　标本种类:血清　报告ID:20220406-58-128
性别:男　科室:感染科门诊　送检医生:　诊断:
年龄:36岁　床号:　设备仪器:PCRPanther

序号	报告代号	项目名称	结果	参考区间	单位
1	HBV DNA	高灵敏乙型肝炎病毒DNA定量	Not Detected	<10	IU/ml

备注:

接收时间:2022-04-06 10:34:04　检验时间:2022-04-06 10:34:04　报告时间:2022-04-06 14:34:02
此检验报告仅对本次标本负责。联系电话:　检验者:李春莳　审核者:
该信息经过陕西CA数字签名认证.

图 19-4　停药后 6 个月 HBV DNA 水平

7. 停药后 12 个月

(1)患者主诉:无不适。

(2)实验室检测:HBsAg 0.06 IU/mL,HBsAb 51.82 mIU/mL,HBV DNA 未检测出靶标(图 19-5、图 19-6);ALT 37 U/L,AST 28 U/L,TBIL 15.7 μmol/L;WBC 4.15×10^9/L,Neut 2.10×10^9/L,Hb 170 g/L,PLT 213×10^9/L;甲状腺功能正常;肝胆胰脾超声提示脂肪肝,肝内钙化灶。

(3)疗效分析:患者 HBsAg 再次升高,HBsAb 尽管阳性但滴度显著下降,HBV DNA 保持阴性,ALT >1 ULN;血常规指标正常。对于慢性乙肝临床治愈的患者,如果在随访期间出现复发,综合评估后可考虑继续观察或再治疗。

(4)后续方案:患者发生 HBsAg 再次升高和 HBsAb 明显降低,结合患者强烈追求临床治愈的意愿,建议患者再次启动聚乙二醇干扰素 α-2b 注射液治疗(180 μg,每周 1 次,腹部皮下注射)。

(5)患者意见:患者追求慢性乙肝临床治愈的意愿强烈,同意启动聚乙二醇干扰素 α-2b 注射液单药治疗。

采样时间：2022一10-07 07:59:16送检目的：乙肝五项定量测定［复］　　第1页 共1页

西安交通大学第一附属医院检验报告单　　门诊

姓名：　　病号：　　标本种类：血清　　报告ID:20221007-52-21
性别：男　　科室：感染科门诊　　送检医生：　　诊断：
年龄：36岁　　床号：　　检验仪器：流水线AlinIQ-RDOt-AL　　医生备注：

序号	代号	项目名称	结果（定性）	结果（定量）	单位	参考范围	检验方法
1	HBsAg	乙肝表面抗原定量	阳性	0.060	IU/mL	<0.05	化学发光法
2	Anti-HBs	乙肝表面抗体定量	阳性	51.82	mIU/mL	<10	化学发光法
3	HBeAg	乙肝e抗原	阴性	0.400	S/CO	<1	化学发光法
4	Anti-HBe	乙肝e抗体	阴性	I.38	S/CO	>1	化学发光法
5	Anti-HBc	乙肝核心抗体	阳性	7.43	S/CO	<1	化学发光法

接收时间:2022-10-07 08:31:09　　检验时间:2022-10-07 09:17:04　　报告时间:2022-10-07 13:18:29
此检验报告仅对本次标本负责。联系电话：029-85323694　　检验者：　　审核者：
该信息经过陕西CA数字签名认证。　　实验室地址：陕西省西安市雁塔西路277号

图 19-5　复发时（停药后 12 个月）HBV 标志物水平

采样时间:2022-10-07 07:59:13　送检目的:高敏乙型肝炎病毒脱氧核糖核酸定量　　第1页 共1页

西安交通大学第一附属医院检验报告单　　门诊

姓名：　　病人号：　　标本种类:血清　　报告ID:20221008-58-115
性别:男　　科室:感染科门诊　　送检医生：　　诊断：
年龄:36岁　　床号：　　设备仪器:PCRPanther

序号	报告代号	项目名称	结果	参考区间	单位
1	HBV DNA	高灵敏乙型肝炎病毒DNA定量	Not Detected	<10	IU/ml

备注：

接收时间:2022-10-08 09:12:21　　检验时间:2022-10-08 09:12:21　　报告时间:2022-10-08 14:12:11
此检验报告仅对本次标本负责。联系电话：　　检验者：李春蔚　　审核者：
该信息经过陕西CA数字签名认证。

图 19-6　复发时（停药后 12 个月）HBV 标志物水平

8. 再治疗后 1 个月

(1)患者主诉:轻度乏力,无其他不适。

(2)实验室检测:HBsAg 0.09 IU/mL,HBsAb 31.83 mIU/mL;ALT 83 U/L,AST 63 U/L,TBIL 9.5 μmol/L;WBC 2.33×10^9/L,Neut 0.75×10^9/L,Hb 165 g/L,PLT 138×10^9/L。

(3)疗效分析:考虑患者 HBsAg 稍升高为正常波动,HBsAb 仍然阳性,HBV DNA 保持阴性;ALT 较前升高,考虑为患者免疫激活和基础合并脂肪肝所致;血常规中 WBC、Neut 较前明显降低。

(4)后续方案:建议继续聚乙二醇干扰素 α-2b 注射液治疗,同时给予人粒细胞集落刺激因子对症升白细胞治疗,2 个月后复查。

(5)患者意见:患者怅然若失,同意继续治疗。

9. 再治疗后 3 个月

(1)患者主诉:轻度乏力,无其他不适。

(2)实验室检测:HBsAg 0.02 IU/mL,HBsAb 30.36 mIU/mL;ALT 46 U/L,AST 41 U/L,TBIL 10.9 μmol/L;WBC 1.58×10^9/L,Neut 0.48×10^9/L,Hb 143 g/L,PLT 124×10^9/L;甲状腺功能正常。

(3)疗效分析:患者 HBsAg 再次转阴,干扰素治疗效果显著;血常规中 WBC、Neut 下降,考虑为聚乙二醇干扰素 α-2b 注射液的骨髓抑制作用所致。

(4)后续方案:建议患者继续干扰素巩固治疗,同时给予人粒细胞集落刺激因子对症升白细胞治疗,3 个月后复查。

(5)患者意见:患者对治疗效果表示满意,自诉可耐受,同意继续治疗。

10. 再治疗后 6 个月

(1)患者主诉:无不适。

(2)实验室检测:HBsAg 0 IU/mL,HBsAb 57.93 mIU/mL;HBV DNA 未检测出靶标,ALT 57 U/L,AST 40 U/L,TBIL 8.7 μmol/L;WBC 3.32×10^9/L,Neut 2.0×10^9/L,Hb 150 g/L,PLT 130×10^9/L。

(3)疗效分析:患者 HBsAg 保持阴性且较前更低,HBsAb 滴度较前升高,HBV DNA 保持阴性,疗效良好;ALT >1 ULN;WBC、Neut 较前升高。

(4)后续方案:患者 HBsAb 滴度<100 mIU/mL,建议继续干扰素巩固治疗,同时给予人粒细胞集落刺激因子对症升白细胞治疗,3 个月后复查。

(5)患者意见:患者对治疗效果表示满意,同意继续巩固治疗。

11. 再治疗后 9 个月

(1)患者主诉:无不适。

(2)实验室检测:HBsAg 0 IU/mL,HBsAb 73.12 mIU/mL;ALT 41 U/L,AST 43 U/L,

TBIL 11.0 μmol/L;WBC 1.88×10^9/L,Neut 0.59×10^9/L,Hb 141 g/L,PLT 124×10^9/L。

(3)疗效分析:患者 HBsAg 保持阴转,HBsAb 滴度再度升高,HBV DNA 保持阴性;肝功能指标稳定;WBC、Neut 水平降低。

(4)后续方案:继续巩固治疗,同时给予人粒细胞集落刺激因子对症升白细胞治疗,3 个月后复查。

(5)患者意见:患者对治疗效果表示满意,自诉可耐受,同意继续巩固治疗。

12. 再治疗后 12 个月

(1)患者主诉:无不适。

(2)实验室检测:HBsAg 0 IU/mL,HBsAb 185.94 mIU/mL,HBV DNA <10 IU/mL;ALT 41 U/L,AST 34 U/L,TBIL 8.4 μmol/L;WBC 1.76×10^9/L,Neut 0.48×10^9/L,Hb 139 g/L,PLT 138×10^9/L。

(3)疗效分析:患者 HBsAg 保持阴转,HBsAb 滴度 >100 mIU/mL,HBV DNA 保持阴性,疗效良好;转氨酶稳定;WBC、Neut 水平降低。

(4)后续方案:已再治疗 48 周,建议停用干扰素,定期随访(3 个月/次)。

(5)患者意见:患者同意停药。

(四)随访情况

1. 随访时机　停用干扰素后 12 个月。

2. 临床治愈者主诉　无不适。

3. 实验室检测　HBsAg 0 IU/mL,HBsAb 89.44 mIU/mL,HBV DNA <10 IU/mL(图 19-7、图 19-8);ALT 35 U/L,AST 27 U/L,TBIL 17.5 μmol/L;WBC 3.69×10^9/L,Neut 2.07×10^9/L,Hb 163 g/L,PLT 194×10^9/L。

采样时间:2024-10-09 08:26:35 送检目的:乙型肝炎表面抗原测定(HBsAg),乙型肝炎表面抗体测定(Anti-HBs) 第1页 共1页

西安交通大学第一附属医院检验报告单 门诊

姓名: 病人号: 标本种类:血清 报告ID:20241009-52-223
性别:男 科室:感染科门诊 送检医生: 诊断:慢性肝炎 乙型
年龄:38岁 床号: 检验仪器:流水线AlinIQ-RD03-AL 医生备注:

序号	代号	项目名称	结果(定性)	结果(定量)	单位	参考范围	检验方法
1	HBsAg	乙肝表面抗原定量	阴性	0.000	IU/mL	<0.05	化学发光法
2	Anti-HBs	乙肝表面抗体定量	阳性	89.44 ↑	mIU/mL	<10	化学发光法

实验室意见：已复查！

接收时间:2024-10-09 09:00:30 检验时间:2024-10-09 09:41:58 报告时间:2024-10-09 12:56:34
此检验报告仅对本次标本负责。联系电话：029-85323694 检验者: 任瑶 审核者: 李光成
该信息经过陕西CA数字签名认证. 实验室地址:陕西省西安市雁塔西路277号

图 19-7 临床治愈时 HBV 标志物水平

采样时间:2024-04-17 08:24:21 送检目的:高敏乙型肝炎病毒脱氧核糖核酸定量 第1页 共1页

西安交通大学第一附属医院检验报告单 门诊

姓名: 病人号: 标本种类：血清 报告ID:20240417-58-194
性别：男 科室：感染科门诊 送检医生: 诊断：慢性肝炎乙型
年龄：38岁 床号: 设备仪器：PCRPantber

		项目名称	结果	参考区间	单位
1	HBV DNA	高灵敏乙型肝炎病毒DNA定量	<1.00E+001	<10	IU/ml

备注:已复查

接收时间:2024-04-17 10:24:09 检验时间:2024-04-17 10:24:09 报告时间:2024-04-18 11:52:55
此检验报告仅对本次标本负责。联系电话: 检验者：李春蔚 审核者:
该信息经过陕西CA数字签名认证.

图 19-8 临床治愈时 HBV 标志物水平

4. 疗效分析　慢性乙肝临床治愈。

5. 后续方案　无须治疗，正常生活，定期随访（6 个月/次）。

三、诊疗体会

慢性乙肝治愈的类型主要包括完全治愈（又称为病毒学治愈）和临床治愈（又称为功能性治愈或免疫学治愈）。临床治愈即完成有限疗程治疗后，血清 HBsAg 和 HBV DNA 持续检测不到，HBeAg 阴转，伴或不伴 HBsAg 血清学转换，残留 cccDNA 可持续存在，肝脏炎症缓解和肝组织病理学改善，终末期肝病发生率显著降低。通过抗病毒治疗，特别是干扰素治疗，部分"优势人群"实现临床治愈是可行的。该患者治疗时 HBV DNA 低于检测下限，HBsAg 水平处于较低水平，HBeAg 阴性，符合慢性乙肝临床治愈的"优势人群"。中国《慢性乙型肝炎防治指南（2022 年版）》提出了慢性乙肝的治疗目标："最大限度地长期抑制 HBV 复制，减轻肝细胞炎症坏死及肝纤维组织增生，延缓和减少肝功能衰竭、肝硬化失代偿、肝癌和其他并发症的发生，改善患者生活质量，延长其生存时间。对于部分适合条件的患者，应追求临床治愈（又称功能性治愈）。"获得临床治愈可有效降低肝癌发生的风险，可以显著改善患者远期结局。需要指出的是，不论是聚乙二醇干扰素 α-2b 注射液还是核苷（酸）类似物均无法彻底清除 HBV cccDNA，无法达到真正意义上的慢性乙肝完全治愈。在目前尚无能实现慢性乙肝完全治愈的新药的情况下，通过合理使用现有的抗病毒药物，实现慢性乙肝的临床治愈（功能性治愈）是现阶段可及的理想治疗目标。积极追求慢性乙肝临床治愈具有重要意义。

本例患者在治疗时采取了"序贯疗法"，即长期应用口服抗乙肝病毒药物，然后联合聚乙二醇干扰素 α-2b 注射液治疗，经过 9 个月的联合治疗即实现了"HBsAg 血清学转换"，在此之后又经过了 3 个月的巩固治疗，HBsAg 持续转阴，HBsAb >100 mIU/mL，最终在治疗总周期达到 12 个月时停止干扰素治疗，进入随访阶段。令人遗憾的是，在随访阶段，患者 HBsAb 水平持续下降，至随访 12 个月时出现了 HBsAg 复阳。由于 cccDNA 的持续存在，已经获得临床治愈的慢性乙肝患者仍有复发的风险。对于此类干扰素治疗后获得临床治愈，又出现复发的患者，应根据实验室检查及患者意愿制订个体化的治疗方案，有条件的患者可再次选择"干扰素治疗"。此类患者先经历了慢性乙肝临床治愈的极大喜悦，又经历复发的重大打击，可以说是"天上地下"的区别，个别患者可能从此"一蹶不振"，失去治疗的信心。作为医生更应该鼓励患者，帮助患者渡过难关，不论是继续治疗抑或是观察，都应积极地面对。

根据实验室检查结果可以发现，本例患者此时 HBsAg 水平极低，仅有 0.06 IU/mL，并且此时的 HBsAb 仍保持阳性，高敏 HBV DNA 仍低于检测下限。笔者认为，患者此时正处于实现慢性乙肝临床治愈的"攻坚阶段"，极低的 HBsAg 的水平是实现再次临床治愈的重要标志，此时重新启用干扰素治疗对于实现患者最终临床治愈尤为重要。结合患者强烈的临床治愈意愿，开始了第二轮干扰素单药治疗。幸运的是，本次干扰素单药治疗后 3 个月即达到了 HBsAg 的再次阴转，此时的 HBsAb 保持阳性，继续巩固治疗至 12 个月时，HBsAg 保持阴转，且 HBsAb 上升至 185.94 mIU/mL。并在停药后随访 12 个月时，仍然保持 HBsAg 血清学转换（临床治愈）。

本例患者向我们展示了从“慢性乙肝”到“临床治愈”，再到“复发”至最终实现“再治愈”艰辛之路的全过程。本例患者历时多年最终实现临床治愈，治疗期间的核心结果总结见表 19-1。由此可见，HBsAg 消失后，干扰素巩固足够的疗程是保持临床治愈的关键因素。

表 19-1　本例慢性乙肝患者追求临床治愈过程中核心指标的动态变化

参数	HBV DNA（IU/mL）	HBsAg（IU/mL）	HBsAb（mIU/mL）	ALT（U/L）	Neut（$\times10^9$/L）	PLT（$\times10^9$/L）
基线	<20(-)	46.71(+)	0.32(-)	75	2.58	194
治疗 3 个月	—	16.76(+)	0.10(-)	91	0.70	119
治疗 6 个月	—	0.22(+)	0.53(-)	75	0.84	117
治疗 9 个月	<20(-)	0.01(-)	1.02(+)	115	2.00	150
治疗 12 个月	—	0(-)	158.00(+)	31	0.65	132
停药 1 个月	—	0(-)	401.13(+)	31	2.96	217
停药 6 个月	TND(-)	0(-)	366.98(+)	37	2.94	219
停药 12 个月	TND(-)	0.06(+)	51.82(+)	37	2.10	213
再治 1 个月	—	0.09(+)	31.83(+)	83	0.75	138
再治 3 个月	—	0.02(-)	30.36(+)	46	0.48	124
再治 6 个月	TND(-)	0(-)	57.93(+)	57	2.00	130
再治 9 个月	—	0(-)	73.12(+)	41	0.59	124
再治 12 个月	—	0(-)	185.94(+)	41	0.48	138
停药 6 个月	<10(-)	0(-)	221.41(+)	31	1.97	182
停药 12 个月	—	0(-)	89.44(+)	35	2.07	194

TND：未检测出靶标。

在笔者诊疗过程中，遇到许多患者的基础 HBsAg 水平低于 1500 IU/mL，在经历 48 周干扰素治疗达到临床治愈，或甚至有短至 12 周干扰素治疗即可达到临床治愈，但本例患者的临床治愈之路却走了 4 年之久[不含前期核苷（酸）类似物长期治疗]。每个患者对干扰素的不同应答程度带来了截然不同的临床结局，尤其是本例患者经历的 HBsAg 复阳，展现了慢性乙肝临床治愈的复杂性。

最后，通过本例患者可以看出，慢性乙肝临床治愈不是一蹴而就的，在治疗的过程中，患者之间因为个体差异，实现临床治愈的治疗之路也多有不同。治疗过程中对于已经实现临床治愈的患者也应持续随访，一旦发生临床治愈后再复发对于患者的治疗信心和治疗意愿都是极大的挑战，医生制订诊疗方案也需要仔细斟酌。此外，也应关注影响临床治愈再复发的因素，比如“是否巩固治疗”“巩固治疗的时长”“结束治疗时 HBsAb 滴度”是预测临床治愈持久性的重要指标。对于此类患者，在诊疗过程中，医生为其制订个体化的治疗方案则尤为重要，要根据其检查结果并结合患者自身意愿决定是否治疗、如何治疗等。同时，在治疗过程中医生与患者的有效沟通、积极鼓励也是不可或缺的一部分。

四、推荐阅读

[1] 中华医学会肝病学分会，中华医学会感染病学分会. 慢性乙型肝炎防治指南(2022 年版)[J]. 中华肝脏病杂志，2022，30(12)：1309-1331.

[2] 中华医学会感染病学分会，中华医学会肝病学分会. 慢性乙型肝炎临床治愈(功能性治愈)专家共识[J]. 中华传染病杂志，2019，37(8)：461-472.

(何英利　撰写)

(曾庆磊　审校)

病例20　35岁男性，HBeAg阳性，肝衰竭后，NA联合IFN，疗程4年

概　要

35岁慢性乙型肝炎患者因慢加急性肝衰竭就诊，应用恩替卡韦片及人工肝等综合治疗后病情稳定出院。院外继续服用恩替卡韦片17个月后，调整治疗方案为丙酚替诺福韦片联合聚乙二醇干扰素α-2b注射液持续治疗27个月，最终实现慢性乙肝临床治愈。干扰素方案治疗过程中较为突出的不良反应为发热、头痛、肌肉酸痛，对症治疗后恢复正常。本例患者并非为通过干扰素治疗有较大概率获得临床治愈的优势人群，在慢加急性肝衰竭康复后个体化联合干扰素治疗是本例患者实现临床治愈的关键。

一、患者情况

患者刘某，男，35岁，身高170 cm，体重72 kg，以“全身皮肤黏膜黄染”为主诉转院就诊入院，自述5年前体检发现乙肝，未治疗。2019年4月15日入院检测结果：HBsAg 804.44 IU/mL，HBeAg 9.29 PEIU/mL，HBV DNA 2.91×10^4 IU/mL；ALT 1323 U/L，AST 936 U/L，TBIL 255.7 μmol/L，DBIL 189.08 μmol/L，IBIL 66.62 μmol/L；AFP 178.96 ng/mL；凝血酶原时间（PT）35.5 s；提示“乙肝相关性慢加急性肝衰竭”。给予恩替卡韦片抗病毒、行人工肝等综合治疗措施，肝功能恢复，好转出院。2019年4月至2021年9月口服恩替卡韦片继续抗病毒治疗至HBV DNA低于检测下限（100 IU/mL）。2021年9月28日检测结果：HBsAg 7209.527 IU/mL，HBeAg 0.426 PEIU/mL，HBV DNA低于检测下限（图20-1、图20-2）；ALT 24.25 U/L，AST 21.1 U/L，AFP 2.93 ng/mL；WBC 4.39×10^9/L，Neut 2.56×10^9/L，Hb 162 g/L，PLT 187×10^9/L；肝胆胰脾超声提示肝弥漫性改变，慢性胆囊炎。

3075999600

新疆医科大学第一附属医院检验报告单

门诊

姓　名：[redacted]　卡　号：[redacted]　样本种类：血清　样本编号：20210929G0140012

性　别：男　科　别：肝病肝硬化门诊　送检医生：鲁晓擘　民　族：汉族

年　龄：35岁　床　号：　临床诊断：慢性乙型病毒性肝炎　病人病区：70431

0	项　目	结果	参考区间	单位
	乙型肝炎病毒	小于最低检出限	小于最低检出限 (1.00E+02)	IU/mL

医嘱时间：2021/09/28 12:49　采集时间：2021/09/28 14:02　接收者：时瑛　检验者：时瑛　审核者：

接收时间：2021-09-29 10:32　报告时间：2021/09/29 16:13　备　注：

声明：本检测结果可能受到采样时间，采样部位及方法学局限性等因素影响，结果需结合临床进行分析：此报告仅对本次送检样本负责。患者化验结果以纸质版为标准！

第1页/共

图 20-1　患者基线 HBV 标志物水平

3076006500

新疆医科大学第一附属医院检验报告单

门诊

姓　名：[redacted]　病员号：[redacted]　样本种类：血清　样本编号：20210928G0042041

性　别：男　科　别：肝病肝硬化门诊　送检医生：鲁晓擘　民　族：汉族

年　龄：35岁　床　号：　临床诊断：慢性乙型病毒性肝炎　病人病区：70431

NO	项　目	结果		参考区间	单位
1	乙肝表面抗原定量最高滴度(安图)	7209.527	↑	<0.05	IU/mL
2	乙型肝炎表面抗原定量(安图)	>250.000	↑	<0.05 0.04-0.06为灰区范围；0.05-0.06为弱反应性，建议30	IU/mL
3	乙型肝炎表面抗体定量(安图)	1.237		<10	mIU/mL
4	乙型肝炎e抗原定量(安图)	0.426	↑	<0.1	PEI U/mL
5	乙型肝炎e抗体定量(安图)	0.02		<0.15	PEI U/mL
6	乙型肝炎核心抗体定量(安图)	>45.00	↑	<0.7	PEI U/mL

医嘱时间：2021/09/28 12:49　采集时间：2021/09/28 14:02　接收者：顾挺　检验者：顾挺　审核者：

接收时间：2021-09-28 16:50　报告时间：2021/09/28 17:53　备　注：LIS12101

!本报告仅对所检测标本负责！，因所检测标本无法长期保存，如对结果有疑义，请于五日内查询有效！

第1页/共

图 20-2　患者基线 HBV DNA 水平

二、诊疗过程

（一）临床诊断

HBeAg 阳性慢性乙型肝炎。

（二）治疗方案

与患者沟通后调整抗病毒治疗方案以追求慢性乙肝临床治愈，遂行“丙酚替诺福韦片（25 mg，每日 1 片，晚饭后口服）联合聚乙二醇干扰素 α-2b 注射液（180 μg，每周 1 次，腹部皮下注射）”治疗。

（三）治疗过程

患者注射第 1 剂聚乙二醇干扰素 α-2b 注射液后出现发热、头痛等症状，让患者口服布洛芬缓释胶囊后上述症状逐渐好转。注射第 2 剂后，上述流感样症状较第 1 剂注射后明显减轻，最高体温 38.5 ℃，伴轻度乏力。注射第 3 剂后，仅轻度乏力，无其他不适。

1. 治疗后 1 个月

（1）患者主诉：肌肉酸痛，无其他不适。

（2）实验室检测：HBsAg 521.786 IU/mL，HBeAg 0.325 PEIU/mL；ALT 77.7 U/L，AST 56.9 U/L；WBC 2.34×10^9/L，Neut 1.34×10^9/L，Hb 129 g/L，PLT 83×10^9/L。

（3）疗效分析：HBsAg 骤然降低，考虑检验误差导致。患者转氨酶轻度升高考虑为干扰素诱导的免疫损伤所致；患者血常规中 WBC、Neut、PLT 较前出现轻微降低，以 PLT 下降为主，考虑为干扰素所致的骨髓抑制作用，尚未达到必须对症支持治疗的水平。

（4）后续方案：注射干扰素后的不良反应在预期和可控范围之内，患者无特殊不适，建议继续联合方案治疗。

（5）患者意见：患者自诉可耐受，同意继续联合方案治疗。

2. 治疗后 3 个月

（1）患者主诉：肌肉酸痛、体重下降，无其他不适。

（2）实验室检测：HBsAg 5804.272 IU/mL，HBeAg 0.279 PEIU/mL，HBV DNA 低于检测下限（100 IU/mL）；ALT 66.1 U/L，AST 81.1 U/L，TBIL 11.9 μmol/L；WBC 1.94×10^9/L，Neut 0.74×10^9/L，Hb 139 g/L，PLT 66×10^9/L。

（3）疗效分析：HBsAg 显著降低，HBeAg 较治疗前稍降低，HBV DNA 保持阴性，ALT、AST 水平升高，考虑为干扰素诱导的免疫损伤所致；血常规中 WBC、Neut、PLT 较前出现降低；血液指标变化均在可控范围内。

（4）后续方案：上述方案效果良好，建议继续联合方案治疗，3 个月后复查。

(5)患者意见：患者对治疗效果满意，自诉可耐受，同意继续联合方案治疗。

3. 治疗后 6 个月

(1)患者主诉：轻度乏力，肌肉酸痛，体重下降，无其他不适。

(2)实验室检测：ALT 54.88 U/L，AST 36.34 U/L，TBIL 10.36 μmol/L；WBC 1.86×10^9/L，Neut 0.64×10^9/L，Hb 137 g/L，PLT 98×10^9/L。

(3)疗效分析：ALT 水平稍升高，AST 水平正常，血常规中 WBC 较前出现降低，Neut 降低幅度较大，Hb 未见明显异常。

(4)后续方案：建议继续联合方案治疗，患者 Neut 下降幅度较大，低于 0.75×10^9/L，给予升白细胞口服药物治疗，密切监测，3 个月后复查。

(5)患者意见：患者自诉可耐受，同意继续联合方案治疗，同时服用升白细胞药物治疗。

4. 治疗后 9 个月

(1)患者主诉：轻度乏力，无其他不适。

(2)实验室检测：HBsAg 551.359 IU/mL，HBeAg 0.150 PEIU/mL，HBV DNA 低于检测下限(100 IU/mL)；ALT 53.8 U/L，AST 37.6 U/L，TBIL 14.00 μmol/L；WBC 2.07×10^9/L，Neut 0.73×10^9/L，Hb 134 g/L，PLT 112×10^9/L。

(3)疗效分析：HBsAg 显著降低，HBeAg 呈降低趋势，HBV DNA 保持阴性，肝功能保持稳定，患者血常规中 WBC、Neut、PLT 较前稍升高，在可控范围内。

(4)后续方案：上述方案治疗效果良好，建议继续联合治疗，密切监测，3 个月后复查。

(5)患者意见：患者对治疗效果满意，自诉可耐受，同意继续联合方案治疗。

5. 治疗后 12 个月

(1)患者主诉：无特殊不适。

(2)实验室检测：HBsAg 314.708 IU/mL，HBeAg 0.101 PEIU/mL，HBV DNA 低于检测下限(100 IU/mL)；ALT 28.2 U/L，AST 28.1 U/L，TBIL 10.5 μmol/L；WBC 2.38×10^9/L，Neut 0.76×10^9/L，Hb 144 g/L，PLT 119×10^9/L。

(3)疗效分析：HBsAg 进一步降低，HBeAg 稍降、接近转阴，HBV DNA 保持阴性，ALT、AST、TBIL 未见明显异常，血常规中 WBC、PLT 较前稍升高，均在可控范围内，跟患者沟通治疗效果较好，距离临床治愈更进了一步，还需坚持治疗。

(4)后续方案：上述方案治疗效果良好，建议继续联合治疗，密切监测，3 个月后复查。

(5)患者意见：患者对治疗效果满意，自诉可耐受，同意继续联合方案治疗。

6. 治疗后 15 个月

(1)患者主诉:无特殊不适。

(2)实验室检测:HBsAg 93.761 IU/mL,HBeAg 0.123 PEIU/mL,HBV DNA 低于检测下限(100 IU/mL);ALT 24.5 U/L,AST 23.84 U/L,TBIL 10.79 μmol/L;WBC 1.86×10^9/L,Neut 0.90×10^9/L,Hb 141 g/L,PLT 128×10^9/L。

(3)疗效分析:患者 HBsAg 显著降低,HBeAg 较 3 个月前微升,部分患者治疗期间 HBsAg 和 HBeAg 存在不确性,会有波动的情况。肝功能指标总体保持稳定,给予升白细胞治疗后 Neut 和 PLT 较前稍回升。

(4)后续方案:上述方案治疗效果良好,建议继续联合方案治疗,密切监测,3 个月后复查。

(5)患者意见:患者对治疗效果满意,自诉可耐受,同意继续联合方案治疗。

7. 治疗后 18 个月

(1)患者主诉:无特殊不适。

(2)实验室检测:HBsAg 1.296 IU/mL,HBeAg 0.094 PEIU/mL,HBV DNA 低于检测下限(100 IU/mL);ALT 28.2 U/L,AST 28.1 U/L,TBIL 10.5 μmol/L;WBC 2.38×10^9/L,Neut 0.49×10^9/L,Hb 144 g/L,PLT 119×10^9/L。

(3)疗效分析:患者 HBsAg 显著降低,HBeAg 首次转阴,HBV DNA 保持阴性,肝功能指标总体保持稳定,血常规指标中 WBC 较前稍恢复,Neut 降低幅度较大,Hb、PLT 水平基本保持稳定。

(4)后续方案:上述方案治疗效果良好,Neut 指标较低,积极给予升白细胞口服药和针剂同时治疗,建议继续联合治疗,密切监测,3 个月后复查。

(5)患者意见:患者对治疗效果满意,自诉可耐受,同意继续联合方案治疗。

8. 治疗后 21 个月

(1)患者主诉:无特殊不适。

(2)实验室检测:HBV DNA 低于检测下限(100 IU/mL);ALT 28.4 U/L,AST 22.3 U/L,TBIL 9.9 μmol/L;WBC 2.94×10^9/L,Neut 1.28×10^9/L,Hb 137 g/L,PLT 174×10^9/L。

(3)疗效分析:患者 HBV DNA 保持阴性,ALT、AST、TBIL 未见明显异常,血常规指标中 WBC、Neut 较前稍恢复,Hb、PLT 水平基本保持稳定。

(4)后续方案:干扰素不良反应在预期和可控范围之内,建议继续联合治疗,密切监测,3 个月后复查。

(5)患者意见:患者对治疗效果满意,自诉可耐受,同意继续联合方案治疗。

9. 治疗后 24 个月

(1)患者主诉:无特殊不适。

(2)实验室检测:HBsAg 0.01 IU/mL,HBsAb 0.84 mIU/mL,HBeAg 0.03 PEIU/mL,HBV DNA 低于检测下限(100 IU/mL);ALT 32.6 U/L,AST 26.3U/L,TBIL 9.5 μmol/L;WBC 2.62×10^9/L,Neut 0.91×10^9/L,Hb 144 g/L,PLT 119×10^9/L。

(3)疗效分析:HBsAg 转阴,HBsAb 阴性,HBeAg 保持阴性,ALT、AST、TBIL 未见明显异常,血常规中 WBC、Neut、PLT 较前总体保持稳定,跟患者沟通已初步实现“临床治愈”,还需要巩固治疗 3 ~6 个月,停药后 6 个月仍能保持 HBsAg 阴性才是真正的临床治愈。

(4)后续方案:上述方案效果良好,继续联合方案治疗。

(5)患者意见:患者对治疗效果满意,自诉可耐受,同意继续联合方案巩固治疗。

10. 治疗后 27 个月

(1)患者主诉:无特殊不适。

(2)实验室检测:HBsAg 0.01 IU/mL,HBsAb 88.356 mIU/mL,HBeAg 0.082 PEIU/mL,HBV DNA 低于检测下限(100 IU/mL)(图 20-3、图 20-4);ALT 36.0 U/L,AST 25.7 U/L,TBIL 8.7 μmol/L;WBC 2.94×10^9/L,Neut 1.28×10^9/L,Hb 144 g/L,PLT 119×10^9/L。

20231213HbsAg最高滴度5项定量　　　4787913500

新疆医科大学第一附属医院检验报告单　　　门诊

姓　名:　　卡　号:　　标本种类:血清　　样本编号:20231213G0042036
性　别:男　　科　别:肝病肝硬化门诊　　送检医生:鲁晓擘　　民　族:汉族
年　龄:37岁　　床　号:　　临床诊断:慢性乙型病毒性肝　病人病区:肝病肝硬化门诊

No	项　目	结果	参考区间	单位
1	乙肝表面抗原定量最高滴度(安图)	0.010	<0.05	IU/mL
2	乙型肝炎表面抗原定量(安图)	0.010	<0.05 0.04-0.06为灰区范围; 0.05-0.06为弱反应性,建议30天后复查	IU/mL
3	乙型肝炎表面抗体定量(安图)	88.356 ↑	<10	mIU/mL
4	乙型肝炎e抗原定量(安图)	0.082	<0.1	PEI U/mL
5	乙型肝炎e抗体定量(安图)	0.04	<0.15	PEI U/mL
6	乙型肝炎核心抗体定量(安图)	>45.00 ↑	<0.7	PEI U/mL

医嘱时间:2023-12-13 12:16:0(采集时间:2023-12-13 12:39:2 接收者:徐尤宗胜 检验者:徐尤宗胜 审核者:阿曼古丽·牙生
接收时间:2023-12-13 14:00:3(报告时间:2023-12-13 17:40:5 备　注:
#本报告仅对所检测标本负责!因所检测标本无法长期保存,如对结果有疑义,请于五日内查询有效!　　打印者:

图 20-3　患者停药时 HBV 标志物水平

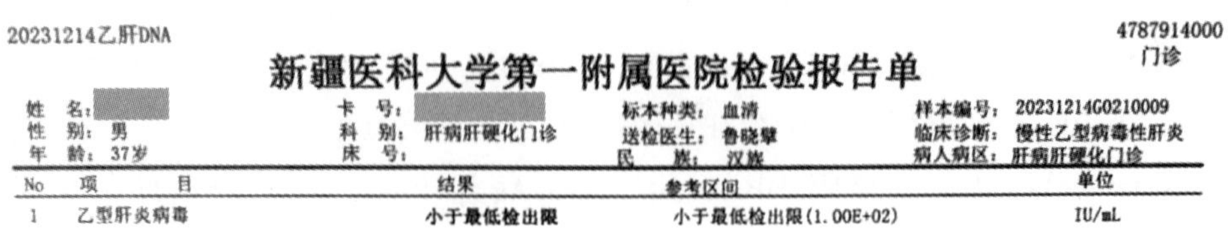

20231214乙肝DNA　　　　4787914000 门诊

新疆医科大学第一附属医院检验报告单

姓　名：　　卡　号：　　标本种类：血清　　样本编号：20231214G0210009
性　别：男　　科　别：肝病肝硬化门诊　　送检医生：鲁晓擘　　临床诊断：慢性乙型病毒性肝炎
年　龄：37岁　　床　号：　　民　族：汉族　　病人病区：肝病肝硬化门诊

No	项　目	结果	参考区间	单位
1	乙型肝炎病毒	小于最低检出限	小于最低检出限(1.00E+02)	IU/mL

医嘱时间：2023-12-13 12:16:0(采集时间：2023-12-13 12:39:2 接收者：郭苗　检验者：郭苗　审核者：
接收时间：2023-12-14 10:51:3 报告时间：2023-12-14 16:14:2 备 注：
#本报告仅对所检测标本负责！因所检测标本无法长期保存，如对结果有疑义，请于五日内查询有效！　打印者：

图 20-4　患者停药时 HBV DNA 水平

(3)疗效分析:继首次 HBsAg 转阴后巩固 3 个月治疗,HBsAb 阳性,滴度较前升高,ALT、AST、TBIL 未见明显异常,血常规中 WBC、Neut、PLT 总体保持稳定,跟患者沟通治疗效果较好,抗体已产生可以停药。

(4)后续方案:患者 HBsAg 转阴后已应用干扰素巩固治疗 12 周,HBsAb 滴度较前升高,可考虑停药,建议患者连续注射 3 剂量乙肝疫苗辅助产生更高滴度 HBsAb,建议 3 个月后复查。

(5)患者意见:患者对治疗效果满意,同意停药。

(四)随访情况

1. 第一次随访

(1)随访时机:停药后 4 个月。

(2)患者主诉:无不适。

(3)实验室检测:HBsAg 0.01 IU/mL,HBsAb 96.071 mIU/mL,HBeAg 0.014 PEIU/mL,HBV DNA 低于检测下限(100 IU/mL);ALT 27.2 U/L,AST 22.9 U/L,TBIL 6.7 μmol/L;WBC 4.09×10^9/L,Neut 1.49×10^9/L,Hb 161 g/L,PLT 185×10^9/L。

(4)疗效分析:患者 HBsAg 保持阴性,HBsAb 保持阳性,且滴度较前稍升高,HBeAg 保持阴性,HBV DNA 保持阴性,患者接近实现慢性乙肝临床治愈。

(5)后续方案：无须治疗，定期随访。

2. 第二次随访

(1)随访时机：停药后 13 个月。

(2)临床治愈者主诉：无不适。

(3)实验室检测：HBsAg 0.01 IU/mL，HBsAb 82.694 mIU/mL，HBeAg 0.010 PEIU/mL，HBV DNA 低于检测下限(30 IU/mL)(图 20－5、图 20－6)；ALT 24.01 U/L，AST 19.08 U/L，TBIL 9.83μmol/L；WBC 6.71×10^9/L，Neut 4.47×10^9/L，Hb 151 g/L，PLT 209×10^9/L。

20250104HbsAg最高滴度5项定量　　　　5645744300

门诊

新疆医科大学第一附属医院检验报告单

姓　名：　　　卡　号：　　　标本种类：血清　　　样本编号：20250104G0042025

性　别：男　　　科　别：肝病肝硬化门诊　　　送检医生：张洁　　　民　族：汉族

年　龄：38岁　　　床　号：　　　临床诊断：慢性乙型病毒性肝　病人病区：肝病肝硬化门诊

No	项　目	结果	参考区间	单位
1	乙肝表面抗原定量最高滴度(安图)	0.010	<0.05	IU/mL
2	乙型肝炎表面抗原定量(安图)	0.010	<0.05 0.04-0.06为灰区范围； 0.05-0.06为弱反应性，建议30天后复查	IU/mL
3	乙型肝炎表面抗体定量(安图)	82.694 ↑	<10	mIU/mL
4	乙型肝炎e抗原定量(安图)	0.010	<0.1	PEI U/mL
5	乙型肝炎e抗体定量(安图)	0.04	<0.15	PEI U/mL
6	乙型肝炎核心抗体定量(安图)	>45.00 ↑	<0.7	PEI U/mL

医嘱时间：2025/1/2 11:01:00　采集时间：2025/1/4 16:15:05　接收者：赵慧　　检验者：赵慧　　审核者：阿娜古丽·牙生

接收时间：2025/1/4 17:05:34　报告时间：2025/1/4 18:28:35　备　注：

#本报告仅对所检测标本负责！因所检测标本无法长期保存，如对结果有疑义，请于五日内查询有效！　　打印者：

图 20－5　临床治愈时 HBV 标志物水平

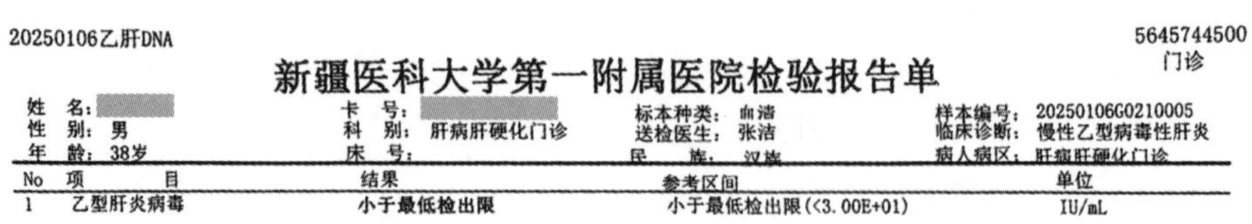

20250106乙肝DNA　　5645744500 门诊

新疆医科大学第一附属医院检验报告单

姓　名：　　卡　号：　　标本种类：血清　　样本编号：20250106G0210005
性　别：男　　科　别：肝病肝硬化门诊　　送检医生：张洁　　临床诊断：慢性乙型病毒性肝炎
年　龄：38岁　　床　号：　　民　族：汉族　　病人病区：肝病肝硬化门诊

No	项　目	结果	参考区间	单位
1	乙型肝炎病毒	小于最低检出限	小于最低检出限(<3.00E+01)	IU/mL

医嘱时间：2025/1/2 11:01:00　采集时间：2025/1/4 16:15:13　接收者：刘涛　检验者：刘涛　审核者：
接收时间：2025/1/6 10:24:02　报告时间：2025/1/6 16:05:13　备　注：
#本报告仅对所检测标本负责！因所检测标本无法长期保存，如对结果有疑义，请于五日内查询有效！　打印者：

图 20-6　临床治愈时 HBV DNA 水平

(4)疗效分析:治疗效果保持良好,宣布实现慢性乙肝临床治愈。

(5)后续方案:无须治疗,定期随访。

三、诊疗体会

慢性乙型肝炎患者通过长期有效的抗病毒治疗可显著降低其发生肝衰竭、肝硬化、肝细胞癌的风险。针对慢性乙型肝炎患者,《慢性乙型肝炎防治指南(2022 版)》提出最新治疗目标:最大限度地长期抑制 HBV 复制,减轻肝细胞炎症坏死及肝纤维组织增生,延缓和减少肝功能衰竭、肝硬化失代偿、肝细胞癌和其他并发症的发生,改善患者生活质量,延长其生存时间,对于部分适合条件的患者,应追求临床治愈。上述指南中推荐优势慢性乙肝人群(HBsAg <1500 IU/mL)追求临床治愈。但通过本例可以看出,对于肝衰竭好转后的非优势人群个体化治疗亦可达临床治愈。非优势人群即使未能实现临床治愈,也可降低其发生肝细胞癌风险的概率、持续降低 HBsAg 水平,逐渐转换为优势人群,最终实现临床治愈。多项研究显示慢性乙肝患者经过核苷(酸)类似物治疗可降低 50% 的肝细胞癌发生风险,联合干扰素治疗可降低 90% 的肝细胞癌发生风险。

该患者治疗前 5 年体检发现感染 HBV 病毒,未重视、未治疗,后因慢加急性肝衰竭入院治疗，经过抗病毒和人工肝等综合治疗后肝功能恢复正常。上述《指南》对于“年龄>30岁且血清HBV DNA阳性者”均推荐抗病毒治疗，无论是核苷（酸）类似物治疗还是联合干扰素治疗对于患者来说都是会有远期获益的。患者慢加急性肝衰竭治疗康复好转后随访17个月未发生急性失代偿期肝硬化相关进展及表现，故开始选择联合干扰素的个体化治疗方案。患者从起初第1针开始因为干扰素的流感样症状重想要放弃，到每每看到治疗效果显著时又选择坚持，非常不容易，在这种时候我们作为医护人员就需要给予患者信心，多鼓励。历经27个月，患者的HBsAg从7209.527 IU/mL实现阴转，此时HBsAb偏低有较高的复发风险，还需3～6个月的巩固治疗。首都医科大学附属北京地坛医院的谢尧教授团队的研究表明，基于干扰素治疗获得临床治愈的持久性良好，HBsAg清除后干扰素巩固治疗12～24周的患者临床治愈持久性更佳。此外，首都医科大学附属北京佑安医院陈新月教授团队的研究表明，HBsAg清除后接种乙肝疫苗有利于提高HBsAb水平。本例患者在HBsAg转阴后继续联合治疗3个月，为增加患者的免疫应答，在停用干扰素后连续3个月注射乙肝疫苗，进一步提升了HBsAb水平（表20-1）。

表20-1　本例慢性乙肝患者追求临床治愈过程中核心指标动态变化

参数	HBV DNA (IU/mL)	HBsAg (IU/mL)	HBsAb (mIU/mL)	HBeAg (PEIU/mL)	ALT (U/L)	Neut ($\times10^9$/L)	PLT ($\times10^9$/L)
基线	<100(-)	7209.527(+)	1.237(-)	0.426(+)	24.25	2.56	187
治疗1个月	—	521.786(+)	0.050(-)	0.325(+)	77.70	1.34	83
治疗3个月	<100(-)	5804.272(+)	0.500(-)	0.279(+)	66.10	0.74	66
治疗6个月	—	—	—	—	54.88	0.64	98
治疗9个月	<100(-)	551.359(+)	0.500(-)	0.150(+)	53.80	0.73	112
治疗12个月	<100(-)	314.708(+)	0.500(-)	0.101(+)	28.20	0.76	119
治疗15个月	<100(-)	93.761(+)	0.500(-)	0.123(+)	24.50	0.90	128
治疗18个月	<100(-)	1.296(+)	0.917(-)	0.094(-)	28.20	0.49	119
治疗21个月	<100(-)	—	—	—	28.40	1.28	174
治疗24个月	<100(-)	0.010(-)	0.840(-)	0.030(-)	32.60	0.91	119
治疗27个月	<100(-)	0.010(-)	88.356(+)	0.082(-)	36.00	1.28	119
停药4个月	<100(-)	0.010(-)	96.071(+)	0.014(-)	27.20	1.49	185
停药13个月	<30(-)	0.010(-)	82.694(+)	0.010(-)	24.01	4.47	209

总之，本例患者展示了实现慢性乙肝相关性慢加急性肝衰竭好转后联合干扰素临床治愈的过程，对于非优势人群也有实现临床治愈的可能，也可追求临床治愈。为增加患

者的免疫应答、可选择巩固治疗 3 ~6 个月和联合乙肝疫苗的方法，提高 HBsAg 血清学转换率及 HBsAb 水平来保持临床持久性治愈。

四、推荐阅读

[1]中华医学会肝病学分会，中华医学会感染病学分会. 慢性乙型肝炎防治指南(2022 年版)[J]. 中华肝脏病杂志，2022，30(12)：1309-1331.

[2]LI M，SUN F，BI X，et al. Consolidation treatment needed for sustained HBsAg-negative response induced by interferon-alpha in HBeAg positive chronic hepatitis B patients[J]. Virol Sin，2022，37(3)：390-397.

[3]LIU Y，REN S，MA L，et al. Clinical study of hepatitis B vaccine in achieving hepatitis B surface antibody seroconversion in patients with functional cure[J]. Braz J Infect Dis，2023，27(6)：103703.

(鲁晓擘　撰写)

(何英利　曾庆磊　审校)

病例21　35岁男性，HBeAg阴性，IFN单药，疗程8个月

概　要

35岁，男性，发现HBV感染10余年，未接受过抗病毒治疗。考虑HBsAg 235 IU/mL，HBV DNA阴性，应用聚乙二醇干扰素α-2b注射液治疗；治疗4个月后，HBsAg降至5.21 IU/mL。继续干扰素治疗，并监测HBsAg水平，HBsAg呈现缓慢下降、低水平反弹的趋势，建议停止干扰素治疗；在停药1年后HBsAg转为阴性，达到慢性乙肝临床治愈的标准。

一、患者情况

患者李某，男，35岁，体检发现"乙肝小三阳"10多年，肝功能正常，HBV DNA低水平复制，未行任何治疗，无乙肝家族史。2020年12月30日外院检测结果：HBsAg 235 IU/mL、HBeAg阴性、HBcAb阳性、HBV DNA 4.53×10^{2} IU/mL，肝功能正常。2021年4月28日，患者来门诊就诊，查看既往化验、检查结果，考虑患者是非活动性HBsAg携带状态，但有HBV DNA低水平复制，存在疾病进展的可能。根据中国《慢性乙型肝炎防治指南(2019版)》的推荐意见，患者没有达到抗病毒治疗的标准，告知可以继续定期随访。但考虑到HBsAg水平较低，是有望通过干扰素实现临床治愈的"优势患者"。因此，笔者向患者介绍了近年来慢性乙肝抗病毒治疗的进展，主要是一些核苷(酸)类似物治疗后，以及一些未治疗的患者，如果HBsAg水平较低(<1500 IU/mL)，接受干扰素治疗后，有较大的机会获得临床治愈。患者在充分了解干扰素治疗的获益及相关不良反应后，同意接受干扰素治疗。

二、诊疗过程

(一)临床诊断

HBeAg 阴性慢性 HBV 感染(非活动性 HBsAg 携带状态)。

(二)治疗方案

2021 年 5 月 4 日,患者来本院就诊。入院后查:ALT 35 U/L,AST 20 U/L;WBC 3.77×10^9/L,Neut 1.75×10^9/L,Hb 132 g/L,PLT 180×10^9/L;HBsAg > 250 IU/mL(因为最近的外院检测结果为 235 IU/mL,所以当日未做稀释),HBeAg 阴性,HBcAb 阳性(图 21-1);丙肝抗体、丁肝抗体、自身免疫性疾病抗体均阴性;甲状腺功能、AFP 等检测均正常;肝胆胰脾超声提示肝弥漫性回声改变,未发现其他异常。入院当日给予聚乙二醇干扰素 α-2b 注射液 180 μg 皮下注射,注射后主要不良反应为中等程度的流感样症状,口服布洛芬片后缓解。次日 HBV DNA 检测报告显示 HBV DNA 定量为 5.51×10^2 IU/mL(图 21-2),HBV DNA 处于低水平;因此,仅建议患者接受干扰素单药治疗方案,嘱干扰素按时每周皮下注射 1 次,1 ~2 个月后来院复查。

第1页/共1页　　**苏州市第五人民医院检验报告单**住院　　【雅培A3600】　苏HR
标本状态 正常　　**检验中心　免疫组**
医嘱申请:术前传染病检测(rh肝发光)
姓名:　　性别:男　　年龄:35 岁　　住院/门诊号:　　样本号:20210504MYA0083
病区:感染二科Z　　床号:728*　　临床诊断:慢性乙型肝炎　　标本类型:血清

检验项目	结果	提示	参考区间	单位
1 乙型肝炎病毒表面抗原*	> 250.00	阳性	0.00~0.05	IU/mL
2 抗乙型肝炎病毒表面抗体*	0.20	阴性	0.00~10.00	mIU/mL
3 乙型肝炎病毒e抗原*	阴性	0.36 S/CO	阴性	
4 抗乙型肝炎病毒e抗体*	阳性	0.010 S/CO	阴性	
5 抗乙型肝炎病毒核心抗体*	阳性	8.02 S/CO	阴性	
6 抗乙型肝炎病毒核心抗体-IgM	阴性	0.09 S/CO	阴性	
7 抗甲型肝炎病毒抗体IgM	阴性	0.10 S/CO	阴性	
8 抗甲型肝炎病毒抗体IgG	阳性	5.06 S/CO	阴性	
9 抗丙型肝炎病毒抗体*	阴性	0.20 S/CO	阴性	
10 丙型肝炎病毒核心抗原	0.00	阴性	0.00~3.00	fmol/L
11 人免疫缺陷病毒抗原/抗体联合检测	阴性	0.28 S/CO	阴性	
12 抗梅毒螺旋体抗体	阴性	0.05 S/CO	阴性	

备注:
送检医生:朱月萍　　采 样 人:盛飘飘　　检 验 者:杭茵　　审 核 者:
采集时间:2021-05-04 10:12　接收时间:2021-05-04 10:16　审核时间:2021-05-04 12:35　打印时间:

图 21-1　基线 HBV 血清标志物水平

第1页/共1页

标本状态 正常

医嘱申请：HBV DNA+乙肝病毒大蛋白

苏州市第五人民医院检验报告单住院　【Lightcycler 480】

检验中心　分子细胞组

姓名：　　性别：男　　年龄：35 岁　　住院/门诊号：　　样本号：20210505HBV0030

病区：感染二科Z　　床号：728*　　临床诊断：慢性乙型肝炎　　标本类型：血清

	检验项目	结果	报告下限	单位	方法学
1	乙肝病毒大蛋白	**阳性(+)**			
2	乙肝病毒DNA荧光定量	5.51×10^2	<5.0×10^2	IU/mL	荧光定量PCR方法

结果解释：

1. 受方法学的限制，检测结果为 <1.00E+02 IU/mL(就是<100)，表示该标本的HBV DNA未检出。请结合临床，如有需求建议重新采样，并采用高灵敏度HBV-DNA进行进一步检测。

备注：

送检医生：朱月萍　　采 样 人：盛飘飘　　检 验 者：郁大伟　　审 核 者：（签名）

采集时间：2021-05-04 10:12　接收时间：2021-05-04 10:16　审核时间：2021-05-05 11:17　打印时间：

图 21-2　基线 HBV DNA 水平

（三）治疗过程

患者出院后每周皮下注射干扰素，应用 3 剂后基本无明显不良反应，遂在正常生活、正常工作状态下规范应用干扰素治疗。

1. 治疗后近 2 个月（2021 年 6 月 25 日）

（1）患者主诉：轻度乏力，偶有注射部位皮肤瘙痒。

（2）实验室检测：HBsAg 98.51 IU/mL；ALT 88 U/L，AST 55 U/L，TBIL 20.9 μmol/L；WBC 2.25×10^9/L，Neut 0.61×10^9/L，Hb 145 g/L，PLT 118×10^9/L。

（3）疗效分析：患者注射干扰素 8 剂，HBsAg 水平较治疗前明显下降。

（4）后续方案：干扰素治疗中出现 ALT 水平升高，通常预示疗效更好，因此，对于本次检测发现的轻度肝功能异常，没有给予任何护肝药物处理。血常规中 WBC、Neut、PLT 较前明显降低，特别是 Neut $<0.75\times10^9$/L，告知患者是由干扰素引起，给予益血生胶囊（1.0 g、3 次/d、口服）对症支持治疗。干扰素继续维持 180 μg 皮下注射，每周 1 次，嘱治疗 1 个月后复查。

（5）患者意见：对 HBsAg 水平下降幅度较大感到高兴，并且在医生的解释下，对治疗过程中出现的血细胞数量下降和肝功能异常不感到担心。

2. 治疗后 3 个月(2021 年 7 月 23 日)

(1)患者主诉:轻度乏力、食欲稍减退。

(2)实验室检测:HBsAg 20.67 IU/mL;ALT 122 U/L,AST 63 U/L,TBIL 10.9 μmol/L;WBC 2.48×10^9/L,Neut 0.7×10^9/L,Hb 135 g/L,PLT 95×10^9/L。

(3)疗效分析:患者干扰素治疗 3 个月,HBsAg 水平继续呈较大幅度下降。

(4)后续方案:肝功能和血细胞检测与 1 个月前变化不大,治疗期间不良反应也不明显,因此干扰素治疗方案不变,继续给予益血生胶囊口服以改善血细胞减少情况,并建议 1 个月后复查。

(5)患者意见:患者对治疗效果感到满意,积极配合治疗。

3. 治疗后 4 个月(2021 年 8 月 20 日)

(1)患者主诉:轻度乏力、食欲稍减退、体重降低 2 kg 左右。

(2)实验室检测:HBsAg 5.21 IU/mL,HBV DNA <100 IU/mL;ALT 92 U/L,AST 56 U/L,TBIL 13 μmol/L;WBC 2.1×10^9/L,Neut 0.61×10^9/L,Hb 128 g/L,PLT 93×10^9/L。

(3)疗效分析:患者干扰素治疗 4 个月,HBsAg 水平下降至 10 IU/mL 以下,HBV DNA 低于检测下限,逐渐接近 HBsAg 转阴。

(4)后续方案:肝功能异常未做处理,血细胞减少给予利可君片(20 mg,3 次/d,口服)对症支持治疗,干扰素继续维持原剂量治疗,建议 1 个月后复查。

(5)患者意见:对治疗效果感到满意,对治疗中出现的肝功能异常、血细胞数量减少以及体重下降等相关不良反应均表示理解,积极配合治疗和复查。

4. 治疗后 5 个月(2021 年 9 月 17 日)

(1)患者主诉:轻度脱发、体重降低 3 kg 左右。

(2)实验室检测:HBsAg 2.49 IU/mL;ALT 74 U/L,AST 50 U/L,TBIL 12.2 μmol/L;WBC 2.9×10^9/L,Neut 0.74×10^9/L,Hb 132 g/L,PLT 94×10^9/L。

(3)疗效分析:干扰素治疗 5 个月,HBsAg 在个位数水平上继续下降。

(4)后续方案:继续给予利可君片口服以提高血细胞数量,干扰素继续维持原剂量治疗,建议 1 个月后复查。

(5)患者意见:患者对疗效逐渐接近治疗目标感到满意。

5. 治疗后 6 个月(2021 年 10 月 15 日)

(1)患者主诉:食欲稍减退、有时感疲倦。

(2)实验室检测:HBsAg 1.99 IU/mL;ALT 58 U/L,AST 40 U/L,TBIL 8.9 μmol/L;WBC 2.56×10^9/L,Neut 0.91×10^9/L,Hb 128 g/L,PLT 98×10^9/L。

(3)疗效分析:干扰素治疗 6 个月,HBsAg 水平继续下降,进一步接近临床治愈的标准。

(4)后续方案:维持原方案治疗,建议 1 个月后复查。

(5)患者意见：患者对 HBsAg 水平下降到很低的水平感到满意，对获得临床治愈的目标感到信心满满。

6. 治疗后 7 个月(2021 年 11 月 12 日)

(1)患者主诉：食欲稍减退、有时感疲倦。

(2)实验室检测：HBsAg 1.67 IU/mL；ALT 62 U/L，AST 43 U/L，TBIL 8.4 μmol/L；WBC 2.52×10^9/L，Neut 0.87×10^9/L，Hb 125 g/L，PLT 88×10^9/L。

(3)疗效分析：干扰素治疗 7 个月，HBsAg 水平呈小幅度下降。

(4)后续方案：根据检测结果，告知患者当前的 HBsAg 变化处于平台期，在干扰素治疗中比较常见。建议继续维持原方案治疗，1 个月后复查。

(5)患者意见：因为前期 HBsAg 水平下降较多，近 3 个月下降比较少，患者有一定的挫败感，但指标毕竟还在下降，愿意积极治疗，希望获得临床治愈。

7. 治疗后 8 个月(2021 年 12 月 8 日)

(1)患者主诉：轻度脱发、注射部位皮肤轻度瘙痒，体重下降 4 kg 左右。

(2)实验室检测：HBsAg 2.05 IU/mL(图 21－3)；ALT 75 U/L，AST 58 U/L，TBIL 10.9 μmol/L；WBC 2.98×10^9/L，Neut 0.51×10^9/L，Hb 126 g/L，PLT 95×10^9/L。

第1页 / 共1页
标本状态正常
医嘱申请：两对半

苏州市第五人民医院检验报告单门诊　【雅培A3600】　苏HR
检验中心　免疫组

姓名：　性别：男　年龄：35岁　住院/门诊号：　样本号：202112081YA0108
科室：肝病科专门　床号：　临床诊断：慢性乙型病毒性肝炎　标本类型：血清

检验项目	结果	提示	参考区间	单位
1 乙型肝炎病毒表面抗原*	2.05	阳性	0.00~0.05	IU/mL
2 抗乙型肝炎病毒表面抗体*	0.14	阴性	0.00~10.00	mIU/mL
3 乙型肝炎病毒e抗原*	阴性	0.49 S/CO	阴性	
4 抗乙型肝炎病毒e抗体*	阳性	0.020 S/CO	阴性	
5 抗乙型肝炎病毒核心抗体*	阳性	10.33 S/CO	阴性	

备注：

送检医生：朱传武　采样人：李昔　检验者：陈蕾　审核者：
采集时间：2021-12-08 10:13　接收时间：2021-12-08 10:49　审核时间：2021-12-08 14:22　打印时间：2021-12-08 14:22

图 21-3　治疗 8 个月 HBV 血清标志物水平

(3)疗效分析：干扰素治疗 8 个月，HBsAg 在低水平上小幅度反弹。

(4)后续方案:对于 HBsAg 出现反弹的结果,并结合最近连续 4 个月 HBsAg 水平的变化,建议患者停止干扰素治疗,1 个月后复查。因为在此情况下,如果延长干扰素治疗的时间,也不确定何时,或者是否一定有机会获得 HBsAg 的消失。另外,向患者介绍了停止干扰素治疗后 HBsAg 的几种变化趋势,包括停药后仍有可能会出现 HBsAg 消失的情况。

(5)患者意见:患者接受 8 个月的干扰素治疗,HBsAg 水平降到其病史的最低值,总体上感到满意。尤其在治疗后的前 4 个月,HBsAg 水平下降幅度较大,患者对获得临床治愈的信心大增。但随后 4 个月的治疗,HBsAg 在低水平上波动,在笔者建议停药后,感到一些失望。在最终决定停止干扰素治疗前,患者心有不甘,曾跟笔者讨论是否再延长治疗 1 ~2 个月看看。笔者告知患者,决定停药已经是经过慎重考虑的,主要原因就是之前告知他的那几个影响临床最终结果的因素。目前决定停药,并不是 8 个月的干扰素治疗"前功尽弃",也不是放弃治疗,因为停药后还需继续随访,HBsAg 存在自行转阴的可能。如果 HBsAg 进一步反弹升高,后续还可以考虑再治疗,采取"间歇疗法"的方案,继续追求临床治愈这个目标。经过充分沟通,患者带着"满意、遗憾、期望"的心情,接受了停止干扰素治疗的方案。

(四)停药后随访

1. 第一次随访

(1)随访时机:停药后 1 个月(2022 年 1 月 7 日)。

(2)患者主诉:无不适主诉,体重在停药后恢复 1 kg。

(3)实验室检测:HBsAg 2.98 IU/mL;ALT 47 U/L,AST 38 U/L,TBIL 10.3 μmol/L;WBC 3.51×10^9/L,Neut 0.76×10^9/L,Hb 127 g/L,PLT 120×10^9/L。

(4)疗效分析:患者在停止干扰素治疗 1 个月后,HBsAg 水平有稍许反弹上升;ALT 水平接近正常,AST 水平恢复正常;血细胞数量在未用药情况下也逐渐改善。

(5)后续方案:无须治疗,建议在停药后半年左右来院复查。

2. 第二次随访

(1)随访时机:停药后 6 个月(2022 年 6 月 27 日)。

(2)患者主诉:无不适主诉,体重恢复至干扰素治疗前水平。

(3)实验室检测:HBsAg 1.66 IU/mL,HBsAb 0.24 mIU/mL(图 21-4);ALT 29 U/L,AST 18 U/L,TBIL 24.6 μmol/L;WBC 7.39×10^9/L,Neut 4.65×10^9/L,Hb 150 g/L,PLT 161×10^9/L;AFP 3.2 ng/mL。

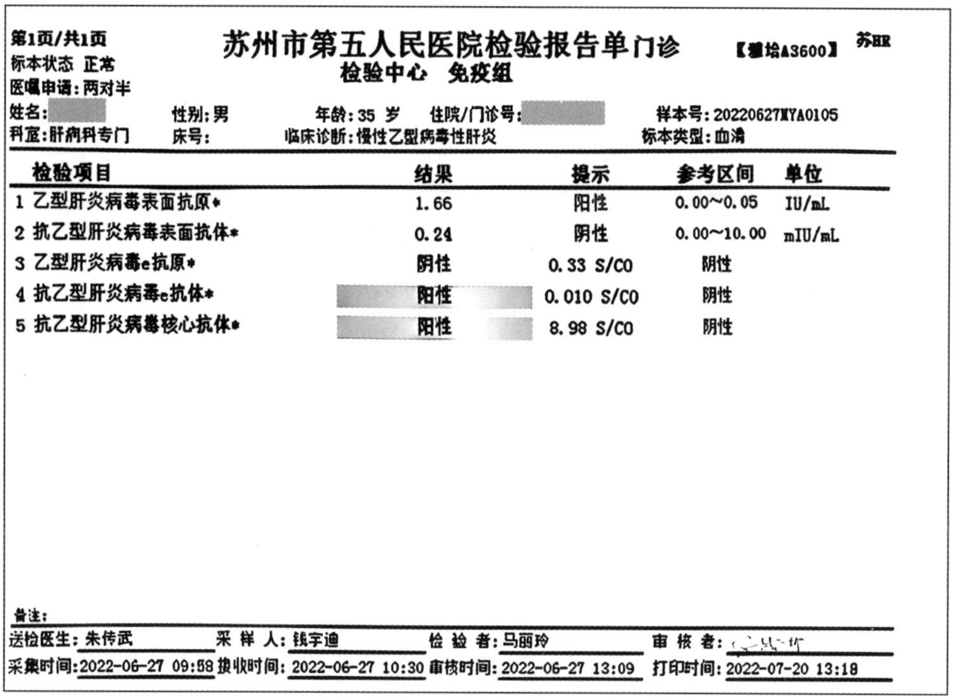

第1页/共1页　**苏州市第五人民医院检验报告单**门诊　【雅培A3600】　苏HR

标本状态 正常　　检验中心　免疫组

医嘱申请：两对半

姓名：　　性别：男　　年龄：35 岁　　住院/门诊号：　　样本号：20220627MYA0105

科室：肝病科专门　　床号：　　临床诊断：慢性乙型病毒性肝炎　　标本类型：血清

检验项目	结果	提示	参考区间	单位
1 乙型肝炎病毒表面抗原*	1.66	阳性	0.00~0.05	IU/mL
2 抗乙型肝炎病毒表面抗体*	0.24	阴性	0.00~10.00	mIU/mL
3 乙型肝炎病毒e抗原*	阴性	0.33 S/CO	阴性	
4 抗乙型肝炎病毒e抗体*	阳性	0.010 S/CO	阴性	
5 抗乙型肝炎病毒核心抗体*	阳性	8.98 S/CO	阴性	

备注：

送检医生：朱传武　采样人：钱宇迪　检验者：马丽玲　审核者：

采集时间：2022-06-27 09:58　接收时间：2022-06-27 10:30　审核时间：2022-06-27 13:09　打印时间：2022-07-20 13:18

图 21-4　停药后 6 个月 HBV 血清标志物水平

（4）疗效分析：HBsAg 水平较上次复查下降，是患者病史过程中的最低值；ALT 和 AST 水平均恢复正常；血细胞数量也恢复正常。

（5）后续方案：无须治疗，建议患者再过半年左右来院复查。

3. 第三次随访

（1）随访时机：停药后 12 个月（2022 年 12 月 6 日）。

（2）患者主诉：无不适主诉。

（3）实验室检测：HBsAg 0.04 IU/mL，HBsAb 0.86 mIU/mL（图 21-5）；ALT 27 U/L，AST 18 U/L，TBIL 13.1 μmol/L；HBV DNA <100 IU/mL（图 21-6）。

（4）疗效分析：患者 HBsAg 水平降至<0.05 IU/mL（实现阴转），HBV DNA <100 IU/mL；ALT 和 AST 水平正常。患者得知检查结果感到非常高兴。

（5）后续方案：无须治疗，建议患者半年后复查。

第1页/共1页　　**苏州市第五人民医院检验报告单门诊**　　【雅培A3600】　　苏HR
标本状态 正常　　**检验中心　免疫组**
医嘱申请：两对半+表面抗原(稀释)
姓名：　　性别：男　　年龄：36 岁　　住院/门诊号：　　样本号：20221206MYA0076
科室：肝病科　　床号：　　临床诊断：慢性肝炎　　标本类型：血清

检验项目	结果	提示	参考区间	单位
1 乙型肝炎病毒表面抗原(稀释)*	0.04	阴性	0.00~0.05	IU/mL
2 乙型肝炎病毒表面抗原*	0.04	阴性	0.00~0.05	IU/mL
3 抗乙型肝炎病毒表面抗体*	0.86	阴性	0.00~10.00	mIU/mL
4 乙型肝炎病毒e抗原*	阴性	0.35 S/CO	阴性	
5 抗乙型肝炎病毒e抗体*	阳性	0.010 S/CO	阴性	
6 抗乙型肝炎病毒核心抗体*	阳性	9.22 S/CO	阴性	

备注：
送检医生：张文勇　　采 样 人：王光敏　　检 验 者：朱启泰　　审 核 者：
采集时间：2022-12-06 10:16　接收时间：2022-12-06 10:53　审核时间：2022-12-06 12:13　打印时间：2023-02-20 10:30

图 21-5　停药后 12 个月 HBV 血清标志物水平

第1页/共1页　　**苏州市第五人民医院检验报告单门诊**　　【Lightcycler 480】
标本状态 正常　　**检验中心　分子细胞组**
医嘱申请：HBV DNA+乙肝病毒大蛋白
姓名：　　性别：男　　年龄：36 岁　　住院/门诊号：　　样本号：20221207HBV0006
科室：肝病科　　床号：　　临床诊断：慢性肝炎　　标本类型：血清

检验项目	结果	报告下限	单位	方法学
1 乙肝病毒大蛋白	阴性(-)			
2 乙肝病毒DNA荧光定量	<1.00E+02	1.00E+02	IU/mL	荧光定量PCR方法

结果解释：
1. 受方法学的限制，检测结果为 <1.00E+02 IU/mL(就是<100)，表示该标本的HBV DNA未检出。请结合临床，如有需求建议重新采样，并采用高灵敏度HBV-DNA进行进一步检测。

备注：
送检医生：张文勇　　采 样 人：王光敏　　检 验 者：黄帆　　审 核 者：
采集时间：2022-12-06 10:16　接收时间：2022-12-06 15:57　审核时间：2022-12-07 14:09　打印时间：2023-02-20 10:30

图 21-6　停药后 12 个月 HBV DNA 水平

4. 第四次随访

(1)随访时机:停药后 19 个月(2023 年 7 月 3 日)。

(2)临床治愈者主诉:无不适主诉。

(3)实验室检测:HBsAg 0.01 IU/mL,HBsAb 0.1 mIU/mL(图 21-7);ALT 25 U/L,AST 16 U/L,TBIL 9.6 μmol/L;WBC 4.8×10^9/L,Neut 1.84×10^9/L,Hb 139 g/L,PLT 208×10^9/L。

(4)疗效分析:慢性乙肝临床治愈。

(5)后续方案:无须治疗,正常生活、工作。因为 HBsAb 没有产生,患者从互联网上看到有建议注射乙肝疫苗的,因此咨询笔者是否可以接种疫苗帮助产生抗体;根据笔者的经验,注射乙肝疫苗确实有助于 HBsAb 的产生。建议半年后复查。

第1页/共1页　　**苏州市第五人民医院检验报告单门诊**　　【雅培A3600】　苏HR

检验中心　免疫组

标本状态　正常

医嘱申请:两对半

姓名:　　性别:男　　年龄:37 岁　　住院/门诊号:　　样本号:20230704MYA0004

科室:肝病科专门　　床号:　　临床诊断:待查　　标本类型:血清

检验项目	结果	提示	参考区间	单位
1 乙型肝炎病毒表面抗原*	0.01	阴性	0.00~0.05	IU/mL
2 抗乙型肝炎病毒表面抗体*	0.10	阴性	0.00~10.00	mIU/mL
3 乙型肝炎病毒e抗原*	阴性	0.56 S/CO	阴性	
4 抗乙型肝炎病毒e抗体*	阳性	0.020 S/CO	阴性	
5 抗乙型肝炎病毒核心抗体*	阳性	8.68 S/CO	阴性	

备注:

送检医生:朱传武　　采样人:华彦珺　　检验者:朱启泰　　审核者:

采集时间:2023-07-03 15:03　接收时间:2023-07-04 08:21　审核时间:2023-07-04 12:10　打印时间:2023-07-19 13:49

图 21-7　停药后 19 个月(临床治愈时)HBV 标志物水平

5. 第五次随访

(1)随访时机:停药后 27 个月(2024 年 3 月 1 日)。

(2)临床治愈者主诉:无不适主诉,考虑后未注射乙肝疫苗。

(3)实验室检测:HBsAg 0 IU/mL,HBsAb 0 mIU/mL(图 21-8),HBV DNA<20 IU/mL(图 21-9);ALT 29 U/L,AST 20 U/L,TBIL 20.7 μmol/L;WBC 3.95×10^9/L,Neut 1.76×10^9/L,Hb 151 g/L,PLT 177×10^9/L。

(4)疗效分析:慢性乙肝临床治愈。

(5)后续方案:无须治疗,正常生活、工作,建议定期随访(1 次/年)。

第1页/共1页　　**苏州市第五人民医院检验报告单**门诊　　【雅培A3600】　苏HR

检验中心　免疫组

标本状态 正常

医嘱申请:两对半

姓名:　　性别:男　　年龄:37 岁　　住院/门诊号:　　样本号:20240301MYA0056

科室:肝病科专门　　床号:　　临床诊断:健康查体　　标本类型:血清

检验项目	结果	提示	参考区间	单位
1 乙型肝炎病毒表面抗原*	0.00	阴性	0.00~0.05	IU/mL
2 抗乙型肝炎病毒表面抗体*	0.00	阴性	0.00~10.00	mIU/mL
3 乙型肝炎病毒e抗原*	阴性	0.45 S/CO	阴性	
4 抗乙型肝炎病毒e抗体*	阳性	0.020 S/CO	阴性	
5 抗乙型肝炎病毒核心抗体*	阳性	8.45 S/CO	阴性	

备注:

送检医生:朱传武　　采 样 人:黄帆　　检 验 者:陈磊　　审 核 者:

采集时间:2024-03-01 09:47　接收时间:2024-03-01 10:20　审核时间:2024-03-01 11:12　打印时间:2024-03-06 14:27

图 21-8　停药后 27 个月(临床治愈时)HBV 标志物水平

第1页/共1页　　**苏州市第五人民医院检验报告单**门诊　Cobas TaqMan AmpliPrep

检验中心　分子细胞组

标本状态 正常

医嘱申请:高灵敏度HBV DNA检测

姓名:　　性别:男　　年龄:37 岁　　住院/门诊号:　　样本号:20240304COB0043

科室:肝病科专门　　床号:　　临床诊断:健康查体　　标本类型:血液

检验项目	结果	最低检测值	单位	方法学
高灵敏度HBV-DNA检测	Target Not Detected	2.00E+01	IU/mL	荧光定量PCR方法

结果解读:

1. 结果报告为Target Not Detected,表示无扩增信息,指示标本中未检测到病毒。
2. 结果报告<2.00E+01 IU/mL,表示小于分析检测限值2.00E+01 IU/mL(就是< 20),指示标本有病毒,但是低于分析检测限。
3. 结果为具体数值,表示标本中病毒的含量数值,如1.60E+03,指示病毒含量为1600 IU/mL。
4. 结果报告为>1.70E+08 IU/mL,表示标本病毒含量>1.70E+08 IU/mL,高于最高检测上限。
5. 受检验方法学的局限性,建议进一步随访,并结合临床综合判断。

备注:

送检医生:朱传武　　采 样 人:黄帆　　检 验 者:宋华峰　　审 核 者:

采集时间:2024-03-01 09:47　接收时间:2024-03-01 10:32　审核时间:2024-03-04 15:52　打印时间:2024-03-06 14:27

图 21-9　停药后 27 个月(临床治愈时)HBV DNA 水平

三、诊疗体会

实现慢性乙肝的临床治愈，不仅是患者的梦想，也是医生的愿望。目前在慢性乙肝抗病毒治疗中，上市的药物仍然只有两大类，即口服的核苷（酸）类似物和注射的干扰素。口服的抗病毒药物具有很强的病毒抑制能力，因此，能够有效降低病毒水平。但是，口服药物不能直接提高患者的抗病毒免疫应答，所以在实现“大三阳”转为“小三阳”，尤其在实现 HBsAg 阴转（临床治愈的核心指标）方面能力非常有限。干扰素是一种免疫调节剂，主要以提高患者的免疫功能发挥抗病毒作用。同时，干扰素也具有一定的直接抗病毒作用。目前应用的主要是长效干扰素，即聚乙二醇干扰素 α-2b。在促进“大三阳”转为“小三阳”，以及获得 HBsAg 阴转方面，干扰素具有重要作用，也是目前的核心药物。但相比于口服药物，干扰素需要注射用药，不良反应相对较多，限制了其广泛应用。但其不良反应是可控的，临床医生完全可以做到将其疗效最大化，不良反应最小化，让患者在有限的治疗时间内获得预想的治疗目标。

鉴于目前我国距离“2030 年消除病毒性肝炎危害”的目标差距较大，我国《慢性乙型肝炎防治指南（2022 年版）》扩大了抗病毒治疗的适应证，使更多的慢性 HBV 感染者符合抗病毒治疗的条件，这对降低患者发展为终末期肝病的风险具有重要作用。本例患者就诊于 2021 年 4 月，外院检测 HBsAg 235 IU/mL、HBeAg 阴性、HBV DNA 4.53×10^2 IU/mL、肝功能正常、肝胆脾超声无特殊发现，无乙肝肝硬化及肝癌家族史，因此诊断为“HBeAg 阴性慢性 HBV 感染（非活动性 HBsAg 携带状态）”。按照《慢性乙型肝炎防治指南（2019 年版）》的建议，可以继续随访，不需要抗病毒治疗。但在诊疗过程中，笔者向患者介绍了 HBV 持续感染的风险，哪怕是低水平 HBV DNA 的存在，仍有进展为肝硬化和肝癌的风险。同时，笔者也跟患者介绍了近年来抗病毒治疗的进展，尤其是在乙肝临床治愈方面，虽然没有新的药物上市，但结合患者的情况，聚乙二醇 α-2b 单药或者与核苷（酸）类似物联合治疗可以帮助部分适合条件的患者（即所谓的“优势患者”）获得临床治愈。患者本人就是具有临床治愈特征的“优势患者”。在充分了解干扰素治疗的获益及相关不良反应后，患者要求接受干扰素治疗，希望努力一下，争取“甩掉乙肝病毒感染者的帽子”。

本例患者共接受了 8 个月聚乙二醇 α-2b 注射液治疗，其检测的核心指标动态变化情况见表 21-1，主要有以下几个特点：①治疗的前 4 个月，HBsAg 水平下降幅度较大，从本院的基线>250 IU/mL（此前院外检测为 235 IU/mL）下降至 5.21 IU/mL。其间 HBV DNA 水平也从基线的 5.51×10^2 IU/mL 下降至低于检测下限（<100 IU/mL）。在随后 4 个月的治疗期间，HBsAg 呈现低水平缓慢下降并有反弹的趋势。②基线 ALT 水平正常，干扰素治疗的前 4 个月 ALT 波动于 2～3 倍正常值上限，治疗的后 4 个月波动于 1～2 倍正常值上限，均未给予保肝药物治疗。③基线 WBC、Neut、PLT 和 Hb 均正常，干扰素治疗后

血细胞数量均下降，其间 Neut 最低降至 0.51×10^9/L，主要给予常规口服升血细胞药物治疗，每月检测 1 次，加强监测，干扰素剂量未调整。治疗 3 个月以后，Hb 出现轻度下降。④治疗前期出现的发热、乏力，以及治疗期间发生的注射部位皮肤瘙痒、体重下降、轻度脱发等症状均是常见的干扰素不良反应。

表 21-1　本例慢性乙肝患者追求临床治愈过程中核心指标的动态变化

参数	HBV DNA (IU/mL)	HBsAg (IU/mL)	HBsAb (mIU/mL)	ALT (U/L)	Neut ($\times10^9$/L)	PLT ($\times10^9$/L)
基线	551(+)	>250(+)	0.20(-)	35	1.75	180
治疗 2 个月	—	98.51(+)	0.10(-)	88	0.61	118
治疗 3 个月	—	20.67(+)	0.10(-)	122	0.70	95
治疗 4 个月	<100(-)	5.21(+)	0.30(-)	92	0.61	93
治疗 5 个月	—	2.49(+)	0.20(-)	74	0.74	94
治疗 6 个月	—	1.99(+)	0.10(-)	58	0.91	98
治疗 7 个月	—	1.67(+)	0.20(-)	62	0.87	88
治疗 8 个月	—	2.05(+)	0.30(-)	75	0.51	95
停药 1 个月	—	2.98(+)	0.30(-)	47	0.76	120
停药 6 个月	TND(-)	1.66(+)	0.24(-)	29	4.65	161
停药 12 个月	<100(-)	0.04(-)	0.86(-)	27	—	—
停药 18 个月	—	0.01(-)	0.10(-)	25	1.84	208
治愈 27 个月	TND(-)	0(-)	0(-)	29	1.76	177

TND：未检测出靶标。

针对治疗后发生的肝功能异常，笔者跟患者做了充分的解释，告知他不要担心，这是干扰素治疗引起的。出现 ALT 升高，也预示会取得更好的疗效。同时，笔者也将自己过去治疗的经验分享给患者。在干扰素治疗后，如果 ALT 升高在 5 倍正常值上限以内(<200 U/L)，不伴有 TBIL 升高，或者 TBIL 升高在 2 倍正常值上限以内(<34.2 μmol/L)，可考虑不加用护肝药物，干扰素继续维持原剂量每周 1 次治疗，没有特殊不适的情况下，1 个月后复查。如果有持续几天的消化道症状，建议提前复查。如果 ALT 升高超过 5 倍正常值上限，介于 200～300 U/L 之间，患者没有明显症状，加用一种口服护肝药物治疗，干扰素继续维持原剂量每周 1 次治疗，建议 1～2 周复查肝功能。如果 ALT >300 U/L，则停止干扰素治疗，并根据 ALT 升高的水平，给予相应的护肝药物治疗，包括静脉注射的护肝药物，待 ALT 水平降至 300 U/L 以下，再恢复干扰素治疗，继续密切监控肝功能。在笔者应用干扰素治疗的大量慢性乙肝患者中，基线 ALT 正常，治疗后出现升高是非常常见的现象，有患者最高升至 1000 U/L 以上，但没有出现过干扰素治疗导致的肝失代偿患者。治疗过程中每次出现 ALT 异常，因为沟通到位，患者也不感到紧张和不安。根据 ALT 水平升高进行分层处理，尽量维持干扰素治疗，可以将疗效发挥到最大，同时密切监控安全性。

同样，对于治疗过程中出现的血细胞数量下降，《慢性乙型肝炎防治指南（2022 年版）》以及之前的版本都给出过具体的指导意见，即根据 PLT 和 Neut 下降到的具体数值，建议维持、减量甚至停止干扰素治疗。但这里也同样存在像如何对待 ALT 升高的处理问题，也就是在如何在保持干扰素的疗效最大化的同时也确保安全的问题。本例患者 PLT 虽有下降，总体上在安全范围内，但 Neut 数量在治疗 2 个月时就降到了 $0.61\times10^9/L$，按说应该给予干扰素减量，或者给予人粒细胞集落刺激因子等注射处理。但是，根据笔者长期应用干扰素治疗的经验，在密切监测、给予适当的口服升血细胞药物治疗也是合适的。不到非减量或停药不可的程度，需尽量维持干扰素的治疗。不必要的减量、停药，或者加用升血细胞的注射用药，既影响干扰素的疗效，又增加了治疗的成本。

在干扰素治疗过程中，ALT 升高、血细胞减少是常见的现象，医生可以按照《慢性乙型肝炎防治指南（2022 年版）》推荐的意见处理，有经验的医生也可根据自己的经验处置，密切监测是最重要的。如果处理不好，就容易导致干扰素治疗不顺利。特别是发生 ALT 急剧升高的情况，是机体免疫功能清除 HBV 感染过程中伤及 HBV 感染的肝细胞所致，此种情况表示更有利于获得临床治愈，如果因为沟通不到位而导致治疗半途而废，则是非常可惜的。

对于本例最核心的疗效指标 HBsAg 水平的变化，治疗前期下降幅度较大，对患者有很大的鼓舞。在治疗 4 个月以后，HBsAg 水平降幅较小。尽管患者有点失望，但跟其解释了这种情况在干扰素治疗过程中是一种常见的状态，只要下降就继续治疗，患者也能理解并积极配合。笔者曾治疗 1 例基线 HBsAg 水平 448 IU/mL 的患者，治疗过程中每次检测，HBsAg 水平均呈持续下降趋势，虽然后期降幅很小。在坚持治疗 20 个月时，实现了临床治愈，并在后续 3 个月的巩固治疗中获得了 HBsAg 的血清学转换。但本例患者在治疗 8 个月时，HBsAg 水平开始反弹，出现这种情况，要回答患者到底还需要治疗多久才能实现 HBsAg 阴转是很困难的，还是要从根源上来分析。HBsAg 作为 HBV 的包膜蛋白，可以从两个模板转录、翻译而来，一是来源于 HBV cccDNA，另一来源是整合于肝细胞染色体的 HBV DNA（S 基因）。目前的抗病毒药物对这两个模板的作用非常有限。核苷（酸）类似物对 cccDNA 没有任何直接的作用，但长期治疗可以减少 cccDNA 池，最终耗竭库存的 cccDNA，但需要很长的时间。而干扰素，过去治疗的主要目标人群是 HBeAg 阳性慢性乙肝患者，有更大的机会实现 HBeAg 血清学转换，即从“大三阳”变为“小三阳”，获得免疫控制，从而延缓肝病进展。当然，在干扰素治疗过程中，也有一些幸运的患者获得了临床治愈，我们谓之“可遇而不可求”。但目前，“临床治愈”已经成为慢性乙肝治疗中的一个常用术语，这主要得益于近10余年来的临床研究。最主要的发现是，HBsAg水平低，特别是<1500 IU/mL的患者，接受干扰素治疗1～2年后有超过30%的机会获得临床治愈，并且是水平越低，治愈率越高。因此，目前对HBsAg低水平的“优势患者”而言，临床治愈是一个可以追求的目标。

要实现临床治愈，离不开干扰素的治疗。究其原因，笔者认为最主要可能与以下几个因素有关。①“优势患者”是首要条件。研究证实，慢性乙肝患者的HBsAg水平与cccDNA水平呈线性正相关关系，HBsAg水平越低，cccDNA水平越低，而后者在肝细胞核内，目前临床上不能常规检测。因此，检测HBsAg水平在一定程度上就反映了cccDNA的水平。②干扰素的免疫调节作用仍是关键。这是干扰素发挥抗病毒作用的核心机制，通过促进特异性和非特异性的免疫细胞功能，通过溶细胞或者非溶细胞的途径，清除HBV感染的肝细胞。干扰素治疗过程中伴随的ALT水平升高正是这一作用的具体表现。特别是$CD8^+$T淋巴细胞对HBV感染肝细胞的破坏，对清除cccDNA和整合的病毒基因都是非常有帮助的。③干扰素对cccDNA的作用不能被抹杀。细胞研究证实，干扰素是可以降解cccDNA的，主要通过促进肝细胞中载脂蛋白B mRNA编辑酶催化多肽样3A(APOBEC3A)的表达，引起cccDNA分子上的胞苷广泛脱氨基而导致其结构破坏、数量减少。宿主细胞DNA上的胞苷不受APOBEC3A的影响；因此，干扰素对整合于患者染色体上的病毒S基因无破坏作用。在cccDNA低水平的情况下，通过干扰素的这种机制破坏cccDNA，可能在比较短的时间内，就可能会看到HBsAg的消失。但在cccDNA储量丰富，也就是在HBsAg高水平存在的情况下，干扰素有限疗程的治疗是很难看到“临床治愈”这种疗效的。目前的“间歇疗法”通过干扰素分阶段减少cccDNA储量，应该是实现临床治愈的内在机制。

但是，在追求慢性乙肝临床治愈的道路上，不少患者HBsAg下降到一定水平后就开始波动，进入所谓的“平台期”，就像本例患者一样，这就需要考虑到整合的S基因产生HBsAg的情况。干扰素对整合的S基因没有作用，延长疗程也难以看到效果，特别是在肝功能ALT水平正常的情况下。有些患者可能是在已经接受1年或更长时间干扰素治疗的情况下出现HBsAg的低水平波动，这时还要考虑到干扰素治疗对$CD8^+$T淋巴细胞的消耗、干扰素抗体的产生等，此类情况也制约了干扰素疗效的发挥，继续延长治疗时间也难以奏效。因此，针对本病例出现的情况，笔者跟患者介绍了以上的大概内容，考虑其存在HBV S基因整合的可能，但临床上又不能检测，所以建议其停止干扰素治疗，定期随访。在停止治疗后，HBsAg一般有3种变化趋势。①反弹上升，但很少能超过治疗前水平。②仍然低水平波动。③逐渐消失，于停药后获得临床治愈。本例患者有幸正是属于第三种情况，其原因可能与干扰素的后遗效应有关，也可能与整合有S基因的肝细胞衰老死亡消失有关。

总之，HBV基因整合也是临床治愈道路上的一道坎。正因如此，那些治疗后HBsAg

水平降至很低，或者基线 HBsAg 水平很低而启动干扰素治疗的患者可能难以获得临床治愈。因此，及时停止干扰素治疗，定期随访是一种合理的选择，并且停药后也有实现临床治愈的机会。

四、推荐阅读

[1]中华医学会肝病学分会，中华医学会感染病学分会. 慢性乙型肝炎防治指南(2022 年版)[J]. 中华肝脏病杂志，2022，30(12)：1309-1331.

[2]CHAN HLY，CHAN FWS，HUI AJ，et al. Switching to peginterferon for chronic hepatitis B patients with hepatitis B e antigen seroconversion on entecavir-a prospective study [J]. J Viral Hepat，2019，26(1)：126-135.

[3]LUCIFORA J，XIA Y，REISINGER F，et al. Specific and nonhepatotoxic degradation of nuclear hepatitis B virus cccDNA [J]. Science，2024，343(6176)：1221-1228.

[4]MICCO L，PEPPA D，LOGGI E，et al. Differential boosting of innate and adaptive antiviral responses during pegylated-interferon-alpha therapy of chronic hepatitis B [J]. J Hepatol，2013，58(2)：225-233.

[5]钱峰，李明，朱传武. 抗病毒药物对乙型肝炎病毒 cccDNA 水平的影响[J]. 世界华人消化杂志，2015，23(22)：3495-3504.

（朱传武　撰写）

（李　婕　曾庆磊　审校）

病例22　36岁男性，HBeAg阴性，HBsAg极低，NA经治，疗程2个月

概　要

36岁HBeAg阴性慢性乙型肝炎男性患者，服用恩替卡韦片抗病毒治疗多年，HBV DNA定量低于检测下限、HBeAg阴性且HBsAg <20 IU/mL。单独应用聚乙二醇干扰素α-2b注射液第3针治疗后因不良反应难以耐受而停药，停药后3个月复查实现HBsAg血清学转换，停药后13个月复查HBsAb持续阳性，实现慢性乙肝临床治愈。极低HBsAg水平的HBeAg阴性慢性乙型肝炎患者，有望通过干扰素的治疗，以意想不到的短疗程获得临床治愈。

一、患者情况

患者王某，男，36岁，主诉“慢性乙肝10余年”于2023年10月10在我科门诊就诊。患者2010年婚检时发现HBsAg阳性，未有特殊不适，未予重视，2016年复查转氨酶升高、病毒载量高（具体不详），外院住院予中药治疗，出院后服用恩替卡韦片（0.5 mg，每日1次，空腹口服）至今。2023年10月我院检测结果：超敏HBV DNA定量 <20 IU/mL，HBsAg 1.65 IU/mL(+)，HBeAg 0.518 S/CO(-)，HBcAb 9.64 S/CO(+)（图22-1、图22-2）；WBC 3.45×10^9/L，Neut 1.43×10^9/L，Hb 150 g/L，PLT 153×10^9/L；腹部超声提示肝脏回声欠均匀，余未见明显异常。

【门诊】
第1页/共1页

南京鼓楼医院
南京大学医学院附属鼓楼医院　检验科报告单　苏HR

姓　名：[redacted]　病历号：[redacted]　临床诊断：慢性乙型病毒性肝纟　样本号：1188
性　别：男　科　室：肝病门诊　标本类型：血液　条码号：231017322654
年　龄：36岁　床　号：　病　区：　标本说明：
申请医嘱：乙肝两对半定量(稀释)

检验项目	结果	参考区间	单位	检测仪器	检测方法
*乙型肝炎病毒表面抗原	1.65(+)	<0.05	IU/mL	Abbott	CMIA
*抗乙型肝炎病毒表面抗体	0.29(-)	<10.00	mIU/mL	Abbott	CMIA
*乙型肝炎病毒e抗原	0.518(-)	<1.00	S/CO	Abbott	CMIA
*抗乙型肝炎病毒e抗体	0.02(+)	>1.00	S/CO	Abbott	CMIA
*抗乙型肝炎病毒核心抗体	9.64(+)	<1.00	S/CO	Abbott	CMIA

检验意见：

送检医生：李婕　检验者：[signature]　审核者：[signature]
采集时间：2023-10-17 09:33　接收时间：2023-10-17 10:21　报告时间：2023-10-17 15:47
本报告单结果仅对送检标本负责！如有疑问请于报告时间7日内与检验科免疫室60659联系！　注：↑-偏高，↓-偏低，★-危急值结果
项目名称前注“*”为省内互认项目

图 22-1　基线 HBV 标志物水平

【门诊】
第1页/共1页

南京鼓楼医院
南京大学医学院附属鼓楼医院　检验科报告单

姓　名：[redacted]　病历号：[redacted]　临床诊断：慢性乙型病毒性肝纟　样本号：10803
性　别：男　科　室：肝病门诊　标本类型：血液　条码号：231010268088
年　龄：36岁　床　号：　病　区：　标本说明：
申请医嘱：超敏乙肝病毒DNA定量

检验项目	结果	检测下限	单位	方法	仪器
超敏乙肝病毒DNA定量	<20	<20	IU/ml	实时荧光定量PCR(全自动法)	罗氏6800

解释与建议：
1. Target Not Detected：表示标本中未检测到病毒。
2. <10：表示标本中检测到病毒，但含量低于10 IU/mL。
3. 具体数值：表示标本中病毒含量值，如1.25×10^2，指病毒含量为125 IU/mL。
4. >1.0×10^9：表示标本中病毒含量高于1.0×10^9 IU/mL。
5. 检测结果可能受采样、方法学局限性等因素影响，需结合临床进行分析。

检验意见：

送检医生：李婕　检验者：[signature]　审核者：[signature]
采集时间：2023-10-10 10:08　接收时间：2023-10-10 12:28　报告时间：2023-10-11 15:15
本报告单结果仅对送检标本负责！如有疑问请与检验科分子室60649联系！　注：↑-偏高，↓-偏低，★-危急值结果

图 22-2　基线 HBV DNA 水平

二、诊疗过程

（一）临床诊断

HBeAg 阴性慢性乙型肝炎。

（二）治疗方案

患者门诊表达长期服用口服药物的困惑以及想要避免因乙肝疾病遭受歧视的想法，建议患者单用聚乙二醇干扰素 α-2b 注射液治疗，充分与患者沟通相关风险及获益后，患者同意干扰素治疗。门诊检测甲功五项、免疫常规、抗核抗体、自免肝抗原组套均阴性，2023 年 11 月 8 日行“聚乙二醇干扰素 α-2b 注射液（180 μg，每周 1 次，腹部皮下注射）”单药治疗。

（三）治疗过程

患者注射第 1 剂干扰素后出现体温逐渐升高，热峰 39 ℃，伴有明显乏力、全身肌肉酸痛、咳嗽、食欲不佳，口服布洛芬缓释胶囊，持续低热 5 d，后未规律注射干扰素。

1. 治疗后 1 个月（第 2 针干扰素）

（1）患者主诉：中高热、乏力明显，伴有全身肌肉酸痛、食欲不佳。

（2）实验室检测：患者第 1 针干扰素注射治疗 6 d 后（2023 年 11 月 14 日）当地医院查血常规提示 WBC 1.56×10^9/L，Neut 0.45×10^9/L，Hb 140 g/L，PLT 99×10^9/L。2023 年 11 月 27 日当地医院查血常规：WBC 2.99×10^9/L，Neut 1.29×10^9/L，Hb 140 g/L，PLT 162×10^9/L。

（3）疗效分析：患者出现发热、乏力等不适，考虑为干扰素导致的流感样症状，不良反应明显；血常规中 WBC、Neut、PLT 较前降低，考虑为聚乙二醇干扰素 α-2b 注射液的骨髓抑制作用所致，予升血细胞药物治疗后 WBC 及 PLT 有所提升。

（4）后续方案：患者携带 2023 年 11 月 14 日血常规报告至我科门诊就诊，予“人粒细胞集落刺激因子注射液（150 μg，1 次，皮下注射）”并继续口服地榆升白片治疗。2023 年 11 月 29 日复查血常规较前提升，我科门诊评估后注射第 2 针干扰素，建议 1 周后复查血常规等指标，根据后续指标评估干扰素的使用。

（5）患者意见：患者自诉暂可耐受，同意继续目前方案治疗。

2. 治疗后 2 个月（第 3 针干扰素）

（1）患者主诉：间断中高热 1 周后低热 3 d，伴乏力、肌肉酸痛、食欲减退。

（2）实验室检测：当地医院（2023 年 12 月 10 日）血常规提示 WBC 2.10×10^9/L、Neut 0.76×10^9/L、Hb 124 g/L、PLT 108×10^9/L。

（3）疗效分析：患者仍有流感样症状且持续时间长。患者前两剂干扰素治疗后出现骨髓抑制反应，予积极处理后再次出现 WBC、PLT 下降，其中 WBC 和 Neut 下降明显，仍考虑为干扰素所致的骨髓抑制作用。

（4）后续方案：患者 2023 年 12 月 13 日携当地血常规报告来院就诊，予“人粒细胞集落刺激因子注射液（150 μg，1 次，皮下注射）”，并继续口服地榆升白片治疗，予第 3 针干扰素治疗，并建议后续根据自身耐受情况和血常规指标情况，与笔者沟通干扰素使用方法和间隔，1 周后当地医院复查血常规。

（5）患者意见：患者因发热、乏力不适等流感样症状不能规律注射干扰素治疗，表现出焦虑、难过，同意目前方案，表示会密切复查和与医生沟通。

3. 治疗后 5 个月（实际上近 3 个月未注射干扰素）

（1）患者主诉：患者无发热、乏力，无食欲减退，无特殊不适。

（2）实验室检测：当地医院血常规（2024 年 3 月 4 日）提示 WBC 3.99×10^9/L、Neut 2.43×10^9/L、Hb 124 g/L、PLT 153×10^9/L。2024 年 3 月 6 日我院检测提示 HBsAg 0 IU/mL、HBsAb 31.11 mIU/mL、HBeAg 0.457 S/CO、HBcAb 8.65 S/CO。

（3）疗效分析：患者一般情况可，复查血常规 WBC、PLT 较前升高。由于不良反应难以长期耐受及血细胞反复降低，患者过去 5 个月共注射 3 针干扰素，本次检测 HBsAg 转阴、HBsAb 出现，治疗效果良好。

（4）后续方案：患者暂缓干扰素注射治疗近 3 个月，现复查血常规指标较前好转，一般情况可。建议停用干扰素，1 个月后门诊随诊复查肝功能、病毒学等指标。

（5）患者意见：患者对治疗效果表示满意，同意停药。

（四）随访情况

1. 第一次随访（2024 年 4 月 10 日）

（1）随访时机：停用干扰素近 4 个月。

（2）患者主诉：无不适。

（3）实验室检测：ALT 16.5 U/L，AST 24.9 U/L，TBIL 11.3 μmol/L；WBC 3.30×10^9/L，Neut 1.7×10^9/L，Hb 144g/L，PLT 145×10^9/L；HBsAg 0 IU/mL，HBsAb 101.96 mIU/mL，HBeAb 0.22 S/CO，HBcAb 7.33 S/CO。

（4）疗效分析：患者出现发热、乏力等症状，考虑为干扰素的导致的流感样症状；复查血常规 WBC、PLT 较前无明显改变，肝功能无异常。患者已结束第 3 针干扰素治疗近 4 个月，复查 HBsAg 持续转阴、HBsAb 水平较前升高。

（5）后续方案：继续停药观察，定期随访。

2. 第二次随访（2024 年 8 月 21 日）

（1）随访时机：停用干扰素后 8 个月。

（2）临床治愈者主诉：无不适。

(3)实验室检测:HBsAg 0 IU/mL,HBsAb 236.95 mIU/mL,HBV DNA 未检测出靶标(图 22-3、图 22-4);ALT 17 U/L,AST 21 U/L,TBIL 12.5 μmol/L;WBC 3.40×10^9/L,Neut 1.9×10^9/L,Hb 137 g/L,PLT 126×10^9/L。

【门诊】
第1页/共1页

南京鼓楼医院
南京大学医学院附属鼓楼医院
检验科报告单
苏HR

姓名: 病历号: 临床诊断:慢性乙型病毒性肝 样本号:1118
性别:男 科室:肝损伤与脂肪肝门诊 标本类型:血液 条码号:240821670808
年龄:37岁 床号: 病区: 标本说明:
申请医嘱: 乙肝两对半定量(稀释)

检验项目	结果	参考区间	单位	检测仪器	检测方法
*乙型肝炎病毒表面抗原	0.00(-)	<0.05	IU/mL	Abbott	CMIA
*抗乙型肝炎病毒表面抗体	236.95(+)	<10.00	mIU/mL	Abbott	CMIA
*乙型肝炎病毒e抗原	0.344(-)	<1.00	S/CO	Abbott	CMIA
*抗乙型肝炎病毒e抗体	0.03(+)	>1.00	S/CO	Abbott	CMIA
*抗乙型肝炎病毒核心抗体	8.47(+)	<1.00	S/CO	Abbott	CMIA

检验意见:

送检医生:李婕 检验者: 审核者:

采集时间:2024-08-21 11:07 接收时间:2024-08-21 12:52 报告时间:2024-08-21 14:41
本报告单结果仅对送检标本负责!如有疑问请于报告时间7日内与检验科免疫室60659联系! 注:↑-偏高,↓-偏低,★-危急值结果
项目名称前注"*"为省内互认项目

图 22-3 临床治愈时(停药 8 个月)HBV 标志物水平

【门诊】
第1页/共1页

南京鼓楼医院
南京大学医学院附属鼓楼医院
检验科报告单

姓名: 病历号: 临床诊断:慢性乙型病毒性肝 样本号:10907
性别:男 科室:肝损伤与脂肪肝门诊 标本类型:血液 条码号:240821670810
年龄:37岁 床号: 病区: 标本说明:
申请医嘱: 超敏乙肝病毒DNA定量

检验项目	结果	检测下限	单位	方法	仪器
超敏乙肝病毒DNA定量	Target Not Detected	<20	IU/ml	实时荧光定量PCR(全自动法)	罗氏6800

解释与建议:
1. Target Not Detected:表示标本中未检测到病毒。
2. <10:表示标本中检测到病毒,但含量低于10 IU/mL。
3. 具体数值:表示标本中病毒含量值,如1.25×10^2,指病毒含量为125 IU/mL。
4. >1.0×10^9:表示标本中病毒含量高于1.0×10^9 IU/mL。
5. 检测结果可能受采样、方法学局限性等因素影响,需结合临床进行分析。

检验意见:

送检医生:李婕 检验者: 审核者:张政

采集时间:2024-08-21 11:07 接收时间:2024-08-21 12:53 报告时间:2024-08-22 15:12
本报告单结果仅对送检标本负责!如有疑问请与检验科分子室60649联系! 注:↑-偏高,↓-偏低,★-危急值结果

图 22-4 临床治愈时(停药 8 个月)HBV DNA 水平

(4)疗效分析：慢性乙肝临床治愈。

(5)后续方案：无须治疗，正常生活学习，定期随访(1 年/次)。

3. 第三次随访(2025 年 1 月 8 日)

(1)随访时机：停用干扰素后 13 个月。

(2)临床治愈者主诉：无不适。

(3)实验室检测：HBsAg 0 IU/mL，HBsAb 251.84 mIU/mL，HBV DNA 未检测出靶标(图 22-5、图 22-6)。

【门诊】
第1页/共1页

南京鼓楼医院
南京大学医学院附属鼓楼医院　检验科报告单　苏HR

姓　名：[illegible]　病 历 号：[illegible]　临床诊断：慢性乙型病毒性肝炎　样 本 号：1057
性　别：男　科　室：肝损伤与脂肪肝门诊　标本类型：血液　条 码 号：250108771679
年　龄：37岁　床　号：　病　区：　标本说明：
申请医嘱：乙肝两对半定量(稀释)

检验项目	结果	参考区间	单位	检测仪器	检测方法
*乙型肝炎病毒表面抗原	0.00(-)	<0.05	IU/mL	Abbott	CMIA
*抗乙型肝炎病毒表面抗体	251.84(+)	<10.00	mIU/mL	Abbott	CMIA
*乙型肝炎病毒e抗原	0.465(-)	<1.00	S/CO	Abbott	CMIA
*抗乙型肝炎病毒e抗体	0.03(+)	>1.00	S/CO	Abbott	CMIA
*抗乙型肝炎病毒核心抗体	7.24(+)	<1.00	S/CO	Abbott	CMIA

检验意见：

送检医生：李婕　检验者：陶月　审核者：[illegible]
采集时间：2025-01-08 08:47　接收时间：2025-01-08 09:25　报告时间：2025-01-08 11:50
本报告单结果仅对送检标本负责！如有疑问请于报告时间7日内与检验科免疫室60659联系！　注：↑-偏高，↓-偏低，★-危急值结果
项目名称前注“*”为省内互认项目

图 22-5　临床治愈时(停药 12 个月)HBV 标志物水平

【门诊】 南京鼓楼医院 检验科报告单
第1页/共1页 南京大学医学院附属鼓楼医院

姓　名: 　病 历 号: 　临床诊断:慢性乙型病毒性肝纟 样 本 号:10512
性　别:男　科　室:肝损伤与脂肪肝门诊　标本类型:血液　条 码 号:250108771680
年　龄:37岁　床　号:　病　区:　标本说明:
申请医嘱: 超敏乙肝病毒DNA定量

检验项目	结果	检测下限	单位	方法	仪器
超敏乙肝病毒DNA定量	未检出	<10	IU/ml	实时荧光定量PCR(全自动法)	罗氏6800

解释与建议:
1. 未检出:表示标本中未检测到病毒。
2. <10:表示标本中检测到病毒,但含量低于10 IU/mL。
3. 具体数值:表示标本中病毒含量值,如1.25×10^2,指病毒含量为125 IU/mL。
4. >1.0×10^9:表示标本中病毒含量高于1.0×10^9 IU/mL。
5. 检测结果可能受采样、方法学局限性等因素影响,需结合临床进行分析。

检验意见:

送检医生:李婕　检验者:　审核者:
采集时间:2025-01-08 08:47　接收时间:2025-01-08 09:27　报告时间:2025-01-08 14:16
本报告单结果仅对送检标本负责!如有疑问请与检验科分子室60649联系!　注:↑-偏高,↓-偏低,★-危急值结果

图 22-6　临床治愈时(停药 12 个月)HBV DNA 水平

(4)疗效分析:慢性乙肝临床治愈。

(5)后续方案:无须治疗,正常生活学习,定期随访(1 年/次)。

三、诊疗体会

慢性乙型肝炎的基本治疗目标是抑制 HBV 的复制,理想的治疗目标是实现临床治愈,这是医患双方的期望。核苷(酸)类似物是目前临床治疗慢性乙型肝炎的重要药物,但是治疗需要较长的疗程,且难以实现临床治愈。随着越来越多国内外专家学者对慢性乙型肝炎临床治愈的深入研究,核苷(酸)类似物经治患者加用或序贯聚乙二醇干扰素 α-2b 可获得较高比例的临床治愈也被越来越多的医师和患者认可。一项荟萃分析显示,非活动性 HBsAg 携带者接受聚乙二醇干扰素 α-2b 治疗 48 周的 HBsAg 清除率可达 47%,且基线 HBsAg 水平越低,HBsAg 清除率越高;且随着聚乙二醇干扰素 α-2b 治疗疗程的延长,HBsAg 清除率更高。

本例患者虽然还处于青年阶段,但慢性乙型肝炎的病史已经有 10 余年且服用恩替卡韦片已 9 年。该患者至笔者门诊就诊时超敏 HBV DNA 定量 <20 IU/mL,HBsAg 1.65 IU/mL,为通过干扰素治疗有望实现临床治愈的优势人群,加之患者有强烈的追求

临床治愈的渴求，希望能平稳顺利实现核苷(酸)类似物停药。与患者充分沟通后启动聚乙二醇干扰素 α-2b 单药治疗的方案。但该患者在干扰素治疗期间，不良反应较大，主要表现为持续的发热和血细胞下降，导致该患者无法接受每周一次的常规治疗方案，先后仅接受了 3 针聚乙二醇干扰素 α-2b 的治疗，但令人庆幸的是该患者停药后出现 HBsAg 血清学转换，最终实现临床治愈，且抗体维持在较高水平。

总体而言，本例慢性乙肝患者的临床治愈极具戏剧性(表 22-1)。患者长期服用恩替卡韦片至干扰素治疗时 HBsAg 仅为 1.65 IU/mL，试想本例患者继续服用恩替卡韦片治疗是否有可能出现 HBsAg 转阴进而实现临床治愈呢？笔者认为完全有这个可能！那么，干扰素在本例患者临床治愈过程中起到什么作用呢？笔者认为起到了“推波助澜”的积极作用！我们再回看，已知本例患者 3 针干扰素注射后，最终实现了临床治愈；那么，如果本例继续服用恩替卡韦片需要多久才能实现临床治愈呢？这个问题很难回答，以笔者临床经验，可能几年，甚至可能终身都不会实现 HBsAg 转阴及后续临床治愈。根据解放军总医院第五医学中心王福生院士关于慢性乙肝临床治愈的“爬坡假说”，慢性乙肝临床治愈最难跨越的是自身免疫恢复的鸿沟，即慢性乙肝临床治愈必须有“自身抗 HBV 免疫功能的恢复和维持”才能实现。很显然，恩替卡韦片短期内很难调动和恢复患者针对 HBV 的免疫功能。干扰素通过增强免疫细胞功能和促进细胞因子的表达、诱导干扰素刺激基因的产生，并经干扰素信号通路编码多种抗病毒蛋白等环节作用于 HBV 复制、转录等重要生物学过程，从而发挥免疫调节和抗病毒的双重作用，完成“自身抗 HBV 免疫功能的恢复和维持”的使命。可以基本肯定的是，干扰素使得本例慢性乙肝患者的临床治愈提前实现，其实也实现了“早治愈、早安心、早获益”。

表 22-1　本例慢性乙肝患者追求临床治愈过程中核心指标的动态变化

参数	HBV DNA (IU/mL)	HBsAg (IU/mL)	HBsAb (mIU/mL)	ALT (U/L)	WBC ($\times10^9$/L)	Neut ($\times10^9$/L)	PLT ($\times10^9$/L)
基线	<20(-)	1.65(+)	0.29(-)	—	3.45	1.43	153
治疗 1 个月（第 2 针干扰素）	—	—	—	—	2.99	1.29	162
治疗 2 个月（第 3 针干扰素）	—	—	—	—	2.10	0.76	108
治疗 5 个月（事实上已停药近 3 月）	—	0(-)	31.11(+)	—	3.99	2.43	153

续表 22-1

参数	HBV DNA (IU/mL)	HBsAg (IU/mL)	HBsAb (mIU/mL)	ALT (U/L)	WBC (×10⁹/L)	Neut (×10⁹/L)	PLT (×10⁹/L)
停药 4 个月	—	0(-)	101.96(+)	16.5	3.30	1.70	145
停药 8 个月	TND(-)	0(-)	236.95(+)	17.0	3.40	1.90	126
停药 13 个月	TND(-)	0(-)	251.84(+)	—	—	—	—

TND:未检测出靶标。

需要特别指出的是,临床上大部分注射干扰素的患者不会出现本例患者如此差的耐受性,特别是长时间的流感样不良反应。不良反应也是很多慢性乙肝患者应用干扰素治疗的重大心理阻碍之一。其实,干扰素的绝大部分不良反应完全可控。比如遇到流感样不良反应特别明显者,主要处理方式包括延长注射间隔、降低干扰素注射剂量、采取间歇治疗、积极对症支持治疗等。干扰素并不会像口服的核苷(酸)类似物那样停药后容易引起肝损伤甚至肝衰竭,干扰素注射期间如果出现不耐受可以随时停药以缓解和恢复。干扰素引起的血细胞减少,即使降至必须干预的临界值,绝大部分均可通过对症支持治疗得以缓解,即使极少部分无法缓解,亦可采取上述延长干扰素注射间隔、降低干扰素注射剂量,甚至停药等方式解决。所以,干扰素不良反应并不可怕,大胆迈出第一步是关键。可以预见,未来数年,慢性乙肝临床治愈很难绕开干扰素,已是优势人群的慢性乙肝患者,可以现在就尝试干扰素追求临床治愈;暂不是优势人群的慢性乙肝患者,可以继续口服核苷(酸)类似物治疗,逐渐转化为优势人群,未来再尝试干扰素追求临床治愈。

四、推荐阅读

[1]中华医学会肝病学分会,中华医学会感染病学分会. 慢性乙型肝炎防治指南(2022 年版)[J]. 中华肝脏病杂志,2022,30 (12):1309-1331.

[2]慢性病毒性肝炎患者干扰素 α 治疗不良反应临床处理专家委员会. 慢性病毒性肝炎患者干扰素 α 治疗不良反应临床处理专家共识[J]. 临床肝胆病杂志,2014,30(11):1106-1111.

[3]HUANG Y, QI M, LIAO C, et al. Analysis of the efficacy and safety of pegylated interferon-α2b treatment in inactive hepatitis B surface antigen carriers. [J]. Infect Dis Ther, 2021, 10(4):2323-2331.

(李　婕　撰写)

(曾庆磊　审校)

病例23　37 岁男性，HBeAg 阳性，NA 联合 IFN，疗程 1 年

概　要

37 岁 HBeAg 阳性慢性乙型肝炎男性，既往口服富马酸替诺福韦二吡呋酯片及恩替卡韦片 6 年，联合聚乙二醇干扰素 α-2b 注射液治疗 4 个月后实现 HBsAg 转阴。治疗期间最突出的不良反应是乏力、体重下降以及免疫力下降，停药后 6 个月体重恢复为干扰素治疗前状态。HBeAg 阳性慢性乙型肝炎的临床治愈具有艰巨性、阶梯性、长期性，患者长期口服抗病毒药铺垫及良好的应答是本例短期内实现临床治愈的关键。

一、患者情况

患者刘某，男，37 岁，身高 170 cm，体重 74 kg，以“发现乙肝标志物阳性 20 年”为主诉于门诊就诊。患者慢性乙肝病史 20 余年，于 2017 年开始恩替卡韦片抗病毒治疗，2018 年换为富马酸替诺福韦二吡呋酯片（替诺福韦片），2019 年 7 月因 HBV DNA 控制不佳调整为替诺福韦片联合恩替卡韦片抗病毒治疗。其父亲亦有慢性乙肝病史，未予治疗，无肝癌家族史。否认既往吸烟史、饮酒史，无肝硬化、肝纤维化、脂肪肝、免疫相关疾病、原发性血小板减少、血糖异常、焦虑或抑郁状态、甲状腺疾病等病史。

2023 年 3 月 18 日检测结果：HBsAg 33 IU/mL，HBeAg 2.12 COI（+），HBV DNA < 100 IU/mL（图 23-1、图 23-2）；ALT 38 U/L，AST 25 U/L；AFP 7.1 ng/mL；WBC 5.67×10^9/L，Neut 3.43×10^9/L，Hb 159 g/L，PLT 233×10^9/L；尿常规未见异常；腹部普通彩超提示肝实质欠均匀改变。

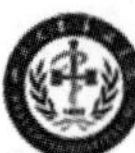

四川大学华西医院实验医学科临床微生物室检验报告单

Report of Clinical Microbiology, Department of Laboratory Medicine, West China Hospital of Sichuan University

姓名(Name)：　　性别(Sex)：　男　　年　龄(Age)：37岁　　编号(No)：20230318G014-1173
科别(Dept)：感染科医疗单元　　床号(Bed No)：　　标本(Sample)：血清　　病员号(Case No)：
医生(doc.)：陈恩强　　诊断(Diag.)：慢性乙型病毒性肝炎

No	项　　目	结果	阴阳性	单位	参考值	方法学
1	HR*HBsAg全定量(化学发光法)	33.00	↑	IU/ml	<0.05	电化学发光
2	HBsAg定量(原倍)	33.00		IU/ml		电化学发光
3	HBsAg定量(1:900)	<45.00		IU/ml		电化学发光
4	☆乙肝表面抗体定量(化学发光法)	<2.000	阴性	IU/L	0-10.0	电化学发光
5	☆乙肝e抗原半定量(化学发光法)	2.120	阳性	COI	0-1.0	电化学发光
6	☆乙肝e抗体半定量(化学发光法)	1.510	阴性	COI	>1.00	电化学发光
7	☆乙肝核心抗体半定量(化学发光法)	0.030	阳性	COI	>1.00	电化学发光

图 23-1　基线 HBV 标志物水平

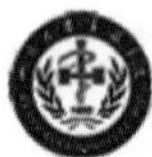

四川大学华西医院实验医学科临床分子诊断报告单

Report of Clinical Molecular, Department of Laboratory Medicine, West China Hospital of Sichuan University

姓名(Name)：　　性别(Sex)：　男　　年　龄(Age)：37岁　　编号(No)：20230320G009-1126
科别(Dept)：感染科医疗单元　　床号(Bed No)：　　标本(Sample)：血浆　　病员号(Case No)：
医生(doc.)：陈恩强　　诊断(Diag.)：慢性乙型病毒性肝炎

项　　目	结果	单位	参考值
乙肝病毒DNA实时荧光检测	<1.00E+02	IU/mL	<1.00E+02

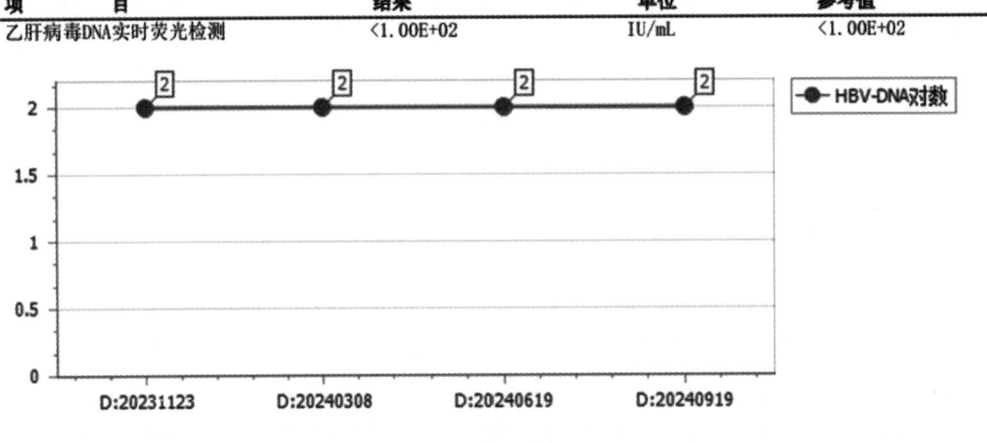

图 23-2　基线 HBV DNA 水平

二、诊疗过程

(一)临床诊断

HBeAg 阳性慢性乙型肝炎。

(二)治疗方案

患者及家属治疗意愿积极，笔者与患者充分沟通后确定目前的治疗目标是从“大三阳”转为“小三阳”，患者同意在口服抗病毒治疗基础上联合聚乙二醇干扰素治疗，遂行“替诺福韦片（300 mg，每日1片，晚饭后口服）、恩替卡韦片（0.5mg，每日1片，睡前口服）联合聚乙二醇干扰素α-2b注射液（180 μg，每周1次，腹部皮下注射）”治疗。

（三）治疗过程

1. 治疗后1个月

（1）患者主诉：轻度乏力，皮肤瘙痒，无其他不适。

（2）实验室检测：HBsAg 20.3 IU/mL，HBeAg 1.22 COI（+）；ALT 128 U/L，AST 76 U/L，TBIL 7.4 μmol/L；WBC 3.59×10^9/L，Neut 1.76×10^9/L，Hb 152 g/L，PLT 115×10^9/L；ANA阴性；甲状腺功能无异常。

（3）疗效分析：患者HBsAg、HBeAg均较治疗前降低，趋势良好；肝功能指标较前稍升高，考虑为聚乙二醇干扰素α-2b注射后机体的免疫应答反应；血常规中WBC、Neut较正常参考值稍低，考虑为聚乙二醇干扰素α-2b注射液的骨髓抑制作用所致，但尚未达到需要干预的临界值。

（4）后续方案：上述方案效果良好，不良反应在预期和可控范围之内，患者精神状态良好，建议继续联合方案治疗，3个月后复查。

（5）患者意见：患者对治疗效果表示满意，可耐受不良反应，同意继续联合方案治疗。

2. 治疗后4个月

（1）患者主诉：轻度乏力、食欲尚可、体重降低约5 kg、稍感头晕，无其他不适。

（2）实验室检测：HBsAg <0.05 IU/mL，HBsAb <2 IU/L，HBeAg 0.771 COI（-），HBeAb 1.47 COI，HBV DNA <100 IU/mL（图23-3、图23-4）；ALT 56 U/L，AST 52 U/L；WBC 3.18×10^9/L，Neut 1.5×10^9/L，Hb 132 g/L，PLT 80×10^9/L；AFP 7.1 ng/mL；尿常规提示尿胆原（+）、尿酮体（++）；腹部彩超提示肝脏实质欠均匀改变、脾脏稍大。

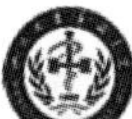

CAP ACCREDITED 四川大学华西医院实验医学科临床微生物室检验报告单

Report of Clinical Microbiology, Department of Laboratory Medicine, West China Hospital of Sichuan University

姓名(Name)：　　性别(Sex)：　男　　年　龄(Age)：37岁　　编号(No)：20230715G014-1181
科别(Dept)：传染科医疗单元　　床号(Bed No)：　　标本(Sample)：血清　　病员号(Case No)：
医生(doc.)：陈恩强　　诊断(Diag.)：未特指乙型病毒性肝炎

No	项　目	结果	阴阳性	单位	参考值	方法学
1	HR*HBsAg全定量	<0.05		IU/ml	<0.05	电化学发光
2	HBsAg定量(原倍)	<0.05		IU/ml		电化学发光
3	HBsAg定量(1:900)	<45.00		IU/ml		电化学发光
4	☆HR乙肝表面抗体定量	<2.000	阴性	IU/L	0-10.0	电化学发光
5	☆乙肝e抗原半定量	0.771	阴性	COI	0-1.0	电化学发光
6	☆乙肝e抗体半定量	1.470	阴性	COI	>1.00	电化学发光
7	☆乙肝核心抗体半定量	0.051	阳性	COI	>1.00	电化学发光

图23-3　治疗后4个月HBV标志物水平

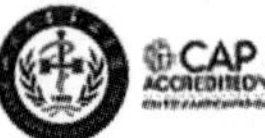

四川大学华西医院实验医学科临床分子诊断报告单

Report of Clinical Molecular, Department of Laboratory Medicine, West China Hospital of Sichuan University

姓名(Name)：　　性别(Sex)：　男　　年　龄(Age)：37岁　　编号(No)：20230717G009-1034

科别(Dept)：传染科医疗单元　　床号(Bed No)：　　标本(Sample)：血浆　　病员号(Case No)：

医生(doc.)：陈恩强　　诊断(Diag.)：　未特指乙型病毒性肝炎

项　目	结果	单位	参考值
HR 乙肝病毒DNA实时荧光检测	<1.00E+02	IU/mL	<1.00E+02

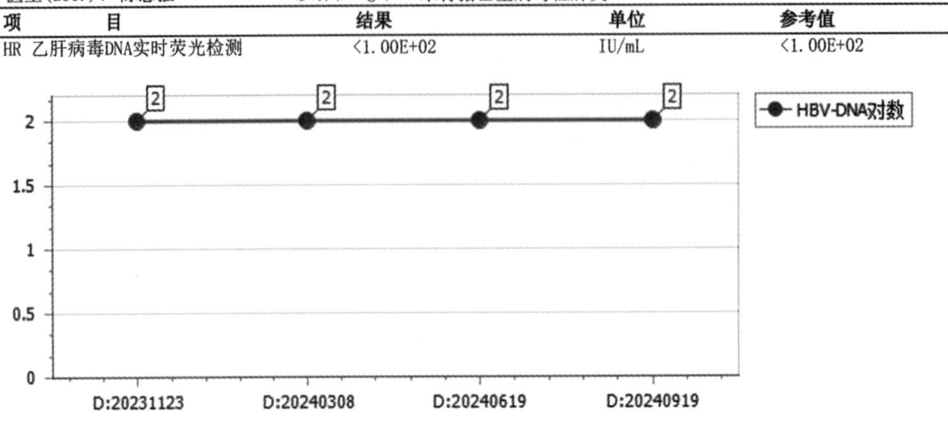

图 23-4　治疗后 4 个月 HBV DNA 水平

(3)疗效分析：患者 HBsAg、HBeAg 实现转阴，HBsAb、HBeAb、HBV DNA 保持阴性，与患者沟通目前已经达到临床治愈的阶段性目标(实际上，停药 6 个月及以上仍能保持才是真正的临床治愈)。患者肝功能指标较前稍好转；血常规指标总体较前下降，其中 PLT 下降至 80×10^9/L，Neut 下降至 1.5×10^9/L，但详细询问患者无牙龈出血、皮下瘀斑瘀点、发热等情况，暂未予以处理。患者腹部彩超首次提示脾稍大，但肝形态正常，建议 3 个月后再次复查肝胆胰脾彩超。

(4)后续方案：上述方案效果良好，目前已达到 HBsAg 转阴，不良反应在预期和可控范围之内，建议继续联合方案巩固治疗，2 个月后复查。

(5)患者意见：患者对治疗效果表示非常满意，自诉可耐受治疗期间不良反应，同意继续联合方案治疗。

3. 治疗后 6 个月

(1)患者主诉：轻度乏力、免疫力下降(表现为易感冒)，体重下降约 2 kg，无其他不适。

(2)实验室检测：HBsAg <0.05 IU/mL，HBsAb 3.01 IU/L，HBeAg 0.631 COI，HBeAb 1.44 COI，HBV DNA <100 IU/mL；ALT 32 U/L，AST 33 U/L；WBC 2.72×10^9/L，Neut 1.37×10^9/L，Hb 128 g/L，PLT 103×10^9/L；AFP 5.58 ng/mL；异常凝血酶原(PIVKA-Ⅱ) 31 mAU/mL；ANA 阴性；甲状腺功能提示 TSH 5.85 mIU/L，余项目未见异常；尿常规提示尿胆原(+)。

(3)疗效分析：患者 HBsAg、HBsAb、HBeAg、HBeAb、HBV DNA 持续保持阴性；肝功能指

标恢复正常；血常规指标总体保持稳定；甲状腺功能仅 TSH 稍增高，无临床意义，暂未处理。

(4)后续方案：上述方案疗效稳定，不良反应在预期和可控范围之内，患者精神状态佳，建议继续联合方案治疗至 48 针(周)，2 个月后复查。

(5)患者意见：患者及家属对治疗效果表示满意，自诉可耐受治疗过程中的不良反应，同意继续联合方案巩固治疗。

4. 治疗后 8 个月

(1)患者主诉：轻度乏力，干扰素治疗以来瘦了约 10 kg，无其他不适。

(2)实验室检测：HBsAg <0.05 IU/mL，HBsAb 119 IU/L，HBeAg 0.591 COI，HBeAb 1.54 COI，HBV DNA <100 IU/mL；ALT 42 U/L，AST 43 U/L；WBC 2.85×10^9/L，Neut 1.36×10^9/L，Hb 134 g/L，PLT 99×10^9/L；AFP 7.12 ng/mL；PIVKA-Ⅱ 31mAU/mL；ANA 阴性；甲状腺功能提示 TSH 7.01 mIU/L，余项目未见异常；尿常规阴性。

(3)疗效分析：患者 HBsAg、HBeAg、HBeAb、HBV DNA 持续保持阴性，HBsAb 升至 119 IU/L；肝功能正常；血常规、甲功大致保持稳定。

(4)后续方案：患者目前 HBsAg 持续稳定，且 HBsAb 升至 119 IU/L，建议继续联合方案治疗至 48 针(周)，4 个月后复查。

(5)患者意见：患者对治疗效果表示满意，自诉可耐受治疗过程不良反应，同意继续联合方案巩固治疗。

5. 治疗后 12 个月

(1)患者主诉：稍感乏力，无其余不适。

(2)实验室检测：HBsAg <0.05 IU/mL，HBsAb >1000 IU/L，HBeAg 0.43 COI，HBeAb 1.36 COI，HBV DNA <100 IU/mL，HBV RNA <100 copies/mL(图 23-5 ~ 图 23-7)；ALT 27 U/L，AST 25 U/L，TBIL 7.8 μmol/L；WBC 3.78×10^9/L，Neut 2.17×10^9/L，Hb 130 g/L，PLT 109×10^9/L；AFP 6.05 ng/mL；PIVKA-Ⅱ 31 mAU/mL；ANA 阴性；甲状腺功能提示 TSH 4.92 mIU/L，余项目未见异常；尿 β2 微球蛋白 0.995 mg/L；尿常规阴性。

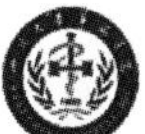

四川大学华西医院实验医学科临床微生物室检验报告单

Report of Clinical Microbiology, Department of Laboratory Medicine, West China Hospital of Sichuan University

姓名(Name)：　　性别(Sex)：男　　年龄(Age)：38岁　　编号(No)：20240308G014-1116

科别(Dept)：传染科医疗单元　　床号(Bed No)：　　标本(Sample)：血清　　病员号(Case No)：

医生(doc.)：陈恩强　　诊断(Diag.)：未特指乙型病毒性肝炎

No	项目	结果	阴阳性	单位	参考值	方法学
1	HR*HBsAg全定量	<0.05		IU/ml	<0.05	电化学发光
2	HBsAg定量(原倍)	<0.05		IU/ml		电化学发光
3	HBsAg定量(1:900)	<45.00		IU/ml		电化学发光
4	☆HR乙肝表面抗体定量	>1000.000	阳性	IU/L	0-10.0	电化学发光
5	☆乙肝e抗原半定量	0.430	阴性	COI	0-1.0	电化学发光
6	☆乙肝e抗体半定量	1.360	阴性	COI	>1.00	电化学发光
7	☆乙肝核心抗体半定量	0.071	阳性	COI	>1.00	电化学发光

图 23-5　停药时 HBV 标志物水平

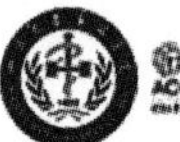

四川大学华西医院实验医学科临床分子诊断报告单

Report of Clinical Molecular, Department of Laboratory Medicine, West China Hospital of Sichuan University

姓名(Name)：　　性别(Sex)：男　　年　龄(Age)：38岁　　编号(No)：20240308G009-5325

科别(Dept)：传染科医疗单元　　床号(Bed No)：　　标本(Sample)：血浆　　病员号(Case No)：

医生(doc.)：陈恩强　　诊断(Diag.)：未特指乙型病毒性肝炎

项　目	结果	单位	参考值
HR 乙肝病毒DNA实时荧光检测	<1.00E+02	IU/mL	<1.00E+02

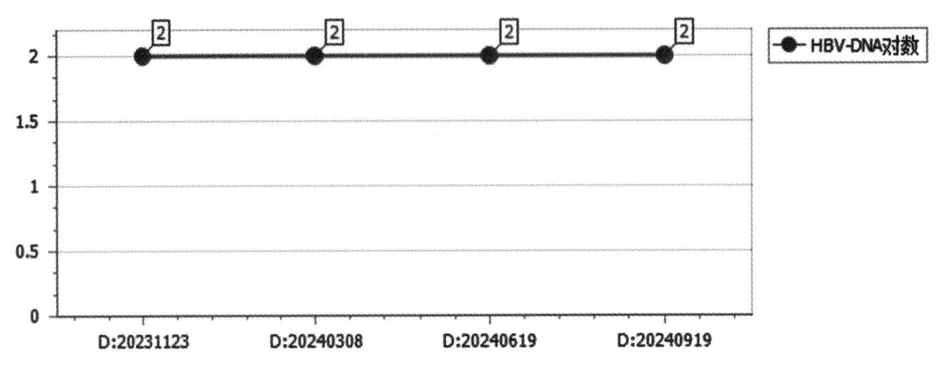

图 23-6　停药时 HBV DNA 水平

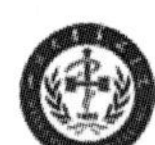

四川大学华西医院实验医学科临床分子诊断报告单

Report of Clinical Molecular, Department of Laboratory Medicine, West China Hospital of Sichuan University

姓名(Name)：　　性别(Sex)：男　　年　龄(Age)：38岁　　编号(No)：20240310G009-0250

科别(Dept)：传染科医疗单元　　床号(Bed No)：　　标本(Sample)：血清　　病员号(Case No)：

医生(doc.)：陈恩强　　诊断(Diag.)：未特指乙型病毒性肝炎

项　目	结果	单位	参考值
乙肝病毒RNA检测	<1.00E+02	copies/mL	<1.00E+02

【检测方法】本项目采用实时荧光定量PCR方法进行HBV-RNA定量检测。

【临床意义】结果“<1.00E+02 copies/mL”，表示样本中未检出HBV RNA，或其含量低于检测下限；若结果为数值，如“2.00E+04 copies/mL“，则表示HBV-RNA量为2*10^4 copies/mL。检测结果可用于乙肝患者治疗监测。

【备注】若核酸引物区发生突变，可能导致结果假阴性；样本采集、处理、运送及保存等过程与检测质量有关，任何失误可导致结果不准确。

图 23-7　停药时 HBV RNA 水平

(3)疗效分析：患者 HBsAg 保持阴性，HBsAb >1000 IU/L，HBeAg 保持阴性，HBeAb 仍为阴性，HBV DNA 保持阴性，HBV RNA 阴性。与患者沟通目前 HBsAg 保持阴性已经 8 个月，肝功能正常，血常规正常，TSH 升高临床意义有限，暂不处理，疗效和安全性良好。

(4)后续方案：停用替诺福韦片、恩替卡韦及聚乙二醇干扰素 α-2b 注射液，3～6 个月后复查。

(5)患者意见：患者及家属均同意完全停药。

（四）随访情况

1. 第一次随访

（1）随访时机：停用替诺福韦片、恩替卡韦片及聚乙二醇干扰素 α-2b 注射液后 3 个月。

（2）患者主诉：无不适，体重稍有回升。

（3）实验室检测：HBsAg <0.05 IU/mL，HBsAb >1000 IU/L，HBeAg 0.325 COI，HBeAb 1.45 COI，HBV DNA <100 IU/mL，HBV RNA <100 copies/mL；ALT 15 U/L，AST 18 U/L；WBC 5.81×10^9/L，Neut 3.52×10^9/L，Hb 156 g/L，PLT 227×10^9/L；AFP 6.19 ng/mL；尿常规无异常。腹部彩超提示肝实质欠均匀改变，胆囊壁固醇沉积，脾稍大。

（4）疗效分析：患者疗效保持稳定。

（5）后续方案：无须治疗，正常生活工作，3 个月后再次复查。

2. 第二次随访

（1）随访时机：停用替诺福韦片、恩替卡韦片及聚乙二醇干扰素 α-2b 注射液后 6 个月。

（2）临床治愈者主诉：无不适，体重 74 kg（干扰素治疗前体重为 74 kg）。

（3）实验室检测：HBsAg <0.05 IU/mL，HBsAb >1000 IU/L，HBeAg 0.278 COI，HBeAb 1.43 COI，HBV DNA <100 IU/mL，HBV RNA <100 copies/mL（图 23-8 ~ 图 23-10）；ALT 19 U/L，AST 15 U/L，TBIL 8.6 μmol/L；WBC 6.19×10^9/L，Neut 3.67×10^9/L，Hb 153 g/L，PLT 247×10^9/L；AFP 6.52 ng/mL。

四川大学华西医院实验医学科临床微生物室检验报告单

Report of Clinical Microbiology, Department of Laboratory Medicine, West China Hospital of Sichuan University

姓名(Name)：[redacted]　性别(Sex)：男　年龄(Age)：38岁　编号(No)：20240918G014-1237
科别(Dept)：传染科医疗单元　床号(Bed No)：　标本(Sample)：血清　病员号(Case No)：[redacted]
医生(doc.)：陈恩强　诊断(Diag.)：未特指乙型病毒性肝炎

No	项目	结果	阴阳性	单位	参考值	方法学
1	*#HBsAg全定量	<0.05		IU/mL	<0.05	电化学发光
2	HBsAg定量(原倍)	<0.05		IU/mL		电化学发光
3	HBsAg定量(1:900)	<45.00		IU/mL		电化学发光
4	☆*乙肝表面抗体定量	>1000.000	阳性	IU/L	0-10.0	电化学发光
5	☆*乙肝e抗原半定量	0.278	阴性	COI	0-1.0	电化学发光
6	☆*乙肝e抗体半定量	1.430	阴性	COI	>1.00	电化学发光
7	☆*乙肝核心抗体半定量	0.041	阳性	COI	>1.00	电化学发光

图 23-8　临床治愈时 HBV 标志物水平

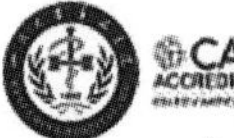

四川大学华西医院实验医学科临床分子诊断报告单

Report of Clinical Molecular, Department of Laboratory Medicine, West China Hospital of Sichuan University

姓名(Name)： 性别(Sex)： 男 年 龄(Age)：38岁 编号(No)：20240919G009-4048
科別(Dept)：传染科医疗单元 床号(Bed No)： 标本(Sample)：血浆 病员号(Case No)：
医生(doc.)：陈恩强 诊断(Diag.)：未特指乙型病毒性肝炎

项 目	结果	单位	参考值
* 乙肝病毒DNA实时荧光检测	<1.00E+02	IU/mL	<1.00E+02

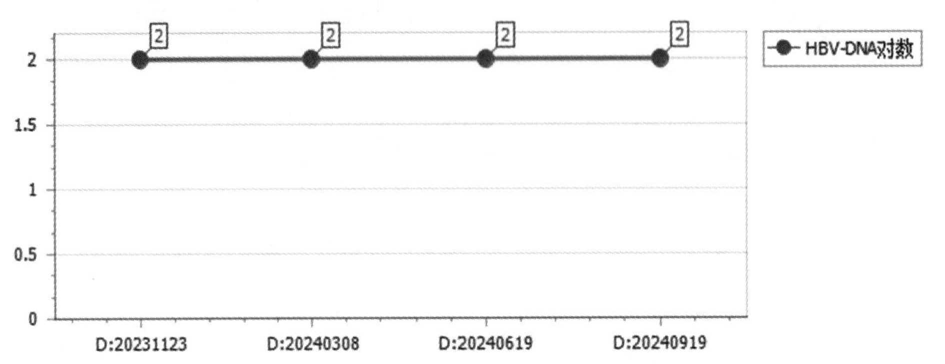

图 23-9　临床治愈时 HBV DNA 水平

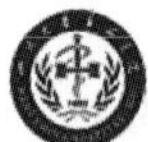

四川大学华西医院实验医学科临床分子诊断报告单

Report of Clinical Molecular, Department of Laboratory Medicine, West China Hospital of Sichuan University

姓名(Name)： 性别(Sex)： 男 年 龄(Age)：38岁 编号(No)：20240922G009-0363
科別(Dept)：传染科医疗单元 床号(Bed No)： 标本(Sample)：血清 病员号(Case No)：
医生(doc.)：陈恩强 诊断(Diag.)：未特指乙型病毒性肝炎

项 目	结果	单位	参考值
乙肝病毒RNA检测	<1.00E+02	copies/mL	<1.00E+02

【检测方法】本项目采用实时荧光定量PCR方法进行HBV-RNA定量检测。
【临床意义】结果“<1.00E+02 copies/mL”，表示样本中未检出HBV RNA，或其含量低于检测下限；若结果为数值，如“2.00E+04 copies/mL“，则表示HBV-RNA量为2*10^4 copies/mL。检测结果可用于乙肝患者治疗监测。
【备注】若核酸引物区发生突变，可能导致结果假阴性；样本采集、处理、运送及保存等过程与检测质量有关，任何失误可导致结果不准确。

图 23-10　临床治愈时 HBV RNA 水平

(4)疗效分析:宣布实现慢性乙肝临床治愈。

(5)后续方案:无须治疗,正常生活工作,定期随访(1 年/次)。

三、诊疗体会

这是笔者经治实现临床治愈的众多慢性乙肝患者中让人印象深刻的一例,不仅在于其实现HBsAg转阴和临床治愈的速度，也在于患者良好的依从性。在长期口服替诺福韦片以及恩替卡韦片(6年)后，虽然患者HBV DNA得到了良好的控制，但仍然处于乙肝"大三阳"状态，这种状态通常意味着患者有较高的疾病进展风险。在初次接诊这位患者时，笔者建议患者在口服抗病毒药基础上联合聚乙二醇干扰素，但目的并不是实现目前炙手可热的"临床治愈"，而是使患者达到从"大三阳"转变为"小三阳"这个目标。在向患者充分介绍了远期获益及可能的不良反应后，患者治疗意愿强烈，同意开始联合干扰素治疗。但令笔者和患者都没想到的是，在联合治疗4个月后，患者竟奇迹般的跳过"小三阳"这个阶段，直接实现了HBsAg转阴，可谓是"无心插柳柳成荫"。

由于患者干扰素治疗前为"大三阳"、干扰素治疗时间短(仅16周)、当时HBsAb为阴性，笔者担心此时贸然停用干扰素后续HBsAg复阳风险大，因此建议患者继续巩固至48周(标准疗程)。患者治疗依从性佳，干扰素治疗过程不良反应较轻，且有成都市医保来保障干扰素费用问题，因此同意继续巩固治疗，终于在干扰素治疗后48周时HBsAb达到>1000 IU/L。由于患者已连续3次(每次间隔约3个月)复查HBsAg阴性，因此笔者建议患者此时可同时停用口服抗病毒药及聚乙二醇干扰素，患者也完全信任笔者的专业水准，遵医嘱停用了2种口服抗病毒药及干扰素，6个月后复查提示HBsAg保持阴性，疗效稳定，宣布实现了慢性乙肝临床治愈。该例患者与慢性乙肝相伴的人生终于告一段落，患者治疗过程中核心指标变化详见表23-1。对于该患者取得临床治愈，笔者事后认真分析了患者所具备的优、劣势，优势是患者无乙肝或肝癌家族史、基线HBsAg低、年龄<50岁、无基础疾病，劣势是HBeAg阳性、男性。而该患者停止所有药物治疗6个月时还能维持HBsAg阴性、HBV DNA、HBeAg均阴性，达到真正的临床治愈，则归功于干扰素巩固治疗时间长以及治疗结束时HBsAb处于高水平。

表23-1　本例慢性乙肝患者追求临床治愈过程中核心指标的动态变化

参数	HBV DNA (IU/mL)	HBV RNA (copies/mL)	HBsAg (IU/mL)	HBsAb (IU/L)	HBeAg (COI)	HBeAb (COI)	ALT (U/L)	Neut ($\times10^9$/L)	PLT ($\times10^9$/L)
基线	<100(-)	—	33.00(+)	<2(-)	2.120(+)	1.51(-)	38	3.43	233
治疗1个月	—	—	20.30(+)	<2(-)	1.220(+)	1.61(-)	128	1.76	115
治疗4个月	<100(-)	—	<0.05(-)	<2(-)	0.771(-)	1.47(-)	56	1.50	80
治疗6个月	<100(-)	—	<0.05(-)	3.01(-)	0.631(-)	1.44(-)	32	1.37	103
治疗8个月	<100(-)	—	<0.05(-)	119(+)	0.591(-)	1.54(-)	42	1.36	99
治疗12个月	<100(-)	<100(-)	<0.05(-)	>1000(+)	0.430(-)	1.36(-)	27	2.17	109
停药3个月	<100(-)	<100(-)	<0.05(-)	>1000(+)	0.325(-)	1.45(-)	15	3.52	227
停药6个月	<100(-)	<100(-)	<0.05(-)	>1000(+)	0.278(-)	1.43(-)	19	3.67	247

HBV 感染是一个严重的全球性公共卫生问题，中国是世界上 HBV 感染负担最重的国家，也是实现“2030 年消除病毒性肝炎作为公共卫生危害”目标的主力军。作为一名慢性 HBV 感染者，除了可能被不公平地对待之外，他们更面对着肝硬化、肝癌等各种不良结局的恐惧。当听说有一种治疗药物或者治疗方案可以帮助他“治愈”慢性乙肝，试问有哪位乙肝患者（特别是那些已经吃了很多年抗病毒药物的慢性乙肝患者）能不心动？我相信，绝大部分慢性乙肝患者在听到这样的激动人心的讯息后，心中的“小鹿”必将瞬间复活，到处乱撞！

慢性乙肝临床治愈是近年兴起的一个概念，我国《慢性乙型肝炎防治指南（2022 年版）》亦对其明确提出和确认。首先，我们需要理解什么是“慢性乙肝临床治愈”，要满足以下几个方面的要求：①HBsAg 转阴，伴或不伴 HBsAb 出现；②外周血 HBV DNA 低于检测下限；③肝功能保持正常（主要是 ALT 持续正常）；④肝组织学没有明显炎症或纤维化（至少彩超和肝弹性检测无明显异常）；⑤停药 6 个月及以上 HBsAg 等病毒学标志物持阴性状态。部分患者在 HBsAg 消失时可能已经进展为严重肝纤维化、肝硬化或肝癌，在这种情况下患者通过抗病毒治疗实现 HBsAg 等病毒学标志物消失是否能代表其慢性乙肝本身实现临床治愈尚存争议。实现临床治愈后的获益主要有以下几点：第一，患者疾病进展到肝硬化、肝细胞癌等的风险显著降低，且这种风险降低程度可能比那些只是获得病毒学应答的患者要更好；第二，达到临床治愈后患者可以考虑停药，对患者来说一方面可以节约费用，另一方面也不必担心长期服药带来的不良反应。

针对 HBV 的抗病毒治疗药物目前并没有取得显著性突破。近年上市的明星口服药物“丙酚替诺福韦（TAF）”和“艾米替诺福韦（TMF）”并不能终结慢性乙肝，而上市时间更早的“长效干扰素”也并不是什么“神药”。不可否认，中国慢性乙型肝炎临床治愈（珠峰）工程项目的结果明确告诉我们，部分“优势慢性乙肝患者”在接受了基于聚乙二醇干扰素治疗方案后，确实实现了 HBsAg 清除，且相当一部分患者在停止所有抗病毒药物以后，他们的血清 HBsAg 维持了至少 6 个月以上的阴性状态。这些幸运者就是我们朝思暮想的慢性乙肝临床治愈的实现者！当我们在社交媒体上刷到这些取得慢性乙肝临床治愈金牌的幸运者时，羡慕之情无不溢于言表，摩拳擦掌、跃跃欲试的人更是数不胜数！

然而，要实现临床治愈是要讲究策略的，不是任何慢性乙肝患者选择这些药物，特别是“长效干扰素”均能轻易实现临床治愈的！对于优势人群，我们积极选择联合方案治疗以追求临床治愈，因为这类患者经过长期口服药物治疗显著耗竭了肝内 HBV cccDNA，此时再联合免疫调节剂（包括长效干扰素），确实可以增加 HBsAg 消失的概率。但是治疗的效果是受多因素共同影响的，再好的药物、再好的方案，应用在不同的患者身上，效果可能会截然不同；换言之，就算是优势人群也并不意味着接受基于干扰素的优化治疗方案就一定都会获得临床治愈！而对于非优势人群，我们也希望通过积极的抗病毒治疗转化为优势人群，为将来取得临床治愈打好基础。本例患者为 HBeAg 阳性慢性乙肝，其实现临床治愈的道路是漫长、崎岖的。首先,需在长期口服抗病毒治疗下达到HBV DNA阴性,其次是HBeAg转阴,最后才是联合聚乙二醇干扰素实现HBsAg转阴。但由于患者在长期口服抗病毒药治疗后仍然未实现HBeAg转阴,这才促使笔者在原有方案上联合聚乙二醇干扰素,从而在短期内实现了临床治愈这一令人惊喜的结果。

在笔者接诊过的众多慢性乙肝患者中,很多时候那些根本不是优势人群的慢性乙肝患者,不知道是受了什么刺激或蛊惑,稀里糊涂地加入了临床治愈追梦者的队伍。反而那些真正的优势人群,当他们了解到在实现临床治愈过程中可能面临的磕磕碰碰时,对不良反应的过度担忧又成为大部分患者不愿接受基于干扰素治疗方案的主要原因之一,甚至很多优势患者在干扰素治疗过程中因为一些不良反应而随意停药换药,进而错失临床治愈的机会,令人惋惜！这就要求我们医师要充分与患者沟通,不仅要讲实现临床治愈后的近期获益和远期获益,更要讲清楚干扰素治疗过程中的常见不良反应。在面对这些不良反应时我们也要讲究个体化治疗,以保证患者疗效获益最大化。个体化治疗不是“随心所欲”的治疗,我们需要的是基于循证医学证据的规范化治疗。医生要通过不断学习提高自己临床执业水准,同时,患者自己也要有清醒的大脑,切不可“病急乱投医”！本例患者在治疗过程中出现的不良反应主要包括流感样症状、血细胞减少、肝功能异常、皮肤瘙痒、体重下降,但都在可接受范围内,未予特殊处理,且这些指标异常在停用干扰素后短期都恢复了正常。总之,干扰素的不良反应大都是轻度、可预见、可控、可消除的,大部分患者都可以全程、全剂量使用干扰素,及早发现不良反应并采取恰当的处理措施才能让患者在临床治愈这条道路上走得更加安全、舒适！

四、推荐阅读

[1]中华医学会肝病学分会,中华医学会感染病学分会.慢性乙型肝炎防治指南(2022年版)[J].中华肝脏病杂志,2022,30(12):1309-1331.

[2]CHEN E, LI Y, WANG F, et al. Optimal treatment based on interferon no longer makes clinical cure of chronic hepatitis B far away: an evidence-based review on emerging clinical data[J]. Clinical Pharmacology and Therapeutics, 2024, 116(2): 295-303.

(陈恩强　撰写)

(何英利　曾庆磊　审校)

病例 24　38 岁男性，HBeAg 阴性，HBsAg 极低，NA 经治，IFN 单药，疗程 9 个月

概　要

38 岁男性 HBeAg 阳性慢性乙型肝炎患者，曾使用替比夫定片治疗 8 年，实现 HBeAg 血清学转换并成功停药，停药后 HBsAg 持续下降，单独应用聚乙二醇干扰素 α-2b 注射液持续治疗 9 个月，最终实现临床治愈，治疗期间不良反应轻微。核苷(酸)类似物经治且已实现停药的 HBeAg 阴性、HBsAg 持续下降的慢性 HBV 感染者是临床治愈的优势人群，医生应及时发现具有临床治愈潜质的患者并鼓励其努力尝试实现临床治愈。

一、患者情况

患者冯某，男，38 岁，以"发现乙肝标志物阳性 12 年"为主诉于 2022 年 5 月 27 日就诊，患者否认乙肝家族史。2010 年患者检测发现 HBsAg、HBeAg、HBcAb 阳性，ALT 和 HBV DNA 定量异常，肝胆胰脾超声提示肝脏光点增粗增强、回声分布不均匀、脾大(5.0 cm×13.0 cm)、门静脉内径增宽(1.35 cm)、脾静脉内径增宽(0.85 cm)，遂启动替比夫定片(600 mg，每日 1 次，口服)抗病毒治疗。2013 年复查 HBsAg 105.75 IU/mL、HBeAg(-)、HBeAb(+)、HBcAb(+)，HBV DNA 定量<100 IU/mL，肝功能正常。服用替比夫定片 8 年后停药。2021 年 9 月 30 日查 HBsAg 3.65 IU/mL。2022 年 5 月 27 日复查 HBsAg 3.02 IU/mL(图 24-1)，高敏 HBV DNA 定量未检出靶标(图 24-2)，ALT 12 U/L，血常规正常；肝胆胰脾超声提示肝回声分布均匀、脾轻度肿大(4.2 cm×12.0 cm)、门静脉内径正常(1.2 cm)、脾静脉内径正常(0.7 cm)。

乙肝五项-化学发光

空军军医大学第二附属医院（唐都医院）检验报告单　检验科

姓　名：[redacted]　ID 号：[redacted]　样本种类：血清　申请单ID：3158322000
性　别：男　科　别：感染病科唐都门诊　送检医生：康文　检验设备：HISCL5000
年　龄：38岁　床　号：　临床诊断：

No	检测项目	检测结果		生物参考区间	单位
1	乙肝表面抗原定量	3.02	↑	<0.03	IU/mL
2	乙肝表面抗体定量	0.10		<5.00	mIU/mL
3	乙肝e抗原定量	0.00		<1.00	C.O.I
4	乙肝e抗体定量	99.90	↑	<50.00	Inh%
5	乙肝核心抗体定量	622.80	↑	<1.00	C.O.I

备　注：

申请时间：2022-05-27 08:59　采样时间：2022-05-27 09:40　检验者：赵冰　审核者：苏征
接收时间：2022-05-27 11:31　报告时间：2022-05-27 13:12
注：此结果仅对所检测样本负责。　联系电话：029-84778267/84778419　第1页/共1页

图 24-1　基线 HBV 标志物水平

高敏HBV-DNA定量

空军军医大学第二附属医院（唐都医院）检验报告单　感染科

姓　名：[redacted]　ID 号：[redacted]　样本种类：血清　样本编号：20220527G0420021
性　别：男　科　别：感染病科唐都门诊　送检医生：康文　检验设备：
年　龄：38岁　床　号：　临床诊断：

No	检测项目	检测结果	生物参考区间	单位
1	高敏HBV DNA定量	目标未检出	<2.00E+01IU/mL	IU/ml

备　注：

申请时间：2022-05-27 08:59　采样时间：2022-05-27 09:40　检验者：[signature]　审核者：[signature]
接收时间：2022-05-27 13:19　报告时间：2022-05-27 15:10
注：此结果仅对所检测样本负责。　联系电话：029-84777595　第1页/共1页

图 24-2　基线 HBV DNA 水平

二、诊疗过程

（一）临床诊断

HBeAg 阴性慢性 HBV 感染。

（二）治疗方案

患者经8年替比夫定片抗病毒治疗由HBeAg阳性转化为HBeAg阴性，并成功实现核苷（酸）类似物（替比夫定片）停药。停药后HBsAg定量不断下降且低于10 IU/mL。此次就诊8个月前笔者曾建议患者使用聚乙二醇干扰素以追求临床治愈，但患者未下定决心。此次就诊时经再三考虑终于决定尝试干扰素治疗。患者检测自身免疫性肝病抗体均为阴性、甲状腺功能正常。遂行聚乙二醇干扰素α-2b注射液（180 μg，每周1次，腹部皮下注射）治疗。

（三）治疗过程

患者注射第1剂聚乙二醇干扰素α-2b注射液后10 h左右开始出现体温逐渐升高，最高达38.4 ℃，同时伴头疼、乏力、肌肉酸疼。给予对乙酰氨基酚口服，体温逐渐降至正常，上述症状逐渐好转。注射第2剂后，上述流感样症状体征较第1剂注射后明显减轻，无发热，伴轻度乏力、肌肉酸痛，未服用解热镇痛药。

1. 治疗后1个月

（1）患者主诉：轻度乏力、头晕，无其他不适。

（2）实验室检测：HBsAg 4.97 IU/mL，HBV DNA <100 IU/mL；ALT 6 U/L，AST 16 U/L，TBIL 19.4 μmol/L；WBC 3.9×10^9/L，Neut 1.89×10^9/L，Hb 163 g/L，PLT 183×10^9/L。

（3）疗效分析：患者HBsAg较治疗前略上升，肝功能及血常规正常，无明显不适症状。与患者沟通HBsAg在治疗初期常会出现轻度上升，可能与干扰素治疗损伤HBV感染的肝细胞进而释放肝细胞内库存HBsAg入血有关，可继续治疗。

（4）后续方案：上述方案效果良好，无明显不良反应，建议继续治疗，2个月后复查。

（5）患者意见：患者同意继续治疗。

2. 治疗后3个月

（1）患者主诉：体重稍降低，轻度乏力，无其他不适。

（2）实验室检测：HBsAg 2.51 IU/mL，高敏HBV DNA定量未检出靶标；ALT 28 U/L，AST 50 U/L，TBIL 17.7 μmol/L；WBC 3.06×10^9/L，Neut 1.33×10^9/L，Hb 155 g/L，PLT 90×10^9/L。

（3）疗效分析：患者HBsAg稍降低，肝功能基本保持稳定，WBC和PLT略有下降，考虑为聚乙二醇干扰素注射液导致的轻度骨髓抑制。

（4）后续方案：上述方案效果良好，不良反应在预期和可控范围之内，建议继续原方案治疗，不需要给予其他干预措施，3个月后复查。

（5）患者意见：患者同意继续治疗。

3. 治疗后 5 个月（因新冠疫情封控原因，中断治疗近 2 个月）

（1）患者主诉：无不适。

（2）实验室检测：HBsAg 0.74 IU/mL，高敏 HBV DNA 定量未检出靶标；ALT 10 U/L，AST 33 U/L；WBC 4.95×10^9/L，Neut 2.8×10^9/L，Hb 170g/L，PLT 174×10^9/L。

（3）疗效分析：患者中断治疗近 2 个月后复查血常规及肝功能复常，HBsAg 较治疗 3 个月时显著下降，考虑为干扰素停药后的后效应。

（4）后续方案：HBsAg 在停药后仍显著下降，上述方案效果良好，建议重启干扰素治疗，3 个月后复查。

（5）患者意见：患者对前期治疗效果表示满意，同意重启治疗。

4. 治疗后 8 个月（干扰素治疗 6 个月）

（1）患者主诉：轻度乏力，食欲减退，轻度脱发，体重减轻 3 kg。

（2）实验室检测：HBsAg 0.02 IU/mL，HBsAb 0.4 mIU/mL，HBV DNA <100 IU/mL；ALT 45 U/L，AST 63 U/L，TBIL 18.8 μmol/L；WBC 2.68×10^9/L，Neut 1.29×10^9/L，Hb 146 g/L，PLT 90×10^9/L。

（3）疗效分析：患者 HBsAg 首次转阴，HBsAb 尚未转阳，HBV DNA 保持转阴，肝功能和血常规指标总体保持稳定，与患者沟通已经“接近临床治愈”，应继续巩固治疗。

（4）后续方案：上述方案效果良好，建议继续原方案巩固治疗 3 个月，3 个月后复查。

（5）患者意见：患者对治疗效果表示满意，同意继续巩固治疗。

5. 治疗后 11 个月（干扰素治疗 9 个月）

（1）患者主诉：轻度乏力，食欲减退，轻度脱发，体重减轻 3 kg。

（2）实验室检测：HBsAg 0 IU/mL，HBsAb 6.35 mIU/mL，高敏 HBV DNA 定量未检出靶标；ALT 25 U/L，AST 32 U/L，TBIL 18.1 μmol/L；WBC 3.44×10^9/L，Neut 1.98×10^9/L，Hb 155 g/L，PLT 100×10^9/L；甲状腺功能正常。

（3）疗效分析：患者 HBsAg、HBV DNA 保持阴性，HBsAb 首次转阳；肝功能指标和血常规指标保持稳定。

（4）后续方案：患者干扰素巩固治疗 3 个月，HBsAg 阴性，HBsAb 首次转阳，建议接种乙肝疫苗 20 μg［按“0、1、6”方案共 3 剂（即现在、1 个月后、6 个月后各注射 1 剂）］，停用聚乙二醇干扰素 α-2b 注射液治疗，3 个月后复查。

（5）患者意见：患者对治疗效果表示非常满意，同意后续治疗方案。

（四）随访情况

1. 停药后 3 个月

（1）随访时机：停用干扰素后 3 个月。

（2）患者主诉：无不适。

(3)实验室检测:HBsAg 0 IU/mL,HBsAb 82.68 mIU/mL,HBV DNA <100 IU/mL;ALT 17 U/L;WBC 4.03×10^9/L,Neut 2.38×10^9/L,Hb 161 g/L,PLT 143×10^9/L。

(4)疗效分析:患者已停用干扰素 3 个月,并注射 2 剂乙肝疫苗,HBsAg 和 HBV DNA 保持阴性,HBsAb 滴度持续上升,效果明显。

(5)后续方案:继续停用干扰素,接种乙肝疫苗第 3 剂,3 个月后复查。

(6)患者意见:患者对治疗结果非常满意。

2. 停药后 8 个月

(1)随访时机:停用干扰素后 8 个月。

(2)临床治愈者主诉:无不适。

(3)实验室检测:HBsAg 0 IU/mL,HBsAb >1000 mIU/mL,高敏 HBV DNA 定量未检出靶标(图 24-3、图 24-4);ALT 8 U/L;WBC 4.67×10^9/L,Neut 2.26×10^9/L,Hb 168 g/L,PLT 162×10^9/L。

(4)疗效分析:患者已停用聚乙二醇干扰素 8 个月,并注射 3 剂乙肝疫苗,HBsAg 和 HBV DNA 保持阴性,HBsAb 滴度持续上升且已大于 1000 mIU/mL,宣布本例已实现慢性乙肝临床治愈。

(5)后续方案:无须治疗,继续停药,正常生活,半年后随访复查。

乙肝五项-化学发光

空军军医大学第二附属医院检验报告单

陕(HR)
门诊　　检验科

姓　名:　　　　ID　号:　　　　样本种类:血清　　样本编号:20231222G0027395
性　别:男　　科　室:感染病科唐都门诊　　送检医生:康文　　申请单号:3904983600
年　龄:40岁　　床　号:　　临床诊断:乙肝 恢复期;便秘;

No	项　目	英文名称	结果	参考值	单位	检测方法
1	乙肝表面抗原定量	HBsAg	0.00	<0.03	IU/mL	化学发光法
2	乙肝表面抗体定量	Anti-HBs	>1000.00 ↑	<5.00	mIU/mL	化学发光法
3	乙肝e抗原定量	HBeAg	0.00	<1.00	C.O.I	化学发光法
4	乙肝e抗体定量	Anti-HBe	99.20 ↑	<50.00	Inh%	化学发光法
5	乙肝核心抗体定量	Anti-HBc	248.30 ↑	<1.00	C.O.I	化学发光法

备　注:

采样时间:2023-12-22 10:01　　接收时间:2023-12-22 11:51　　检验者:樊俊　　审核者:路芸
报告时间:2023-12-22 12:51
实验室地址:空军军医大学第二附属医院检验科免疫室　　联系电话:029-84778267/84778419
声明:本检验结果仅反映送检标本的情况　　第1 页/共1页
项目名称后标注"*"为陕西省互认项目;项目名称后标注"#"为校互认项目。

图 24-3　临床治愈时 HBV 标志物水平

高敏HBV DNA定量

空军军医大学第二附属医院检验报告单　门诊　感染科

姓　名：　　ID 号：　　样本种类：血清　　样本编号：20231222G0420002
性　别：男　　科　室：感染病科唐都门诊　　送检医生：康文　　申请单号：3904983400
年　龄：40岁　　床　号：　　临床诊断：乙肝 恢复期；便秘；

No	项　　目	英文名称	结果	参考值	单位	检测方法
1	高敏HBV DNA定量		目标未检出	<2.00E+01IU/mL	IU/mL	

备　注：

申请时间：2023-12-22 09:58　采样时间：2023-12-22 10:01　检验者：　审核者：
接收时间：2023-12-22 10:47　报告时间：2023-12-22 13:24
实验室地址：空军军医大学第二附属医院　联系电话：029-84777595　第1 页/共1页
声明：本检验结果仅反映送检标本的情况
项目名称后标注“*”为陕西省互认项目；项目名称后标注“#”为校互认项目。

图 24-4　临床治愈时 HBV DNA 水平

3. 停药后 17 个月

(1) 随访时机：停用干扰素后 17 个月。

(2) 临床治愈者主诉：无不适。

(3) 实验室检测：HBsAg 0 IU/mL、HBsAb 964.3 mIU/mL、高敏 HBV DNA 定量未检出靶标(图 24-5、图 24-6)，ALT 11 U/L，WBC 4.57×10^9/L、Neut 2.09×10^9/L，Hb 162 g/L、PLT 152×10^9/L。

乙肝五项-化学发光

空军军医大学第二附属医院检验报告单　陕（HR）　门诊　检验科

姓　名：　　ID 号：　　样本种类：血清　　样本编号：20240924G0027504
性　别：男　　科　室：感染病科唐都门诊　　送检医生：康文　　申请单号：4301126400
年　龄：41岁　　床　号：　　临床诊断：乙肝 恢复期；便秘；

No	项　　目	英文名称	结果		参考值	单位	检测方法
1	乙肝表面抗原定量	HBsAg	0.00		<0.03	IU/mL	化学发光法
2	乙肝表面抗体定量	Anti-HBs	964.30	↑	<5.00	mIU/mL	化学发光法
3	乙肝e抗原定量	HBeAg	0.00		<1.00	C.O.I	化学发光法
4	乙肝e抗体定量	Anti-HBe	99.20	↑	<50.00	Inh%	化学发光法
5	乙肝核心抗体定量	Anti-HBc	187.50	↑	<1.00	C.O.I	化学发光法

备　注：

采样时间：2024-09-24 10:56　接收时间：2024-09-24 12:34　检验者：王静　审核者：李倩
报告时间：2024-09-24 14:40
实验室地址：空军军医大学第二附属医院检验科免疫室　联系电话：029-84778267/84778419
声明：本检验结果仅反映送检标本的情况　第1 页/共1页
项目名称后标注“*”为陕西省互认项目；项目名称后标注“#”为校互认项目。

图 24-5　临床治愈后再随访 9 个月 HBV 标志物水平

高敏HBV DNA定量

空军军医大学第二附属医院检验报告单 门诊 感染科

姓 名: ID 号: 样本种类: 血清 样本编号: 20240924G0420254
性 别: 男 科 室: 感染病科唐都门诊 送检医生: 康文 申请单号: 4301126200
年 龄: 41岁 床 号: 临床诊断: 乙肝 恢复期; 便秘;

No	项 目	英文名称	结果	参 考 值	单位	检测方法
1	高敏HBV DNA定量		目标未检出	<2.00E+01IU/mL	IU/mL	

备 注:

申请时间: 2024-09-24 10:10 采样时间: 2024-09-24 10:57 检验者: 审核者:
接收时间: 2024-09-24 12:29 报告时间: 2024-09-25 14:44
实验室地址:空军军医大学第二附属医院 联系电话:029-84777595 第1 页/共1页
声明:本检验结果仅反映送检标本的情况
项目名称后标注"*"为陕西省互认项目;项目名称后标注"#"为校互认项目。

图 24-6 临床治愈后再随访 9 个月 HBV DNA 水平

(4)疗效分析:患者已停用聚乙二醇干扰素 17 个月,HBsAg 和 HBV DNA 保持阴性,HBsAb 滴度维持高水平,保持临床治愈状态。

(5)后续方案:无须治疗,正常生活,定期随访(1 年/次)。

三、诊疗体会

该例患者是经过 8 年替比夫定片治疗后由 HBeAg 阳性转为 HBeAg 阴性,并成功实现核苷(酸)类似物停药的病例。经过长期核苷(酸)类似物抗病毒治疗,患者肝纤维化逐渐改善,脾体积缩小,门静脉和脾静脉内径也恢复正常。停用核苷(酸)类似物后,患者血清生化学和病毒学持续保持稳定,且 HBsAg 持续下降,并降至 10 IU/mL 以下。此类患者是慢性乙肝临床治愈非常理想的"优势人群"。此类患者按照目前我国《慢性乙型肝炎防治指南(2022 年版)》关于慢性 HBV 感染自然史定义,诊断上属于"HBeAg 阴性慢性 HBV 感染"的范畴或状态(需要指出的是,自然史通常指未经治疗的自然进展状态,本例是经过治疗到达这个状态,是否属于这个状态仍有争论空间,但是这是最切合本例的诊断或归类了)。根据指南中的推荐意见,可暂时不治疗,临床实践中对于此种低 HBsAg 的情形,也常有患者及医生选择静观其变,等待 HBsAg 的自发清除。然而,结果往往事与愿违。在本案例复盘时,笔者发现此例患者虽然 HBsAg 水平极低,但经过 2 次随访、间隔超过半年,其 HBsAg 水平稳定于 3 IU/mL 左右后不再下降(表 24-1)。2024 年南方医科大学团队发表的 GOLDEN 模型可以对核苷(酸)类似物经治患者的 5 年内出现 HBsAg 清除概率进行预测。于是,笔者使用 GOLDEN 模型进行预测,发现其 5 年内预计出现 HBsAg 清除的概率几乎为零。根据笔者临床经验,此类患者如联合长效干扰素治疗,经过 48 周干扰素治疗的临床治愈希望非常高,据已有报道显示治愈率超过 90%。

表 24-1　本例慢性乙肝患者追求临床治愈过程中核心指标的动态变化

参数	HBV DNA (IU/mL)	HBsAg (IU/mL)	HBsAb (mIU/mL)	ALT (U/L)	Neut ($\times10^9$/L)	PLT ($\times10^9$/L)
基线	TND（-）	3.02(+)	0.10(-)	12	2.30	206
治疗 1 个月	<100(-)	4.97(+)	—	6	1.89	183
治疗 3 个月	TND(-)	2.51(+)	—	28	1.33	90
治疗 5 个月	TND(-)	0.74(+)	—	10	2.80	174
治疗 8 个月	<100(-)	0.02(-)	0.40(-)	45	1.29	90
治疗 11 个月	TND(-)	0(-)	6.35(-)	25	1.98	100
停药 3 个月	<100(-)	0(-)	82.68(+)	17	2.38	143
停药 8 个月	TND(-)	0(-)	>1000(+)	8	2.26	162
停药 17 个月	TND(-)	0(-)	964.30(+)	11	2.09	152

TND：未检测出靶标。

对于此类患者，医生应抓住临床治愈的时机，积极鼓励患者追求临床治愈。患者曾对慢性乙肝临床治愈抱有质疑态度，且对干扰素的不良反应有所惧怕，认为目前自己已经不吃药了，病情挺稳定，如再次开始治疗，担心花了钱万一没治好还承受了不良反应，得不偿失。这种想法是很多乙肝患者存在的心理。尤其是对于服用了很多年核苷（酸）类似物并且已经取得了很好的效果的情况下，是否敢于突破现有的“舒适圈”、踏出迈向临床治愈的那一步，显得尤为重要。患者前期多年的口服抗病毒药物为实现临床治愈打下了良好的治疗基础。虽然患者经过长期核苷（酸）类似物治疗已实现停药，但随着年龄的增长，只要 HBsAg 阳性，肝癌的发生风险就高于 HBsAg 阴性的人群。因此，实现临床治愈是其最理想的治疗终点。

慢性乙肝的治疗是个漫长的、循序渐进的过程，需要稳扎稳打，医生需要与患者沟通，为患者制订个体化的、阶段性的治疗目标，并动态调整之。追溯此患者 10 余年的整体治疗过程，在患者治疗的早期阶段，其治疗目标是实现肝功能正常，HBV DNA 持续阴性。很显然，患者通过服用替比夫定片很快实现了这一“小目标”。在随后的治疗中，第二个阶段目标便被提上日程，即在第一阶段目标实现的基础上，追求实现 HBeAg 血清学转换。患者经过 3 年的替比夫定片治疗，很幸运地实现了这个第二阶段目标，并且通过超声检查发现门静脉高压也有所改善。然而治疗并未止步于此，第三个阶段目标是实现停用核苷（酸）类似物。经过患者长期配合治疗，患者在实现 HBeAg 血清学转换后仍持续巩固治疗 5 年，停用核苷（酸）类似物后定期随访病毒学、血清学持续保持稳定，此时已稳稳获得了“银牌”。于是第四个阶段目标便被提上日程，追求慢性乙肝临床治愈。中国《慢性乙型肝炎防治指南（2022 年版）》明确提出：“对于部分适合条件的患者，应追求临床治愈。"HBsAg <1500 IU/mL(当然,越低越好)的患者是临床治愈的优势人群。然而是否敢于追求临床治愈,勇敢地向"金牌"发起冲击,是困扰许多患者的难题。

核苷(酸)类似物实现临床治愈的概率非常低,现阶段实现临床治愈的治疗方案通常需要联合或单用聚乙二醇干扰素注射。干扰素具有免疫调节和抗病毒作用,但是不利之处在于治疗成本较为昂贵,疗程虽然有限但具体疗程却因人而异;同时有比较明显的流感样症状、骨髓抑制、脱发、抑郁、消瘦、甲状腺功能异常等不良反应,不少患者对其望而却步,有些医生也不愿承担任何使用干扰素带来的风险和责任。但是,干扰素的不良反应也是因人而异的,多数患者是能耐受这些不良反应的,在医生指导和监测下能够完成治疗。本例临床治愈的患者具备多项临床治愈的预测因素:①长期核苷(酸)类似物治疗并已实现了 HBeAg 血清学转换;②基线 HBsAg 滴度非常低;③干扰素治疗 3 个月后因客观原因治疗中断,中断干扰素期间 HBsAg 仍在快速下降,这是实现临床治愈非常好的信号。至于使用干扰素是否有严重的不良反应,那只有个人真正使用过才知道。就如"小马过河"的故事所揭示的道理,一个人遇到问题和困难不能盲目听信他人,需要自己勇于尝试才能最终成功。此例慢性乙肝患者经过 9 个月干扰素治疗实现了临床治愈;后期联合乙肝疫苗接种实现高水平的 HBsAb。患者在治疗过程中不良反应轻微,自觉症状表现为轻度乏力、头晕、体重减轻、轻度脱发,此为干扰素常见的不良反应,同时治疗期间肝功能和血常规基本保持稳定,只有轻微的波动,无明显骨髓抑制表现,对于以上不良反应患者可耐受,这是使用干扰素治疗非常理想的状态。

总结这例临床治愈的病例,医生有责任帮助患者不断提升治疗目标,让治疗过程登上新的台阶;患者需要对医生充分信任,并且敢于挑战,突破现有舒适圈,不断追求新的目标,最终才能达成临床治愈这一治疗终点。然而临床中有很多临床治愈的优势人群,虽然具备临床治愈的基线优势因素,但始终畏手畏尾、瞻前顾后、顾虑重重,总想着单靠口服药维持现状,不肯再向前踏出一步,从而与临床治愈良机擦肩而过。医生应加强与患者的沟通,消除患者的顾虑,医患同心,共同携手,及时发现优势人群并鼓励其努力尝试实现临床治愈,或通过接续治疗帮助更多的非优势人群转化为优势人群,进而实现慢性乙肝临床治愈。

四、推荐阅读

[1]中华医学会肝病学分会,中华医学会感染病学分会. 慢性乙型肝炎防治指南(2022 年版)[J]. 中华肝脏病杂志,2022,30(12):1309-1331.

[2]LOK ASF. Toward a functional cure for hepatitis B [J]. Gut and Liver,2024,18(4):593-601.

[3]FAN R,ZHAO S,NIU J,et al. High accuracy model for HBsAg loss based on longitudinal trajectories of serum qHBsAg throughout long-term antiviral therapy[J]. Gut,2024,40

(7):1320-1320.

[4]ZENG QL,YU ZJ,SHANG J,et al. Short-term peginterferon-induced high functional cure rate in inactive chronic hepatitis B virus carriers with low surface antigen levels [J]. Open Forum Infect Dis,2020,7(6):ofaa208.

（康　文　撰写）

（何英利　曾庆磊　审校）

病例25　38岁男性，HBeAg阴性，HBsAg极低，IFN单药，疗程11个月

概　要

38岁男性HBeAg阴性慢性乙型肝炎患者，应用聚乙二醇干扰素α-2b注射液持续治疗11个月实现临床治愈。治疗期间最突出的不良反应是第一次注射后发热、肌肉酸痛。本例患者HBsAg水平低、HBeAg阴性、依从性较好是临床治愈成功的关键。

一、患者情况

患者周某，男，38岁，身高175 cm，体重74 kg，以“肝功能异常”为主诉就诊入院，患者否认乙肝家族史。2023年5月9日检测结果：HBsAg 2.06 IU/mL，HBsAb 0.33 mIU/mL，HBeAg 0.37 S/CO，HBeAb 0.01 S/CO，HBcAb 6.76 S/CO，HBV DNA <100 IU/mL（图25-1、图25-2）；ALT 112 U/L，AST 41 U/L，TBIL 30.3 μmol/L，DBIL 4.6 μmol/L；AFP 1.8 μg/L；WBC 9.58×10^9/L，Hb 159 g/L，PLT 319×10^9/L；肝胆胰脾超声提示脂肪肝，未发现其他异常。

2023-05-09　　HBSAg定量(稀释)+乙肝三系定量

浙江省人民医院 杭州医学院附属人民医院

浙江省人民医院检验中心检验报告单

第1页/共1页

姓　名:　　病员号:　　标本种类: 血清　　样本编号: 20230509G0341807
类　别: 门诊　　床　号:　　标本性状:　　条型码号: 014133373400
科　别: 感染病科　　性　别: 男　　送检医生: 00001827_潘红英　　采集时间: 2023-05-09 07:17
病　区:　　年　龄: 38岁　　接收人员: ljw　　接收时间: 2023-05-09 08:14
送检单位:　　采集部位: 静脉　　临床初诊: 慢性活动型乙型病毒性肝炎
备　注:

NO	项目	结果		参考区间	单位	实验方法
HR 1	乙肝表面抗原	2.06	阳性	≤0.05	IU/ml	微粒子发光法
HR 2	乙肝表面抗体	0.33	阴性	≤10.00	mIU/ml	微粒子发光法
HR 3	乙肝E抗原	0.37	阴性	≤1.00	S/CO	微粒子发光法
HR 4	乙肝E抗体	0.01	阳性	>1.00	S/CO	微粒子发光法
HR 5	乙肝核心抗体	6.76	阳性	≤1.00	S/CO	微粒子发光法

报告时间:　2023-05-09 10:29　　检验: 杨亦宁　　审核: [illegible]
注: 此检验报告仅对本次标本负责。　"HR"标注为浙江省临床检验中心公布的互认检验项目
如有疑问，请在一周内与检验中心免疫室联系，电话：0571-85893262。

图 25-1　基线 HBV 标志物水平

2023-05-09　　乙肝DNA定量

浙江省人民医院 杭州医学院附属人民医院

浙江省人民医院检验中心检验报告单

第1页/共1页

姓　名:　　病员号:　　标本种类: 血清　　样本编号: 20230509G0414044
类　别: 门诊　　床　号:　　标本性状:　　条型码号: 014133373200
科　别: 感染病科　　性　别: 男　　送检医生: 00001827_潘红英　　采集时间: 2023-05-09 07:17
病　区:　　年　龄: 38岁　　接收人员: ljw|陆驾文　　接收时间: 2023-05-09 08:08
送检单位:　　采集部位: 静脉　　临床初诊: 慢性活动型乙型病毒性肝炎
备　注:

NO	项目	结果	参考区间	单位	实验方法
HR 1	乙肝病毒DNA定量	低于最低定量限	≤1.0E+2	IU/ml	荧光-PCR法

检测结果说明：1、本法最低检测限15 IU/ml，最低定量限为100 IU/ml。2、如检测结果在15-100 IU/ml时，结果是通过标准曲线推算而得。3、检验结果请结合临床和其他检查综合分析。

报告时间:　2023-05-09 14:04　　检验: 赵剑　　审核: 何方
注: 此检验报告仅对本次标本负责。　"HR"标注为浙江省临床检验中心公布的互认检验项目
如有疑问，请在一周内与检验中心分子室联系，电话：0571-85893264。

图 25-2　基线 HBV DNA 水平

二、诊疗过程

（一）临床诊断

HBeAg 阴性慢性乙型肝炎。

（二）治疗方案

患者临床治愈愿望强烈，予进一步查自身免疫性抗体、甲状腺功能、免疫球蛋白等指标，嘱患者 1 周后复诊，评估是否适合干扰素治疗。2023 年 5 月 17 日患者来院复诊，自身免疫性抗体、甲状腺功能、免疫球蛋白等指标均正常，患者转氨酶轻度升高考虑与 HBV 相关，脂肪肝亦有可能，嘱患者低脂饮食、戒酒，评估患者心理状态适合干扰素治疗。于 2023 年 5 月 17 日予第 1 针聚乙二醇干扰素 α-2b 注射液（180 μg，每周 1 次，腹部皮下注射）治疗，并予布洛芬胶囊预防应对发热等不良反应。建议定期来院复诊，动态调整治疗方案。

（三）治疗过程

患者注射第 1 剂聚乙二醇干扰素 α-2b 注射液后当日出现体温升高，同时伴轻度头晕、乏力、肌肉酸痛。患者服用布洛芬胶囊后体温逐渐降至正常，且上述症状逐渐好转。此后患者注射干扰素未诉明显不适，但患者自觉头发较前脱落增多。

1. 治疗后 1 个月

（1）患者主诉：一般情况可，无明显不适。

（2）实验室检测：HBsAg 3.07 IU/mL，HBsAb 0.33 mIU/mL；ALT 45 U/L，AST 62 U/L，TBIL 21.2 μmol/L，DBIL 4.2 μmol/L；WBC 5.38×10^9/L，Hb 157 g/L，PLT 239×10^9/L。

（3）疗效分析：患者干扰素治疗 1 个月后（共 4 针），HBsAg 轻度升高，向患者解释治疗后 HBsAg 上升有多种因素的影响，比如干扰素诱发肝细胞免疫损伤后释放肝细胞内 HBsAg 库存入血、检测误差等；ALT、AST 较前下降，肝功能有所改善；血常规中 WBC、PLT 较前降低，考虑为聚乙二醇干扰素 α-2b 注射液的骨髓抑制作用所致，但尚未达到必须干预的临界值。

（4）后续方案：上述方案效果在预期之内，不良反应在预期和可控范围之内，患者精神状态良好，建议继续干扰素抗病毒，1 个月后复查乙肝五项定量、肝功能以及血常规。

（5）患者意见：患者表示理解并同意继续目前方案治疗。

2. 治疗后 2 个月

（1）患者主诉：轻度乏力。

(2)实验室检测：HBsAg 0.82 IU/mL，HBsAb 0.51 mIU/mL；ALT 234 U/L，AST 132 U/L，TBIL 21.0 μmol/L，DBIL 4.1 μmol/L；WBC 6.67×10^9/L，Hb 157 g/L，PLT 167×10^9/L。

(3)疗效分析：患者 HBsAg 降低，ALT、AST 较前上升，血常规指标总体保持稳定，考虑患者肝功能异常为干扰素使用后不良反应。患者感轻度乏力，无明显食欲减退、无肤黄眼黄尿黄等不适。

(4)后续方案：上述方案效果良好，不良反应在预期和可控范围之内，患者精神状态佳，建议继续干扰素抗病毒，同时联合口服护肝药物(当飞利肝宁片，每次 2 片，每日 3 次；双环醇片，每次 50 mg，每日 3 次)治疗。

(5)患者意见：患者对治疗效果表示满意，自诉可耐受不良反应，同意继续目前方案治疗。

3. 治疗后 3 个月

(1)患者主诉：轻度乏力。

(2)实验室检测：HBsAg 0.39 IU/mL，HBsAb 1.53 mIU/mL，HBV DNA <100 IU/mL；ALT 109 U/L，AST 144 U/L，TBIL 18.4 μmol/L，DBIL 4.5 μmol/L；WBC 3.95×10^9/L，Hb 154 g/L，PLT 131×10^9/L。

(3)疗效分析：患者 HBsAg 降低，HBV DNA 保持低于检测下限，肝功能指标较前好转；血常规指标总体保持稳定，WBC 及 PLT 虽较前降低，但仍在正常范围内。

(4)后续方案：上述方案效果良好，不良反应在预期和可控范围之内，患者精神状态佳，建议继续干扰素抗病毒，同时继续联合口服护肝药物(当飞利肝宁片，每次 2 片，每日 3 次；双环醇片，每次 50 mg，每日 3 次)治疗。

(5)患者意见：患者对治疗效果表示满意，自诉可耐受，同意继续该方案治疗。

4. 治疗后 4 个月

(1)患者主诉：轻度乏力，自觉头发脱落较前增多。

(2)实验室检测：HBsAg 0.30 IU/mL，HBsAb 2.69 mIU/mL；ALT 84 U/L，AST 105 U/L，TBIL 18.5 μmol/L，DBIL 4.2 μmol/L；WBC 3.62×10^9/L，Hb 151 g/L，PLT 128×10^9/L。

(3)疗效分析：患者 HBsAg 继续降低，HBsAb 较前上升，肝功能指标继续好转，血常规指标总体保持稳定，WBC 及 PLT 虽较前降低，但仍在正常范围内。患者自觉头发脱落较前增多，考虑为干扰素治疗的不良反应，告知患者一般停药后可以恢复。

(4)后续方案：上述方案效果良好，不良反应在预期和可控范围之内，患者精神状态佳，建议继续干扰素抗病毒，同时继续联合口服护肝药物(当飞利肝宁片，每次 2 片，每日 3 次；双环醇片，每次 50 mg，每日 3 次)治疗。

(5)患者意见：患者对治疗效果表示满意，对脱发增多表示知情理解，自诉可耐受，同意继续该方案治疗。

5. 治疗后 5 个月

(1)患者主诉:轻度乏力。

(2)实验室检测:ALT 106 U/L,AST 127 U/L,TBIL 20.0 μmol/L,DBIL 4.7 μmol/L;WBC 3.79×10^9/L,Hb 144 g/L,PLT 126×10^9/L。

(3)疗效分析:患者 ALT、AST 较上月升高,考虑为干扰素治疗不良反应所致;血常规指标总体保持稳定,WBC 及 PLT 虽处于较低水平,但仍在正常范围内。

(4)后续方案:上述方案效果良好,不良反应在预期和可控范围之内,患者精神状态佳,建议继续干扰素抗病毒,同时继续联合口服护肝药物(当飞利肝宁片,每次 2 片,每日 3 次;双环醇片,每次 50 mg,每日 3 次)治疗。

(5)患者意见:患者对治疗效果表示满意,自诉可耐受,同意继续该方案治疗。

6. 治疗后 6 个月

(1)患者主诉:轻度乏力。

(2)实验室检测:HBsAg 0.13 IU/mL,HBsAb 14.59 mIU/mL;WBC 4.29×10^9/L,Hb 150 g/L,PLT 146×10^9/L。

(3)疗效分析:患者 HBsAg 接近转阴,HBsAb 首次阳性,血常规指标总体保持稳定。

(4)后续方案:上述方案效果良好,不良反应在预期和可控范围之内,患者精神状态佳,建议继续干扰素抗病毒,同时继续联合口服护肝药物(当飞利肝宁片,每次 2 片,每日 3 次;双环醇片,每次 50 mg,每日 3 次)治疗。患者干扰素治疗已半年,下月予复查甲状腺功能。

(5)患者意见:患者对治疗效果表示满意,自诉可耐受,同意继续该方案治疗。

7. 治疗后 7 个月

(1)患者主诉:一般情况可,无明显不适。

(2)实验室检测:HBsAg 0.08 IU/mL,HBsAb 13.81 mIU/mL,HBV DNA <100 IU/mL;ALT 85 U/L,AST 102 U/L,TBIL 18.1 μmol/L,DBIL 4.6 μmol/L;WBC 4.28×10^9/L,Hb 154 g/L,PLT 151×10^9/L;甲状腺功能正常。

(3)疗效分析:患者 HBsAg 继续降低,更加接近转阴,HBsAb 持续阳性,肝功能指标较前好转,血常规指标总体保持稳定,甲状腺功能正常,腹部超声提示脂肪肝,其余无明显异常。

(4)后续方案:上述方案效果良好,不良反应在预期和可控范围之内,患者精神状态佳,建议继续干扰素抗病毒治疗,同时继续联合口服护肝药物(当飞利肝宁片,每次 2 片,每日 3 次;双环醇片,每次 50 mg,每日 3 次)治疗。

(5)患者意见:患者对治疗效果表示满意,自诉可耐受,同意继续该方案治疗。

8. 治疗后 8 个月

(1)患者主诉:一般情况可,无明显不适。

（2）实验室检测：HBsAg 0.03 IU/mL，HBsAb 16.40 mIU/mL，HBV DNA <100 IU/mL；ALT 71 U/L，AST 86 U/L，TBIL 15.8 μmol/L，DBIL 3.8 μmol/L；WBC 4.50×10^9/L，Hb 149 g/L，PLT 136×10^9/L；甲状腺功能正常。

（3）疗效分析：患者 HBsAg 首次转阴，HBsAb 持续阳性且水平较前上升，肝功能指标继续好转，血常规指标总体保持稳定，甲状腺功能正常，患者一般情况稳定。

（4）后续方案：上述方案效果良好，不良反应在预期和可控范围之内，患者精神状态佳，建议继续干扰素抗病毒治疗。

（5）患者意见：患者对治疗效果表示满意，自诉可耐受，同意继续该方案治疗。

9. 治疗后 9 个月

（1）患者主诉：一般情况可，无明显不适。

（2）实验室检测：HBsAg 0 IU/mL，HBsAb 52.22 mIU/mL；ALT 212 U/L，AST 117 U/L，TBIL 19.3 μmol/L，DBIL 4.1 μmol/L；WBC 3.79×10^9/L，Hb 149 g/L，PLT 146×10^9/L。

（3）疗效分析：患者 HBsAg 持续阴性，HBsAb 持续阳性且水平较前显著上升，ALT、AST 升高，考虑为停用保肝药所致的转氨酶反弹，血常规指标总体保持稳定，患者一般情况稳定。

（4）后续方案：上述方案效果良好，不良反应在预期和可控范围之内，患者精神状态佳，建议继续干扰素抗病毒治疗，同时继续联合口服护肝药物（当飞利肝宁片，每次 2 片，每日3 次；双环醇片，每次 50 mg，每日 3 次）治疗。

（5）患者意见：患者对治疗效果表示满意，自诉可耐受，同意继续该方案治疗。

10. 治疗后 10 个月

（1）患者主诉：无明显不适。

（2）实验室检测：HBsAg 0 IU/mL，HBsAb 54.41 mIU/mL；ALT 61 U/L，AST 89 U/L，TBIL 15.9 μmol/L，DBIL 3.6 μmol/L；WBC 4.87×10^9/L，Hb 150 g/L，PLT 149×10^9/L。

（3）疗效分析：患者 HBsAg 持续阴性，HBsAb 持续阳性且水平继续上升，肝功能指标较前好转，血常规指标总体保持稳定，患者一般情况稳定。

（4）后续方案：上述方案效果良好，不良反应在预期和可控范围之内，患者精神状态佳，建议继续干扰素抗病毒治疗，同时继续联合护肝药物（当飞利肝宁片，每次 2 片，每日 3 次；双环醇片，每次 50 mg，每日 3 次）治疗。患者肝功能指标反复异常，经间断口服护肝药物治疗半年余，仍未完全正常，建议患者静脉注射复方甘草酸苷注射液抗炎保肝治疗。

（5）患者意见：患者对治疗效果表示满意，自诉可耐受，同意继续该方案治疗。

11. 治疗后 11 个月

（1）患者主诉：近来腰部酸痛。

(2)实验室检测：HBsAg 0 IU/mL，HBsAb 102.06 mIU/mL；ALT 85 U/L，AST 113 U/L，TBIL 19.4 μmol/L，DBIL 4.1 μmol/L；WBC 5.15×10^9/L，Hb 153 g/L，PLT 154×10^9/L；尿潜血(+++)，尿红细胞计数 382 个/μL，尿白细胞计数 22.3 个/μL，尿蛋白+；腹部超声提示双肾结石、左肾囊肿、右肾结晶。

(3)疗效分析：患者 HBsAg 持续阴性，HBsAb 持续阳性且水平显著上升，肝功能指标波动，血常规指标总体保持稳定。患者本次复诊诉近来腰部酸痛，无发热，无恶心呕吐，无肉眼血尿，尿常规异常，考虑与肾多发结石有关，建议泌尿外科就诊。

(4)后续方案：上述方案效果良好，不良反应在预期和可控范围之内，患者精神状态佳，建议继续干扰素抗病毒治疗，同时继续联合口服护肝药物(当飞利肝宁片，每次 2 片，每日 3 次；双环醇片，每次 50 mg，每日 3 次)治疗。患者因肾结石至泌尿外科住院治疗，行左侧经尿道输尿管-肾盂激光碎石取石术、左侧肾盏切开取石术、经尿道膀胱镜膀胱激光碎石取石术，术后患者恢复可。因患者 HBsAg 阴性后干扰素巩固治疗已经 3 个月，遂停用干扰素治疗。

(5)患者意见：患者对治疗效果表示满意，同意停用干扰素治疗。

(四)随访情况

1. 第一次随访

(1)随访时机：停用干扰素 4 个月。

(2)患者主诉：无不适。

(3)实验室检测：HBsAg 0 IU/mL，HBsAb 629.86 mIU/mL，HBeAg 0.38 S/CO，HBeAb 0.02 S/CO，HBcAb 6.20 S/CO；ALT 24 U/L，AST 29 U/L，TBIL 19.0 μmol/L，DBIL 3.0 μmol/L；AFP 3.1 μg/L。

(4)疗效分析：患者 HBsAg 持续阴性，HBsAb 持续阳性且水平显著上升，肝功能指标降至正常水平。

(5)后续方案：继续停用干扰素，定期复查；同时继续口服护肝药物巩固治疗(当飞利肝宁片，每次 2 片，每日 3 次)治疗。

2. 第二次随访

(1)随访时机：停用干扰素 5 个月。

(2)患者主诉：无不适。

(3)实验室检测：ALT 40 U/L，AST 23U/，TBIL 15.2 μmol/L，DBIL 2.5 μmol/L。

(4)疗效分析：患者肝功能指标保持正常水平。

(5)后续方案：继续停用干扰素，停用口服护肝药物，定期复查。

3. 第三次随访

(1)随访时机：停用干扰素后 8 个月。

（2）临床治愈者主诉：无不适，身高 175 cm，体重 74 kg。

（3）实验室检测：HBsAg 0 IU/mL，HBsAb 599.83 mIU/mL，HBeAg 0.35 S/CO，HBeAb 0.01 S/CO，HBcAb 5.76 S/CO，HBV DNA<20 IU/mL（图 25－3、图 25－4）；ALT 30 U/L，AST 48U/L，TBIL 21.7 μmol/L，DBIL 3.0 μmol/L；WBC 6.89×10^9/L，Hb 164 g/L，PLT 276×10^9/L。

2024-12-31　　浙江省人民医院　杭州医学院附属人民医院　　乙肝三系定量

浙江省人民医院检验中心检验报告单

第1页/共1页

姓　　名：　　病 员 号：　　标本种类：血清　　样本编号：20241231G0312042

类　　别：门诊　　床　　号：　　标本性状：　　条型码号：014605399027

科　　别：感染病科　　性　　别：男　　送检医生：00001827_潘红英　　采集时间：2024-12-31 11:00

病　　区：　　年　　龄：40岁　　接收人员：fjj_门诊分拣机　　接收时间：2024-12-31 11:02

送检单位：　　采集部位：　　临床初诊：慢性活动型乙型病毒性肝炎

备　　注：

NO	项目	结果		参考区间	单位	实验方法
1	乙肝表面抗原	0.00	阴性	≤0.05	IU/ml	微粒子化学发光
2	乙肝表面抗体	599.83	阳性	≤10.00	mIU/ml	微粒子化学发光
3	乙肝E抗原	0.35	阴性	≤1.00	S/CO	微粒子化学发光
4	乙肝E抗体	0.01	阳性	>1.00	S/CO	微粒子化学发光
5	乙肝核心抗体	5.76	阳性	≤1.00	S/CO	微粒子化学发光

报告时间：　2024-12-31 13:56　　检验：杨广宇　　审核：王欢

注：

图 25－3　临床治愈时 HBV 标志物水平

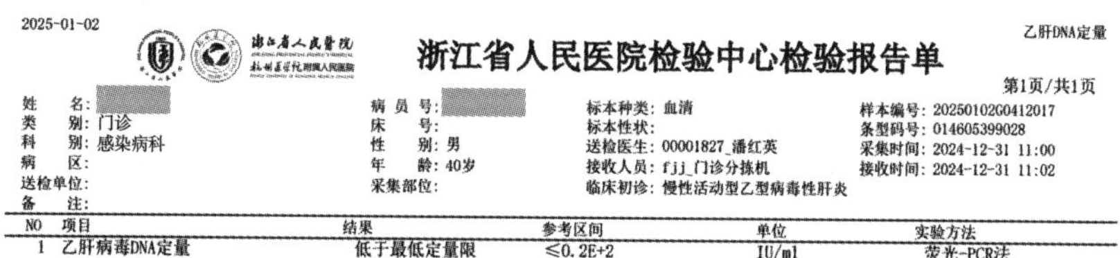

2025-01-02　　浙江省人民医院　杭州医学院附属人民医院　　乙肝DNA定量

浙江省人民医院检验中心检验报告单

第1页/共1页

姓　　名：　　病 员 号：　　标本种类：血清　　样本编号：20250102G0412017

类　　别：门诊　　床　　号：　　标本性状：　　条型码号：014605399028

科　　别：感染病科　　性　　别：男　　送检医生：00001827_潘红英　　采集时间：2024-12-31 11:00

病　　区：　　年　　龄：40岁　　接收人员：fjj_门诊分拣机　　接收时间：2024-12-31 11:02

送检单位：　　采集部位：　　临床初诊：慢性活动型乙型病毒性肝炎

备　　注：

NO	项目	结果	参考区间	单位	实验方法
1	乙肝病毒DNA定量	低于最低定量限	≤0.2E+2	IU/ml	荧光-PCR法

乙肝DNA定量检测结果说明：

1、本法最低检测限5 IU/ml，最低定量限为20 IU/ml。

2、如检测结果在5-20 IU/ml时，结果是通过标准曲线推算而得。

3、检验结果请结合临床和其他检查综合分

报告时间：　2025-01-02 11:35　　检验：何方　　审核：赵钊

注：此检验报告仅对本次标本负责。

如有疑问，请在一周内与检验中心分子室联系，电话：0571-85893264。

图 25－4　临床治愈时 HBV DNA 水平

(4)疗效分析:患者 HBsAg 持续阴性,HBsAb 持续阳性且水平继续上升,肝功能指标保持正常水平,血常规指标正常,宣布实现慢性乙肝临床治愈。

(5)后续方案:无须治疗,正常生活,定期随访(6 个月 1 次)。

三、诊疗体会

本例患者无乙肝家族史,因肝功能异常来院就诊,查 HBV 标志物,HBsAg 水平低,HBeAg 阴性,是典型的有望通过干扰素实现临床治愈的优势慢性乙肝患者。患者本人刚好又有强烈的临床治愈愿望,在排除干扰素使用相关禁忌证及与患者充分沟通干扰素使用的利弊后,同时考虑到患者 HBV DNA 为阴性,给予患者干扰素单药治疗。

从本例患者的治疗经过看(表 25-1),并无大起大落的指标变化,指标变化中规中矩且符合预期,仅在经第 1 个月(共 4 针)的干扰素治疗后,HBsAg 水平轻微上升,可能的原因包括干扰素诱发肝细胞免疫损伤后释放肝细胞内 HBsAg 库存入血等,这在干扰素治疗早期较为常见。与患者解释 HBsAg 上升可能的原因后,患者并没有质疑笔者的治疗方案,继续积极配合治疗。在治疗过程中,患者出现轻度乏力、脱发的不良反应,但依旧保持了良好的心态,继续积极配合治疗,患者的坚持也得到了回报,在治疗后第 6 个月时,患者 HBsAb 首次阳性,这显然给患者提供了更大的信心来实现最终的临床治愈。在干扰素治疗后第 8 个月时,患者 HBsAg 首次转阴,HBsAb 持续阳性,患者仍然坚持使用干扰素巩固 3 个月以确保未来疗效的持久性。

表 25-1 本例慢性乙肝患者追求临床治愈过程中核心指标的动态变化

参数	HBV DNA (IU/mL)	HBsAg (IU/mL)	HBsAb (mIU/mL)	ALT (U/L)	WBC ($\times10^9$/L)	PLT ($\times10^9$/L)
基线	<100(-)	2.06(+)	0.33(-)	112	9.58	319
治疗 1 个月	—	3.07(+)	0.33(-)	45	5.38	239
治疗 2 个月	—	0.82(+)	0.51(-)	234	6.67	167
治疗 3 个月	<100(-)	0.39(+)	1.53(-)	109	3.95	131
治疗 4 个月	—	0.30(+)	2.69(-)	84	3.62	128
治疗 5 个月	—	—	—	106	3.79	126
治疗 6 个月	—	0.13(+)	14.59(+)	—	4.29	146
治疗 7 个月	<100(-)	0.08(+)	13.81(+)	85	4.28	151
治疗 8 个月	<100(-)	0.03(-)	16.40(+)	71	4.50	136
治疗 9 个月	—	0(-)	52.22(+)	212	3.79	146
治疗 10 个月	—	0(-)	54.41(+)	61	4.87	149

续表 25-1

参数	HBV DNA (IU/mL)	HBsAg (IU/mL)	HBsAb (mIU/mL)	ALT (U/L)	WBC ($\times10^9$/L)	PLT ($\times10^9$/L)
治疗 11 个月	—	0(-)	102.06(+)	85	5.15	154
停药 4 个月	—	0(-)	629.86(+)	24	—	—
停药 5 个月	—	—	—	40	—	—
停药 8 个月	<20(-)	0(-)	599.83(+)	30	6.89	276

本例患者停止干扰素治疗 8 个月时，HBsAg 持续阴性，HBsAb 水平保持在高水平，达到了真正的慢性乙肝临床治愈。本例患者属于通过干扰素有望较快实现临床治愈的优势人群，笔者的准确识别、患者的治疗意愿和坚持配合治疗监测，是其能实现慢性乙肝临床治愈的关键。

四、推荐阅读

[1] 中华医学会肝病学分会，中华医学会感染病学分会. 慢性乙型肝炎防治指南(2022 年版)[J]. 中华肝脏病杂志，2022，30(12)：1309-1331.

[2] ZENG QL，YU ZJ，SHANG J，et al. Short-term peginterferon-induced high functional cure rate in inactive chronic hepatitis B virus carriers with low surface antigen levels [J]. Open Forum Infect Dis，2020，7(6)：ofaa208.

（潘红英　撰写）

（李　婕　曾庆磊　审校）

病例26　39岁男性，HBsAg和HBsAb双阳性，NA联合IFN，疗程15个月

概　要

HBsAg和HBsAb同时阳性的39岁慢性乙型肝炎男性，应用恩替卡韦片和聚乙二醇干扰素α-2b注射液初始联合的方案，持续治疗15个月实现临床治愈。慢性乙肝患者中HBsAg和HBsAb共存的情况比较少见，可能是不同亚型HBV重叠感染以及病毒基因变异等原因导致，存在较高的疾病进展风险，对于这一特殊模式的患者，抗病毒治疗是必要的，同时更容易获得临床治愈。

一、患者情况

患者李某，男，39岁，2008年发现乙肝，肝功能正常，定期复查，一直未进行抗病毒治疗。无肝硬化及肝癌家族史，无干扰素治疗禁忌证。2023年3月11日检查：HBsAg 155.3 IU/mL，HBsAb 24.05 mIU/mL，HBeAg阴性，HBeAb和HBcAb均阳性，HBV DNA 2350 IU/mL（图26-1、图26-2）；WBC 5.3×10^9/L，Neut 3.1×10^9/L，PLT 167×10^9/L，Hb 142 g/L；ALT 20.5 U/L，AST 21.4 U/L，TBIL 14.1 μmol/L；肝胆脾胰超声提示未见异常。

中南大学湘雅医院检验报告单

1/1

姓　名：　病人 ID：　条码号：6480928300　样本编号：20230311G0310547
性　别：男　类　别：门诊　科　别：感染病科　床　号：
年　龄：39岁　标本种类：血清　送检医生：傅　蕾　收费项目：乙肝全套（HBsAg滴度）
出生年月：1983-06-25　临床诊断：

项目	结果	提示	参考值	单位
HBsAg	155.30	↑	0-0.05	Iu/mL
HBsAb	24.05	↑	0-10	mIu/mL
HBeAg	0.33		0-1	S/CO
HBeAb	0.03	↓	>1	S/CO
HBcAb	6.73	↑	0-1	S/CO
HBcAb-IgM	0.43		0-1	S/CO

备　注：

采样时间：2023-03-11 09:10　接收时间：2023-03-11 09:45　检验时间：2023-03-11 10:03
注：此检验报告仅对仅本次标本负责！　报告日期：2023-03-11 12:29　检验者：肖月明　审核者：肖月明

图 26-1　基线 HBV 标志物水平

中南大学湘雅医院检验报告单

1/1

姓　名：　病人 ID：　条码号：6480928100　样本编号：20230311G0315055
性　别：男　类　别：门诊　科　别：感染病科　床　号：
年　龄：39岁　标本种类：全血　送检医生：傅　蕾　收费项目：高敏乙肝DNA定量
出生年月：1983-06-25　临床诊断：

项目	结果	提示	参考值	单位
HBV.DNA荧光定量(高敏)	2.35E+03	↑	<10	IU/ml

备　注：

采样时间：2023-03-11 09:10　接收时间：2023-03-11 09:45　检验时间：2023-03-11 12:03
注：此检验报告仅对仅本次标本负责！　报告日期：2023-03-11 13:49　检验者：肖月明　审核者：肖月明

图 26-2　基线 HBV DNA 水平

二、诊疗过程

(一)临床诊断

HBeAg 阴性慢性乙型肝炎。

(二)治疗方案

患者来院后进行常规检查,HBV DNA 2350 IU/mL,肝功能正常,年龄 39 岁,有抗病毒的指征;结合患者 HBsAg 和 HBsAb 同时存在,提示患者存在不同亚型的病毒感染或者病毒变异,有疾病进展的风险;而且 HBsAg 155.3 IU/mL,为临床治愈的优势人群,因此笔者建议患者采用以干扰素为基础的抗病毒治疗方案。患者本人希望摆脱乙肝这个疾病,有强烈临床治愈愿望,遂给予"恩替卡韦片(0.5 mg,每日 1 次,口服,服用前后空腹 2 h)联合聚乙二醇干扰素 α-2b 注射液(180 μg,每周 1 次,腹部皮下注射)"的方案进行抗病毒治疗。

(三)治疗过程

患者注射第 1 剂聚乙二醇干扰素 α-2b 注射液后 4 h 出现体温逐渐升高,最高 39.4 ℃,同时伴有轻度畏寒、头痛、乏力、肌肉酸痛,给予布洛芬缓释胶囊 0.3 g 口服,1 h 后患者体温逐渐降至正常,其余症状逐渐好转。1 周后注射第 2 剂,流感样症状体征较第 1 剂注射后明显减轻,最高体温 38.2 ℃,伴有轻度乏力及头晕现象;注射第 3 剂后,仅轻度乏力,无其他不适。

1. 治疗后 1 个月

(1)患者主诉:轻度乏力及肌肉酸痛,无其他不适。

(2)实验室检测:ALT 71.2 U/L,AST 46.2 U/L;WBC 2.9×10^{9}/L,PLT 109×10^{9}/L,Hb 147 g/L,Neut 1.0×10^{9}/L。

(3)疗效分析:患者肝功能指标 ALT、AST 较前升高,考虑为聚乙二醇干扰素 α-2b 注射液诱发的免疫应答反应。宿主免疫介导的 ALT 升高,预示疗效较好,不宜轻易采取降酶处理,以免影响疗效观察;血常规中 WBC、PLT、Neut 较前明显降低,考虑为聚乙二醇干扰素 α-2b 注射液引起的外周血细胞降低,但尚未达到需要干预的临界值,可密切观察。上述不良反应均在预期和可控范围内,患者精神状态良好。

(4)后续方案:建议继续联合方案治疗,2 个月后复查。

(5)患者意见:患者对不良反应表示可以耐受,同意继续联合方案治疗。

2. 治疗后 3 个月

(1)患者主诉:轻度乏力、食欲减退、体重稍降低、晨起偶有牙龈出血现象,无其他不适。

（2）实验室检测：HBV DNA 21.75 IU/mL，HBsAg 0.92 IU/mL，HBsAb 15.57 mIU/mL；TBIL 10.9 μmol/L，ALT 60.8 U/L，AST 50.1 U/L；WBC 2.3×10^9/L，PLT 61×10^9/L，Hb 115 g/L，Neut 0.8×10^9/L。

（3）疗效分析：患者 HBsAg 较基线明显下降，HBV DNA 较基线下降 2 $\log_{10}$IU/mL，抗病毒治疗效果显著；ALT 和 AST 轻度升高，保持稳定；PLT、Neut 下降幅度明显，考虑为聚乙二醇干扰素 α-2b 注射液不良反应。上述方案效果良好，不良反应已处理，仍在可控范围内，患者精神状态佳，无其他不适。

（4）后续方案：继续联合方案治疗，为保障后续用药安全，给予"利可君片（每次 20 mg，每日 3 次，口服）及升血小板胶囊（每次 0.45 g，每日 3 次，口服）"治疗。1 周后查血常规，3 个月后复查。

（5）患者意见：患者对治疗效果表示满意，自诉可耐受不良反应，愿意配合复查，同意继续联合方案治疗。

3. 治疗后 6 个月

（1）患者主诉：轻度乏力、食欲减退，无其他不适。

（2）实验室检测：HBV DNA 12.33 IU/mL，HBsAg 0.07 IU/mL，HBsAb 19.41 mIU/mL；ALT 58 U/L，AST 47.8 U/L；WBC 2.9×10^9/L，PLT 76×10^9/L，Hb 114 g/L，Neut 1×10^9/L；FT_3 4.2 pmol/L，FT_4 10.08 pmol/L，TSH 3.469 μIU/mL。

（3）疗效分析：HBV DNA 较前稍降低，仍然可以检测出极低水平复制；HBsAg 降幅理想，即将转阴；肝功能指标较前保持稳定；血常规中 Neut 已恢复安全用药范围，PLT 较前有所上升。甲状腺功能提示 FT_4 轻度降低，未进行特殊处理，继续观察。上述方案治疗效果良好，不良反应在预期及可控范围内，患者精神状态佳。

（4）后续方案：继续联合方案治疗，同时服用利可君片及升血小板胶囊（方法同前），3 个月后复查。

（5）患者意见：患者看到了乙肝治愈的希望，自诉可耐受不良反应，同意继续联合方案治疗。

4. 治疗后 9 个月

（1）患者主诉：食欲稍减退、体重减轻，无其他不适。

（2）实验室检测：HBV DNA <10 IU/mL，HBsAg 0 IU/mL，HBsAb 21.6 mIU/mL；ALT 85.6 U/L，AST 66.3 U/L；WBC 3.2×10^9/L，PLT 86×10^9/L，Hb 117 g/L，Neut 1×10^9/L。

（3）疗效分析：患者首次出现 HBsAg 转阴，实现血清学转换，HBV DNA 实现阴转，HBsAb 保持阳性。肝功能指标较前保持稳定，血常规中 PLT 较前有所上升，与患者沟通已实现临床治愈。

（4）后续方案：患者已实现"临床治愈"（事实上停药 6 个月及以上能保持才是真正

的临床治愈),为减少复发以及安全停药,建议继续干扰素巩固治疗 3 ~6 个月,待 HBsAb >100 mIU/mL 以上再停药。继续口服利可君片,体重下降与食欲减退有相关性,一般不做特殊处理,3 个月后复查。

(5)患者意见:患者对治疗效果非常满意。同意继续联合方案治疗。

5. 治疗后 12 个月

(1)患者主诉:食欲稍减退,注射部位出现淡红色印记,无其他不适。

(2)实验室检测:HBV DNA <10 IU/mL,HBsAg 0.03 IU/mL,HBsAb 60.96 mIU/mL;ALT 52.5 U/L,AST 48.8 U/L;WBC 3.4×10^9/L,PLT 70×10^9/L,Hb 125 g/L,Neut 1.5×10^9/L。

(3)疗效分析:患者 HBsAg 保持阴性,HBsAb 保持阳性且较前升高,HBV DNA 保持转阴,肝功能指标较前保持稳定,血常规中 PLT 较前有所降低。与患者沟通仍处于临床治愈状态。

(4)后续方案:患者已实现"临床治愈",HBsAb 较前有所上升达 60.96 mIU/mL,但 HBsAg 0.03 IU/mL,建议继续干扰素巩固治疗 3 个月,进一步清除 HBsAg,增加抗体水平,减少复发风险。继续口服利可君片及升血小板胶囊(方法同前)。注射部位红印,考虑为干扰素被注射在皮下,皮下血管较少,吸收代谢速度慢导致,可不作特殊处理。3 个月后复查。

(5)患者意见:患者对治疗效果满意,接受医生建议继续干扰素巩固治疗。

6. 治疗后 15 个月

(1)患者主诉:偶有乏力,无其他不适。

(2)实验室检测:HBV DNA <10 IU/mL,HBsAg 0 IU/mL,HBsAb 908.45 mIU/mL(图 26-3、图 26-4);ALT 45.4 U/L,AST 44.1 U/L;WBC 2.7×10^9/L,PLT 85×10^9/L,Hb 120 g/L,Neut 1.2×10^9/L。

(3)疗效分析:患者 HBsAg 持续保持阴性,而且阴转后干扰素巩固治疗 6 个月,HBsAb 保持阳性且>100 mIU/mL,HBV DNA 保持转阴,已实现临床治愈。肝功能指标较前保持稳定,血常规中 PLT 较前有所上升。

(4)后续方案:停用恩替卡韦片、利可君片、升血小板胶囊和聚乙二醇干扰素 α-2b 注射液,3 ~6 月后复查。

(5)患者意见:患者同意停药。

中南大学湘雅医院检验报告单　1/1

姓　名：　病人 ID：　条码号：7245788900　样本编号：20240601G0310566
性　别：男　类　别：门诊　科　别：感染病科　床　号：
年　龄：40岁　标本种类：血清　送检医生：傅 蕾　收费项目：乙肝五项定量
出生年月：1983-06-25　临床诊断：

项 目	结果	提示	参 考 值	单位
*HBsAg	0.00		0-0.05	Iu/mL
*HBsAb	908.45	↑	0-10	mIu/mL
HBeAg	0.83		0-1	S/CO
HBeAb	0.06	↓	>1	S/CO
HBcAb	6.47	↑	0-1	S/CO

备　注：
采样时间：2024-06-01 08:27　接收时间：2024-06-01 10:14　检验时间：2024-06-01 10:34
注：此检验报告仅对仅本次标本负责！　报告日期：2024-06-01 13:49　检验者：毛秀茹　审核者：肖月明

图 26-3　停药时 HBV 标志物水平

中南大学湘雅医院检验报告单　1/1

姓　名：　病人 ID：　条码号：7434062101　样本编号：20240601G3172122
性　别：男　类　别：门诊　科　别：感染病科　床　号：
年　龄：41岁　标本种类：41岁　送检医生：傅蕾　收费项目：乙肝五项定量
出生年月：1983-06-25　临床诊断：HBV感染

项 目	结果	提示	参 考 值	单位
HBV DNA荧光定量(高敏)	低于检测下限		<10	IU/ml

备　注：
采样时间：2024-06-01 08:27　接收时间：2024-06-01 09:31　检验时间：2024-06-01 10:21
注：此检验报告仅对仅本次标本负责！　报告日期：2024-06-01 14:21　检验者：毛秀茹　审核者：肖月明

图 26-4　停药时 HBV DNA 标志物水平

(四)随访情况

1. 第一次随访

(1)随访时机:停用恩替卡韦片、聚乙二醇干扰素 α-2b 注射液后 3 个月。

(2)患者主诉:无不适,心情舒畅。

(3)实验室检测:HBV DNA <10 IU/mL,HBsAg 0 IU/mL,HBsAb 10.9 mIU/mL(图 26-5、图 26-6);ALT 18.3 U/L,AST 25.6 U/L;WBC 3.6×10^9/L,PLT 170×10^9/L,Hb 143 g/L,Neut 1.4×10^9/L。

中南大学湘雅医院检验报告单　　1/1

姓　名:[遮挡]　病人ID:[遮挡]　条码号:7434062000　样本编号:20240912G0310636
性　别:男　类　别:门诊　科　别:感染病科　床　号:
年　龄:41岁　标本种类:血清　送检医生:傅蓉　收费项目:乙肝五项定量
出生年月:1983-06-25　临床诊断:HBV感染

项目	结果	提示	参考值	单位
*HBsAg	0.00		0-0.05	IU/ml
*HBsAb	10.90	↑	0-10	mIu/Ml
HBeAg	0.05		0-1	S/CO
HBeAb	0.00	↓	>1	S/CO
HBcAb	8.33	↑	0-1	S/CO

备　注:

采样时间:2024-09-12 09:37　接收时间:2024-09-12 11:03　检验时间:2024-09-12 11:10

注:此检验报告仅对仅本次标本负责!　报告日期:2024-09-12 12:39　检验者:肖月明　审核者:毛秀茹

图 26-5　停药 3 个月时 HBV 标志物水平

中南大学湘雅医院检验报告单　　1/1

姓　名：[redacted]　病 人 ID：[redacted]　条 码 号：7434003212　样本编号：20240912G4215231
性　别：男　类　别：门诊　科　别：感染病科　床　号：
年　龄：41岁　标本种类：41岁　送检医生：傅蕾　收费项目：乙肝五项定量
出生年月：1983-06-25　临床诊断：HBV感染

项目	结果	提示	参考值	单位
HBV DNA荧光定量(高敏)	低于检测下限		<10	IU/ml

备　注：

采样时间：2024-09-12 09:37　接收时间：2024-09-12 11:03　检验时间：2024-09-12 11:37

注：此检验报告仅对仅本次标本负责！　报告日期：2024-09-12 14:32　检验者：肖月明　审核者：毛秀茹

图 26-6　停药 3 个月时 HBV DNA 水平

（4）疗效分析：慢性乙型肝炎“临床治愈”（事实上停药 6 个月及以上能保持才是真正的临床治愈）。

（5）后续方案：无须治疗，正常工作，定期随访。

2. 第二次随访

（1）随访时机：停用恩替卡韦片、聚乙二醇干扰素 α-2b 注射液后 6 个月。

（2）临床治愈者主诉：无不适，心情舒畅。

（3）实验室检测：HBsAg 0.02 IU/mL，HBsAb 27.46 mIU/mL，HBV DNA <10 IU/mL（图 26-7、图 26-8）；血常规和肝功能正常。

中南大学湘雅医院检验报告单 1/1

姓　名: [redacted]　病人ID: [redacted]　条码号: 7592869800　样本编号: 20241214G0310613
性　别: 男　类　别: 门诊　科　别: 感染病科　床　号:
年　龄: 41岁　标本种类: 血清　送检医生: 傅蕾　收费项目: 乙肝五项定量
出生年月: 1983-06-25　临床诊断: HBV感染

项目	结果	提示	参考值	单位
*HBsAg	0.02		0-0.05	IU/ml
*HBsAb	27.46	↑	0-10	mIu/Ml
HBeAg	0.04		0-1	S/CO
HBeAb	0.00	↓	>1	S/CO
HBcAb	9.09	↑	0-1	S/CO

备　注:
采样时间: 2024-12-14 09:09　接收时间: 2024-12-14 10:22　检验时间: 2024-12-14 10:45
注:此检验报告仅对仅本次标本负责!　报告日期: 2024-12-14 13:23　检验者: 肖月明　审核者: 毛秀茹

图 26-7　停药 6 个月时 HBV 标志物水平

中南大学湘雅医院检验报告单 1/1

姓　名: [redacted]　病人ID: [redacted]　条码号: 7592970000　样本编号: 20241214G0315002
性　别: 男　类　别: 门诊　科　别: 感染病科　床　号:
年　龄: 41岁　标本种类: 全血　送检医生: 傅蕾　收费项目: 高敏乙肝DNA定量
出生年月: 1983-06-25　临床诊断: HBV感染

项目	结果	提示	参考值	单位
HBV DNA荧光定量(高敏)	低于检测下限		<10	IU/ml

备　注:
采样时间: 2024-12-14 09:10　接收时间: 2024-12-14 10:19　检验时间: 2024-12-14 11:49
注:此检验报告仅对仅本次标本负责!　报告日期: 2024-12-14 14:32　检验者: 肖月明　审核者: 毛秀茹

图 26-8　停药 6 个月时 HBV DNA 水平

(4)疗效分析：慢性乙型肝炎临床治愈。

(5)后续方案：无须治疗，正常工作，定期随访。

三、诊疗体会

《慢性乙型肝炎防治指南(2022 年版)》提出“年龄>30 岁”且“HBV DNA 阳性”就需要抗病毒治疗，治疗的目标“最大限度地长期抑制 HBV 复制，减轻肝细胞炎症坏死及肝纤维组织增生，延缓和减少肝功能衰竭、肝硬化失代偿、肝癌和其他并发症的发生，改善患者生活质量，延长其生存时间；对部分合适条件的患者，应追求临床治愈(又称功能性治愈)”。本例患者 41 岁，HBV DNA 2350 IU/mL，符合抗病毒的指征，而且 HBsAg 155.3 IU/mL，为临床治愈的优势人群，可以选择以干扰素为基础的抗病毒治疗方案。截至 2024 年 4 月底，中国慢性乙型肝炎临床治愈(珠峰)工程项目阶段性研究显示，聚乙二醇干扰素治疗的 HBsAg ≤1500 IU/mL 的核苷(酸)类似物经治慢性乙肝患者中，48 周 HBsAg 清除率可达 33%。首都医科大学北京佑安医院的一项荟萃分析指出，乙肝表面抗原≤1000 IU/mL 的慢性乙肝初治患者，应用聚乙二醇干扰素，48 周 HBsAg 清除率可达 47%。这些基于干扰素治疗取得临床治愈的数据给了医生临床治愈的信心，也让患者看到了临床治愈的希望。

本例患者比较特殊的地方是 HBsAg 和 HBsAb 同时存在，理论上，HBsAb 通过中和 HBsAg，进而清除机体内的 HBV。然而，临床上可见部分慢性乙肝患者出现 HBsAg 与 HBsAb 同时阳性的情况。在中国大陆，慢性乙型患者 HBsAg、HBsAb 双阳性的流行率为 2.4%～5.8%。韩国的一项研究对 2341 例慢性乙型肝炎患者进行了 5.4 年的随访，结果显示 HBsAg 和 HBsAb 双阳的患者占比为 7.1%。因此，HBsAg 和 HBsAb 双阳是一种相对少见的特殊的血清学模式。具体发生的机制尚不明确，有研究表明可能是 HBV 病毒 *preS/S* 基因突变改变了 HBsAg 的抗原性和免疫原性，并减弱 HBsAb 的中和能力，从而出现 HBsAg 和 HBsAb 共存现象。除此之外，宿主免疫状况及遗传因素也可能导致 HBsAg 和 HBsAb 双阳性，HBV 再感染也可导致 HBsAg 和 HBsAb 体内共存。

那么，HBsAg 和 HBsAb 双阳的患者需要抗病毒治疗吗？有研究结果表明，HBsAg 和 HBsAb 双阳性的患者 HBsAg 水平较低，HBV DNA 水平较高；与 HBsAb 阴性患者相比，HBsAg 和 HBsAb 双阳性的慢性乙肝患者发生显著肝纤维化和肝硬化的比例更高，提示 HBsAg 和 HBsAb 有明显的疾病进展的风险。而且 HBsAg 和 HBsAb 双阳性的患者肝癌发生风险是单独 HBsAg 阳性患者的 3.08 倍。另一项研究也表明，HBsAg 和 HBsAb 双阳性可能是增加慢性 HBV 感染向肝癌发展的独立风险因素。综上，HBsAg 和 HBsAb 双阳性慢性乙肝患者可能有更高的风险进展为肝纤维化、肝硬化和肝癌。因此，HBsAg 和 HBsAb 双阳性慢性乙肝患者需要进行抗病毒治疗以阻止病情的进展。

HBsAg 和 HBsAb 双阳的患者抗病毒治疗效果如何？一项回顾性研究纳入了 2175 名

慢性乙肝患者,发现 HBsAg 和 HBsAb 双阳性组 HBsAg 清除率显著高于 HBsAg 单阳性对照组。结合本案例患者,在采用恩替卡韦片联合聚乙二醇干扰素 α-2b 注射液联合抗病毒治疗 15 个月后获得临床治愈,取得了理想的治疗效果(表 26-1)。

表 26-1　本例慢性乙肝患者追求临床治愈过程中核心指标的动态变化

参数	HBV DNA (IU/mL)	HBsAg (IU/mL)	HBsAb (mIU/mL)	ALT (U/L)	Neut ($\times10^9$/L)	PLT ($\times10^9$/L)
基线	2350.00(+)	155.30(+)	24.05(+)	20.5	3.1	167
治疗 1 个月	—	—	—	71.2	1.0	109
治疗 3 个月	21.75(+)	0.92(+)	15.57(+)	60.8	0.8	61
治疗 6 个月	12.33(+)	0.07(+)	19.41(+)	58.0	1.0	76
治疗 9 个月	<10(-)	0(-)	21.60(+)	85.6	1.0	86
治疗 12 个月	<10(-)	0.03(-)	60.96(+)	52.5	1.5	70
治疗 15 个月	<10(-)	0(-)	908.45(+)	45.4	1.2	85
停药 3 个月	<10(-)	0(-)	10.90(+)	18.3	1.4	170
停药 6 个月	<10(-)	0.02(-)	27.46(+)	20.5	2.1	253

通过表 26-1 可见,患者在治疗第 3 个月时即获取了良好的治疗效果,HBsAg 及 HBV DNA 显著下降,一方面可看出联合治疗“药效更好”,一方面也给患者带来了强大的治愈信心。患者在治疗到第 6 个月时,HBV DNA 保持稳定下降,HBsAg 再次下降良好,尽管彼时患者出现了 PLT、Neut 显著下降的情况,但患者仍表示看到了希望,可以耐受不良反应,愿意配合服用升血细胞的口服药物。治疗到 9 个月时,实现了 HBsAg 血清学转换、HBV DNA 持续阴转的结果,患者喜出望外,无比期盼着 HBsAb 的快速增长。功夫不负有心人,在治疗到第 15 个月时,该患者的 HBsAb 实现了快速的飙升,达到了 908.45 mIU/mL,成功获得了临床治愈的“金牌”。在停药 6 个月时复查,HBsAg 仍然阴性,表面抗体为 27.46 mIU/mL,HBV DNA 持续阴性,达到了真正的临床治愈。综上所述,HBsAg 和 HBsAb 双阳性慢性乙肝患者疾病进展风险较高,存在抗病毒治疗的必要性,同时更容易获得临床治愈。

四、推荐阅读

[1]中华医学会肝病学分会,中华医学会感染病学分会,慢性乙肝肝炎防治指南(2022 年版)[J]. 中华肝脏病杂志,2022,30 (12):1309-1331.

[2]CHEN Y,QIAN F,YUAN Q,et al. Mutations in hepatitis B virus DNA from patients with

coexisting HBsAg and anti-HBs[J]. J Clin Virol, 2011, 52(3): 198-203.

[3] KWAK MS, CHUNG GE, YANG JI, et al. Long-term outcomes of HBsAg/anti-HBs double-positive versus HBsAg single-positive patients with chronic hepatitis B[J]. Sci Rep, 2019, 9(1): 19417.

[4] GU Y, LI S, YAO Z, et al. Characteristics and clinical treatment outcomes of chronic hepatitis B children with coexistence of hepatitis B surface antigen (HBsAg) and antibodies to HBsAg[J]. BMC Med, 2024, 22(1): 77.

[5] WANG J, LIU JC, XUE RF, et al. Impact of coexistence of hepatitis B surface antigen and antibody on the progression of liver fibrosis in chronic hepatitis B[J]. AASLD 2021, Abstracts (Poster 753).

[6] JANG JS, KIM HS, KIM HJ, et al. Association of concurrent hepatitis B surface antigen and antibody to hepatitis B surface antigen with hepatocellular carcinoma in chronic hepatitis B virus infection[J]. J Med Virol, 2009, 81(9): 1531-1538.

[7] KWAK MS, CHUNG GE, YANG JI, et al. Long-term outcomes of HBsAg/anti-HBs double-positive versus HBsAg single-positive patients with chronic hepatitis B[J]. Sci Rep, 2019, 9(1): 19417.

（傅　蕾　撰写）

（梁红霞　曾庆磊　审校）

病例 27　40 岁男性，HBeAg 阴性，肝硬化，NA 联合 IFN，长期 NA 疗程

概　要

40 岁乙肝肝硬化男性患者，2015 年开始服用恩替卡韦片抗病毒治疗。2017 年 9 月，用富马酸替诺福韦二吡呋酯片（替诺福韦片）联合聚乙二醇干扰素 α-2b 注射液治疗 6 个月，2018 年 4 月因血细胞显著降低和少量腹水停用干扰素治疗，继续口服替诺福韦片抗病毒治疗。2019 年 2 月继续替诺福韦片联合聚乙二醇干扰素 α-2b 注射液治疗 7 个月，2019 年 9 月停用干扰素，口服替诺福韦片抗病毒治疗。2019 年 10 月，继续替诺福韦片联合聚乙二醇干扰素 α-2b 注射液治疗 16 个月，2021 年 2 月停用干扰素，继续口服替诺福韦片抗病毒治疗。2021 年 12 月因骨密度轻度减低，换用富马酸丙酚替诺福韦片口服抗病毒治疗，2023 年 2 月获得 HBsAg 转阴，最终实现"临床治愈"。慢性乙型肝炎的临床治愈具有个体化差异，医生应制订个体化治疗方案，积极鼓励患者坚持治疗很重要，为患者重拾信心。

一、患者情况

患者张某，男，40 岁，以"发现乙肝 10 年、乏力 1 周"为主诉就诊于门诊。患者 2007 年发现 HBsAg 阳性，未抗病毒治疗。2010 年，患者肝穿活检病理检查提示 G1S0（注：G1 提示炎症分级轻微，S0 提示纤维化分级为无肝纤维化），行短效干扰素治疗 1 周，因持续较长时间高热，不能耐受而停药。2015 年，CT 提示肝硬化，少量腹水；胃镜提示食道静脉曲张（重度）并可见红色征，开始服用恩替卡韦片（0.5 mg，每日 1 次，空腹口服）抗病毒治疗。2017 年 2 月检测提示 HBsAg 2054 IU/mL（图 27-1）。2017 年 9 月检测结果：HBsAg 阳性，HBeAg 阴性，HBV DNA 低于检测下限（图 27-2、图 27-3）；ALT 30.28 U/L，AST 25.92 U/L，TBIL 23.05 μmol/L；AFP 2.16 ng/mL；WBC 4.84×10^9/L，Neut 2.76×10^9/L，

Hb 165 g/L，PLT $135\times10^{9}/L$；甲状腺功能正常；肝胆胰脾肾超声提示肝硬化，肝内多发实性结节，胆总管、胰、脾、双肾未见明显异常，门静脉未见明显阻塞；上腹部 MRI 平扫+增强：①符合肝硬化、肝内多发再生结节、脾轻度增大、门静脉高压；②肝内多发小囊肿；③胆囊术后缺如。

新疆维吾尔自治区中医医院检验报告单　住院

姓名：　　性别：男　　年龄：39岁　　标本种类：血清
科别：肝病科护理单元　　床号：　　病员号：　　检验仪器：ROCHE
申请医生：马燕(肝)　　临床诊断：积聚，乙肝肝硬化失代偿期

No	项目名称	英文名称	检测结果(CT值)		单位	参考区间	检测方法
1	游离T3	FT3	5.33		pmol/L	3.1-6.8	
2	游离T4	FT4	20.38		pmol/L	12-22	
3	促甲状腺激素	TSH	1.01		uIU/ml	0.27-4.2	
4	促甲状腺受体抗体	TsHR-Ab	<0.30		Iu/l	0-1.75	
5	抗甲状腺球蛋白抗体	Anti-TG	13.99		IU/ml	0-115	
6	抗甲状腺过氧化物酶	Anti-TPO	22.24		IU/ml	0-34	
7	甲胎蛋白	AFP	1.50		ng/ml	0-7	
8	癌胚抗原	CEA	0.41		ng/ml	0-3.4	
9	糖类抗原125	CA125	9.21		U/ml	0-35	
10	糖类抗原153	CA153	6.44		U/ml	0-25	
11	糖类抗原199	CA199	10.68		U/ml	0-39	
12	糖类抗原724	CA724	1.01		U/ml	0-6.9	
13	25-羟基维生素D	VitaminD3	22.28	↓	ng/ml	>30	
14	铁蛋白	Ferr	149.20		ng/ml	30-400	
15	乙肝表面抗原定量检测	HBsAgLL	2054.00		IU/ML	>=0.05IU/ML为有反应性	

采样时间：2017-02-14 08:17　接收时间：2017-02-14 10:13　检验者：
检验时间：2017-02-14 10:13　报告时间：2017-02-14 18:57　审核者：
注：本报告仅对送检标本负责！如有疑义请在三日内查询！联系电话：0991-5859160　第01页　共01页

图 27-1　基线 HBV 标志物水平(HBsAg 定量)

新疆维吾尔自治区中医医院检验报告单　住院

姓名：　　性别：男　　年龄：40岁　　标本种类：血清
科别：肝病科护理单元　　床号：　　病员号：　　检验仪器：AUTOBIO
申请医生：马燕(肝)　　临床诊断：积聚.乙肝肝硬化失代偿期

No	项目名称	英文名称	检测结果	单位	参考区间	检测方法
1	乙肝表面抗原	HBsAg	陽性(+)		阴性	
2	乙肝表面抗体	HBsAb	陰性(-)		阴性	
3	乙肝e抗原	HBeAg	陰性(-)		阴性	
4	乙肝e抗体	HBeAb	陰性(-)		阴性	
5	乙肝核心抗体	HBcAb	陽性(+)		阴性	
6	乙肝核心抗体IgM	HBcAbIgM	陰性(-)		阴性	
7	乙肝前 S抗原		陽性(+)		阴性	
8	甲型肝炎抗体IgM	HAV-Igm	陰性(-)		阴性	
9	丙型肝炎抗体测定	HCV	陰性(-)		阴性	
10	艾滋病毒抗体检测	HIV	陰性(-)		阴性	
11	梅毒颗粒凝集试验(RPR)		陰性(-)		阴性	

备注：
采样时间：2017-09-08 08:06　接收时间：2017-09-08 10:24　检验者：
检验时间：2017-09-08 10:24　报告时间：2017-09-08 14:56　审核者：
注：本报告仅对送检标本负责！如有疑议请在三日内查询！联系电话：0991-5859160。
官网：www.xjtcm.com　第01页　共01页

图 27-2　基线 HBV 标志物水平(HBsAg 定性)

新疆维吾尔自治区中医医院检验报告单 住院

姓名：[redacted] 性别：男 年龄：40岁 标本种类：血清
科别：肝病科护理单元 床号：[redacted] 病员号：[redacted] 检验仪器：
申请医生：马燕(肝) 临床诊断：积聚.乙肝肝硬化失代偿期

No	项目名称	英文名称	检测结果(CT值)	单位	参考区间	检测方法
1	乙型肝炎DNA测定	HBV DNA	低于检测下限	拷贝/毫升	<1.00E+03	

采样时间：2017-09-08 08:06 接收时间：2017-09-08 09:30 检验者：艾尼瓦尔 审核者：[illegible]
检验时间：2017-09-08 10:35 报告时间：2017-09-08 15:39
注：本报告仅对送检标本负责！如有疑义请在三日内查询！联系电话：0991-5859160 第01页 共01页

图 27-3 基线 HBV DNA 水平

二、诊疗过程

(一)临床诊断

①HBeAg 阴性慢性乙型肝炎；②肝硬化代偿期。

(二)治疗方案

患者已经肝硬化，既往单用恩替卡韦片治疗 2 年，尽管 HBV DNA 低于检测下限，但 HBsAg 仍阳性；家中兄弟姐妹 5 人，其中 2 人患有慢性乙肝，无高血压、糖尿病、甲状腺疾病等病史，家族中无精神神经系统疾病。患者渴望和请求“乙肝治愈”以追求更好的预后，查 HBsAg 2054 IU/mL，HBeAg 阴性，HBV DNA 低于检测下限，向患者充分说明慢性乙肝临床治愈的现状、治疗目的、治疗目标、预期目标、治疗费用、治疗方案及可能的不良反应、适应证、禁忌证等，于 2017 年 9 月制订方案：“聚乙二醇干扰素 α-2b 注射液(135 μg，每周 1 次，腹部皮下注射)联合富马酸替诺福韦二吡呋酯片(替诺福韦片，300 mg，每日 1 次，餐后口服)”。告知患者首次注射可能出现流感样症状，告知治疗过程中可能存在血细胞减少、自身抗体阳性、甲状腺功能异常、脱发、肝功能波动等不良反应；门诊护士对患者进行健康教育，主要包括治疗的重要性、治疗期间可能的情况、不良反应、紧急联系方式以及告知治疗过程中的随访事项、复查时间；添加医生助理和护士的联系方式，以备紧急情况随时联系。

（三）治疗过程

患者首次注射出现发热、乏力、肌肉酸疼，符合干扰素治疗相关的流感样症状，次日体温正常，乏力、肌肉酸痛消失。

1. 第一轮联合干扰素方案治疗（2017 年 9 月至 2018 年 4 月）

（1）治疗后 6 个月（2018 年 4 月）

1）患者主诉：治疗期间当地医院规律检测，乏力、头晕、右胁隐痛 1 周。

2）实验室检测：HBsAg 1170 IU/mL，HBV DNA 低于检测下限；ALT 38.58 U/L；WBC 4.08×10^9/L，Neut 2.12×10^9/L，Hb 159 g/L，PLT 75×10^9/L；肝胆胰脾双肾+门静脉彩超示肝弥漫性病变，考虑肝硬化可能，肝内多发实性结节，请结合相关检查，胆总管、胰、脾、双肾未见明显异常，门静脉未见明显阻塞；上腹部磁共振平扫+增强提示①符合肝硬化，肝内多发再生结节，脾轻度增大，少量腹水；②肝内多发小囊肿；③胆囊术后缺如；心电图、胸部 X 线片、甲状腺彩超和功能未见明显异常。

3）疗效分析：血常规中 PLT 较前明显降低，考虑为干扰素导致的骨髓抑制现象，虽未达到必须干预的临界值，但是患者出现少量腹水，是干扰素不能继续注射的重要指标。

4）后续方案：暂停干扰素，建议继续口服替诺福韦片抗病毒治疗，加用抗肝纤维化药物治疗。

5）患者意见：同意停用干扰素治疗，继续口服替诺福韦片抗病毒治疗，同时服用扶正化瘀胶囊抗肝纤维化治疗。

（2）停干扰素后 4 个月（2018 年 8 月）

1）患者主诉：右胁隐痛 1 周。

2）实验室检测：HBsAg 857 IU/mL；ALT 27.1 U/L，AST 25.4 U/L，TBIL 11.8 μmol/L；WBC 3.46×10^9/L，Neut 1.46×10^9/L，Hb 156 g/L，PLT 74×10^9/L；甲状腺功能正常。肝胆胰脾双肾+门静脉彩超检查结果基本同前。无痛电子胃镜示①食道静脉曲张（红色征阴性）；②慢性胃炎。上腹部磁共振平扫+增强结果基本同前，未提示腹水。肝纤维化无创诊断回示 LMS 15.0 kPa、CAP 257 dB/m。

3）疗效分析：患者 HBsAg 降低，肝功能指标正常且已无腹水，胃镜提示红色征消失，病情稳定，总体效果良好。

4）后续方案：青年患者已经肝硬化，为最大程度降低未来肝癌发生风险，建议考虑未来重启联合干扰素抗病毒治疗，目前继续服用扶正化瘀胶囊抗肝纤维化治疗。

5）患者意见：患者对治疗效果表示满意，同意目前抗病毒和抗肝纤维化方案治疗，择机联合干扰素治疗。

2. 第二轮联合干扰素方案治疗（2019 年 2 月至 2019 年 9 月）

（1）治疗基线（2019 年 2 月）

1）患者主诉：轻度乏力、右胁隐痛 1 周。

2）实验室检测：HBsAg 656.7 IU/mL，HBV DNA 低于检测下限；ALT 31.7 U/L，AST 25.5 U/L，TBIL 11.4 μmol/L（图 27－4）；WBC 4.03 $\times 10^9$/L，Neut 1.81 $\times 10^9$/L，Hb 156 g/L，PLT 94$\times 10^9$/L（图 27－5）。

3）疗效分析：血常规指标较前好转，结合当地医院近期复查结果，提示总体病情稳定中好转。

4）后续方案：患者精神状态佳，建议继续“聚乙二醇干扰素 α－2b 注射液（180 μg，每周 1 次，腹部皮下注射）联合替诺福韦片（300 mg，每日 1 次，餐后口服）”方案治疗，同时服用扶正化瘀胶囊抗肝纤维化治疗。

5）患者意见：患者追求慢性乙肝临床治愈的意愿强烈，同意重新启用替诺福韦联合干扰素方案治疗，同时行抗肝纤维化治疗。

大生化2

新疆维吾尔自治区中医医院检验报告单 住院

姓　名：　　病 员 号：　　标本种类：血清　　样本编号：20190227G0011015

性　别：男　　科　　别：肝病科病房　　临床诊断：肝硬化；慢性乙型　　备　　注：

年　龄：41岁　　床　　号：　　申请医生：马燕　　检验仪器：AU5800-1

No	项目名称	结果	单位	参考区间
1	丙氨酸氨基转移酶	31.70	U/L	9-50
2	天门冬氨酸氨基转移酶	25.50	U/L	15-40
3	ALT/AST	1.24		
4	碱性磷酸酶	64.00	U/L	45-125
5	L-γ-谷氨酰基转移酶	26.00	U/L	10-60
6	总蛋白	67.90	g/L	65-85
7	白蛋白	41.30	g/L	40-55
8	球蛋白	26.60	g/L	20-40
9	白球比	1.55		1.2-2.4
10	总胆红素	11.40	umol/L	5-21
11	直接胆红素	2.60	umol/L	<3.4
12	间接胆红素	8.80	umol/L	2-19
13	总胆汁酸	1.50	umol/L	0-10
14	胆碱酯酶	8690.0	U/L	4620-1150
15	尿素	6.60	mmol/L	2.8-7.2
16	肌酐	75.00	umol/L	74-110
17	BUN/CREA	21.78		
18	尿酸	367.00	umol/L	208.3-428.
19	葡萄糖	5.11	mmol/L	3.2-6.2
20	二氧化碳	25.00	mmol/L	22-29
21	胱抑素C	0.95	mg/L	0.55-1.05
22	a-羟丁酸脱氢酶	104.00	U/L	90-180

No	项目名称	结果		单位	参考区间
23	乳酸脱氢酶	141.00		U/L	<248
24	肌酸激酶	130.00		U/L	0-171
25	肌酸激酶同工酶	22.57		U/L	0-24
26	甘油三酯	1.09		mmol/L	<1.7
27	总胆固醇	2.73		mmol/L	<5.2
28	高密度脂蛋白胆固醇	0.75	↓	mmol/L	0.9-1.68
29	低密度脂蛋白胆固醇	1.49		mmol/L	<3.37
30	极低密脂蛋白胆固醇	0.49		mmol/L	
31	载脂蛋白A1	0.75	↓	g/L	1-1.6
32	载脂蛋白B	0.63		g/L	0.6-1.1
33	脂蛋白(a)	44.74		mg/L	0-300
34	钾	3.57		mmol/L	3.5-5.3
35	钠	139.22		mmol/L	137-147
36	氯	106.93		mmol/L	99-110
37	钙	2.25		mmol/L	2.08-2.6
38	镁	0.89		mmol/L	0.73-1.06
39	无机磷	1.22		mmol/L	0.81-1.45

采样时间：2019-02-27 08:19　　接收时间：2019-02-27 10:06　　检验者：　　审核者：

检验时间：2019-02-27 10:06　　报告时间：2019-02-27 13:08

注：本报告仅对送检标本负责！如有疑议请在三日内查询！联系电话：5859356。

图 27－4　第二轮联合干扰素治疗时血液生化学指标

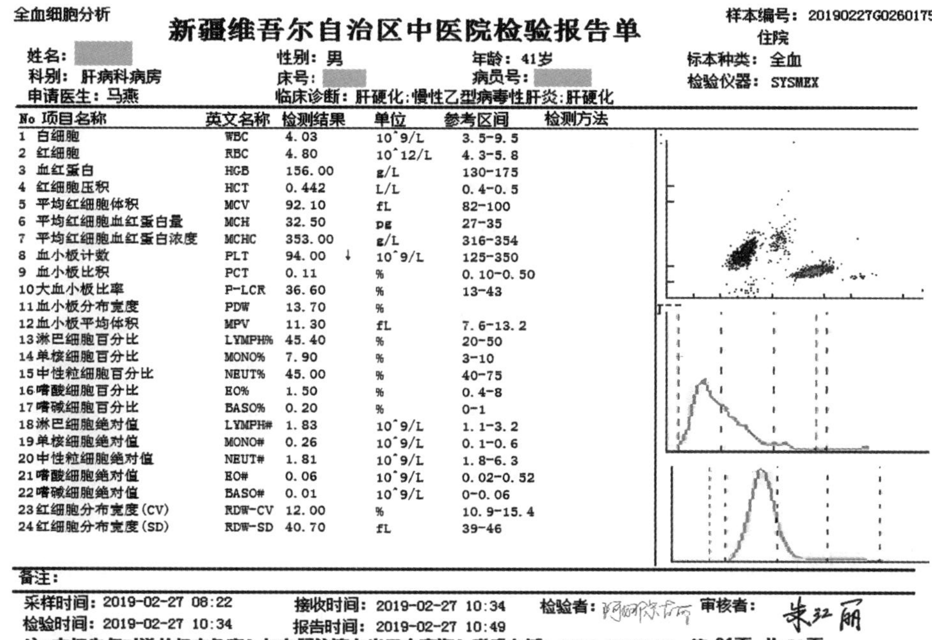

全血细胞分析

新疆维吾尔自治区中医院检验报告单

样本编号：20190227G0260175
住院

姓名：　　性别：男　　年龄：41岁　　标本种类：全血
科别：肝病科病房　　床号：　　病员号：　　检验仪器：SYSMEX
申请医生：马燕　　临床诊断：肝硬化；慢性乙型病毒性肝炎；肝硬化

No	项目名称	英文名称	检测结果	单位	参考区间	检测方法
1	白细胞	WBC	4.03	10^9/L	3.5-9.5	
2	红细胞	RBC	4.80	10^12/L	4.3-5.8	
3	血红蛋白	HGB	156.00	g/L	130-175	
4	红细胞压积	HCT	0.442	L/L	0.4-0.5	
5	平均红细胞体积	MCV	92.10	fL	82-100	
6	平均红细胞血红蛋白量	MCH	32.50	pg	27-35	
7	平均红细胞血红蛋白浓度	MCHC	353.00	g/L	316-354	
8	血小板计数	PLT	94.00 ↓	10^9/L	125-350	
9	血小板比积	PCT	0.11	%	0.10-0.50	
10	大血小板比率	P-LCR	36.60	%	13-43	
11	血小板分布宽度	PDW	13.70	%		
12	血小板平均体积	MPV	11.30	fL	7.6-13.2	
13	淋巴细胞百分比	LYMPH%	45.40	%	20-50	
14	单核细胞百分比	MONO%	7.90	%	3-10	
15	中性粒细胞百分比	NEUT%	45.00	%	40-75	
16	嗜酸细胞百分比	EO%	1.50	%	0.4-8	
17	嗜碱细胞百分比	BASO%	0.20	%	0-1	
18	淋巴细胞绝对值	LYMPH#	1.83	10^9/L	1.1-3.2	
19	单核细胞绝对值	MONO#	0.26	10^9/L	0.1-0.6	
20	中性粒细胞绝对值	NEUT#	1.81	10^9/L	1.8-6.3	
21	嗜酸细胞绝对值	EO#	0.06	10^9/L	0.02-0.52	
22	嗜碱细胞绝对值	BASO#	0.01	10^9/L	0-0.06	
23	红细胞分布宽度(CV)	RDW-CV	12.00	%	10.9-15.4	
24	红细胞分布宽度(SD)	RDW-SD	40.70	fL	39-46	

备注：

采样时间：2019-02-27 08:22　　接收时间：2019-02-27 10:34　　检验者：　　审核者：
检验时间：2019-02-27 10:34　　报告时间：2019-02-27 10:49

注：本报告仅对送检标本负责！如有疑议请在当日内查询！联系电话：0991-5810625。第 01页 共 01页
官网：www.xjtcm.com

图 27-5　第二轮联合干扰素治疗时血常规

(2)治疗后 7 个月(2019 年 9 月)

1)患者主诉：治疗期间当地医院规律检测，右中腹肿痛 4 d。

2)实验室检测：HBsAg 384 IU/mL，HBV DNA 低于检测下限；ALT 39.3 U/L，AST 27.7 U/L，TBIL 11.8 μmol/L；WBC 3.46×10^9/L，Neut 1.75×10^9/L，Hb 152 g/L，PLT 88×10^9/L；肝胆胰脾双肾+门静脉彩超提示肝硬化，肝内多发实性结节，观察复查胆总管、胰、脾、双肾未见明显异常，门静脉未见明显阻塞。

3)疗效分析：患者 HBsAg 显著降低，有较大可能实现 HBsAg 转阴；转氨酶较前基本保持稳定；血常规指标中 WBC、Neut 、HB、PLT 水平基本保持稳定，总体效果较好。

4)后续方案：建议继续联合方案抗病毒治疗，同时抗肝纤维化治疗，3 个月后复查。

5)患者意见：患者对治疗效果表示满意，患者自诉有头晕不适，要求暂停干扰素治疗，同意继续口服替诺福韦片抗病毒治疗和继续抗肝纤维化治疗。

3. 第三轮联合干扰素方案治疗(2019 年 10 月至 2021 年 2 月)

(1)治疗基线(2019 年 10 月)

1)患者主诉：无不适，要求继续联合干扰素治疗。

2)实验室检测：检测结果同 1 个月前(2019 年 9 月)，未行新的复查。

3)疗效分析：病情稳定，治疗效果较好。

4)后续方案：患者精神状态佳，继续“聚乙二醇干扰素 α-2b 注射液(180 μg，每周 1

次,腹部皮下注射)联合替诺福韦片(300 mg,每日 1 次,餐后口服)”方案治疗,同时服用扶正化瘀胶囊抗肝纤维化治疗。

5)患者意见:同意重启联合方案治疗。

(2)治疗后 12 个月(2020 年 10 月)

1)患者主诉:治疗期间当地医院规律检测,右胁隐痛半月余。

2)实验室检测:HBsAg 142.2 IU/mL,HBV DNA 低于检测下限;ALT 25.1 U/L,AST 23.2 U/L,TBIL 15 μmol/L;WBC 3.9×10^9/L,Neut 2.08×10^9/L,Hb 157 g/L,PLT 96×10^9/L。

3)疗效分析:患者 HBsAg 进一步降低,HBV DNA 持续阴性,血常规指标基本保持稳定,总体效果较好。

4)后续方案:建议继续联合方案抗病毒治疗,同时服用扶正化瘀片抗肝纤维化治疗以及服用普萘洛尔片(根据心率调整剂量)降低门脉压治疗。

5)患者意见:患者对治疗效果表示满意,患者自诉可耐受,同意继续联合方案治疗。

(3)治疗后 16 个月(2021 年 2 月)

1)患者主诉:治疗期间当地医院规律检测,心慌胸闷 1 周。

2)实验室检测:HBsAg 85.35 IU/mL,HBV DNA 低于检测下限;ALT 28 U/L,AST 24.9 U/L;WBC 3.3×10^9/L,Neut 1.35×10^9/L,Hb 151 g/L,PLT 101×10^9/L;甲状腺功能正常。

3)疗效分析:患者 HBsAg 进一步降低,HBV DNA 保持阴性,血常规指标基本保持稳定,总体效果较好。

4)后续方案:患者诉心慌胸闷,建议暂停干扰素治疗,继续口服替诺福韦片抗病毒治疗,同时服用扶正化瘀片抗肝纤维化治疗以及服用普萘洛尔片(根据心率调整剂量)降低门脉压治疗。

5)患者意见:患者对治疗效果表示满意,同时忧虑心慌胸闷症状,同意暂停干扰素,继续口服替诺福韦片抗病毒治疗,同时服用扶正化瘀片抗肝纤维化治疗以及服用普萘洛尔片降低门脉压治疗。

(四)随访情况

1.第一次随访(2021 年 12 月)

(1)随访时机:停用干扰素后 10 个月。

(2)患者主诉:右胁隐痛。

(3)实验室检测:HBsAg 9.29 IU/mL,HBV DNA 低于检测下限;ALT 36.86 U/L,AST 24.87 U/L,TBIL 15.51 μmol/L;甲状腺功能正常;骨扫描提示骨密度降低。上腹部磁共振平扫+增强提示①符合肝硬化伴肝内多发再生结节,脾轻度增大并少量腹水;建议随访;②肝内散在小囊肿;③胆囊术后改变。

(4)疗效分析:患者 HBsAg 显著下降,肝功能、血常规指标正常,磁共振提示少量腹水，总体效果稳定；骨密度降低可能与长期服用替诺福韦片相关。

（5）后续方案：建议换用丙酚替诺福韦片（25 mg，每日 1 次，餐后口服）继续抗病毒治疗，同时服用扶正化瘀片抗肝纤维化治疗以及服用普萘洛尔片降低门脉压治疗，定期复查。

2. 第二次随访（2022 年 5 月）

（1）随访时机：停用干扰素后 15 个月。

（2）患者主诉：间断右胁隐痛。

（3）实验室检测：HBsAg 22.98 IU/mL；ALT 26.64 U/L，AST 22.91 U/L，TBIL 17.79 μmol/L；WBC 4.3×10^9/L，Neut 2.42×10^9/L，Hb 157 g/L，PLT 119×10^9/L。

（4）疗效分析：患者 HBsAg 水平轻度升高，考虑为治疗期间的正常波动。

（5）后续方案：继续口服丙酚替诺福韦片抗病毒治疗，同时服用扶正化瘀片抗肝纤维化治疗以及服用普萘洛尔片降低门脉压治疗，定期复查。

3. 第三次随访（2023 年 2 月）

（1）随访时机：停用干扰素后 24 个月。

（2）患者主诉：无不适。

（3）实验室检测：HBsAg <0.05 IU/mL（图 27-6），HBsAb 9.11 IU/L（图 27-7），高敏 HBV DNA 未检出靶标（图 27-8）；ALT 21 U/L，AST 15.9 U/L，TBIL 18.8 μmol/L；WBC 3.76×10^9/L，Neut 2.07×10^9/L，Hb 156 g/L，PLT 131×10^9/L（图 27-9）。

乙肝表面抗原定量　　官网：www.xjtcm.com　　样本编号：20230209G0191919

新疆维吾尔自治区中医医院检验报告单　住院

姓名：　　性别：男　　年龄：45岁　　标本种类：SP99

科别：肝病科病房　　床号：　　病员号：　　检验仪器：ROCHE

申请医生：王宏峰　　临床诊断：乙型病毒性肝炎；慢性乙型病毒性肝炎；肝硬化

No	项目名称	英文名称	检测结果(CT值)	单位	参考区间	检测方法
1	乙型肝炎病毒表面抗原定量	HBsAg	<0.05	阴性 IU/ML	<0.05	电化学发光

采样时间：2023-02-09 08:22　　接收时间：2023-02-09 09:19　　检验者：　　审核者：

检验时间：2023-02-09 10:58　　报告时间：2023-02-10 14:39

注：本报告仅对送检标本负责！如有疑义请在三日内查询！联系电话：0991-5859160　　第01页　共01页

图 27-6　停用干扰素 24 个月时 HBsAg 水平

乙肝表面抗体定量　　官网:www.xjtcm.com　　样本编号:20230214G0191921

新疆维吾尔自治区中医医院检验报告单　住院

姓名:　　性别:男　　年龄:45岁　　标本种类:SP99

科别:肝病科病房　　床号:　　病员号:　　检验仪器:ROCHE

申请医生:王宏峰　　临床诊断:乙型病毒性肝炎;慢性乙型病毒性肝炎;肝硬化

No	项目名称	英文名称	检测结果(CT值)	单位	参考区间	检测方法
1	乙型肝炎病毒表面抗体定量	AHBS	9.11	阴性 IU/L	<10	

采样时间:2023-02-14 08:18　接收时间:2023-02-14 09:09　检验者:　审核者:

检验时间:2023-02-14 10:46　报告时间:2023-02-14 14:32

注:本报告仅对送检标本负责!如有疑义请在三日内查询!联系电话:0991-5859160　第01页 共01页

图 27-7　停用干扰素 24 个月时 HBsAb 水平

高灵敏度乙肝DNA检测　　样本编号:20230210G0220909

新疆维吾尔自治区中医院检验报告单　住院

姓名:　　性别:男　　年龄:45岁　　标本种类:全血

科别:肝病科病房　　床号:　　病员号:　　检验仪器:

申请医生:　　临床诊断:乙型病毒性肝炎;慢性乙型病毒性肝炎;肝硬化失代偿期

No	项目名称	英文名称	检测结果	单位	参考区间	检测方法
1	高灵敏乙型肝炎病毒DNA		未检出	IU/mL	<20 IU/mL	聚合

备注:

采样时间:2023-02-09 08:22　接收时间:2023-02-09 09:18　检验者:　审核者:

检验时间:2023-02-09 10:09　报告时间:2023-02-10 15:20

注:本报告仅对送检标本负责!如有疑议请在三日内查询!联系电话:0991-5859160。

官网:www.xjtcm.com　　第01页 共01页

图 27-8　停用干扰素 24 个月时 HBV DNA 水平

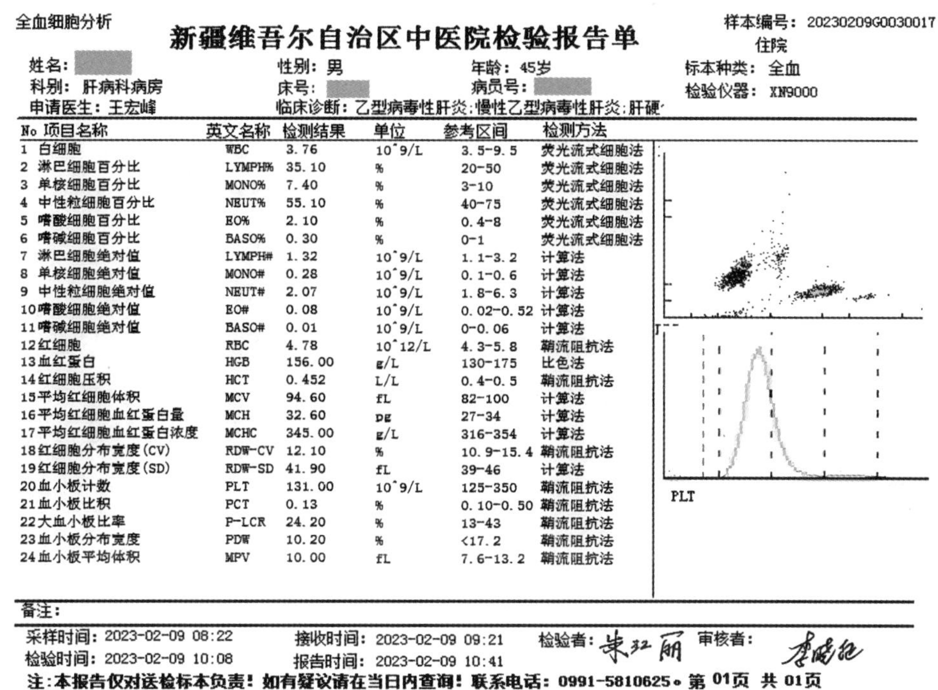
全血细胞分析

新疆维吾尔自治区中医院检验报告单

样本编号：20230209G0030017
住院

姓名：　　性别：男　　年龄：45岁　　标本种类：全血
科别：肝病科病房　　床号：　　病员号：　　检验仪器：XN9000
申请医生：王宏峰　　临床诊断：乙型病毒性肝炎；慢性乙型病毒性肝炎；肝硬

No	项目名称	英文名称	检测结果	单位	参考区间	检测方法
1	白细胞	WBC	3.76	10^9/L	3.5-9.5	荧光流式细胞法
2	淋巴细胞百分比	LYMPH%	35.10	%	20-50	荧光流式细胞法
3	单核细胞百分比	MONO%	7.40	%	3-10	荧光流式细胞法
4	中性粒细胞百分比	NEUT%	55.10	%	40-75	荧光流式细胞法
5	嗜酸细胞百分比	EO%	2.10	%	0.4-8	荧光流式细胞法
6	嗜碱细胞百分比	BASO%	0.30	%	0-1	荧光流式细胞法
7	淋巴细胞绝对值	LYMPH#	1.32	10^9/L	1.1-3.2	计算法
8	单核细胞绝对值	MONO#	0.28	10^9/L	0.1-0.6	计算法
9	中性粒细胞绝对值	NEUT#	2.07	10^9/L	1.8-6.3	计算法
10	嗜酸细胞绝对值	EO#	0.08	10^9/L	0.02-0.52	计算法
11	嗜碱细胞绝对值	BASO#	0.01	10^9/L	0-0.06	计算法
12	红细胞	RBC	4.78	10^12/L	4.3-5.8	鞘流阻抗法
13	血红蛋白	HGB	156.00	g/L	130-175	比色法
14	红细胞压积	HCT	0.452	L/L	0.4-0.5	鞘流阻抗法
15	平均红细胞体积	MCV	94.60	fL	82-100	计算法
16	平均红细胞血红蛋白量	MCH	32.60	pg	27-34	计算法
17	平均红细胞血红蛋白浓度	MCHC	345.00	g/L	316-354	计算法
18	红细胞分布宽度(CV)	RDW-CV	12.10	%	10.9-15.4	鞘流阻抗法
19	红细胞分布宽度(SD)	RDW-SD	41.90	fL	39-46	计算法
20	血小板计数	PLT	131.00	10^9/L	125-350	鞘流阻抗法
21	血小板比积	PCT	0.13	%	0.10-0.50	鞘流阻抗法
22	大血小板比率	P-LCR	24.20	%	13-43	鞘流阻抗法
23	血小板分布宽度	PDW	10.20	%	<17.2	鞘流阻抗法
24	血小板平均体积	MPV	10.00	fL	7.6-13.2	鞘流阻抗法

备注：

采样时间：2023-02-09 08:22　　接收时间：2023-02-09 09:21　　检验者：　　审核者：
检验时间：2023-02-09 10:08　　报告时间：2023-02-09 10:41
注：本报告仅对送检标本负责！如有疑议请在当日内查询！联系电话：0991-5810625。第 01页 共 01页
官网：www.xjtcm.com

图 27-9　停用干扰素 24 个月时血常规

（4）疗效分析：患者 HBsAg 首次实现转阴，但是 HBsAb 滴度不高、未实现阳转，肝功能、血常规指标保持稳定，总体效果良好。

（5）后续方案：由于患者仍为乙肝后肝硬化，所以需要继续长期口服丙酚替诺福韦片抗病毒治疗，同时服用扶正化瘀片抗肝纤维化治疗以及服用普萘洛尔片降低门脉压治疗，定期复查。

4. 第四次随访（2023 年 8 月）

（1）随访时机：停用干扰素后 30 个月。

（2）患者主诉：无不适。

（3）实验室检测：HBsAg <0.05 IU/mL，高敏 HBV DNA 未检出靶标；ALT 31.2 U/L，AST 22.6 U/L，TBIL 17.3 μmol/L；WBC 5.19×10^9/L，Neut 3.11×10^9/L，Hb 159 g/L，PLT 146×10^9/L。

（4）疗效分析：患者 HBsAg 保持转阴，但是 HBsAb 未实现阳转，肝功能、血常规指标保持稳定，总体效果良好。

（5）后续方案：由于患者仍为乙肝后肝硬化，所以需要继续长期口服丙酚替诺福韦片抗病毒治疗，同时服用扶正化瘀片抗肝纤维化治疗以及服用普萘洛尔片降低门脉压治疗，定期复查。

5. 第五次随访(2024 年 3 月)

(1)随访时机:停用干扰素后 37 个月。

(2)患者主诉:无不适。

(3)实验室检测:HBsAg <0.05 IU/mL,HBsAb 6.58 IU/L,高敏 HBV DNA 未检出靶标; ALT 30.9 U/L,AST 21.3 U/L,TBIL 15.3 μmol/L;WBC 5.22×10^9/L,Neut 2.99×10^9/L,Hb 157 g/L,PLT 152×10^9/L。

(4)疗效分析:患者 HBsAg 保持阴转,HBsAb 仍为阴性,HBV DNA 保持阴性;血常规、肝功能指标稳定;总体效果良好。

(5)后续方案:由于患者仍为乙肝后肝硬化,所以需要继续长期口服丙酚替诺福韦片抗病毒治疗,同时服用扶正化瘀片抗肝纤维化治疗以及服用普萘洛尔片降低门脉压治疗,定期复查。

6. 第六次随访(2024 年 8 月)

(1)随访时机:停用干扰素后 42 个月。

(2)患者主诉:无不适。

(3)实验室检测:HBsAg <0.05 IU/mL,HBsAb 125.9 IU/L(图 27-10),高敏 HBV DNA 未检出靶标(图 27-11); ALT 26 U/L,AST 21.5 U/L,TBIL 16.7 μmol/L;WBC 5.08×10^9/L,Neut 3.04×10^9/L,Hb 170 g/L,PLT 148×10^9/L(图 27-12)。

新疆维吾尔自治区中医院检验报告单 住院

姓名: 性别: 男 年龄: 47岁 标本种类: 血清
科别: 肝病科病房 床号: 病员号: 检验仪器: ROCHE
申请医生: 宁忠慧 临床诊断: 肝硬化;肝硬化

No	项目名称	英文名称	检测结果	单位	参考区间	检测方法
1	甲胎蛋白	AFP	1.36	ng/mL	0-7	电化学发光
2	乙型肝炎病毒表面抗原定量	HBsAg	<0.05	阴性 IU/ML	<0.05	电化学发光
3	乙型肝炎病毒表面抗体定量	AHBS	125.90	阳性 IU/L	<10	

备注:

采样时间: 2024-08-27 08:17 接收时间: 2024-08-27 09:04 检验者: 赵峰 审核者: 吕蕾
检验时间: 2024-08-27 11:05 报告时间: 2024-08-27 17:32

注:本报告仅对送检标本负责!如有疑议请在三日内查询!联系电话: 0991-5859160。官网:www.xjtcm.com

图 27-10 停用干扰素 42 个月时 HBsAg 及 HBsAb 水平

新疆维吾尔自治区中医院检验报告单

住院

姓名：　　性别：男　　年龄：47岁　　标本种类：血清5

科别：肝病科病房　　床号：　　病员号：　　检验仪器：

申请医生：宁忠慧　　临床诊断：肝硬化；肝硬化

No	项目名称	英文名称	检测结果	单位	参考区间	检测方法
1	高灵敏乙型肝炎病毒DNA		未检出	IU/mL	<20 IU/ml	聚合

备注：

采样时间：2024-08-27 08:17　接收时间：2024-08-27 09:04　检验者：

检验时间：2024-08-27 09:35　报告时间：2024-08-28 17:12　审核者：

注：本报告仅对送检标本负责！如有疑议请在三日内查询！联系电话：0991-5859160。

官网：www.xjtcm.com　　第01 页　共01 页

图 27-11　停用干扰素 42 个月时 HBV DNA 水平

全血细胞分析

新疆维吾尔自治区中医院检验报告单

标本编号：20240827G0113012

住院

姓名：　　性别：男　　年龄：47岁　　标本种类：全血

科别：肝病科病房　　床号：　　病员号：　　检验仪器：XN9000

申请医生：宁忠慧　　临床诊断：肝硬化；肝硬化

No	项目名称	英文名称	检测结果	单位	参考区间	检测方法
1	白细胞	WBC	5.08	10^9/L	3.5-9.5	荧光流式细胞法
2	淋巴细胞百分比	LYMPH%	28.90	%	20-50	荧光流式细胞法
3	单核细胞百分比	MONO%	8.10	%	3-10	荧光流式细胞法
4	中性粒细胞百分比	NEUT%	59.80	%	40-75	荧光流式细胞法
5	嗜酸细胞百分比	EO%	2.80	%	0.4-8	荧光流式细胞法
6	嗜碱细胞百分比	BASO%	0.40	%	0-1	荧光流式细胞法
7	淋巴细胞绝对值	LYMPH#	1.47	10^9/L	1.1-3.2	计算法
8	单核细胞绝对值	MONO#	0.41	10^9/L	0.1-0.6	计算法
9	中性粒细胞绝对值	NEUT#	3.04	10^9/L	1.8-6.3	计算法
10	嗜酸细胞绝对值	EO#	0.14	10^9/L	0.02-0.52	计算法
11	嗜碱细胞绝对值	BASO#	0.02	10^9/L	0-0.06	计算法
12	红细胞	RBC	5.26	10^12/L	4.3-5.8	鞘流阻抗法
13	血红蛋白	HGB	170.00	g/L	130-175	比色法
14	红细胞压积	HCT	0.485	L/L	0.4-0.5	鞘流阻抗法
15	平均红细胞体积	MCV	92.20	fL	82-100	计算法
16	平均红细胞血红蛋白量	MCH	32.30	pg	27-35	计算法
17	平均红细胞血红蛋白浓度	MCHC	351.00	g/L	316-354	计算法
18	红细胞分布宽度(CV)	RDW-CV	11.50	%	10.9-15.4	鞘流阻抗法
19	红细胞分布宽度(SD)	RDW-SD	38.90 ↓	fL	39-46	计算法
20	血小板计数	PLT	148.00	10^9/L	125-350	鞘流阻抗法
21	血小板比积	PCT	0.14	%	0.10-0.50	鞘流阻抗法
22	大血小板比率	P-LCR	21.90	%	13-43	鞘流阻抗法
23	血小板分布宽度	PDW	9.70	%	<17.2	鞘流阻抗法
24	血小板平均体积	MPV	9.60	fL	7.6-13.2	鞘流阻抗法

备注：

采样时间：2024-08-27 07:03　接收时间：2024-08-27 07:12　检验者：

检验时间：2024-08-27 07:14　报告时间：2024-08-27 08:03　审核者：

注：本报告仅对送检标本负责！如有疑议请在三日内查询！联系电话：0991-5859356。　第 01 页　共 01 页

图 27-12　停用干扰素 42 个月时 血常规

(4)疗效分析:患者 HBsAg 保持阴转,HBsAb 仍为阴性,HBV DNA 保持阴性;血常规、肝功能指标稳定;总体效果良好。

(5)后续方案:由于患者仍为乙肝后肝硬化,所以需要继续长期口服丙酚替诺福韦片抗病毒治疗,同时服用扶正化瘀片抗肝纤维化治疗以及服用普萘洛尔片降低门脉压治疗,定期复查。

三、诊疗体会

慢性乙型肝炎治愈的类型主要包括完全治愈(又称为病毒学治愈)和临床治愈(又称为功能性治愈或免疫学治愈)。从 2015 年到 2022 年,中国《慢性乙型肝炎防治指南》不断更新,但是追求乙肝患者临床治愈的目标不变。中国《慢性乙型肝炎防治指南(2022 年版)》也明确提出了慢性乙肝的治疗目标:最大限度地长期抑制 HBV 复制,减轻肝细胞炎症坏死及肝纤维组织增生,延缓和减少肝功能衰竭、肝硬化失代偿、肝癌和其他并发症的发生,改善患者生活质量,延长其生存时间。对于部分适合条件的患者,应追求临床治愈(又称功能性治愈)。临床治愈即完成有限疗程治疗后,血清 HBsAg 和 HBV DNA 持续检测不到,HBeAe 阴转,伴或不伴 HBsAg 血清学转换,残留 cccDNA 可持续存在,肝脏炎症缓解和肝组织病理学改善,终末期肝病发生率显著降低。

慢性乙肝患者如果 HBV DNA 低于检测下限,HBsAg 水平处于较低水平,HBeAg 阴性,是临床治愈“优势人群”,通过包含干扰素的方案抗病毒治疗,部分“优势人群”实现临床治愈是可行的。获得临床治愈可有效降低肝癌发生的风险,可以显著改善患者远期结局。对于肝硬化患者,代偿期乙肝肝硬化不是干扰素的禁忌证,但治疗前需详细评估病情,先前有研究表明聚乙二醇干扰素 α-2b 治疗乙肝肝硬化患者疗效佳。但不论是干扰素还是核苷(酸)类似物 均无法彻底清除 HBV cccDNA,无法达到真正意义上的慢性乙肝完全治愈。在目前尚无乙肝治愈新药的情况下,通过合理使用现有的抗病毒药物,实现乙肝的临床治愈(功能性治愈)是现阶段可及的理想治疗目标。

本例肝硬化患者采取了“序贯疗法”,在口服核苷(酸)类似物的基础上,联合首轮聚乙二醇干扰素 α-2b 注射液治疗,经过 6 个月的联合治疗,因血细胞明显下降和少量腹水停用干扰素治疗,继续口服核苷(酸)类似物。随后,开始第二轮干扰素联合方案治疗,经过 7 个月,因患者头晕、乏力停用干扰素治疗,继续口服核苷(酸)类似物。最后,进行第三轮干扰素联合方案治疗,经过 16 个月,在此之后又经过了 24 个月的核苷(酸)类似物巩固治疗后实现 HBsAg 转阴(表 27-1)。

表 27-1　本例慢性乙肝患者追求临床治愈过程中核心指标的动态变化

参数	HBV DNA (IU/mL)	HBsAg (IU/mL)	HBsAb (IU/L)	ALT (U/L)	Neut ($\times10^9$/L)	PLT ($\times10^9$/L)
首轮干扰素治疗基线	(-)	2054.00(+)	(-)	30.28	2.76	135
治疗 6 个月	(-)	1170.00(+)	(-)	38.58	2.12	75
停干扰素 4 个月	(-)	857.00(+)	(-)	27.10	1.46	74
第二轮干扰素治疗基线	(-)	656.70(+)	(-)	31.70	1.81	94
治疗后 7 个月	(-)	384.00(+)	(-)	39.30	1.75	88
第三轮干扰素治疗基线	(-)	384.00(+)	(-)	39.30	1.75	88
治疗 12 个月	(-)	142.20(+)	(-)	25.10	2.08	96
治疗 16 个月	(-)	85.35(+)	(-)	28.00	1.35	101
停干扰素 10 个月	(-)	9.29(+)	(-)	36.86	3.28	158
停干扰素 15 个月	(-)	22.98(+)	(-)	26.64	2.42	119
停干扰素 24 个月	(-)	<0.05(-)	9.11(-)	21.00	2.07	131
停干扰素 30 个月	(-)	<0.05(-)	<2(-)	31.20	3.11	146
停干扰素 37 个月	(-)	<0.05(-)	6.58(-)	30.90	2.99	152
停干扰素 42 个月	(-)	<0.05(-)	125.90	26.00	3.04	148

在诊疗过程中，遇到许多患者的基础 HBsAg 水平低于 1500 IU/mL，在经历 48 周干扰素治疗达到临床治愈，或甚至有短至 12 周干扰素治疗即可以达到临床治愈，但本例患者的“临床治愈”之路却走了 8 年之久。每个患者对干扰素的不同应答程度带来了截然不同的临床结局，尤其是本例患者间断使用干扰素治疗，最终实现“临床治愈”，展现了慢性乙肝“临床治愈”的复杂性。需要特别指出的是，由于本例患者仍然存在乙肝后肝硬化，能否称此患者获得了慢性乙肝“临床治愈”甚至都会存在争议。因为临床治愈的核心要素之一是停用抗病毒药物后 6 个月及以上仍然可以保持 HBsAg 等血清学指标为阴性；很显然，本例患者不符合这个标准；但是，本例患者的确实现了 HBsAg 持续阴性。根据 2024 年世界卫生组织《慢性乙型肝炎患者的预防、诊断、关怀和治疗指南》指导意见，乙肝后肝硬化的患者即使实现了 HBsAg 清除，依然有较高发生肝癌的风险，仍然需要长期抗病毒治疗。

最后，通过本例患者可以看出，慢性乙肝临床治愈不是一蹴而就的，在治疗的过程中，患者之间因为个体差异，实现临床治愈的治疗之路也多有不同。比如有些慢性乙肝患者应用干扰素治疗 48 周,根据应答情况判断短期内较难实现“临床治愈”(HBsAg 转阴)的,可考虑干扰素“间歇治疗”。对于此类患者,在诊疗过程中,医生为其制订个体化的治疗方案则尤为重要。同时,在治疗过程中医生与患者的有效沟通、对患者的积极鼓励也是不可或缺的一部分。

四、推荐阅读

[1]中华医学会肝病学分会,中华医学会感染病学分会.慢性乙型肝炎防治指南(2022 年版)[J].中华肝脏病杂志,2022,30(12):1309-1331.

[2]LOK ASF. Toward a functional cure for hepatitis B [J]. Gut and Liver,2024,18(4):593-601.

[3]World Health Organization. Guidelines for the prevention,diagnosis,care and treatment for people with chronic hepatitis B Infection (Text Extract):executive summary[J]. Infect Dis Immun,2024,4(3):103-105.

(王晓忠　撰写)

(何英利　曾庆磊　审校)

病例28　44岁男性，HBeAg阴性，脂肪肝，NA联合IFN，疗程12个月

概　要

44岁HBeAg阴性慢性乙型肝炎男性，应用恩替卡韦胶囊和聚乙二醇干扰素α-2b注射液初始联合的方案持续治疗12个月，最终实现临床治愈。治疗期间最突出的不良反应是白细胞降低，经口服升白药物治疗后可逐渐恢复正常；治疗过程中出现转氨酶升高往往是机体具有免疫应答反应的表现，该类患者HBsAg清除率显著升高；脂肪肝并非慢性乙型肝炎临床治愈的阻力，反而合并轻至中度脂肪肝患者的HBsAg清除率或许更高。

一、患者情况

患者李某，男，44岁，以"发现HBsAg阳性5年余"为主诉于2020年8月18日至我科门诊就诊。患者自诉2015年于外院因"肝功能异常"发现HBsAg阳性，HBV DNA及HBeAg具体情况不详，当时诊断为慢性乙型病毒性肝炎；开始口服恩替卡韦胶囊抗病毒治疗。治疗过程中曾自行停用抗病毒药物半年，后因再次发现肝功能异常而继续服用恩替卡韦胶囊治疗至今，今为复查来我院就诊；患者否认乙肝、肝硬化、肝癌家族史。我院门诊初次就诊检测结果：HBsAg 179.96 IU/mL，HBeAb $>$ 4.4 PEIU/mL，HBV DNA $<$ 500 IU/mL（图28-1、图28-2）；ALT 24 U/L，AST 29 U/L，TBIL 15.0 μmol/L；AFP 3.61 ng/mL；WBC 5.54×10^9/L，Neut 3.40×10^9/L，Hb 169.2 g/L，PLT 181.3×10^9/L；肝胆胰脾超声提示脂肪肝声像，肝实质光点增粗声像，胆囊多发赘生物，脾回声未见异常。

打印时间：2024-12-27 08:56:30　**广西医科大学第一附属医院报告单**　病案号：

仪器：[免疫室]SYMBio　咨询电话：　检验编号：1002206094

姓 名：[已遮挡]　登记号：[已遮挡]　科 别：感染性疾病科门诊　年 龄：44岁　流 水 号：403

性 别：男　病房号：　申请医师：廖柏明　标本类型：血清[1]　初步诊断：乙肝表面抗原携带者

出生日期：1976-05-17　床 号：　申请时间：2020-08-18 08:53　采集时间：2020-08-18 10:03

项目名称	结果		单位	参考区间	实验方法
乙型肝炎表面抗原*	179.96	↑	IU/ml	0-0.05	
乙型肝炎表面抗体*	0.38		mIU/ml	0-10	
乙型肝炎e抗原*	0.06		PEIu/ml	0.00 -0.50	
乙型肝炎e抗体*	>4.40	↑	PEIu/ml	0.00 -0.20	
乙型肝炎核心抗体*	7.16	↑	PEIu/ml	0.00 -0.90	

备注：

接收人：免疫室　接收时间：2020-08-18 10:28　检验医师：陈丹　审核医师：[签名]　审核时间：2020-08-18 14:02

图 28-1　基线（治疗前 2 年）HBV 标志物水平

医嘱名称：乙型肝炎病毒DNA检测

打印时间：2024-12-27 08:56:20　**广西医科大学第一附属医院报告单**　病案号：

仪器：[分子生物室]SLAN-96P　咨询电话：　检验编号：1002206095

姓 名：[已遮挡]　登记号：[已遮挡]　科 别：感染性疾病科门诊　年 龄：44岁　流 水 号：128

性 别：男　病房号：　申请医师：廖柏明　标本类型：血清

出生日期：1976-05-17　床 号：　申请时间：2020-08-18 08:53　采集时间：2020-08-18 10:03

初步诊断：乙肝表面抗原携带者

项目名称	结果	单位	参考区间	实验方法
乙型肝炎病毒DNA*	<5.00×10^2	IU/ml	<5.00×10^2	

1. 结果以科学计数法表示，例如：1.00E+02=100。
2. 本方法检测下限为1.00E+02 IU/ml，当检测结果为“<1.00E+02”时，表示样本中未检出病毒核酸或病毒载量低于检测下限。

接收人：分子生物　接收时间：2020-08-18 10:28　检验者：闫婕　审核者：[签名]　审核时间：2020-08-18 12:53

图 28-2　基线（治疗前 2 年）HBV DNA 水平

二、诊疗过程

（一）临床诊断

①HBeAg阴性慢性乙型肝炎；②脂肪肝。

（二）治疗方案

初诊时与患者沟通，建议患者可考虑“临床治愈”方案，当时患者考虑新冠疫情可能无法定期取药复诊，同时表达了对费用及药物不良反应的顾虑，想继续服用恩替卡韦胶囊观察HBsAg下降情况后综合考虑决定。此后患者至我科门诊年度复查，持续口服恩替卡韦胶囊抗病毒，复查肝功能正常，HBV DNA持续<500 IU/mL。2022年7月12日患者再次返院复查，HBsAg 164.08 IU/mL，HBeAb >4.4 PEIU/mL，HBV DNA <500 IU/mL（图28-3、图28-4）；ALT 24 U/L，TBIL 12.8 μmol/L；AFP 3.69 ng/mL；WBC 4.44×10^9/L，Neut 2.44×10^9/L，Hb 162.7 g/L，PLT 172.5×10^9/L；肝胆胰脾超声提示脂肪肝声像，肝实质光点增粗声像，胆囊多发赘生物，脾回声未见异常。经充分考虑后患者表示想尝试“临床治愈”方案，筛查检测自身抗体均为阴性、甲状腺功能正常。遂予“恩替卡韦胶囊（0.5 mg，每日1片，晚餐后2 h口服）联合聚乙二醇干扰素α-2b注射液（180 μg，每周1次，皮下注射）”治疗。

打印时间：2024-12-27 08:55:29　　**广西医科大学第一附属医院报告单**　　病案号：

仪器：[免疫室]SYMBio　　咨询电话：　　检验编号：1014378868

姓　名：　　登记号：　　科　别：感染性疾病科门诊　　年　龄：46岁　　流 水 号：466

性　别：男　　病房号：　　申请医师：廖柏明　　标本类型：血清[1]　　初步诊断：乙肝表面抗原携带者

出生日期：1976-05-17　床　号：　　申请时间：2022-07-12 08:24　　采集时间：2022-07-12 09:14

项目名称	结果		单位	参考区间	实验方法
乙型肝炎表面抗原*	164.08	↑	IU/ml	0-0.05	微粒子酶免疫化学
乙型肝炎表面抗体*	0.00		mIU/ml	0-10	
乙型肝炎e抗原*	0.00		PEIu/ml	0.00 -0.50	
乙型肝炎e抗体*	>4.40	↑	PEIu/ml	0.00 -0.20	
乙型肝炎核心抗体*	>12.60	↑	PEIu/ml	0.00 -0.90	

备注：

接收人：免疫室　　接收时间：2022-07-12 10:40　　检验医师：徐涓娟　　审核医师：[签名]　　审核时间：2022-07-12 14:24

图28-3　基线HBV标志物水平

打印时间: 2024-12-27 08:55:39　**广西医科大学第一附属医院报告单**　医嘱名称: 乙型肝炎病毒DNA检测

病案号:

仪器: [分子生物室]SLAN-96P　咨询电话:　检验编号: 1014378869

姓 名:　登记号:　科 别: 感染性疾病科门诊　年 龄: 46岁　流 水 号: 141

性 别: 男　病房号:　申请医师:廖柏明　标本类型:血清

出生日期:1976-05-17 床 号:　申请时间: 2022-07-12 08:24　采集时间:2022-07-12 09:14

初步诊断: 乙肝表面抗原携带者

项目名称	结果	单位	参考区间	实验方法
乙型肝炎病毒DNA*	<5.00×10^2	IU/ml	<5.00×10^2	

1. 结果以科学计数法表示，例如：1.00E+02=100。
2. 本方法检测下限为1.00E+02 IU/ml，当检测结果为“<1.00E+02”时，表示样本中未检出病毒核酸或病毒载量低于检测下限。

接收人: 闫婕　接收时间:2022-07-12 11:05　检验者: 高勇　审核者: 刘燕玲　审核时间:2022-07-12 13:51

图 28-4　基线 HBV DNA 水平

(三)治疗过程

患者诉注射第 1 剂聚乙二醇干扰素 α-2b 注射液后出现发热,体温最高达 40 ℃,同时伴轻度头痛、头晕、乏力、肌肉酸疼;自行服用布洛芬片后体温可缓慢下降至正常,上述症状逐渐好转。自行院外注射第 2 剂后,未再出现上述流感样症状体征。

1. 治疗后 1 个月

(1)患者主诉:无不适。

(2)实验室检测:HBsAg 138 IU/mL,HBV DNA <500 IU/mL;ALT 43 U/L,AST 48 U/L;WBC 2.84×10^9/L,Neut 1.42×10^9/L,Hb 163 g/L,PLT 92×10^9/L。

(3)疗效分析:患者 HBsAg 较治疗前降低,HBsAb 阴性;转氨酶稍升高考虑干扰素治疗引起的免疫应答所致;血常规中 WBC、Neut、PLT 较前下降,考虑为聚乙二醇干扰素 α-2b注射液的骨髓抑制作用所致,但尚未达到必须干预的临界值。

(4)后续方案:上述方案效果良好,不良反应在预期和可控范围之内,患者精神状态良好,建议继续联合方案治疗,1 个月后复查。

(5)患者意见:同意继续联合方案治疗。

2. 治疗后 2 个月

(1)患者主诉:轻度乏力、食欲减退,无其他不适。

（2）实验室检测：HBsAg 1.2 IU/mL，HBV DNA <500 IU/mL；ALT 69 U/L，AST 74 U/L；WBC 1.85×10^9/L，Neut 0.87×10^9/L，Hb 149.75 g/L，PLT 67.2×10^9/L；甲状腺功能正常。

（3）疗效分析：患者HBsAg较前明显下降，转氨酶较前继续稍升高，胆红素正常范围；血常规中WBC、Neut、PLT较前继续降低，考虑为聚乙二醇干扰素α-2b注射液的骨髓抑制作用所致，但尚未达到减量或延长给药间隔的临界值。

（4）后续方案：上述方案效果良好，不良反应在预期和可控范围之内，建议继续联合方案治疗，给予口服升细胞药物治疗，3个月后复查。

（5）患者意见：患者治愈信心大增，同意继续联合方案治疗。

3. 治疗后6个月

（1）患者主诉：无特殊不适。

（2）实验室检测：HBsAg 0.22 IU/mL，HBsAb 22.40 mIU/mL，HBeAb >4.4 PEIU/mL，HBV DNA <500 IU/mL；ALT 68U/L，AST 67 U/L；WBC 3.25×10^9/L，Neut 1.77×10^9/L，Hb 151 g/L，PLT 151×10^9/L。

（3）疗效分析：患者HBsAg显著降低，出现HBsAb阳转，HBV DNA保持阴性；肝功能指标基本保持稳定；白细胞较前有所升高；各指标总体保持稳定。

（4）后续方案：上述方案效果良好，不良反应得到一定程度的缓解。患者精神状态佳，建议继续联合方案治疗，给予口服升细胞药物治疗，3个月后复查。

（5）患者意见：患者信心十足，同意继续联合方案治疗。

4. 治疗后9个月

（1）患者主诉：稍乏力，无其他不适。

（2）实验室检测：HBsAg 0 IU/mL，HBsAb 511.96 mIU/mL，HBeAb 28 PEIU/mL，HBV DNA <500 IU/mL；ALT 138 U/L，AST 112 U/L，TBIL 6 μmol/L；WBC 3.14×10^9/L，Neut 1.11×10^9/L，Hb 151 g/L，PLT 105×10^9/L。

（3）疗效分析：患者HBsAg第一次转阴，HBsAb滴度明显升高，HBV DNA保持阴性，与患者沟通，告知即将实现“慢性乙肝临床治愈”；转氨酶进一步升高，考虑干扰素所致免疫应答持续存在，效果良好；血常规指标总体保持稳定。

（4）后续方案：上述方案效果良好，HBsAg首次转阴且HBsAb高滴度阳性，不良反应在预期和可控范围之内，建议继续联合方案巩固治疗，预期疗程满48周，给予口服升细胞药物治疗，同时口服双环醇片保肝治疗，3个月后复查。

（5）患者意见：患者对治疗效果表示满意，同意继续联合方案治疗。

5. 治疗后12个月

（1）患者主诉：无不适。

（2）实验室检测：HBsAg 0 IU/mL，HBsAb 915.07 mIU/mL（图28-5），HBV DNA <

100 IU/mL，ALT 135 U/L，AST 95 U/L，TBIL 11.3 μmol/L；WBC 3.46×10^9/L，Neut 1.33×10^9/L，Hb 152 g/L，PLT 115×10^9/L。

（3）疗效分析：患者 HBsAg 持续阴转，HBsAb 滴度继续升高，HBV DNA 阴性。与患者沟通其即将达"临床治愈"，巩固治疗 12 周后效果良好；转氨酶继续维持原水平，血常规指标总体保持稳定。

打印时间：2024-12-27 08:55:17　　**广西医科大学第一附属医院报告单**　　病案号：

仪器：[免疫室]EASYCUTA　　咨询电话：　　检验编号：1020941823

姓　名：█████　登记号：█████　科　别：肝脏疾病一体化诊治中心　年　龄：47岁　流 水 号：392

性　别：男　病房号：　申请医师：廖柏明　标本类型：血清[1]

出生日期：1976-05-17　床　号：　申请时间：2023-07-06 08:01　采集时间：2023-07-06 09:11

初步诊断：乙肝表面抗原携带者

项目名称	结果	单位	参考区间	实验方法
乙型肝炎表面抗原*	0.00	IU/ml	0-0.05	微粒子酶免疫化学发
乙型肝炎表面抗体*	915.07 ↑	mIU/ml	0-10	
乙型肝炎e抗原*	0.00	PEIu/ml	0.00 -0.50	
乙型肝炎e抗体*	>4.40 ↑	PEIu/ml	0.00 -0.20	
乙型肝炎核心抗体*	5.06 ↑	PEIu/ml	0.00 -0.90	

备注：

接收人：免疫室　接收时间：2023-07-06 10:27　检验医师：隋靖喆　审核医师：徐涓娟　审核时间：2023-07-06 14:24

图 28-5　停药时 HBV 标志物水平

（4）后续方案：患者 HBsAg 转阴、HBsAb 阳性后巩固治疗 12 周疗效甚好，建议停用恩替卡韦胶囊及注射聚乙二醇干扰素 α-2b 注射液治疗，停用升细胞和保肝口服药物，3 个月后复查。

（5）患者意见：患者表达对即将实现慢性乙肝临床治愈的开心和感谢，同意停药，定期复查。

（四）随访情况

1. 第一次随访

（1）随访时机：停药后 3 个月。

（2）患者主诉：无不适。

（3）实验室检测：HBsAg 0 IU/mL，HBsAb >960 mIU/mL，HBeAb >4.4 PEIU/mL，HBV DNA <500 IU/mL；ALT 30 U/L，AST 31 U/L，TBIL 9.2 μmol/L；WBC 4.72×10^9/L，Neut

2.35×10^9/L，Hb 170 g/L，PLT 161×10^9/L。

（4）疗效分析：患者 HBsAg 持续阴转，HBsAb 滴度继续升高，HBV DNA 阴性。停药后肝功能及血常规均完全恢复到正常水平。

（5）后续方案：无须治疗，3 个月后复查。

2. 第二次随访

（1）随访时机：停药后 6 个月。

（2）临床治愈者主诉：无不适。

（3）实验室检测：HBsAg 0 IU/mL，HBsAb ＞960 mIU/mL（图 28－6），HBeAb 3.97 PEIU/mL，HBV DNA ＜100 IU/mL；ALT 27 U/L，AST 31 U/L，TBIL 21.8 μmol/L；WBC 3.46×10^9/L，Neut 1.33×10^9/L，Hb 156 g/L，PLT 155×10^9/L。甲状腺功能正常；肝胆胰脾超声提示脂肪肝声像，肝实质光点增粗声像，胆囊多发赘生物，脾回声未见异常。

（4）疗效分析：患者 HBsAg 持续阴转，HBsAb 保持高水平，HBV DNA 阴性，停药后肝功能及血常规均完全恢复到正常水平，实现慢性乙肝临床治愈。

（5）后续方案：无须治疗，定期复查。

打印时间：2024-12-27 08:54:27　　**广西医科大学第一附属医院报告单**　　病案号：

仪器：［免疫室］SYMBio　　咨询电话：　　检验编号：1024511696

姓 名：　　登记号：　　科 别：感染性疾病科门诊　　年 龄：47岁　　流 水 号：287

性 别：男　　病房号：　　申请医师：廖柏明　　标本类型：血清[1]　　初步诊断：乙肝表面抗原携带者

出生日期：1976-05-17 床 号：　　申请时间：2024-01-16 08:21　　采集时间：2024-01-16 09:16

项目名称	结果		单位	参考区间	实验方法
乙型肝炎表面抗原*	0.00		IU/ml	0-0.05	微粒子酶免疫化学
乙型肝炎表面抗体*	>960.00	↑	mIU/ml	0-10	
乙型肝炎e抗原*	0.08		PEIu/ml	0.00 -0.50	
乙型肝炎e抗体*	3.97	↑	PEIu/ml	0.00 -0.20	
乙型肝炎核心抗体*	11.18	↑	PEIu/ml	0.00 -0.90	

备注：

接收人：免疫室　　接收时间：2024-01-16 10:25　　检验医师：叶玉萍　　审核医师：[签名]　　审核时间 2024-01-16 14:13

图 28－6　临床治愈时（停药后 6 个月）HBV 标志物水平

三、诊疗体会

“医生，这个抗病毒药吃上了就停不下来了，是吗？那我是不是需要吃一辈子的药？”

作为每天面对同样疑问的临床医生而言，笔者希望向患者传达的积极信息是目前慢性乙肝的治疗已逐渐向“临床治愈”时代跨进。2022 年 12 月，我国发布了《慢性乙型肝炎防治指南(2022 年版)》，将治疗目标定为：最大限度地长期抑制 HBV 复制，减轻肝细胞炎症坏死及肝纤维组织增生，延缓和减少肝功能衰竭、肝硬化失代偿、肝细胞癌和其他并发症的发生，改善患者生活质量，延长其生存时间。对于部分适合条件的患者，应追求临床治愈。可见，临床治愈对部分优势患者已成为可及的目标。目前我们的临床治愈目标在于慢性乙肝患者经药物治疗后持续实现 HBsAg 阴性(伴或不伴 HBsAb 出现)、HBV DNA 持续检测不到、肝生物化学指标正常，但肝细胞核内 cccDNA 未被清除。虽然未彻底清除 cccDNA，但实现临床治愈的患者后期发生肝硬化、肝癌等终末期肝病的风险已与普通人相当。而对于慢性乙肝临床治愈优势人群，指南中也给出了定义：经核苷(酸)类似物治疗后 HBV DNA 低于检测下限、HBeAg 阴转，且 HBsAg <1500 IU/mL 者。对于优势患者可以采取核苷(酸)类似物联合聚乙二醇干扰素或者聚乙二醇干扰素单药的策略实现临床治愈的目标。

本例的患者初诊时 HBV DNA、HBsAg 及 HBeAg 水平均符合优势人群要求，患者从 2020 年初诊到 2022 年开始接受治愈方案经历了整整 2 年的时间！这正是我们实际工作中的难点：如何让优势患者能放下负担接受临床治愈方案？综合来分析，患者的顾虑主要有以下几点。①费用：干扰素虽总疗程不长，用药频次为每周注射 1 针，但药品价格较为昂贵，一个 48 周的疗程下来平均需花费 3.5 万元左右，如需延长疗程费用更高。②对密切随访的顾虑：治疗过程中因对药物不良反应及疗效的监测需求，需要每隔 4～12 周进行随访，治疗前 3 个月随访较为密切，部分患者可能因为工作等其他原因无法做到按时随访。③对药物不良反应的担忧：干扰素不良反应较多，涉及骨髓抑制、肝肾功能损害、甲状腺等自身免疫性疾病、精神异常、脱发、皮疹等多系统和多器官的不良反应，部分患者因惧怕不良反应而不敢轻易尝试。④其他问题：如药物注射、药品储存、治疗过程中的精神压力等。

针对以上顾虑，笔者有很多经验。①分享数据，增强患者治愈信心：分享全国及本地区类似优势患者实现慢性乙肝临床治愈的成功案例和对应的积极数据，给患者搏一搏的信心和勇气。②做好治疗前的筛查：为避免发生不可预测的严重不良反应，对干扰素禁忌情况医生在治疗前做好严格的筛查工作；同时与患者进行充分沟通，医生也是经过慎重筛查评估患者在无干扰素使用禁忌的情况下使用，增强患者的安全感。③做好用药指导。④积极处理药物不良反应：提前告知可能出现的不良反应及其出现的大致时间规律，密切监测不良反应的发生，对需要干预的不良反应进行干预处理，对于仅需要观察的不良反应做好解释工作。⑤完善医患沟通机制：患者有问题能随时联系到医生，一方面缓解患者压力，另一方面有利于及时处理患者的问题。做好以上工作，可以增加患者治疗的信心和安全感，提高依从性，这是患者实现临床治愈的关键。本例患者在治疗前随访期间，笔者亦对此进行了大量的沟通和准备工作，最终患者选择相信医生，在不良反应发生时医患共同积极应对，最终实现了临床治愈。

本例患者在治疗过程中突出的不良反应是骨髓抑制和转氨酶升高。患者 WBC、Neut、PLT 在治疗初期就开始下降，至第 8 周时达到低值，第 24 周后维持相对稳定，在治疗结束后很快恢复到正常水平。骨髓抑制属于干扰素治疗过程中最常出现的不良反应，针对 WBC、Neut、PLT 下降的处理策略：如 Neut 在 $(0.5 \sim 0.75) \times 10^9/L$、PLT 在 $(25 \sim 50) \times 10^9/L$，可更改治疗策略为减量（135 μg 或 90 μg，每周 1 次，皮下注射）或延长给药间隔（180 μg，每 10 日 1 次，皮下注射）；如 Neut $<0.5 \times 10^9/L$、PLT $<25 \times 10^9/L$，则需停药处理。待 Neut、PLT 恢复到减量标准时，可重复用药。本例患者在治疗过程中 Neut 最低 $0.87 \times 10^9/L$，PLT 最低 $67.2 \times 10^9/L$，尚未达到减量或延长给药间隔标准，故维持原治疗剂量继续治疗，同时予对症升白细胞和升血小板口服药物治疗。患者治疗全程伴有转氨酶升高，治疗第 36 ~ 48 周时达峰值。对于治疗过程中出现的转氨酶升高，我们要结合 HBsAg 定量和 HBV DNA 水平的变化来具体分析，正确认识。对于干扰素治疗过程中出现的转氨酶升高往往是机体对干扰素具有免疫应答反应的表现，不宜轻易单纯采用“降酶”治疗（显著升高等情况的除外），以免影响疗效观察。研究发现，HBeAg 阳性患者，接受聚乙二醇干扰素 α-2b 联合核苷（酸）类似物治疗时，治疗 24 周内 ALT 升高患者的 HBeAg 及 HBsAg 清除比例较 ALT 未明显升高患者明显提高。在本例患者治疗过程中，转氨酶升高伴随 HBsAg 快速下降。笔者分析，HBsAb 的出现（表 28-1）是机体免疫应答反应的良好表现，与患者做好沟通，在患者充分了解情况下予以观察，停药后患者转氨酶快速恢复正常。

表 28-1　本例慢性乙肝患者追求临床治愈过程中核心指标的动态变化

参数	HBV DNA (IU/mL)	HBsAg (IU/mL)	HBsAb (mIU/mL)	ALT (U/L)	WBC ($\times 10^9/L$)	Neut ($\times 10^9/L$)	PLT ($\times 10^9/L$)
基线	<500(-)	164.08(+)	(-)	24	4.44	2.44	172.5
治疗 1 个月	<500(-)	138.00(+)	(-)	43	2.84	1.42	92.0
治疗 2 个月	<500(-)	1.20(+)	(-)	69	1.85	0.87	67.2
治疗 6 个月	<500(-)	0.22(+)	22.40(+)	68	3.25	1.77	151.0
治疗 9 个月	<500(-)	0(-)	511.96(+)	138	3.14	1.11	105.0
治疗 12 个月	<100(-)	0(-)	915.07(+)	135	3.46	1.33	115.0
停药 3 个月	<500(-)	0(-)	>960(+)	30	4.72	2.35	161.0
停药 6 个月	<100(-)	0(-)	>960(+)	27	3.46	1.33	155.0

本例患者还有一个特殊点在于合并有脂肪肝，治疗前和停药后 6 个月患者均行肝脏

超声、肝纤维化及脂肪肝检查,两项结果提示前后无明显变化。一方面,干扰素本身不会加重或减轻脂肪肝程度(干扰素不良反应所致体重明显降低继而导致脂肪肝减轻者另当别论);另一方面,研究表明,合并轻中度脂肪肝的患者应用干扰素等治疗方案后 HBsAg 清除率更高。一项前瞻性队列研究纳入 184 例患者,根据基线肝脂肪变性程度分为无、轻度、中度、重度脂肪肝组,结果发现 96 周时累积的 HBsAg 清除率轻、中度脂肪肝组(分别为 71.42% 和 74.07%)较无、重度脂肪肝组明显升高(分别为 48.15% 和 47.05%),当然确切结论还需要更多研究数据支持。从本例患者的治疗经验看,合并脂肪肝并不影响患者获得临床治愈的结果。

四、推荐阅读

[1]中华医学会肝病学分会,中华医学会感染病学分会. 慢性乙型肝炎防治指南(2022 年版)[J]. 中华肝脏病杂志,2022,30(12):1309-1331.

[2]LOK ASF. Toward a functional cure for hepatitis B [J]. Gut and Liver, 2024, 18(4): 593-601.

[3]LI H, LIANG S, LIU L, et al. Clinical cure rate of inactive HBsAg carriers with HBsAg < 200 IU/mL treated with pegylated interferon [J]. Front Immunol, 2022, 13: 1091786.

[4]万谟彬,王福生,高志良,等. 重视对慢性乙型肝炎临床治愈为终点的聚乙二醇干扰素 α 治疗策略的研究[J]. 中国医学前沿杂志(电子版),2021,13(10):21-26.

(廖柏明　撰写)

(何英利　曾庆磊　审校)

病例29　46岁男性,HBeAg阴性,HCC术后NA联合IFN,术后5年HCC未复发,长期NA疗程

概　要

46岁HBeAg阴性慢性乙型肝炎患者,在肝细胞癌(hepatocellular carcinoma, HCC)根治术后2个月应用聚乙二醇干扰素α-2b注射液序贯联合恩替卡韦片(后换为丙酚替诺福韦片)的方案持续治疗18个月实现"临床治愈"。HCC根治术后进行聚乙二醇干扰素α-2b能够降低HCC复发风险,且本例患者基线HBsAg不高,属于通过干扰素治疗有望实现"临床治愈"的优势人群。经过聚乙二醇干扰素α-2b注射液治疗,术后4年余未出现HCC复发,并实现慢性乙肝"临床治愈"。

一、患者情况

患者吴某,男,46岁,28年前大学入学体检时发现HBsAg阳性,其后因肝功能无异常,未行系统诊治。2012年就诊于复旦大学附属华山医院,查HBsAg 143.90 IU/mL、HBeAg 0.64 S/CO,HBV DNA <50 IU/mL,肝功能无异常(图29-1)。当时考虑其年龄大于30岁,有HCC家族史,建议其恩替卡韦片抗病毒治疗。此后定期复查,HBV DNA持续低于检测下限(图29-2),HBsAg定量未行规律检测。2020年4月常规体检时发现肝右后叶2.0 cm×2.0 cm×1.5 cm低回声结节,考虑为HCC,遂行腔镜下手术治疗。术后肝脏病理:HCC(实体型)。

复旦大学附属华山医院检验报告单

总院【雅培】免疫

住院　　打印次数:2 第1页 共1页

姓　名:　　病　区:52病区　　病 历 号:　　样本编号:3251

性　别:男　　科　室:传染科　　临床诊断:　　条形码号:35920412

年　龄:46岁　　床　号:　　送检医生:阮巧玲　　标本种类:血

备　注:　　检验目的:ABBOTT(两对半)　　收费类别:普通医保

项目名称	结果	参考区间
乙型肝炎病毒表面抗原(A)	143.90 (+)	0—0.05IU/mL
乙型肝炎病毒表面抗体(A)	0.0 (-)	0—10IU/L
乙型肝炎病毒e 抗原(A)	0.64 (-)	0—1s/co
乙型肝炎病毒e 抗体(A)	1.3 (-)	<1.0为阳性s/co
乙型肝炎病毒核心抗体(A)	7.7 (+)	0—1s/co

报告评语:

采样时间2020-06-29 09:47:40　接收时间:2020-06-29 10:44:35　报告时间:2020-06-29 12:19:52　打印时间:2024-10-29 16:59:19

注:本检验结果仅对该标本负责
数据仅供临床参考。"↓"表示低于参考区间,"↑"表示高于参考区间　　检验者:　　审核者:

图 29-1　基线 HBV 标志物水平

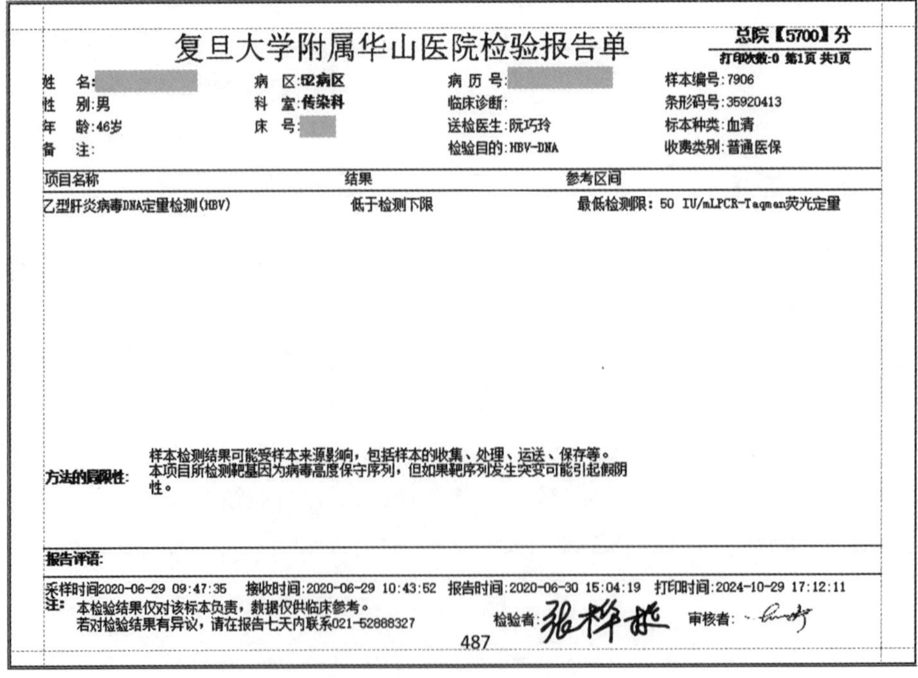

复旦大学附属华山医院检验报告单

总院【5700】分

打印次数:0 第1页 共1页

姓　名:　　病　区:52病区　　病 历 号:　　样本编号:7906

性　别:男　　科　室:传染科　　临床诊断:　　条形码号:35920413

年　龄:46岁　　床　号:　　送检医生:阮巧玲　　标本种类:血清

备　注:　　检验目的:HBV-DNA　　收费类别:普通医保

项目名称	结果	参考区间
乙型肝炎病毒DNA定量检测(HBV)	低于检测下限	最低检测限: 50 IU/mLPCR-Taqman荧光定量

方法的局限性:　样本检测结果可能受样本来源影响,包括样本的收集、处理、运送、保存等。
本项目所检测靶基因为病毒高度保守序列,但如果靶序列发生突变可能引起假阴性。

报告评语:

采样时间2020-06-29 09:47:35　接收时间:2020-06-29 10:43:52　报告时间:2020-06-30 15:04:19　打印时间:2024-10-29 17:12:11

注:　本检验结果仅对该标本负责,数据仅供临床参考。
若对检验结果有异议,请在报告七天内联系021-52888327　　检验者:　　审核者:

487

图 29-2　基线 HBV DNA 水平

二、诊疗过程

（一）临床诊断

①HBeAg 阴性慢性乙型肝炎；②HCC 术后。

（二）治疗方案

考虑到 HCC 即使经过根治性手术治疗，术后仍有一定复发风险，而干扰素治疗能降低 HCC 的复发风险。此外，本例患者 HBsAg（143.90 IU/mL）<1500 IU/mL，属于有望通过干扰素实现“临床治愈”的优势患者。术后 2 个月（2020 年 6 月 29 日，图 29-1、图 29-2），在核苷（酸）类药物（恩替卡韦片）治疗基础上给予联合聚乙二醇干扰素 α-2b 注射液抗病毒治疗，首要治疗目标是降低 HCC 复发风险，更高的治疗目标是追求慢性乙肝“临床治愈”。患者经过干扰素治疗前的详细筛查，检测自身免疫性抗体均为阴性、甲状腺功能正常、眼底无异常、抑郁量表评分等无异常。遂行“恩替卡韦片（0.5 mg，每日 1 片，睡前口服，睡前 2 h 禁食）联合聚乙二醇干扰素 α-2b 注射液（180 μg，每周 1 次，腹部皮下注射）”治疗，依据血细胞计数调整聚乙二醇干扰素 α-2b 注射液剂量。

（三）治疗过程

患者注射第 1 剂聚乙二醇干扰素 α-2b 注射液后 2 h 开始出现体温逐渐升高，最高达 38.2 ℃，同时伴轻度头痛、头晕、乏力、肌肉酸痛。患者是在周五晚餐后注射药物，睡前出现症状，为保尽早入睡，未予特殊处理。次晨上述症状好转，体温正常。次周注射第 2 剂后，未再出现上述流感样症状体征，仅轻度乏力、肌肉酸痛，无其他不适。

1. 治疗后 1 个月（2020 年 7 月 27 日）

（1）患者主诉：轻度乏力，偶有头痛。

（2）实验室检测：HBsAg 132.66 IU/mL，HBV DNA <50 IU/mL；ALT 64 U/L，AST 42 U/L，TBIL 9.4 μmol/L；WBC 2.44×10^9/L，Neut 1.27×10^9/L，Hb 155 g/L，PLT 68×10^9/L。

（3）疗效分析：患者 HBsAg 降低，HBV DNA 保持阴性；血常规中 WBC、PLT 较前明显降低，考虑可能为聚乙二醇干扰素 α-2b 注射液的骨髓抑制作用所致，但尚未达到必须干预的临界值。

（4）后续方案：治疗时间尚短，不良反应在预期和可控范围之内，患者时有头痛，影响日常工作，建议口服“散利痛片”对症治疗。因 Neut 有下降，给予口服“利可君升片”升细胞治疗。抗病毒治疗方面，建议继续联合方案，2 个月后复查。

（5）患者意见：患者对治疗出现的不良反应表示尚可耐受，同意继续联合方案治疗。

2. 治疗后 3 个月(2020 年 9 月 21 日)

(1)患者主诉:轻度乏力、食欲稍减退、脱发明显、伴皮疹、体重稍降低,无其他不适。

(2)实验室检测:HBsAg 74.31 IU/mL,HBeAg 0.55 S/CO,HBV DNA <50 IU/mL;ALT 54 U/L, AST 52 U/L, TBIL 15.7 μmol/L; WBC 3.43×10^9/L, Neut 2.09×10^9/L, Hb 148 g/L,PLT 85×10^9/L。

(3)疗效分析:患者 HBsAg 较基线有降低,HBV DNA 仍为阴性,ALT 升高至 1 ~2 倍正常值上限(ULN);虽然血常规指标中 Neut 和 PLT 计数有下降,但尚在使用干扰素治疗许可范围内,无须减量。皮肤瘙痒,加用“依巴斯汀片”口服对症治疗。体重稍降低,考虑为聚乙二醇干扰素 α-2b 注射液导致的食欲减退所致。

(4)后续方案:上述方案效果良好,不良反应在预期和可控范围之内,建议继续联合方案治疗,3 个月后复查。

(5)患者意见:患者对治疗效果表示满意,自诉可耐受不良反应,同意继续联合方案治疗。

3. 治疗后 6 个月(2020 年 12 月 14 日)

(1)患者主诉:轻度乏力、肌肉酸痛,无其他不适。

(2)实验室检测:HBsAg 44.73 IU/mL,HBV DNA <20 IU/mL;ALT 47 U/L,AST 37 U/L,TBIL 10.8 μmol/L; WBC 3.91×10^9/L, Neut 2.18×10^9/L, Hb 152 g/L, PLT 92×10^9/L;甲状腺功能正常。

(3)疗效分析:患者 HBsAg 进一步降低,HBV DNA 保持转阴,肝功能指标中 ALT 仍在 1 ~2 ULN 之间波动;血常规指标总体保持稳定。

(4)后续方案:上述方案效果良好,不良反应在预期和可控范围之内,患者乏力及肌肉酸痛在注射聚乙二醇干扰素 α-2b 注射液第 3 天后可以自行缓解,建议继续联合方案治疗,3 个月后复查。

(5)患者意见:患者对治疗效果表示满意,自诉可耐受,同意继续联合方案治疗。

4. 治疗后 12 个月(2021 年 6 月 29 日)

(1)患者主诉:食欲稍减退,无其他不适。

(2)实验室检测:HBsAg 2.56 IU/mL,HBeAg 0.42 S/CO,HBeAb (-),HBV DNA < 20 IU/mL;ALT 69 U/L,AST 50 U/L,TBIL 13.7 μmol/L;WBC 3.13×10^9/L,Neut 1.86×10^9/L,Hb 150 g/L,PLT 72×10^9/L。

(3)疗效分析:患者 HBsAg 显著降低,仅剩个位数,HBV DNA 保持阴性,与患者沟通目前已经“接近临床治愈”“曙光就在前方”;肝功能指标基本保持稳定;血常规指标总体保持稳定。需要说明的一点是,因恩替卡韦片服药需前后 2 h 空腹,患者于 2021 年 2 月换用丙酚替诺福韦片随餐服用。

(4)后续方案:上述方案效果良好,HBsAg 呈指数级别下降,不良反应在预期和可控范围之内，患者精神状态佳，建议继续联合方案治疗，嘱规律复查。

（5）患者意见：患者对治疗效果表示满意，自诉可耐受，同意继续联合方案治疗。

5. 治疗后 18 个月（2021 年 12 月 8 日）

（1）患者主诉：周身皮疹伴瘙痒。

（2）实验室检测：HBsAg 0.03 IU/mL，HBsAb 1.6 IU/L，HBeAg 0.54 S/CO，HBV DNA <20 IU/mL；ALT 51 U/L，AST 37 U/L；WBC 4.33×10^9/L，Neut 1.8×10^9/L，Hb 153 g/L，PLT 99×10^9/L；甲状腺功能正常；自身免疫性抗体谱阴性。

（3）疗效分析：患者 HBsAg 终于下降到正常范围（0.05 IU/mL 以下），HBV DNA 保持阴性，肝功能、血常规指标保持稳定。

（4）后续方案：考虑到虽然 HBsAg 在正常范围下限，但仍能检测到（HBsAg 0.03 IU/mL），且 HBsAb 尚未转阳，不良反应在预期和可控范围之内，建议继续口服丙酚替诺福韦片联合注射聚乙二醇干扰素 α-2b 注射液治疗，定期复查。

（5）患者意见：患者对治疗效果表示满意，但难以耐受皮疹瘙痒，要求暂停聚乙二醇干扰素 α-2b 注射液，继续口服丙酚替诺福韦片治疗。

6. 治疗后 24 个月（停用干扰素后 6 个月，2022 年 6 月 30 日）

（1）患者主诉：皮疹消退，乏力、肌肉疼痛缓解，脱发减少，无其他不适。

（2）实验室检测：HBsAg 0 IU/mL，HBsAb 24.3 IU/L，HBeAg 0.37 S/CO，HBV DNA < 20 IU/mL；ALT 25 U/L，AST 24 U/L；WBC 5.07×10^9/L，Neut 2.61×10^9/L，Hb 161 g/L，PLT 113×10^9/L。

（3）疗效分析：患者在应用聚乙二醇干扰素 α-2b 注射液治疗 18 个月后，HBsAg 低于正常下限（0.05 IU/mL），但 HBsAb 仍为阴性，本应乘胜追击，继续治疗，争取出现 HBsAg 血清学转换，但患者皮肤出现严重皮疹、瘙痒难耐，虽服用抗过敏药物，仍严重影响生活质量，不得不停用聚乙二醇干扰素 α-2b 注射液；但停药6 个月后出现了 HBsAg 血清学转换，即 HBsAg 检测不到且 HBsAb 达 24.3 mIU/mL，属于干扰素治疗的后续效应。

（4）后续方案：患者出现 HBsAg 血清学转换，已经属于“临床治愈”（事实上，停药 6 个月后仍能保持才是真正的临床治愈，且本例有 HCC 术后病史和肝硬化现况，是否能被视为“临床治愈”尚有争议），但 HBsAb 不高，仍建议在密切随访不良反应前提下继续聚乙二醇干扰素 α-2b 注射液联合丙酚替诺福韦片的方案治疗，3 个月后复查。

（5）患者意见：患者看到 HBsAg 持续阴性，HBsAb 转阳，对继续聚乙二醇干扰素 α-2b 注射液充满信心，表示想重新进行治疗，但还想继续观察 3 个月，再做决定是否行第二轮干扰素治疗。

7. 治疗后 27 个月（停用干扰素后 9 个月，2022 年 9 月 26 日）

（1）患者主诉：无不适。

（2）实验室检测：HBsAg 0.04 IU/mL，HBsAb 33.3 IU/m，HBeAg 0.49 S/CO，HBV

DNA <20 IU/mL; ALT 51 U/L, AST 35 U/L; WBC 3.93×10^9/L, Neut 1.93×10^9/L, Hb 158 g/L, PLT 74×10^9/L;甲状腺功能正常。

(3)疗效分析:患者 HBsAg 虽仍为阴性范围(0~0.05 IU/mL),但能检测到 HBsAg 为 0.04 IU/mL,HBsAb 定量为 33.3 IU/L,也不是很高,HBV DNA 保持转阴,肝功能、血常规指标无异常。

(4)后续方案:经第一轮干扰素 18 个月的治疗,出现 HBsAg 转阴,但因皮肤瘙痒不得不停用干扰素。在停用干扰素 6 个月后,出现 HBsAg 血清学转换,HBsAb 转阳,患者有了第二轮干扰素治疗的想法。考虑 3 个月后复查,观察 HBsAb 趋势,再决定是否进行第二轮干扰素治疗。在停用干扰素 9 个月后,再次复查 HBsAg,虽仍为阴性范围(0~0.05 IU/mL),但能检测到 HBsAg 为 0.04 IU/mL,HBsAb 定量由 3 个月前 24.3 mIU/mL 小幅上升至 33.3 mIU/mL。为了守住胜利成果,坚定了患者行第二轮干扰素治疗的决心。但告知患者,重新应用干扰素,有再发皮疹并加重的可能。

(5)患者意见:患者表示理解,强烈要求继续丙酚替诺福韦片联合聚乙二醇干扰素 α-2b 注射液治疗。

8. 治疗后 31 个月(第二轮干扰素治疗 3 月余,2023 年 1 月 30 日)

(1)患者主诉:出现周身皮疹伴难以耐受瘙痒。

(2)实验室检测:HBsAg 0.02 IU/mL,HBsAb 79 IU/L,HBeAg 0.38 S/CO,HBV DNA <20 IU/mL; ALT 128 U/L, AST 102 U/L; WBC 2.95×10^9/L, Neut 1.27×10^9/L, Hb 172 g/L,PLT 78×10^9/L。

(3)疗效分析:患者出现 HBsAg 血清学转换,又开始第二轮干扰素治疗,本想百尺竿头更进一步,但经过 3 月余治疗,HBsAb 有显著上升,至 79 IU/L,却又出现周身皮疹,难以耐受的皮肤瘙痒。干扰素再次治疗后,HBV DNA 保持转阴,肝功能指标又出现轻度升高;血常规指标 Neut 和 PLT 计数下降。

(4)后续方案:在应用干扰素治疗期间,患者的 HCC 没有复发,且出现 HBsAg 血清学转换,其实已经超额完成既定目标。因患者有肝硬化,是 HCC 根治术后患者,不建议停用丙酚替诺福韦,考虑到干扰素治疗引起严重皮疹,建议患者暂停聚乙二醇干扰素 α-2b 注射液治疗,仅口服丙酚替诺福韦片维持。

(5)患者意见:患者表示同意者继续丙酚替诺福韦片,停用聚乙二醇干扰素 α-2b 注射液治疗。

(四)随访情况

1. 随访时机　停用干扰素后定期随访,最近一次随访时间是 2024 年 8 月 23 日。

2. “临床治愈”者主诉　无不适,HCC 根治术后 4 年半未出现 HCC 复发。

3. 实验室检测　HBsAg 0 IU/mL,HBsAb 7.48 IU/L,HBV DNA <20 IU/mL(图 29-3、

图 29-4）；ALT 33 U/L，AST 23 U/L，TBIL 13.8 μmol/L；WBC 6.19×10^9/L，Neut 3.47×10^9/L，Hb 168 g/L，PLT 129×10^9/L。

复旦大学附属华山医院(虹桥院区)检验报告单　西院发光Alinity

门诊　打印次数:0 第1页 共1页

姓　名:　病　区:　病 历 号:L1　　　0　样本编号:10056

性　别:男　科　室:西院感染科　临床诊断:慢性乙型病毒性肝炎　条形码号:224082348894

年　龄:50岁　床　号:　送检医生:李宁　标本种类:血

备　注:　检验目的:HBsAg,Anti-s,HBeAg,Ant　收费类别:门诊医保

项目名称	结果	参考区间
乙型肝炎病毒表面抗原(A)(A1)	0.00 (-)	0--0.05
乙型肝炎病毒表面抗体(A)(A2)	7.48 (-)	0--10
乙型肝炎病毒e　抗原(A)(A3)	0.34 (-)	0--1
乙型肝炎病毒e　抗体(A)(A4)	1.68 (-)	<1.0为阳性
乙型肝炎病毒核心抗体(A)(A5)	3.71 (+)	0--1

报告评语:

采样时间2024-08-23 08:17:36　接收时间:2024-08-23 08:17:53　报告时间:2024-08-23 13:36:07　打印时间:2024-10-28 09:25:22

注:本检验结果仅对该标本负责
数据仅供临床参考。"↓"表示低于参考区间,"↑"表示高于参考区间　检验者:傅旭杰　审核者:吴文清

图 29-3　"临床治愈"（HBsAg 转阴）后 20 个月时 HBV 标志物水平

复旦大学附属华山医院（虹桥医院）检验报告单　西院病毒核酸检测

姓名:　病　区:　病历号:　标本编号：17075

性　别：男　科 室：西院感染科　临床诊断：慢性乙型病毒性肝炎　条形码号：224082348895

年　龄：50岁　床 号：　送检医生：李宁　标本种类：血清

备　注：　检测方法：实时荧光PCR法　检验目的：HBV-DNA　收费类别：门诊医保

项目名称	结果	参考区间
乙型肝炎病毒DNA定量检测(HBV)	低于检测下限	最低检测下限：20 IU/mL

图 29-4　"临床治愈"（HBsAg 转阴）后 20 个月时 HBV DNA 水平

4. 疗效分析　慢性乙肝"临床治愈"、HCC 根治术后 4 年未见肿瘤复发。

5. 后续方案　因患者仍存在乙肝后肝硬化，继续丙酚替诺福韦片抗病毒治疗，每 3 个月定期随访一次。

三、诊疗体会

本例患者在经历长达8年的口服核苷类药物抗病毒、HBV DNA持续低于检测下限的情况下，发生了HCC。因其随访意识比较强，在早期、小HCC阶段经查体发现肝肿瘤，顺利在腔镜下行肿瘤切除术。术后病理证实是HCC，有术后复发风险。据统计，HCC患者术后3年复发率为40%～50%，术后5年复发率高达60%～70%。

影响HCC术后复发的原因很多，如患者术前AFP水平、肿瘤的数目和大小、肝硬化情况、肝功能分级以及HBV DNA水平、HBsAg水平和肝脏炎症情况等。对于HBV相关的HCC来说，肿瘤复发与HBV密切相关，因为病毒持续复制可以使肝病本身不断进展，诱发新的肿瘤发生，导致疾病本身加重及肿瘤复发。抑制病毒复制、降低HBV DNA水平可能与降低HBV相关HCC术后复发相关。慢性乙肝患者肝内HBV cccDNA的持续存在是导致慢性乙肝无法彻底治愈的重要原因，也可能是导致HCC复发的重要原因。而慢性乙肝临床治愈患者的肝内cccDNA水平、肝内HBsAg阳性比例、HBV整合事件和转录显著低于未治愈组。

干扰素α(IFN α)属于Ⅰ型干扰素细胞因子家族，具有抗病毒、抗增殖、抗肿瘤和免疫调控等作用。干扰素抗肿瘤效应的分子机制包括：①调控肿瘤细胞增殖发挥抗肿瘤效应。恶性肿瘤形成是细胞生长失控，无限增殖所致。IFN能够调节多种增殖相关基因的表达，阻滞肿瘤细胞周期、促进肿瘤细胞凋亡，从而抑制肿瘤细胞增殖。②调控肿瘤转移发挥抗肿瘤效应。肿瘤转移是恶性肿瘤的主要特征，是癌症治疗失败和癌症患者死亡的首要原因。多项研究表明IFN能通过激活肿瘤免疫，抑制肿瘤转移。③调控肿瘤血管生成发挥抗肿瘤效应。肿瘤血管新生与肿瘤的生长和转移密切相关，IFN具有抑制肿瘤血管生成的作用。④调控免疫系统发挥抗肿瘤作用。激发肿瘤患者受到抑制的免疫功能是肿瘤治疗的理想策略，IFN可以调动机体免疫系统杀伤肿瘤细胞。

大量临床研究及荟萃分析均表明，对于HCC根治性治疗(包括手术切除及射频消融术)术后加用干扰素对减少复发或转移，延长患者总生存时间、改善生活质量均有一定效果。一项单中心随机对照临床研究发现HBV相关HCC患者术后使用干扰素有助于改善患者的总生存时间，可提高Ⅲ期及Ⅳa期HCC患者5年生存率。一项包括236例HBV相关HCC患者的随机对照临床研究发现术后使用干扰素组中位总生存时间显著长于未使用干扰素组(63.8个月和38.8个月，$P=0.0003$)，中位无病生存期分别为31.2个月和17.7个月($P=0.142$)，干扰素治疗提高了HBV相关HCC患者治愈性切除术后总生存期。一项研究发现干扰素治疗HCC切除术后患者可减少术后两年复发率，增加两年生存率。在经过手术治疗后的病例中，在24个月观察期内，干扰素联合治疗组复发、转移率为53.57%，均明显低于单纯手术组的68.18%($P<0.05$)，联合治疗组生存率为50.0%，明显高于单纯手术组的29.5%($P<0.05$)。

一些研究报道，慢性乙型肝炎或丙型肝炎患者在接受干扰素治疗后，HCC 发生风险会降低。这可能是由于干扰素治疗能达到较高临床治愈（又称功能性治愈：停止治疗后 6 个月及以上仍保持 HBsAg 阴性，伴或不伴 HBsAb 出现、检测不到 HBV DNA、肝生物化学指标正常、肝组织病变改善）率，同时又可致 HBV 感染肝细胞中 cccDNA 降解，并诱导多种细胞蛋白协同抑制 cccDNA 转录作用相关。

如何降低 HCC 术后的复发风险成为提高患者生存率的关键问题。本例患者是 HCC 根治术后的、有肝硬化背景的肿瘤患者，应用干扰素的首要目标是减少 HCC 的复发风险。同时患者 HBsAg 不高，属于通过干扰素治疗有望实现临床治愈的优势人群，经过近两年的不懈努力（表 29-1），达到了“慢性乙肝临床治愈”。事实上，临床治愈（又称功能性治愈）指的是停用所有抗病毒药物治疗后 6 个月及其以上仍保持 HBsAg 阴性，伴或不伴 HBsAb 出现、检测不到 HBV DNA、肝脏生物化学指标正常、肝脏组织病变改善。需要特别指出的是，本例患者由于仍存在乙肝后肝硬化以及是 HCC 术后患者，在 HBsAg 转阴后直到目前，未能停用口服抗病毒药物[此类情况是否停用口服核苷（酸）类似物抗病毒治疗尚存争议]，不完全符合上述临床治愈的定义，但是笔者坚信本例患者是事实上的慢性乙肝“临床治愈”患者，预后因此亦会大为改善。展望未来，笔者在此抛砖引玉，此类 HBV 相关性 HCC 术后伴乙肝后肝硬化的患者通过治疗获得 HBsAg 阴转是否能定义为慢性乙肝“临床治愈”是值得探讨的重要话题。

表 29-1　本例慢性乙肝患者追求“临床治愈”过程中核心指标的动态变化

参数	HBV DNA（IU/mL）	HBsAg（IU/mL）	HBsAb（IU/L）	ALT（U/L）	Neut（$\times10^9$/L）	PLT（$\times10^9$/L）
基线	<50(-)	143.90(+)	0(-)	30	1.55	128
治疗 1 个月	<50(-)	132.66(+)	0(-)	64	1.27	68
治疗 3 个月	<50(-)	74.31(+)	0.10(-)	54	2.09	85
治疗 6 个月	<20(-)	44.73(+)	0(-)	47	2.18	92
治疗 9 个月	<20(-)	20.34(+)	0(-)	57	1.53	84
治疗 12 个月	<20(-)	2.56(+)	0.50(-)	69	1.86	72
治疗 15 个月	<20(-)	0.05(+)	1.20(-)	53	1.56	77
治疗 18 个月	<20(-)	0.03(-)	1.60(-)	51	1.80	99
治疗 21 个月	<20(-)	0(-)	8.10(-)	91	2.01	85
治疗 24 个月	<20(-)	0(-)	24.30(+)	25	2.61	113
治疗 27 个月	<20(-)	0.04(-)	33.30(+)	51	1.93	74
治疗 31 个月	<20(-)	0.02(-)	79.00(+)	128	1.27	78

续表 29-1

参数	HBV DNA (IU/mL)	HBsAg (IU/mL)	HBsAb (IU/L)	ALT (U/L)	Neut ($\times10^9$/L)	PLT ($\times10^9$/L)
治疗 37 个月	<20(-)	0(-)	19.30(+)	28	3.45	121
治疗 50 个月	<20(-)	0(-)	7.48(-)	33	3.47	129

四、推荐阅读

[1] ZOU H, ZHU CZ, WANG C, et al. Recurrence of barcelona clinic liver cancer stage a hepatocellular carcinoma after hepatectomy[J]. Am J Med Sci, 2017, 354 (3): 262-267.

[2] HONG XP, KIM ES, H GUO HT. Epigenetic regulation of hepatitis B virus covalently closed circular DNA: Implications for epigenetic therapy against chronic hepatitis B [J]. Hepatology, 2017, 66(6): 2066-2077.

[3] GAO NA, GUAN GW, XU GL, et al. Integrated HBV DNA and cccDNA maintain transcriptional activity in intrahepatic HBsAg - positive patients with functional cure following PEG - IFN - based therapy Aliment Pharmacol Ther [J]. 2023, 58 (10): 1086-1098.

（李　宁　撰写）

（李　婕　曾庆磊　审校）

病例30 47岁男性,HBeAg阴性,肝硬化,NA序贯联合IFN,"临床治愈"后拒绝长期NA疗程

概 要

患者男性,47岁,乙肝病史30年,2012年开始口服抗乙肝病毒药物治疗,2019年超声提示肝硬化。2021年5月开始联合聚乙二醇干扰素α-2b注射液抗病毒治疗,8个月后HBsAg转阴伴HBsAb转阳,继续联合治疗至48周后HBsAb >1000 mIU/mL,停用干扰素;随访2年HBsAb持续>1000 mIU/mL,HBV DNA和HBV RNA均阴性,达到慢性乙肝"临床治愈"。本例患者获得HBsAg转阴后仍存在转氨酶升高,肝穿提示G4S4伴重度脂肪肝,提示即使获得慢性乙肝"临床治愈",仍不能忽视其他病因导致的肝损伤以及乙肝后肝硬化的管理。事实上,目前针对乙肝后肝硬化患者发生HBsAg转阴后的主流意见是仍需要长期核苷(酸)类似物抗病毒治疗,本例患者拒绝服药亦未复发,是否可被视为"临床治愈"存在争议。

一、患者情况

患者马某,男,47岁,患者30年前发现HBsAg阳性,未进一步检查,间断服用保肝药物。2012年开始服用拉米夫定片抗病毒治疗,2017年因出现病毒学反弹换用替诺福韦片抗病毒治疗,2018年检测HBV DNA阴性(图30-1)。2019年2月检测HBsAg 20.52 IU/mL(图30-2),肝胆胰脾超声提示肝硬化,未发现其他异常。父亲因"肝病"去世,哥哥因"肝癌"去世,一姐患有"乙肝"。

2018-08-15　高敏 HBV DNA 定量检测(肝研所)

门 诊　兰州市第二人民医院检验报告单

姓　名:	门 诊 号:	样本类型:血清	检验编号:20180815HSB0203
性　别:男	科　室:感染科/肝病一科	临床诊断:待查	标本状态:正常
年　龄:46 岁	床　号:	送检医师:周渐	备　注:

检验项目	结果	单位	参考范围
高敏HBV DNA检测(COBAS TaqMan)	未检测到HBV DNA	IU/ml	0～20

建议与解释：结果说明：1.00E+02等同于1.00*10的二次方，1.20E+03等同于1.20*10的三次方，依次类推。

1、检测结果为“未检测到HBV DNA”时，解释为：HBV DNA低于20 IU/mL且未能检测到或样本中没有HBV DNA存在。

2、检测结果为“<2.00E+01”时，解释为：检测到HBV DNA，但低于检测下限（20 IU/mL）

送检日期:2018/8/15 09:50:32　采样时间: 2018-08-15 08:41　操作者:
报告日期:2018/8/15 15:07:46　打印时间: 2018-08-15 15:26　审核者:
※此结果仅对本标本负责,如有疑问五个工作日内与我科联系。电话:5120455※　条码号: 201800010403479A

图 30-1　基线 HBV DNA 水平

2019-02-21　乙肝两对半定量检测(肝研所)

门 诊　兰州市第二人民医院检验报告单

姓　名:	门 诊 号:	样本类型:血清	检验编号:20190221ARY0052
性　别:男	科　室:感染科/肝病一科	临床诊断:待查	标本状态:正常
年　龄:47 岁	床　号:	送检医师:秦华	备　注:

检验项目	英文编写	结果		单位	参考范围
◆乙型肝炎病毒表面抗原	HBsAg	20.52	阳性	IU/ml	0.00～0.05
◆乙型肝炎病毒表面抗体	HBsAb	0.5	阴性	mIU/ml	0.0～10.0
◆乙型肝炎病毒e抗原	HBeAg	0.34	阴性	S/CO	0.00～1.00
◆乙型肝炎病毒e抗体	HBeAb	0.01	阳性	S/CO	>1.00
◆乙型肝炎病毒核心抗体	HBcAb	7.89	阳性	S/CO	0.00～1.00

图 30-2　基线 HBV 标志物水平

二、诊疗过程

(一)临床诊断

乙型肝炎肝硬化代偿期。

（二）治疗方案

患者于 2021 年 5 月在我院门诊就诊，笔者仔细询问患者病史，翻阅患者既往门诊资料，化验提示 HBsAg 20.52 IU/mL，考虑患者为通过干扰素治疗有望实现临床治愈的优势人群，且与患者交流中深刻感受到患者渴求能够实现临床治愈，希望摘了乙肝这顶“帽子”。因此建议患者完善血常规、肝肾功能、甲状腺功能、自身抗体等检查，同时告知患者病情已发展至肝硬化，予以干扰素治疗，风险较大，且不良反应可能较多，若患者同意，评估病情后可在原有替诺福韦片（300 mg，每日 1 片，晚饭后口服）治疗基础上联合聚乙二醇干扰素 α-2b 注射液（135 μg，每周 1 次，皮下注射）治疗。

（三）治疗过程

完善相关化验检查评估患者病情且签署知情同意后开始进行上述方案治疗。在门诊注射第 1 剂聚乙二醇干扰素 α-2b 注射液 135 μg，并告知患者可能出现发热、头痛等流感样症状，嘱患者回家后密切观察。注射干扰素 4 h 后开始出现体温逐渐升高，最高达 39 ℃，同时伴头痛、肌肉酸痛、乏力。自行口服布洛芬胶囊 1 粒，半小时后患者体温逐渐恢复正常，上述症状逐渐减轻。注射第 2 剂（135 μg）后，上述流感样症状体征较第 1 剂注射后减轻，最高体温 37.8 ℃，伴轻度乏力。注射第 3 剂开始增加剂量为 180 μg，自述无不适症状。

1. 治疗后 1 个月

（1）患者主诉：无特殊不适症状。

（2）实验室检测：HBsAg 3.95 IU/mL，HBeAg 阴性，高敏 HBV DNA 未检测出靶标；ALT 69 U/L，AST 42 U/L，TBIL 19.2 μmol/L；WBC 5.9×10^9/L，Neut 4.0×10^9/L，Hb 182 g/L，PLT 104×10^9/L。

（3）疗效分析：患者 HBsAg 较治疗前降低，血常规中 WBC、Neut、PLT 暂时正常，仍需密切监测，警惕聚乙二醇干扰素 α-2b 注射液的骨髓抑制不良反应发生，便于及时予以干预。

（4）后续方案：上述方案有效，不良反应在预期和可控范围之内，患者精神状态良好，建议继续联合方案治疗，1 个月后复查。

（5）患者意见：患者对治疗效果表示满意，自诉可耐受，同意继续联合方案治疗。

2. 治疗后 3 个月

（1）患者主诉：轻度抑郁、失眠，无其他不适。

（2）实验室检测：HBsAg 1.41 IU/mL，HBeAg 阴性，高敏 HBV DNA 未检测出靶标；ALT 133 U/L，AST 79 U/L；WBC 4.79×10^9/L，Neut 1.95×10^9/L，Hb 145g/L，PLT 102×10^9/L。

(3)疗效分析：患者 HBsAg 较前降低，HBV DNA 持续阴性；肝功能化验提示转氨酶较前升高，考虑为治疗过程中干扰素刺激机体免疫功能，在清除肝细胞内病毒的同时使肝细胞受损，出现转氨酶异常，建议定期复查，必要时服用保肝药物；血常规指标总体保持稳定，患者出现轻度抑郁、失眠精神症状，考虑为干扰素不良反应。

(4)后续方案：上述方案效果良好，不良反应在预期和可控范围之内，患者精神状态尚可，建议继续联合方案治疗，同时对患者进行心理疏导，嘱患者调整心态，建议坚持该方案治疗，3 个月后复查。

(5)患者意见：患者对治疗效果表示满意，自诉尚可耐受，同意继续联合方案治疗。

3. 治疗后 6 个月

(1)患者主诉：失眠、焦虑等精神症状较前加重，无其他不适。

(2)实验室检测：HBsAg 0.04 IU/mL，HBeAg 阴性，高敏 HBV DNA 未检测出靶标；ALT 178 U/L，AST 139 U/L，TBIL 22.6 μmol/L；WBC 3.0×10^9/L，Neut 1.4×10^9/L，Hb 161 g/L，PLT 53×10^9/L。

(3)疗效分析：患者 HBsAg 已转阴，HBV DNA 保持阴性。肝功能化验提示转氨酶较前升高，建议暂时服用保肝药物治疗；血常规提示 WBC、PLT 较前下降，其中 PLT 明显降低；患者出现抑郁、失眠精神症状较前加重，考虑为干扰素不良反应。

(4)后续方案：上述方案效果良好，部分不良反应在预期和可控范围之内，但患者精神状态欠佳，抑郁、焦虑症状较前加重，建议患者精神心理科就诊，若症状持续加重，可考虑停用干扰素；暂继续联合方案治疗，同时口服复方甘草酸苷片(每次 50 mg，每日 3 次)，2 个月后复查。

(5)患者意见：因患者 HBsAg 已转阴，对此治疗效果满意，但出现抑郁、失眠等精神症状，内心开始犹豫是否能坚持治疗。若继续治疗，不良反应症状可能继续加重治疗；若放弃治疗，自觉在治疗有一线希望时放弃，实属遗憾，反复与笔者沟通、交流后，患者暂同意继续联合方案治疗，密切观察。

4. 治疗后 8 个月

(1)患者主诉：失眠、抑郁症状持续存在但未加重，无其他不适症状。

(2)实验室检测：HBsAg 0.01 IU/mL，HBsAb 154.1 mIU/mL，HBeAg 阴性，高敏 HBV DNA 未检测到；ALT 198 U/L，AST 182 U/L，TBIL 32.8 μmol/L；WBC 2.5×10^9/L，Neut 1.3×10^9/L，Hb 153 g/L，PLT 59×10^9/L；甲状腺功能正常。

(3)疗效分析：患者 HBsAg 转阴，HBsAb >100 mIU/mL，HBV DNA 保持阴性，告知患者已经“接近临床治愈”；肝功能提示转氨酶仍偏高；血常规提示 WBC、Neut 较前下降，PLT 较前无明显变化，考虑仍为干扰素治疗所致的骨髓抑制。

(4)后续方案：上述方案效果良好，HBsAb 首次阳性，但在治疗过程中已出现明显的不良反应，且患者精神状态欠佳，是否继续上述方案，与患者反复沟通、交流，目前 HBsAb

已产生，建议继续巩固上述方案，密切观察，若上述症状加重，及时医院就诊，便于及时予以干预，2 个月后复查。

（5）患者意见：患者对治疗效果表示满意，但对于已出现的不良反应，内心已产生恐惧，与笔者反复沟通、交流后，决定坚持继续治疗，摘了“乙肝”的帽子，获得临床治愈。

5. 治疗后 10 个月

（1）患者主诉：抑郁、失眠，且出现轻度脱发，无其他不适症状。

（2）实验室检测：HBsAg 0 IU/mL，HBsAb >1000 mIU/mL，HBeAg 阴性，高敏 HBV DNA 未检测出靶标；ALT 150 U/L，AST 121U/L，TBIL 27.7 μmol/L；WBC 3.0×10^9/L，Neut 1.6×10^9/L，Hb 138 g/L，PLT 64×10^9/L。

（3）疗效分析：患者 HBsAg 保持阴性，HBsAb 已大于 1000 mIU/mL；肝功能提示转氨酶仍偏高，但基本保持稳定；血常规提示 WBC、PLT 较前升高。

（4）后续方案：患者 HBsAb 已大于 1000 mIU/mL，且不良反应在预期和可控范围之内，患者精神状态保持稳定，建议继续口服替诺福韦片联合注射聚乙二醇干扰素 α-2b 注射液巩固治疗，2 个月后复查。

（5）患者意见：患者对治疗效果很满意，目前出现的不良反应尚能耐受，同意继续治疗。

6. 治疗后 12 个月

（1）患者主诉：失眠、抑郁，无其他不适症状。

（2）实验室检测：HBsAg 0 IU/mL，HBsAb >1000 mIU/mL，HBeAg 阴性（图 30-3），高敏 HBV DNA 未检测出靶标；ALT 111 U/L，AST 95 U/L，TBIL 20.5 μmol/L；WBC 3.3×10^9/L，Neut 1.6×10^9/L，Hb 143g/L，PLT 53×10^9/L。

2022-05-10　乙肝两对半定量检测（肝研所）

门 诊　**兰州市第二人民医院检验报告单**

姓　名：[redacted]　门 诊 号：[redacted]　样本类型：血清　检验编号：20220510ARY0033
性　别：男　科　室：感染科/肝病一科　临床诊断：慢性乙型病毒性　标本状态：正常
年　龄：49 岁　床　号：　送检医师：万红　备　注：

检验项目	英文缩写	结果		单位	参考范围
◆乙型肝炎病毒表面抗原	HBsAg	0.00	阴性	IU/ml	0.00～0.05
◆乙型肝炎病毒表面抗体	HBsAb	> 1000.00	阳性	mIU/ml	0.0～10.0
◆乙型肝炎病毒e抗原	HBeAg	0.31	阴性	S/CO	0.00～1.00
◆乙型肝炎病毒e抗体	HBeAb	0.02	阳性	S/CO	>1.00
◆乙型肝炎病毒核心抗体	HBcAb	8.28	阳性	S/CO	0.00～1.00

送检日期：2022/5/10 10:46:46　采样时间：2022-05-10 09:56　操作者：[signature]　审核者：[signature]
报告日期：2022/5/10 12:46:28　打印时间：2022-05-10 14:10
※此结果仅对本标本负责，咨询电话：5120455 带◆为医疗机构检验互认项目※　条码号：202200010390289A

图 30-3　治疗后 12 个月时 HBV 标志物水平

（3）疗效分析：患者 HBsAg 持续阴性，HBsAb 大于 1000 mIU/mL，HBV DNA 保持阴性；肝功能提示转氨酶较前下降；血常规指标基本保持稳定。患者一直被失眠、抑郁等精神症状困扰，担心症状加重，影响日常生活、工作，考虑为干扰素所导致，一般停用干扰素后症状可慢慢缓解。

（4）后续方案：因患者 HBsAg 转阴，HBsAb 水平>1000 mIU/mL，已接近达到慢性乙肝“临床治愈”（事实上，停药 6 个月后仍能保持才是真正的临床治愈，但乙肝后肝硬化患者在这种情况下能否被视为“临床治愈”尚存争议），且患者精神症状加重，严重影响生活质量，故停用干扰素，并定期复查。

（5）患者意见：患者对治疗效果满意，同意停用干扰素，继续口服替诺福韦片。

（四）随访情况

1. 第一次随访

（1）随访时机：停用干扰素后 6 个月。

（2）“临床治愈”者主诉：自诉失眠、抑郁症状较前有所缓解，无其他不适症状。

（3）实验室检测：HBsAg 0 IU/mL，HBsAb >1000 mIU/mL，HBV DNA 未检测出靶标；ALT 50 U/L，AST 41 U/L，TBIL 24.9 μmol/L；WBC 4.8×10^9/L，Neut 3.1×10^9/L，Hb 164 g/L，PLT 79×10^9/L。

（4）疗效分析：慢性乙肝“临床治愈”状态。

（5）后续方案：因患者腹部 CT 提示肝硬化，且有肝癌家族史，建议继续口服替诺福韦片抗病毒治疗；患者表示同意。

2. 第二次随访

（1）随访时机：停用干扰素后 1 年。

（2）“临床治愈”者主诉：自诉轻度失眠、抑郁症状，无其他不适症状。

（3）实验室检测：HBsAg 0.02 IU/mL，HBsAb >1000 mIU/mL，HBV DNA 未检测出靶标；ALT 102 U/L，AST 57 U/L，TBIL 23.6 μmol/L；WBC 5.2×10^9/L，Neut 3.6×10^9/L，Hb 174 g/L，PLT 85×10^9/L。

（4）疗效分析：慢性乙肝“临床治愈”状态。

（5）后续方案：患者干扰素已停用 1 年，但肝功能仍提示转氨酶升高，需考虑是否由其他因素引起，建议患者住院治疗，完善自身抗体及其他嗜肝病毒等检查，必要时行肝穿刺活检术，明确病因。与患者反复沟通后，暂拒绝住院及肝穿刺活检，要求定期复查。因患者腹部 CT 提示肝硬化，且有肝癌家族史，建议继续口服替诺福韦片抗病毒治疗，患者表示同意。

3. 第三次随访

（1）随访时机：停用干扰素后 2 年。

(2)“临床治愈”者主诉：自诉轻度失眠，无其他不适症状。

(3)实验室检测：HBsAg 0 IU/mL，HBsAb >1000 mIU/mL(图30-4)，HBV DNA未检测出靶标，HBV RNA未检测出靶标(图30-5)；ALT 100 U/L，AST 49 U/L，TBIL 44.7 μmol/L；WBC 5.23×10^9/L，Neut 3.13×10^9/L，Hb 158 g/L，PLT 80×10^9/L。

2024-04-08　乙肝两对半定量检测(肝研所)

住院　**兰州市第二人民医院检验报告单**

姓名：	住院号：	样本类型：血清	检验编号：20240408ARY0003
性别：男	科室：感染科/肝病三科	临床诊断：待查	标本状态：正常
年龄：51 岁	床号：D1947	送检医师：周晓丽	备注：

检验项目	英文缩写	结果		单位	参考范围
◆乙型肝炎病毒表面抗原	HBsAg	0.00	阴性	IU/ml	0.00～0.05
◆乙型肝炎病毒表面抗体	HBsAb	> 1000.00	阳性	mIU/ml	0.0～10.0
◆乙型肝炎病毒e抗原	HBeAg	0.43	阴性	S/CO	0.00～1.00
◆乙型肝炎病毒e抗体	HBeAb	0.02	阳性	S/CO	>1.00
◆乙型肝炎病毒核心抗体	HBcAb	8.12	阳性	S/CO	0.00～1.00

送检日期：2024/4/8 07:26:32　采样时间：2024-04-08 02:49　操作者：张雅琦　审核者：张雅琦

报告日期：2024/4/8 10:16:39　打印时间：

※此结果仅对本标本负责 带◆医疗机构互认项目范围省级※　条码号：2024000102364б

图30-4　停用干扰素2年时HBV标志物水平

2024-04-08　高敏乙肝HBV RNA检测(肝研所)

住院　**兰州市第二人民医院检验报告单**

姓名：	住院号：	样本类型：血清	检验编号：20240408HBR0001
性别：男	科室：感染科/肝病三科(东)	临床诊断：待查	标本状态：正常
年龄：51 岁	床号：D1947	送检医师：周晓丽	备注：

检验项目	英文缩写	结果	单位	参考范围
乙型肝炎病毒RNA检测	HBV RNA	未检测到HBV RNA	copies/ı	0～50

送检日期：2024/4/8 07:28:26　采样时间：2024-04-08 02:49　操作者：陈俏丽　审核者：雷志萍

报告日期：2024/4/8 14:28:07　打印时间：

※此结果仅对本标本负责 带◆医疗机构互认项目范围省级※　条码号：202400010236468A

图30-5　停用干扰素2年HBV RNA水平

（4）疗效分析：慢性乙肝“临床治愈”状态。

（5）后续方案：此次化验仍提示转氨酶升高，且出现胆红素升高，考虑患者肝损害程度加重，建议再次住院进行详查。患者入院后化验结果提示患者嗜肝病毒及自身抗体均为阴性，上腹部 CT 提示肝硬化，胃镜示食管静脉曲张显露（图 30-6）。进一步行肝穿刺活检后，病理结果提示慢性肝炎（G4S4）伴重度脂肪变性，免疫组化 HBsAg 阴性，HBcAg 阴性，建议排除自身免疫性肝病（图 30-7）。再次详细询问病史，患者属于能量密集型饮食习惯（长年在外进餐、喜油腻食物），工作性质为公务员（长期久坐少运动习惯），化验血清甘油三酯水平升高，肝纤维化无创诊断提示重度脂肪肝，且自身抗体、免疫球蛋白均未见异常。因此，最终诊断考虑为代谢相关性脂肪肝所致肝损伤（肝硬化病因仍考虑为 HBV 所致可能性大），因患者仍存在肝硬化，且有肝癌家族史，建议继续口服替诺福韦片抗病毒治疗，酌情抗肝纤维化治疗，定期复查，日常生活中调整饮食结构、戒烟、加强锻炼、控制体重。根据后续通讯随访得知，患者坚定认为自己已经实现慢性乙肝“临床治愈”，无法理解为何还需要继续服用抗病毒药物等治疗，对继续服药持消极态度，遂自行停用所有药物，笔者反复劝说无果，持续随访中。

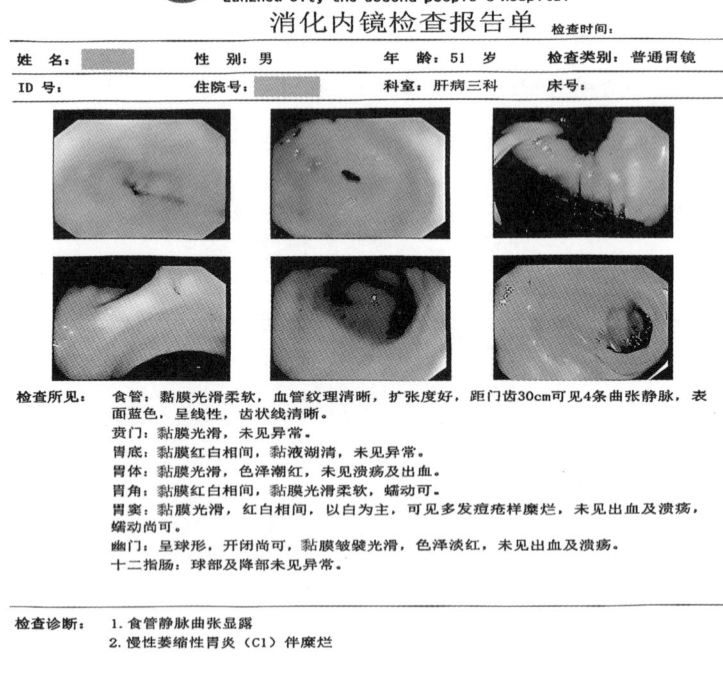

兰州市第二人民医院
Lanzhou city the second people's Hospital

消化内镜检查报告单　检查时间：

姓　名：	性　别：男	年　龄：51　岁	检查类别：普通胃镜
ID 号：	住院号：	科室：肝病三科	床号：

检查所见：　食管：黏膜光滑柔软，血管纹理清晰，扩张度好，距门齿30cm可见4条曲张静脉，表面蓝色，呈线性，齿状线清晰。
贲门：黏膜光滑，未见异常。
胃底：黏膜红白相间，黏液湖清，未见异常。
胃体：黏膜光滑，色泽潮红，未见溃疡及出血。
胃角：黏膜红白相间，黏膜光滑柔软，蠕动可。
胃窦：黏膜光滑，红白相间，以白为主，可见多发痘疮样糜烂，未见出血及溃疡，蠕动尚可。
幽门：呈球形，开闭尚可，黏膜皱襞光滑，色泽淡红，未见出血及溃疡。
十二指肠：球部及降部未见异常。

检查诊断：　1. 食管静脉曲张显露
2. 慢性萎缩性胃炎（C1）伴糜烂

建议：

检查医师：　丁光荣 金正旭　　医师签字：

注：本报告仅反映受检者当时情况，仅供临床医师参考（检查报告签名有效）报告时间：2024-04-15 09:13:28

图 30-6　停用干扰素 2 年时胃镜结果

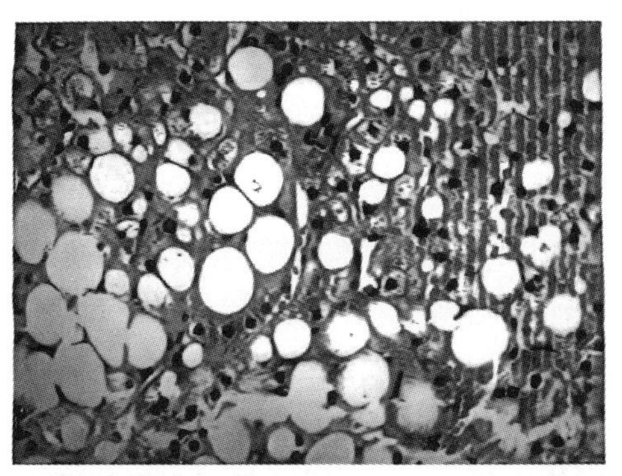
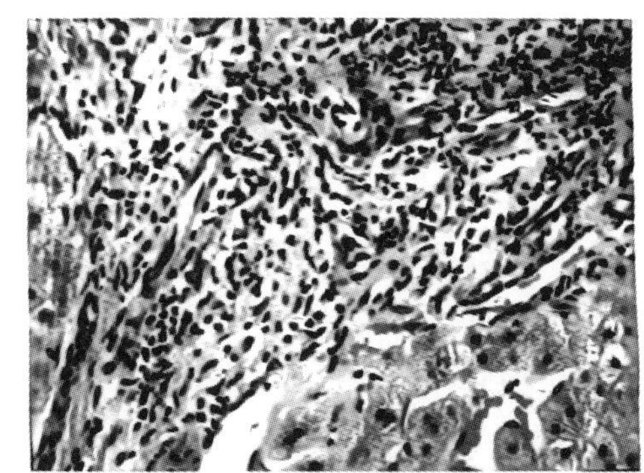

免疫组化:HBSAg(–)，HBcAg(–)，CK7、CK19(小胆管+)，lgG(少量细胞+)
特殊染色:Masson、网染(桥接纤维化，假小叶形成)
病理诊断:慢性肝炎(G4;S4)伴重度脂肪变性，建议完善自身抗体检查排除自身免疫性肝病。

图 30–7　停用干扰素 2 年肝穿病理结果

三、诊疗体会

近年来，国内外学者通过核苷(酸)类似物和聚乙二醇干扰素联合、序贯、间歇治疗等策略，在慢性乙肝患者中开展了一系列的优化治疗研究，对慢性乙肝的临床治愈新方案进行了探索。不断有临床研究提示，核苷(酸)类似物经治患者基线 HBsAg 水平越低，联合聚乙二醇干扰素治疗后 HBsAg 阴转率越高。因此当该患者再次来门诊复查，笔者在翻阅他的临床资料，看到 HBsAg 20.52 IU/mL 时，第一反应是该患者是使用干扰素的优势人群，取得临床治愈的概率较高。因此，笔者告知患者如果联合干扰素治疗的话，有可能获得 HBsAg 的清除，大大降低肝癌的发生风险。患者表示一直生活在肝癌的阴影当中，也迫切希望摘掉乙肝这顶“帽子”，但当了解了干扰素的不良反应时就犹豫了，怕承受着不良反应及经济压力而最终无法获得临床治愈。笔者听到患者首先问的就是：“医生，我这能治愈吗？干扰素这么贵，联合治疗后我能停药吗？”笔者也只能客观地告知患者：“目前您已经属于干扰素治疗的优势人群，联合治疗后 HBsAg 转阴的概率很大，有希望获得‘临床治愈’；即使没有获得‘临床治愈’，亦可大大降低未来肝癌发生风险。”同时，笔者告知患者一般干扰素的不良反应都是可控的、能耐受的、可逆的。反复与患者沟通后，患者最终同意笔者的治疗方案，同时因担心患者已有肝硬化，且初次治疗干扰素不良反应大而不能坚持，故干扰素起始剂量调整为 135 μg，耐受后逐步加量至 180 μg，由此患者开始踏上这艰辛的路程。在笔者预料之中的是当患者注射第 1 针后，出现了高热、全身肌肉酸痛等流感样症状，电话联系笔者后，告诉其处理方法及观察事项，不适症状逐渐缓解。随后患者注射第 2 针和第 3 针后，不良反应逐渐减轻，患者已慢慢耐受。1 个月后复查提示 HBsAg 较前下降,患者闯过了第一关。

当患者治疗 3 个月来门诊复查时,步伐有点沉重,表情充满了担心。笔者热心地询问患者:“您怎么了? 发生什么事了? 上次复查治疗效果挺好的呀?”患者说:“医生,我最近一直觉得焦虑,脾气大,而且晚上睡不着。”笔者一听这么说,明白了患者出现了注射干扰素的精神症状。通过耐心的解释及开导,患者暂时释然了,接受继续治疗。慢性乙肝患者获得临床治愈的路途遥远且艰辛,尤其想要获得“金牌”,那就更不容易了。该患者亦不例外,在治疗 6 个月后患者再次来门诊复查,脚步声更沉重了,表情更加焦虑了,精神显得特憔悴,患者告知自己焦虑、失眠的症状越发加重了,表示自己想停用干扰素放弃治疗,笔者听后第一反应亦是患者无法耐受、需要停止治疗! 但当看到患者 HBsAg 已转阴,告知患者已接近临床治愈时,彼此都犹豫了,因此,建议患者在精神心理科医生的帮助下继续干扰素治疗,获得真正的临床治愈。最终患者在内心反复挣扎后决定继续治疗,为自己争取一个“停药”的机会,摘掉乙肝的“帽子”。正因为有了患者的坚持与配合,才最终获得了慢性乙肝“临床治愈”。其实,该患者是笔者使用干扰素治疗过程相对比较顺利的 1 例,在治疗 24 周时患者 HBsAg 已阴转,32 周时患者已有 HBsAb 产生。患者之所以能获得这样的转归,一方面在于患者长期服用核苷(酸)类似物,使 HBV DNA 低于检测下限,先获得“铜牌”,随后联合干扰素治疗使患者 HBeAg 转阴和 HBeAb 出现,获得“银牌”;最后联用干扰素实现 HBsAg 血清学转换,拿到了“金牌”(表 30-1)。

表 30-1　本例慢性乙肝患者追求“临床治愈”过程中核心指标的动态变化

参数	HBV DNA (IU/mL)	HBsAg (IU/mL)	HBsAb (mIU/mL)	ALT (U/L)	Neut ($\times 10^9$/L)	PLT ($\times 10^9$/L)
基线	TND(-)	20.52(+)	0.50(-)	115	3.80	110
治疗 1 个月	TND(-)	3.95(+)	0.80(-)	69	4.00	104
治疗 3 个月	TND(-)	1.41(+)	0.37(-)	133	1.95	102
治疗 6 个月	TND(-)	0.04(-)	7.80(-)	178	1.40	53
治疗 8 个月	TND(-)	0.01(-)	154.10(+)	198	1.30	59
治疗 10 个月	TND(-)	0(-)	>1000(+)	150	1.60	64
治疗 12 个月	TND(-)	0(-)	>1000(+)	111	1.60	53
停干扰素 6 个月	TND(-)	0(-)	>1000(+)	50	3.10	79
停干扰素 12 个月	TND(-)	0.02(-)	>1000(+)	102	3.60	85
停干扰素 24 个月	TND(-)	0(-)	>1000(+)	100	3.13	80

TND:未检测出靶标。

然而,患者的病情并未像我们期盼的达到“临床治愈”(HBsAg 转阴)后肝脏生化指标恢复正常，在停用干扰素后多次复查，发现患者转氨酶反复升高，笔者不禁扪心自问：“HBsAg转阴，HBsAb >1000 mIU/mL，HBV DNA和HBV RNA均未检测出靶标，且停用干扰素已经2年，为什么转氨酶仍然升高？是体内cccDNA持续存在引起还是其他什么原因呢？”积极与患者沟通后建议行肝穿刺活检术，结果病理提示慢性肝炎（G4S4）伴重度脂肪变性，免疫组化HBsAg阴性，HBcAg阴性，建议排除自身免疫性肝病。完善自身抗体检测后，考虑患者因代谢性脂肪性肝病引起转氨酶反复升高，嘱患者日常生活中调整饮食结构，加强锻炼，定期复查，服用抗肝纤维化药物阻止病情继续进展。通过这份病例也提醒我们在今后工作中对HBsAg阴性的肝硬化代偿期患者要多加思考，明确有无其他原因导致的肝硬化（需要特别指出的是，该患者肝硬化的病因依然考虑为HBV导致的可能性大，脂肪肝可能是重要辅助加重因素之一），从而及早干预治疗，改善患者不良结局。

通过该患者的诊疗经过，笔者有很多体会。第一，慢性乙肝患者经过长期的核苷（酸）类似物治疗，即使发展至肝硬化，仍需评估是否为干扰素治疗的优势人群，尤其对于有肝癌家族史的患者，更需要追求临床治愈的目标。虽然不能保证每个人都能达到临床治愈，但是可以降低肝癌的发生风险，尤其是达到HBsAg消失和临床治愈后，肝癌的发生风险可能会更低。因此，我们应该不断追求临床治愈目标。第二，患者在干扰素治疗时出现精神症状，一定要重视，寻找方法，做好患者心理辅导工作，尽可能使患者有信心在这条路上走下去。同时该患者在HBsAg消失、干扰素停用后肝功能仍反复异常，我们一定要从多角度思考，寻找是否存在其他原因。该患者治疗后HBsAg消失、HBsAb > 1000 mIU/mL，长期服用替诺福韦片抗病毒治疗，但肝生化指标一直未恢复正常，且出现黄疸，最终根据肝穿病检结果明确了诊断，调整了治疗思路，距今已有半年时间，电话随访患者一般情况良好，无不适症状，遗憾的是未能再次到院复查各项指标且自行停药，笔者将继续追踪观察该患者的后续进展。

在当下的现实背景下实现慢性乙肝临床治愈仍面临着诸多困难和挑战，核苷（酸）类似物单药口服实现HBsAg转阴的概率已证实微乎其微，而长效干扰素的价格昂贵、不良反应较多、部分基层医生信心不足等因素都在一定程度上影响其应用的可及性。改变当前的困局，还需要社会各界从多个方面共同努力。令人欣喜的是，目前学界和众多社会组织已在不断地推动慢性乙肝临床治愈概念的宣传和普及。中华医学会感染病学分会和肝病学分会联合发布了《慢性乙型肝炎临床治愈（功能性治愈）专家共识》，旨在规范慢乙肝临床治愈的治疗策略和技术原则，帮助临床医生作出合理决策。中国肝炎防治基金会等社会公益组织也牵头发起了多项针对慢性乙肝临床治愈的全国性科研项目，通过社会宣传、医生培训、企业捐赠等不同形式来促进临床治愈的可及性。各地“慢性乙肝临床治愈门诊”的相继挂牌开设也让众多的慢性乙肝患者看到了未来临床治愈的可能，身心备受鼓舞。因此，慢性乙肝临床治愈不是梦，优势患者可先行。

最后，再回到本例患者。需要特别指出的是，临床治愈（又称功能性治愈）指的是停用所有抗病毒药物治疗后6个月及以上仍保持HBsAg阴性,伴或不伴HBsAb出现、检测不到HBV DNA、肝生物化学指标正常、肝组织病变改善。本例患者由于仍存在乙肝后肝硬化(虽然可能有脂肪肝的加重因素存在),此类情况是否停用口服抗病毒药物尚存争议,主流观点倾向于长期核苷(酸)类似物抗病毒治疗以进一步降低包括肝癌在内的终末期肝病发生风险。笔者建议患者继续口服替诺福韦片抗病毒治疗,但患者认为自己已经实现"临床治愈",拒绝继续口服抗病毒等药物治疗,劝说无果。那么,问题来了,这种自行停药后已经6个月以上,HBsAg持续阴性、HBsAb持续阳性、HBV DNA持续阴性(笔者随访结果,未在上文中展示数据),仍然存在乙肝后肝硬化,且肝生化学指标异常(或为脂肪肝导致),能否被视为慢性乙肝临床治愈?这还需要我们进一步探讨。

四、推荐阅读

[1]中华医学会肝病学分会,中华医学会感染病学分会.慢性乙型肝炎防治指南(2022年版)[J].中华肝脏病杂志,2022,30(12):1309-1331.

[2]LOK ASF. Toward a functional cure for hepatitis B [J]. Gut and Liver, 2024, 18(4): 593-601.

(施文娟　撰写)

(何英利　曾庆磊　审校)

病例 31　48 岁女性，HBeAg 阴性，NA 联合 IFN 和乙肝疫苗，疗程 1.5 年

概　要

恩替卡韦经治的 HBeAg 阴性慢性乙型肝炎患者，应用丙酚替诺福韦片和聚乙二醇干扰素 α-2b 注射液联合的方案治疗 6 个月后达到 HBsAg 极低水平状态，但是难以实现 HBsAg 转阴，联合乙肝疫苗（60 μg/2 周）治疗 4 周后实现血清学转换，巩固 3 个月后维持高水平 HBsAb 状态。慢性乙肝患者的临床治愈存在个体性差异，根据患者的需求尝试个体化诊疗方案是本例患者实现临床治愈的关键。

一、患者情况

患者巩某，女，48 岁，以“发现 HBsAg 阳性 20 年，乏力 10 d”为主诉入院。患者存在乙肝家族聚集史，其母亲及兄妹均为慢性乙肝患者。2022 年 7 月 14 日检测结果：HBsAg 3723 IU/mL、HBeAb 0.00199 COI、HBcAb 0.00648 COI、HBV DNA 15200 IU/mL，予以恩替卡韦片治疗 2 个月后患者自行停药。2023 年 1 月 13 日检测结果：HBsAg 2632 IU/mL，HBeAb 0.00234 COI，HBcAb 0.00752 COI，HBV DNA <100 IU/mL（图 31-1、图 31-2）；ALT 11 U/L，AST 13 U/L，TBIL 13.6 μmol/L；AFP 2.78 ng/mL；WBC 4.99×10^9/L，Neut 2.57×10^9/L，Hb 151 g/L，PLT 229×10^9/L；肝胆胰脾超声提示肝内回声致密，胆囊结石，未发现其他异常。2023 年 1 月 20 日高敏 HBV DNA 定量：30.7 IU/mL（图 31-3）。

乙肝五项定量(稀释)

青海省第四人民医院检验报告单

标本号:372

姓 名:[redacted] 病历号:[redacted] 标本:血清 申请时间:2023-01-12 10:07
性 别:女 科 室:肝病一科门诊 床号: 接收时间:2023-01-12 14:23
年 龄:48岁 诊 断:慢性乙型病毒性肝炎 费别:自费 备 注:

序号	代号	项目名称	结果		参考范围	单位
1	HBsAg II	乙肝表面抗原	2632	↑	0--0.05	IU/mL
2	Anti-HBs	乙肝表面抗体	<2		0--10	IU/L
3	HBeAg	乙肝e抗原	0.0809		0--1	COI
4	Anti-HBe	乙肝e抗体	0.00234	↓	>1	COI
5	Anti-HBc	乙肝核心抗体	0.00752	↓	>1	COI

申请医生:曹海芳 报告时间:2023-01-12 16:38 检验者: 审核者:
本结果仅对此次检测样本负责。

图 31-1 基线 HBV 标志物水平

乙型肝炎HBV DNA测定

青海省第四人民医院检验报告单

标本号:54

姓 名:[redacted] 病历号:[redacted] 标本:血清 申请时间:2023-01-12 10:07
性 别:女 科 室:肝病一科门诊 床号: 接收时间:2023-01-13 09:52
年 龄:48岁 诊 断:慢性乙型病毒性肝炎 费别:自费 备 注:

序号	代号	项目名称	结果	参考范围	单位
1	HBV DNA	乙肝病毒	<1.0×10^2	<1.0×10^2	IU/ml

申请医生:曹海芳 报告时间:2023-01-13 14:33 检验者: 审核者:
★号为青海省互认检验项目，本结果仅对此次检测样本负责。

图 31-2 基线 HBV DNA 水平

乙型肝炎病毒载量高灵敏　**青海省第四人民医院检验报告单**　标本号:525

姓　名:	病历号:	标本:血清	申请时间:2023-01-19　07:41
性　别:女	科　室: 肝病一科门诊	床号:	接收时间:2023-01-19　09:52
年　龄:48岁	诊　断: 慢性乙型病毒性肝炎	费别:自费	备　注:

序号	代号	项目名称	结果	参考范围	单位
1	HB2CAP96	高敏HBV DNA	3.07×10^1	<20	IU/ml

申请医生:曹海芳　报告时间:2023-01-20　08:49　检验者:　审核者:

★号为青海省互认检验项目,本结果仅对此次检测样本负责。

图31-3　基线高敏HBV DNA水平

二、诊疗过程

(一)临床诊断

HBeAg阴性慢性乙型肝炎。

(二)治疗方案

患者常规HBV DNA提示病毒阴性,高敏HBV DNA定量提示存在低病毒复制,考虑患者既往恩替卡韦经治,目前乙肝“小三阳”,HBsAg较低,与患者沟通后,患者有“治愈乙肝”的强烈意愿,进一步筛查自身抗体为阴性、甲状腺功能正常,遂给予丙酚替诺福韦片(25 mg,每日1片,随午餐服用)联合聚乙二醇干扰素α-2b注射液(180 μg/周,腹部皮下注射)治疗。

(三)治疗过程

患者注射第1剂聚乙二醇干扰素α-2b注射液后4 h开始出现乏力、肌肉酸疼,给予复方氨咖黄敏胶囊口服,继而出现体温升高,最高达39 ℃,给予布洛芬胶囊口服,半小时后体温逐渐降至正常,上述症状逐渐好转。院外注射第2剂后,上述流感样症状体征较第 1 剂注射后明显减轻。

1. 治疗后 12 周(2023 年 4 月 21 日)

(1)患者主诉:轻度乏力,无其他不适。

(2)实验室检测:高敏 HBV DNA 定量 <20 IU/mL,HBsAg 1060 IU/mL,HBeAb 0.00251 COI,HBcAb 0.00955 COI;ALT 46 U/L,AST 40 U/L,TBIL 10.2 μmol/L;WBC 3.10×10^9/L,Neut 1.14×10^9/L,Hb 163 g/L,PLT 126×10^9/L;AFP 2.25 ng/mL;甲状腺功能正常;自身抗体检测提示抗核抗体(ANA,核颗粒型+核仁型)1∶100,余项阴性。

(3)疗效分析:患者高敏 HBV DNA 定量转阴,HBsAg 较治疗前降低,考虑疗效尚可,尤其是 HBsAg 下降较为明显,趋势良好;肝功能指标基本正常;血常规中 WBC、Neut、PLT 较前降低,尤其是 Neut、PLT 下降较为明显,考虑为聚乙二醇干扰素 α-2b 注射液的骨髓抑制作用所致,但尚未达到必须干预的临界值,ANA 阳性,但滴度较低,暂不予以干预。

(4)后续方案:上述方案效果良好,不良反应在预期和可控范围之内,患者仅有轻度乏力症状,建议继续联合方案治疗,密切监测血常规,警惕 Neut、PLT 指标,3 个月后复查。

(5)患者意见:患者对治疗效果表示满意,同意继续联合方案治疗。

2. 治疗后 24 周(2023 年 7 月 13 日)

(1)患者主诉:乏力明显,食欲稍减退、体重降低,无其他不适。

(2)实验室检测:高敏 HBV DNA 定量 52.2 IU/mL,HBsAg 5.1 IU/mL,HBeAb 0.00317 COI,HBcAb 0.00869 COI;ALT 257 U/L,AST 274 U/L,GGT 235 U/L,TBIL 16.4 μmol/L;WBC 3.19×10^9/L,Neut 1.37×10^9/L,Hb 149 g/L,PLT 99×10^9/L;AFP 5.39 ng/mL;自身抗体检测提示 ANA(核颗粒型)1∶100,余项阴性。

(3)疗效分析:患者高敏 HBV DNA 定量存在低病毒复制,HBsAg 较前明显下降,实现了从千位数到个位数的跨越,考虑治疗疗效极好;肝功能指标 ALT、AST、GGT 均较前升高,告知患者聚乙二醇干扰素 α-2b 注射液治疗过程中伴随有转氨酶升高的患者疗效更好;血常规指标 WBC、Neut 较前基本稳定,PLT 较前再次有所下降,但尚未达到须干预的临界值,HB 较前有所下降,患者体重降低(10 kg),考虑为聚乙二醇干扰素 α-2b 注射液导致的食欲减退所致。

(4)后续方案:上述方案效果良好,不良反应在预期和可控范围之内,针对患者肝功能异常,给予双环醇片(50 mg/次,3 次/d)口服保肝、降酶治疗,患者一般状况尚可,建议继续联合方案治疗,3 个月后复查。

(5)患者意见:患者对治疗效果表示满意,对 HBsAg 降低程度感到欣喜,同意继续联合方案治疗。

3. 治疗后 27 周(2023 年 7 月 31 日)

(1)患者主诉:极度乏力、食欲减退,无其他不适。

(2)实验室检测:高敏 HBV DNA 定量<20 IU/mL,HBsAg 0.736 IU/mL,HBeAb

0.00355 COI，HBcAb 0.00872 COI；ALT 197 U/L，AST 140 U/L，GGT 231 U/L，TBIL 16.3 μmol/L；WBC 2.81×10^9/L，Neut 1.46×10^9/L，Hb 140 g/L，PLT 120×10^9/L；AFP 6.66 ng/mL；甲状腺功能检测提示 T_3 3.49 nmol/L，T_4 178.10 nmol/L，余项正常；自身抗体检测提示 ANA（均质型）1∶320，余项阴性。

（3）疗效分析：较 3 周前患者高敏 HBV DNA 定量低水平复制，患者本次高敏 HBV DNA 定量阴性，进一步证实聚乙二醇干扰素 α-2b 注射液治疗过程中存在 HBV DNA 的"波动"，HBsAg 较前再次显著降低，已趋近于 HBsAg 转阴，疗效良好，进一步佐证聚乙二醇干扰素 α-2b 注射液治疗过程中存在肝功能异常患者的 HBsAg 下降更为明显，临床治愈概率较大。患者肝功能 ALT、AST、GGT 较 3 周前均轻度降低，血常规指标 WBC、Neut、PLT 基本保持稳定；甲状腺功能 T_3、T_4 轻度升高，TSH 正常；ANA 阳性，滴度较前有所升高，但未出现自身免疫疾病相关症状，可继续观察。

（4）后续方案：上述方案效果良好，不良反应在预期和可控范围之内，患者除乏力和食欲减退外未诉其他特殊不适，建议继续联合方案治疗，同时口服双环醇片保肝治疗，3 个月后复查。

（5）患者意见：患者对治疗效果表示满意，诉乏力症状可耐受，同意继续联合方案治疗。

4. 治疗后 40 周（2023 年 10 月 30 日）

（1）患者主诉：乏力明显，无其他不适。

（2）实验室检测：HBsAg 0.613 IU/mL，HBeAb 0.00344 COI，HBcAb 0.0065 COI；ALT 135 U/L，AST 117 U/L，GGT 201 U/L，TBIL 11.2 μmol/L；Neut 0.67×10^9/L，PLT 120×10^9/L。

（3）疗效分析：患者 HBsAg 较前仅轻度降低，呈极低水平状态，患者前期 HBsAg 下降显著，后期下降速度明显减缓，考虑可能是由于患者长期注射干扰素导致了"免疫功能疲乏"，考虑患者目前治疗尚未达到 40 周，与患者沟通虽然目前尚未达到临床治愈，但已经"接近临床治愈"，仅差"最后一里路"；肝功能指标仍有轻度升高，较前有所降低，在可控范围内；血常规指标 Neut 较前有明显下降，考虑为聚乙二醇干扰素 α-2b 注射液的骨髓抑制作用所致。

（4）后续方案：患者 HBsAg 水平极低，Neut 较前有明显下降，给予人粒细胞集落刺激因子注射液（150 μg/周）皮下注射治疗，密切复查血常规；患者目前一般状况尚可，建议继续联合方案治疗，同时口服双环醇片，3 个月后复查。

（5）患者意见：患者对于 HBsAg 下降程度不太满意，对于"临床治愈"前景有所忧虑，但同意继续联合方案治疗。

5. 治疗后 50 周（2024 年 1 月 11 日）

（1）患者主诉：食欲稍减退，乏力，无其他不适。

（2）实验室检测：ALT 39 U/L，AST 91 U/L，GGT 200 U/L，TBIL 14.5μmol/L；高敏 HBV DNA 定量 <20 IU/mL。

（3）疗效分析：患者目前持续治疗达50周，前期疗效明显，HBsAg下降较快，治疗27周后HBsAg已呈极低水平状态，但后续持续治疗23周后HBsAg下降不明显，持续呈极低水平状态，与患者确认了服药和注射规律性良好的情况下，告知其“攀登珠峰的艰巨性”；肝功能指标ALT复常，AST轻度升高，总体治疗较前明显好转；血常规指标总体保持稳定。

（4）后续方案：目前患者HBsAg长期处于极低水平状态，建议行间歇治疗以期达到临床治愈。因患者对于“临床治愈”的渴望较大，且不接受间歇治疗，想“一口气登顶”，根据笔者既往对于极低水平HBsAg患者的治疗经验，与患者充分沟通病情后联合大剂量乙肝疫苗（60 μg/2周）治疗，以期通过乙肝疫苗刺激机体免疫应答，从而实现HBsAg血清学转换，获得“临床治愈”，密切监测乙肝五项定量指标。

（5）患者意见：患者对于“临床治愈”很执着，对于联合大剂量乙肝疫苗的治疗手段表示理解及认同，同意行“丙酚替诺福韦片+聚乙二醇干扰素α-2b注射液+乙肝疫苗（60 μg/2周）”治疗策略。

6. 治疗后54周（2024年2月13日）

（1）患者主诉：食欲稍减退，乏力，无其他不适。

（2）实验室检测：HBsAg <0.05 IU/mL（图31-4）；ALT 33 U/L，AST 30 U/L，GGT 104 U/L，TBIL 12.1 μmol/L；WBC 5.25×10^9/L，Neut 3.4×10^9/L，Hb 127 g/L，PLT 178×10^9/L；AFP 10.6 ng/mL；甲状腺功能正常；自身抗体检测提示ANA（核颗粒型）1∶100，余项阴性。

乙肝表面抗原定量稀释

青海省第四人民医院检验报告单

标本号：334

姓　名：　　　病历号：　　　标本：血清　　　申请时间：2024-02-13　08:48

性　别：女　　　科　室：肝病一科门诊　　　床号：　　　接收时间：2024-02-13　10:20

年　龄：49岁1月　　　诊　断：慢性乙型病毒性肝炎　　　费别：自费　　　备　注：

序号	代号	项目名称	结果	参考范围	单位
1	HBsAg II	乙肝表面抗原	<0.05	0--0.05	IU/mL

申请医生：曹海芳　　　报告时间：2024-02-13　12:31　　　检验者：成青婷　　　审核者：魏新存

本结果仅对此次检测样本负责。

图31-4　治疗54周时HBV标志物水平

(3)疗效分析:患者首次出现 HBsAg 阴转,因未行乙肝五项定量测定,HBsAb 水平未明确;肝功能指标基本正常;血常规指标总体保持稳定;AFP 轻度升高,影像学检查未见异常,考虑与肝细胞再生有关;ANA 阳性,在可控范围。

(4)后续方案:患者 HBsAg 阴转,已实现“临床治愈”(事实上,停药 6 个月及以上能够保持才是真正的临床治愈),但患者 HBsAb 水平未明确,考虑到“临床治愈的持久性”,建议患者继续规律联合乙肝疫苗(60 μg/2 周)治疗以期出现 HBsAb 阳性及维持较高水平,避免后期出现 HBsAg 复阳。

(5)患者意见:患者对实现“临床治愈”非常激动,表示非常愿意继续治疗。

7. 治疗后 58 周(2024 年 3 月 12 日)

(1)患者主诉:无不适。

(2)实验室检测:HBsAg <0.05 IU/mL,HBsAb 77.8 IU/L,HBeAb 0.00418 COI,HBcAb 0.00774 COI(图 31-5);ALT 94 U/L,AST 100 U/L,GGT 104 U/L,TBIL 9.4 μmol/L;WBC 2.93×10^9/L,Neut 1.08×10^9/L,Hb 140 g/L,PLT 100×10^9/L。

乙肝五项定量

青海省第四人民医院检验报告单

标本号:351

姓　名:[illegible]　病历号:[illegible]　标本:血清　申请时间:2024-03-12　08:39
性　别:女　科　室:肝病一科门诊　床号:　接收时间:2024-03-12　09:57
年　龄:49岁2月　诊　断:乙肝恢复期　费别:自费　备　注:

序号	代号	项目名称	结果		参考范围	单位
1	HBsAg II	乙肝表面抗原	<0.05		0--0.05	IU/mL
2	Anti-HBs	乙肝表面抗体	77.8	↑	0--10	IU/L
3	HBeAg	乙肝e抗原	0.119		0--1	COI
4	Anti-HBe	乙肝e抗体	0.00418	↓	>1	COI
5	Anti-HBc	乙肝核心抗体	0.00774	↓	>1	COI

申请医生:曹海芳　报告时间:2024-03-12　14:36　检验者:[illegible]　审核者:[illegible]
本结果仅对此次检测样本负责。

图 31-5　治疗 58 周时 HBV 标志物水平

(3)疗效分析:患者 HBsAg 持续阴性,HBsAb 保持阳性;肝功能指标轻度升高,与干扰素不良反应有关,尚在可控范围;血常规指标总体保持稳定。

(4)后续方案:患者 HBsAg 持续阴转,目前 HBsAb 阳性,滴度水平尚可,建议维持较高 HBsAb 水平(至少>100 IU/L),继续联合治疗方案规律巩固治疗至治愈后 12～24 周,避免后期出现 HBsAg 复阳。

(5)患者意见:患者对于出现 HBsAb 表示欣喜,同意继续联合方案治疗。

8. 治疗后 75 周(2024 年 7 月 16 日)

(1)患者主诉:无不适。

(2)实验室检测:高敏 HBV DNA 定量未检测出靶标,HBsAg <0.05 IU/mL,HBsAb >1000 IU/L,HBeAb 0.00296 COI,HBcAb 0.00828 COI(图 31-6);ALT 12 U/L,AST 18 U/L,GGT 20 U/L,TBIL 9.2 μmol/L;WBC 3.70×10^9/L,Neut 1.49×10^9/L,Hb 151 g/L,PLT 158×10^9/L;AFP 5.04 ng/mL;甲状腺功能正常;自身抗体检测提示 ANA(核颗粒型)1∶100,余项阴性。

乙肝五项定量(稀释)　　**青海省第四人民医院检验报告单**　　标本号:424

姓　名:　　病历号:　　标本:血清　　申请时间:2024-07-16　09:32
性　别:女　　科　室:肝病一科病区　　床号:30　　接收时间:2024-07-16　12:00
年　龄:49岁6月　　诊　断:慢性乙型病毒性肝炎　　费别:两定医保　　备　注:

序号	代号	项目名称	结果		参考范围	单位
1	HBsAg II	乙肝表面抗原	<0.05		0--0.05	IU/mL
2	Anti-HBs	乙肝表面抗体	>1000	↑	0--10	IU/L
3	HBeAg	乙肝e抗原	0.0953		0--1	COI
4	Anti-HBe	乙肝e抗体	0.00296	↓	>1	COI
5	Anti-HBc	乙肝核心抗体	0.00828	↓	>1	COI

申请医生:胡秋宁　　报告时间:2024-07-16　13:58　　检验者:　　审核者:
本结果仅对此次检测样本负责。

图 31-6　治疗 75 周时 HBV 标志物水平

(3)疗效分析:患者高敏 HBV DNA 定量未检测出靶标,HBsAg 保持阴性,HBsAb 保持阳性,且 HBsAb 水平>1000 IU/L;肝功能正常;血常规基本保持稳定,一般停药 2～3 个月后恢复正常水平。

(4)后续方案:患者院外规律巩固治疗 12 周后于 2024 年 6 月 7 日(未能及时复查)自行停用聚乙二醇干扰素 α-2b 注射液治疗及丙酚替诺福韦片治疗,建议患者停药,3 个月后复查。

(5)患者意见：患者已经自行停用聚乙二醇干扰素 α-2b 注射液治疗及丙酚替诺福韦片治疗，同意规律复查。

(四)随访情况

1. 随访时机　停用聚乙二醇干扰素 α-2b 注射液和丙酚替诺福韦片后 26 周(2024 年 12 月 26 日)。

2. 临床治愈者主诉　无不适。

3. 实验室检测　HBsAg <0.05 IU/mL，HBsAb 810 IU/L，HBeAb 0.00196 COI，HBcAb 0.00921 COI(图 31-7)，高敏 HBV DNA 定量未检测出靶标(图 31-8)。

4. 疗效分析　患者 HBsAg 保持阴性，HBsAb 保持阳性，HBsAb 水平停药时有所衰减，但仍维持较高 HBsAb 水平，高敏 HBV DNA 定量未检测出靶标，宣布实现慢性乙肝临床治愈。

5. 后续方案　无须治疗，建议患者定期(3～6 个月/次)复查。

乙肝五项定量(稀释)　　**青海省第四人民医院检验报告单**　　标本号:424

姓　名:[redacted]　　病历号:[redacted]　　标本:血清　　申请时间:2024-12-26　08:32
性　别:女　　科　室:肝病一科门诊　　床号:30　　接收时间:2024-12-26　12:00
年　龄:49岁11月　　诊　断:慢性乙型病毒性肝炎　　费别:两定医保　　备　注:

序号	代号	项目名称	结果		参考范围	单位
1	HBsAg II	乙肝表面抗原	<0.05		0--0.05	IU/mL
2	Anti-HBs	乙肝表面抗体	810	↑	0--10	IU/L
3	HBeAg	乙肝e抗原	0.0953		0--1	COI
4	Anti-HBe	乙肝e抗体	0.00196	↓	>1	COI
5	Anti-HBc	乙肝核心抗体	0.00921	↓	>1	COI

申请医生:曹海芳　　报告时间:2024-12-26　13:58　　检验者:马[illegible]　　审核者:

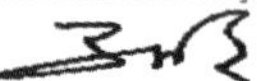

本结果仅对此次检测样本负责。　　检查仪器:罗氏流水线IT3000

图 31-7　临床治愈时 HBV 标志物水平

乙型肝炎病毒载量高灵敏　　**青海省第四人民医院检验报告单**　　标本号:93

姓　名:　　病历号:　　标本:血清　　申请时间:2024-12-26　09:32

性　别:女　　科　室:肝病一科门诊　　床号:30　　接收时间:2024-12-26　11:31

年　龄:49岁11月　　诊　断:慢性乙型病毒性肝炎　　费别:两定医保　　备　注:

序号	代号	项目名称	结果	参考范围	单位
1	HB2CAP96	高敏HBV DNA	未检测到HBV DNA	<10	IU/ml

申请医生:曹海芳　　报告时间:2024-12-26　14:24　　检验者:　　审核者:

★号为青海省互认检验项目，本结果仅对此次检测样本负责。　　检查仪器:C5800-2

图 31-8　临床治愈时 HBV DNA 水平

三、诊疗体会

慢性乙肝临床治愈这个概念,最早在我国《慢性乙型肝炎防治指南(2015 版)》中提出,因聚乙二醇干扰素 α-2b 注射液在临床治愈方面的显著疗效,自 2018 年中国肝炎防治基金会“珠峰工程”项目开展以来,慢性乙肝患者的临床治愈实践规模越来越庞大,包含后期的“绿洲”“容愈”“星光”等诸多项目,为临床治愈策略提供了有力的数据支持,临床治愈可最大程度地降低患者的肝癌发生风险及不良结局,极大地改善患者的长期预后。随着慢性乙肝治愈的探索,从“优势人群”到“非活动性 HBV/HBsAg 人群”,从“延长治疗”到“间歇治疗或脉冲治疗”,治疗策略越来越多元化,也更加个体化,使得慢性乙肝临床治愈这个概念越来越深入人心,受众越来越广,笔者在临床诊疗过程中也深有体会,以前临床治愈需要向患者解释很多东西,但随着临床治愈的人群越来越多,很多患者会出现“一带多”“一带一家”等情况,也有越来越多的患者主动咨询临床治愈相关问题,这是令人欣喜的成绩。

然而,实现慢性乙肝临床治愈并非易事。2022 年 3 月,《扩大慢性乙型肝炎抗病毒治疗的专家意见》的发布标志着治疗策略逐步向“treat all(全治)”理念靠拢,更多慢性乙肝患者被纳入治疗范围。然而,随着治疗覆盖人群的扩大,临床治愈过程中遇到的问题也日益凸显,临床治愈的目标已经从最初的“实现临床治愈”演进到“实现持续临床治愈”和“提高临床治愈的持久性”上,尽管越来越多的数据支持我们的临床诊疗策略,但仍有许多问题亟待我们进一步探索。

本病例展示了一位典型的非优势群体患者,其 HBsAg 水平超过 1500 IU/mL(表 31-1),特别是随着“珠峰”项目数据的发布,优势群体的界定标准已从原来的 HBsAg < 1500 IU/mL 下调至 HBsAg <500 IU/mL(需要指出的是该标准并非公认的唯一标准,未来亦非不会改变)。对于这位“小三阳”患者,虽然为非优势人群,但经过治疗可以先让患者从“非优势”转变为“优势”人群,然后进一步地去追求临床治愈,因此笔者与患者充分沟通后给予核苷(酸)类似物联合聚乙二醇干扰素 α-2b 注射液治疗的策略。

表 31-1　本例慢性乙肝患者追求临床治愈过程中核心指标的动态变化

参数	HBV DNA (IU/mL)	HBsAg (IU/mL)	HBsAb (IU/L)	ALT (U/L)	Neut ($\times10^9$/L)	PLT ($\times10^9$/L)
基线	30.7(+)	2632.000(+)	<2(-)	11	2.57	229
治疗 12 周	<20(-)	1060.000(+)	<2(-)	46	1.14	126
治疗 24 周	52.2(+)	5.100(+)	<2(-)	257	1.37	99
治疗 27 周	<20(-)	0.736(+)	<2(-)	197	1.46	120
治疗 40 周	—	0.613(+)	<2(-)	135	0.67	120
治疗 50 周	<20(-)	—	—	39	—	—
治疗 54 周	—	<0.05(-)	—	33	3.40	178
治疗 58 周	—	<0.05(-)	77.8(+)	94	1.08	100
治疗 75 周	TND(-)	<0.05(-)	>1000(+)	12	1.49	158
停药 26 周	TND(-)	<0.05(-)	810	—	—	—

TND:未检测出靶标。

在本病例中,患者在接受干扰素治疗初期表现出良好的疗效,HBsAg 迅速下降(表 31-1)。在治疗的第 24 周,HBsAg 实现了从千位数到个位数的突破,并在第 27 周时,HBsAg 已降低至 0.736 IU/mL。然而,在随后的治疗过程中,HBsAg 的下降速度显著减慢。至治疗的第 40 周时,HBsAg 仅下降了 0.1 IU/mL。与前期的快速下降相比,后期 13 周的治疗效果微乎其微。根据笔者在临床治愈方面的经验,HBsAg 的下降确实随着治疗的深入而变得越来越缓慢,尤其是在 HBsAg 水平较低时。考虑到患者已经接受治疗 40 周,且后期 HBsAg 下降极为缓慢,而近年来间歇治疗在干扰素经治患者中显示出较好的疗效,笔者原本打算暂停干扰素治疗,转而采用间歇治疗以期待后期达到临床治愈。但由于患者对治愈的意愿极为强烈,并提出了“一口气”完成临床治愈的要求,笔者结合目前治疗性疫苗的研发原理和既往出现的极低 HbsAg 水平患者的诊疗思路,采取了联合大剂量乙肝疫苗(60 μg/2 周)的策略,持续治疗仅 4 周后患者出现了 HBsAg 的血清学转换。近年来,随着临床治愈的患者数量不断增加,HBsAg 复阳的情况也日益受到关注。我们特别关注临床治愈的持久性,研究显示高水平的 HBsAb 有助于维持临床治愈的持久性,而干扰素的巩固治疗亦能降低 HBsAg 复阳率。因此,笔者建议临床治愈的患者应尽可能提高 HBsAb 水平。与患者充分沟通后,笔者采取了联合乙肝疫苗巩固治疗 12 周的策略。随着治疗的推进和后期复查,我们观察到患者能够长期维持 HBsAb 阳性状态,最终实现了 HBsAb >1000 IU/L 的水平。达到这一水平的 HBsAb 为患者提供了充分的保护,极大地减少了 HBsAg 复阳的可能性,从而为患者带来了最大的临床获益。

显然,对于大多数患者而言,追求临床治愈意味着无须长期服药。因此,在制订患者的停药策略时,笔者进行了深思熟虑。在患者达到临床治愈后,考虑到维持治愈状态的持久性,继续采用联合治疗方案进行巩固。经过 12 周的巩固治疗,患者的 HBsAb 水平已超过 1000 IU/L,显示出强大的保护力。基于此,停用了聚乙二醇干扰素 α-2b 注射液及丙酚替诺福韦片,为了防止患者 HBsAb 水平下降及 HBsAg 复阳,建议患者 3 ~ 6 个月复查。患者停药 26 周后的复查结果显示,HBsAb 仍处于较高水平,宣布实现慢性乙肝临床治愈。

最后,我们通过本例患者可以看出,慢性乙肝临床治愈的个体化差异是非常大的,对于不同的患者需要采用不一样的策略,医生必须深入了解每位患者的病情,制订出最适合的治疗方案。这不仅需要医生具备丰富的专业知识和经验,此外,患者的生活方式、饮食习惯、心理状态等因素也对治疗效果有着不可忽视的影响。在治疗过程中,医生应与患者保持密切沟通,及时调整治疗方案,以应对可能出现的药物耐受性、不良反应等问题。同时,患者也应积极配合治疗,保持乐观的心态,遵循医嘱,定期复查,这样才能最大限度地提高治愈率,减少复发的可能性。总之,慢性乙肝的治疗是一个长期而复杂的过程,需要医患双方共同努力,才能达到最佳的治疗效果。随着医学研究的不断深入,未来我们有望找到更加精准有效的治疗方法,为患者带来更多的希望。

四、推荐阅读

[1]中华医学会肝病学分会,中华医学会感染病学分会.慢性乙型肝炎防治指南(2022 年版)[J].中华肝脏病杂志,2022,30(12):1309-1331.

[2]莫志硕,谢冬英,林炳亮,等.慢性乙型肝炎临床治愈的中国实践、治疗策略和展望[J].中华肝脏病杂志,2024,32(5):411-417.

[3]LIU Y,REN S,MA L,et al. Clinical study of hepatitis B vaccine in achieving hepatitis B surface antibody seroconversion in patients with functional cure[J]. Braz J Infect Dis,2023,27(6):103703.

(曹海芳 撰写)

(何英利 曾庆磊 审校)

病例 32　56 岁女性，HBeAg 阴性，IFN 单药，冰箱断电致 IFN 失效、注射后皮疹，疗程 1 年

概　要

56 岁 HBeAg 阴性慢性 HBV 感染女性患者，应用聚乙二醇干扰素 α-2b 注射液单药治疗 1 年，最终实现临床治愈。治疗近 4 个月时颈部、躯干、四肢先后出现斑片样红疹，伴瘙痒且抓挠后加重，推测与存放干扰素的冰箱停电导致干扰素失效后注射有关；住院给予小剂量激素、抗组胺药物、抗炎、对症支持治疗后，红疹痊愈后出院。大龄不是干扰素治疗的禁忌证，笔者应用干扰素的最大年龄是 80 岁；大龄暂且稳定不代表未来一直会保持稳定，反而是年龄越大、发生肝癌的风险越大，及早寻求临床治愈是降低未来不良事件的最优选。

一、患者情况

患者赵某，女，56 岁，以“发现乙肝 10 余年”为主诉来门诊就诊。多次在当地医院和我院复查均提示“小三阳”，HBV DNA 定量“大部分时间阴性但偶尔阳性”，肝功能正常，肝胆胰脾超声无明显异常；被多家医院医生告知是“健康携带者”“病情稳定”“不需要治疗”。患者自称“内心有些许治愈意愿，儿女在网络上查询了笔者简介，抱着试试看的态度找笔者诊疗”；2023 年 2 月 1 日我院检测结果：HBsAg 5.99 IU/mL，HBV DNA < 25 IU/mL（图 32-1、图 32-2）；ALT 15 U/L，AST 21 U/L，TBIL 27.2 μmol/L（图 32-3）；AFP 4.0 ng/mL；WBC 4.24×10^9/L，Neut 2.61×10^9/L，Hb 130 g/L，PLT 186×10^9/L；肝胆胰脾超声提示肝弥漫性回声改变、胆囊壁毛糙；LSM 4.3 kPa，CAP 197 dB/m。

郑州大学第一附属医院检验报告单

第1页 共1页
标本号:1651

姓 名: | 病人类型:门诊 | 床 号: | 标本类型:
性 别:女 | 门 诊 号: | 费 别: | 采样时间:2023-02-01 11:11:49
年 龄:56岁 | 送检科室:感染肝病二门诊 | 送检医生:曾庆磊 | 诊 断:肝病

No	项目代号	项目名称	结果		参考范围	单位
1	HbsAgI	乙肝表面抗原	5.99	↑	0-0.05	IU/mL

备 注:

送检时间: 报告时间:2023-02-01 14:00:13 检验者:万菲菲 审核者:李晶晶

此报告只对该样本负责,如有疑问请在报告日期两天内速与检测部门联系。项目名称前有*标识的,即为全国互认项目(全国HR)。

图 32-1 基线 HBV 标志物水平

郑州大学第一附属医院检验报告单

第1页 共1页
标本号:6172

姓 名: | 病人类型:门诊 | 床 号: | 标本类型:
性 别:女 | 门 诊 号: | 费 别: | 采样时间:2023-02-01 11:35:41
年 龄:56岁 | 送检科室:感染肝病二门诊 | 送检医生:曾庆磊 | 诊 断:肝病

No	项目名称	结果	参考范围	检测下限	单位
1	乙型肝炎病毒(HBV DNA)	低于检测下限			IU/mL

备 注:试剂盒最低检测下限为25 IU/ml

送检时间: 报告时间:2023-02-01 15:17:04 检验者:张倩 审核者:李晶晶

此报告只对该样本负责,如有疑问请在报告日期两天内速与检测部门联系。项目名称前有*标识的,即为全国互认项目(全国HR)。

图 32-2 基线 HBV DNA 水平

送检目的：　　　　　　　　　　　　　　　　　　　　　　　　　　　　　第1页 共1页

郑州大学第一附属医院检验报告单　　　　　　　　　　　　　　　　标本编号:0197

姓　名：　　　病人类型：门诊　　　床　号：　　　标本种类：
性　别：女　　病 历 号：　　　　　费　别：　　　送检时间：2023-02-01 12:30:05
年　龄：56岁　送检科室：感染肝病二门诊　送检医生：曾庆磊　诊　断：肝病

代号	名称	结果		参考范围	单位
1 ALT	谷丙转氨酶	15		0-40	U/L
2 AST	谷草转氨酶	21		0-40	U/L
3 GGT	谷氨酰转肽酶	21		0-58	U/L
4 ALP	碱性磷酸酶	93		0-150	U/L
5 TP	总蛋白	73.7		60-87	g/L
6 ALB	白蛋白	51.0		35-55	g/L
7 GLO	球蛋白	22.7		20-35	g/L
8 TBIL	总胆红素	27.2	↑	0-25	μmol/
9 DBIL	直接胆红素	7.2		0-10	μmol/
10 IBIL	间接胆红素	20.0	↑	0-14	μmol/
11 PA	前白蛋白.	202		180-390	mg/L
12 TBA	总胆汁酸	2		0-20	μmol/
13 CHE	胆碱酯酶	8024		4290-15000	U/L
14 UA	尿酸	266		125-440	μmol/
15 CREA	肌酐	55.5		20-115	μmol/
16 UREA	尿素	4.51		2.2-8.3	mmol/L
17 CysC	胱抑素C	0.8		0.54-1.25	mg/L
18 β2-MG	β2微球蛋白	1.7		1-3	mg/L
19 CH	总胆固醇	5.53		0-6	mmol/L

代号	名称	结果	参考范围	单位
20 TG	甘油三酯	0.73	0.2-1.8	mmol/L
21 HDL	高密度胆固醇	2.15	0.9-3.5	mmol/L
22 LDL	低密度胆固醇	3.02	0-4.1	mmol/L
23 eGFR	肾小球滤过率	100.71		mL/min

备　注：

检验日期：　　报告时间：2023-02-01 16:49:08　　检验者：刘艳月　　审核者：李晶晶

此报告只对该样本负责，如有疑问请在报告日期两天内速与检测部门联系。项目名称前有*标识的，即为全国互认项目(全国HR)。

图 32-3　基线血液生化学指标水平

二、诊疗过程

（一）临床诊断

HBeAg 阴性慢性 HBV 感染。

（二）治疗方案

患者自述自发现乙肝以来，长期表现为“小三阳”，多次复查就诊提示“稳定”，看过多位医生，大多数医生建议不治疗，“不治疗”的建议刚好又迎合了患者本人“不治疗又省钱又省事”的心理需求和期待，于是忽视了少部分医生“建议治疗”的意见。随着子女经济条件的好转，患者及子女思想上逐渐倾向于“想治疗、想治愈”，自称通过网络查询找到笔者。笔者结合患者既往体检结果（甲状腺功能等均正常）和本次复查结果，建议行“聚乙二醇干扰素 α-2b 注射液（180 μg，每周 1 次，腹部皮下注射）”治疗。

(三)治疗过程

患者自行注射第 1 剂干扰素,注射后 5 h 体温逐渐升高,最高达 38.6 ℃,同时伴乏力和肌肉酸疼,口服布洛芬混悬液 10 mL 后上述症状体征逐渐缓解。注射第 2 剂后,上述流感样症状体征较第 1 剂后减轻,未干预可自行缓解。

1. 治疗后 1 个月

(1)患者主诉:轻度乏力、食欲降低。

(2)实验室检测:HBsAg 2.29 IU/mL(图 32-4),HBV DNA <25 IU/mL;ALT 214 U/L,AST 156 U/L,TBIL 18.9 μmol/L(图 32-5);AFP 5.59 ng/mL;WBC 2.69×10^9/L,Neut 1.61×10^9/L,Hb 121 g/L,PLT 132×10^9/L。

郑州大学第一附属医院检验报告单

第1页 共1页
标本号:1612

姓　名:[已遮盖]　　病人类型:门诊　　床　号:　　标本类型:
性　别:女　　门 诊 号:[已遮盖]　　费　别:　　采样时间:
年　龄:56岁　　送检科室:　　送检医生:曾庆磊　　诊　断:肝病

No	项目代号	项目名称	结果		参考范围	单位
1	HbsAg1	乙肝表面抗原	2.29	↑	0-0.05	IU/mL

备　注:

送检时间:　　报告时间:2023-03-08 11:39:09　　检验者:张倩　　审核者:李晶晶

此报告只对该样本负责,如有疑问请在报告日期两天内速与检测部门联系。项目名称前有*标识的,即为全国互认项目(全国HR)。

图 32-4　治疗 1 个月时 HBV 标志物水平

郑州大学第一附属医院检验报告单

第1页 共1页
标本号:0093

姓　名:	病人类型:门诊	床　　号:	标本类型:
性　别:女	门 诊 号:	费　　别:	采样时间:
年　龄:56岁	送检科室:	送检医生:曾庆磊	诊　　断:肝病

No	项目代号	项目名称	结果		参考范围	单位
1	GLU	葡萄糖	6.47	↑	3.6-6.1	mmol/L
2	ALT	谷丙转氨酶	214	↑	0-40	U/L
3	AST	谷草转氨酶	156	↑	0-40	U/L
4	GGT	谷氨酰转肽酶	69	↑	0-58	U/L
5	ALP	碱性磷酸酶	118		0-150	U/L
6	TP	总蛋白	70.9		60-87	g/L
7	ALB	白蛋白	49.2		35-55	g/L
8	GLO	球蛋白	21.7		20-35	g/L
9	TBIL	总胆红素	18.9		0-25	μmol/L
10	DBIL	直接胆红素	5.2		0-10	μmol/L
11	IBIL	间接胆红素	13.6		0-14	μmol/L
12	PA	前白蛋白.	190		180-390	mg/L
13	TBA	总胆汁酸	5		0-20	μmol/L
14	CHE	胆碱酯酶	9462		4290-15000	U/L

备　注:

送检时间:　　报告时间:2023-03-08 12:41:50　　检验者:徐本郑　　审核者:李晶晶

此报告只对该样本负责，如有疑问请在报告日期两天内速与检测部门联系。项目名称前有*标识的，即为全国互认项目(全国HR)。

图 32-5　治疗 1 个月时肝功能指标水平

(3)疗效分析：患者 HBsAg 较治疗前明显降低；肝功能指标明显升高，考虑为干扰素诱导的肝脏免疫损伤所致，预示后续疗效良好；血常规中 WBC、Neut、PLT 较前明显降低，考虑为干扰素诱发的骨髓抑制作用所致，但尚未达到必须干预的临界值；乏力和食欲减退亦考虑为干扰素的不良反应及肝功能异常所致。上述方案效果良好，患者精神状态较好，不良反应在预期和可控范围之内。

(4)后续方案：建议继续干扰素抗病毒治疗，2 个月后复查；建议六味五灵片[1.5 g(3 片)，每日 3 次，口服]保肝治疗。

(5)患者意见：患者对疗效表示满意，同意继续干扰素治疗。

2. 治疗后 3 个月

(1)患者主诉：轻度乏力、食欲减退。

(2)实验室检测：HBsAg 0.20 IU/mL，HBsAb 2.96 mIU/mL(图 32-6)，HBV DNA < 25 IU/mL；ALT 19 U/L，AST 44 U/L，TBIL 15.9 μmol/L(图 32-7)；AFP 4.63 ng/mL；WBC 2.29×10^9/L，Neut 1.17×10^9/L，Hb 97 g/L，PLT 132×10^9/L。

第1页 共1页
标本号:1615

郑州大学第一附属医院检验报告单

姓　名:	病人类型:门诊	床　号:	标本类型:
性　别:女	门 诊 号:	费　别:	采样时间:
年　龄:57岁	送检科室:感染肝病二门诊	送检医生:曾庆磊	诊　断:肝病

No	项目代号	项目名称	结果		参考范围	单位
1	HbsAg1	乙肝表面抗原	0.20	↑	0-0.05	IU/mL
2	HBsAb1	乙肝表面抗体	2.96		0-10	mIU/mL

备　注:

送检时间:　报告时间:2023-05-03 10:40:08　检验者:刘艳月　审核者:李晶晶

此报告只对该样本负责,如有疑问请在报告日期两天内速与检测部门联系。项目名称前有*标识的，即为全国互认项目(全国HR)。

图 32-6　治疗 3 个月时 HBV 标志物水平

送检目的:

第1页 共1页
标本编号:0071

郑州大学第一附属医院检验报告单

姓　名:	病人类型:门诊	床　号:	标本种类:
性　别:女	病 历 号:	费　别:	送检时间:
年　龄:57岁	送检科室:感染肝病二门诊	送检医生:曾庆磊	诊　断:肝病

	代号	名称	结果		参考范围	单位
1	GLU	葡萄糖	5.87		3.6-6.1	mmol/L
2	ALT	谷丙转氨酶	19		0-40	U/L
3	AST	谷草转氨酶	44	↑	0-40	U/L
4	GGT	谷氨酰转肽酶	58		0-58	U/L
5	ALP	碱性磷酸酶	87		0-150	U/L
6	TP	总蛋白	68.2		60-87	g/L
7	ALB	白蛋白	45.9		35-55	g/L
8	GLO	球蛋白	22.3		20-35	g/L
9	TBIL	总胆红素	15.9		0-25	μmol/
10	DBIL	直接胆红素	4.4		0-10	μmol/
11	IBIL	间接胆红素	11.4		0-14	μmol/
12	PA	前白蛋白.	178	↓	180-390	mg/L
13	TBA	总胆汁酸	6		0-20	μmol/
14	CHE	胆碱酯酶	8597		4290-15000	U/L
15	UA	尿酸	233		125-440	μmol/
16	CREA	肌酐	49.4		20-115	μmol/
17	UREA	尿素	4.13		2.2-8.3	mmol/L
18	CysC	胱抑素C	0.8		0.54-1.25	mg/L
19	β2-MG	β2微球蛋白	3.2	↑	1-3	mg/L
20	CH	总胆固醇	4.90		0-6	mmol/L
21	TG	甘油三酯	1.42		0.2-1.8	mmol/L
22	HDL	高密度胆固醇	1.47		0.9-3.5	mmol/L
23	LDL	低密度胆固醇	2.89		0-4.1	mmol/L
24	eGFR	肾小球滤过率	103.91			mL/min

备　注:

检验日期:　报告时间:2023-05-03 11:50:49　检验者:徐本郑　审核者:李晶晶

此报告只对该样本负责,如有疑问请在报告日期两天内速与检测部门联系。项目名称前有*标识的，即为全国互认项目(全国HR)。

图 32-7　治疗 3 个月时血液生化学指标水平

(3)疗效分析：患者 HBsAg 明显降低，接近转阴；肝功能指标中 ALT 和 AST 基本正常；血常规指标总体保持在较低水平，结合乏力和食欲减退，考虑均为干扰素所致。上述方案效果良好，患者精神状态较好，不良反应在预期和可控范围之内。

(4)后续方案：建议继续干扰素治疗，停用六味五灵片保肝治疗，3 个月后复查。

(5)患者意见：患者对疗效表示满意，同意继续干扰素治疗。

3. 治疗后近 4 个月

(1)患者主诉：颈部、前胸后背、四肢先后出现斑片样皮疹伴瘙痒。

(2)实验室检测：变应原检测提示对牛奶过敏(图 32-8)；C 反应蛋白 0.26 mg/L，降钙素原 0.030 ng/mL(图 32-9)，余检测结果与治疗 3 个月时基本相同。

送检目的：变应原吸+食入物

郑州大学第一附属医院检验报告单

第1页 共1页
标本号:0002

姓　名:[illegible]　病人类型:住院　床　号:72　标本类型:血
性　别:女　住 院 号:[illegible]　费　别:自费　采样时间:2023-05-21 14:19:05
年　龄:57岁　送检科室:感染性疾病科二病区(5)　送检医生:曾庆磊　诊　断:慢性乙型病毒性肝炎

No	项目代号	项目名称	结果	参考区间	单位
1	F23_F24	虾/蟹	0.00	<0.35	IU/mL
2	F27_F88	牛肉/羊肉	0.00	<0.35	IU/mL
3	FnutCHN2	腰果开心果榛子杏仁核桃	0.12	<0.35	IU/mL
4	F4_F11	小麦/荞麦	0.00	<0.35	IU/mL
5	F13_F14	花生/黄豆	0.00	<0.35	IU/mL
6	F2	牛奶	1.60	↑ <0.35	IU/mL
7	F1	鸡蛋白	0.00	<0.35	IU/mL
8	W1	矮豚草	0.04	<0.35	IU/mL
9	T6as_T3	刺柏/桦	0.00	<0.35	IU/mL
10	D2	粉尘螨	0.02	<0.35	IU/mL
11	E5	狗毛皮屑	0.00	<0.35	IU/mL
12	E1	猫毛皮屑	0.00	<0.35	IU/mL
13	MX4	念珠菌点青霉分枝孢霉交链孢霉黑曲	0.00	<0.35	IU/mL
14	W22sc	葎草	0.00	<0.35	IU/mL
15	T11_T15	悬铃木/白蜡	0.00	<0.35	IU/mL
16	W6	蒿	0.00	<0.35	IU/mL
17	TxCHN1	桤杨柳山毛榉橡胡桃	0.00	<0.35	IU/mL
18	I6X	蟑螂	0.00	<0.35	IU/mL
19	D1	户尘螨	0.00	<0.35	IU/mL
20	FfruCHN	桃苹果芒果荔枝草莓	0.00	<0.35	IU/mL

备　注:

送检时间:2023-05-21 14:29:05　报告时间:2023-05-22 15:38:14　检验者：马彩虹　审核者：陈清富

此报告只对该样本负责，如有疑问请在报告日期两天内速与检测部门联系。项目名称前有*标识的，即为全国互认项目(全国HR)。

图 32-8　治疗近 4 个月时变应原检测

送检目的：检验科炎症3项　　　　　　　　　　　　　　　　　　　　　　　　　　　　第1页 共1页

郑州大学第一附属医院检验报告单　　　　标本号：0012

姓　名：[redacted]　　病人类型：住院　　床　　号：72　　标本类型：血

性　别：女　　住 院 号：[redacted]　　费　　别：自费　　采样时间：2023-05-21 10:40:47

年　龄：57岁　　送检科室：感染性疾病科二病区(5) 送检医生：曾庆磊　　诊　　断：慢性乙型病毒性肝炎

No	项目代号	项目名称	结果	参考区间	单位	测试方法
1	CRP	*C反应蛋白	0.26	0-5	mg/L	
2	PCT	降钙素原	0.030	0-0.046	ng/mL	
3	IL-6	白介素6	1.77	0-7	pg/mL	

备　　注：

送检时间：2023-05-21 10:50:47　　报告时间：2023-05-21 16:35:25　　检验者：彭若玉　　审核者：任存健

此报告只对该样本负责，如有疑问请在报告日期两天内与检测部门联系。项目名称前有*标识的，即为全国互认项目(全国HR)。

图 32-9　治疗近 4 个月时炎症指标水平

(3)疗效分析：患者变应原检测虽然提示对牛奶过敏，但是笔者不考虑为牛奶所致皮疹。患者距上次门诊随访仅过去半月余时间，经详细询问病史后，得知患者近期家中冰箱断电较长时间，患者注射了存放于断电冰箱里的干扰素后，其颈部、前胸后背、四肢逐渐出现斑片样皮疹并伴瘙痒。笔者考虑为冰箱断电致干扰素失效，注射失效干扰素后逐渐出现皮疹。

(4)后续方案：暂停干扰素治疗，住院给予小剂量激素、抗组胺药物、抗炎、对症支持治疗后，红疹逐渐痊愈。建议"忍痛割爱"摒弃可能失效的干扰素，重新购买，关注冰箱再次断电风险并做好突发情况后药物转移预案。建议皮疹康复出院 1 个月后继续干扰素治疗。

(5)患者意见：患者对本次突发情况表示理解，同意 1 个月后继续干扰素治疗。

4. 治疗后 6 个月

(1)患者主诉：食欲稍减退。

(2)实验室检测：HBsAg 43.43 IU/mL，HBsAb 1.74 mIU/mL(图 32-10)，HBV DNA < 25 IU/mL；ALT 59 U/L，AST 88 U/L，TBIL 14.1 μmol/L；WBC 2.51×10^9/L，Neut 1.14×10^9/L，Hb 102 g/L，PLT 85×10^9/L。

郑州大学第一附属医院检验报告单

第1页 共1页
标本号:1629

姓　名:[redacted]　病人类型:门诊　床　号:　标本类型:
性　别:女　门 诊 号:[redacted]　费　别:　采样时间:
年　龄:57岁　送检科室:感染肝病二门诊　送检医生:曾庆磊　诊　断:肝病

No	项目代号	项目名称	结果		参考范围	单位
1	HbsAg1	乙肝表面抗原	43.43	↑	0-0.05	IU/mL
2	HBsAb1	乙肝表面抗体	1.74		0-10	mIU/mL

备　注:

送检时间:　报告时间:2023-08-09 11:49:51　检验者:张倩　审核者:李晶晶

此报告只对该样本负责,如有疑问请在报告日期两天内速与检测部门联系。项目名称前有*标识的,即为全国互认项目(全国HR)。

图 32-10　治疗 6 个月时 HBV 标志物水平

(3)疗效分析:患者 HBsAg 显著升高,HBsAb 保持阴性,HBV DNA 保持阴性;肝功能指标中转氨酶升高;血常规指标处于低水平。本次复查疗效不佳,HBsAg 出现异常升高,笔者亦无法理解,足见慢性乙肝临床治愈过程中的“复杂性、不确定性、艰巨性”;考虑干扰素治疗间断后再次启用时,诱发了肝细胞损伤进而释放了肝细胞内 HBsAg 库存,导致了本次 HBsAg 异常升高。

(4)后续方案:建议继续干扰素,再次给予六味五灵片保肝治疗,同时给予利可君片(每次 50 mg,每日 3 次,口服)升细胞治疗,3 个月后复查。

(5)患者意见:患者对治疗效果表示不满和无法理解,笔者也表示无奈,在解释可能原因后,患者同意继续干扰素治疗。

5. 治疗后 12 个月

(1)患者主诉:乏力,食欲差,体重降低,自行停药 2 周。

(2)实验室检测:HBsAg 0 IU/mL,HBsAb 5.49 mIU/mL(图 32-11),HBV DNA < 25 IU/mL;ALT 9 U/L,AST 19 U/L,TBIL 18.1 μmol/L;WBC 3.52×10^9/L,Neut 2.21×10^9/L,Hb 132 g/L,PLT 231×10^9/L。

郑州大学第一附属医院检验报告单

第1页 共1页
标本号:1627

姓 名:[redacted] 病人类型:门诊 床 号: 标本类型:
性 别:女 门 诊 号:[redacted] 费 别:自费 采样时间:2024-02-21 10:33:10
年 龄:57岁 送检科室:感染肝病二门诊 送检医生:曾庆磊 诊 断:

No	项目代号	项目名称	结果	参考范围	单位
1	HbsAg1	乙肝表面抗原	0.00	0-0.05	IU/mL
2	HBsAb1	乙肝表面抗体	5.49	0-10	mIU/mL

备 注:

送检时间: 报告时间:2024-02-21 16:02:05 检验者:张倩 审核者:李晶晶

此报告只对该样本负责,如有疑问请在报告日期两天内速与检测部门联系。项目名称前有*标识的,即为全国互认项目(全国HR)。

图 32-11 治疗 12 个月时 HBV 标志物水平

(3)疗效分析:患者近期繁忙,治疗 9 个月时未来我院复查,在当地医院复查后(当地医院 HBsAg 非国际标准单位,为定性检测,对比参考价值有限),与笔者通讯沟通后,笔者建议继续保持原方案治疗至本次治疗 12 个月后复查(由于子女繁忙,无法带患者到我院及时复查,本次复查时已经断药 2 周)。本次复查 HBsAg 已经转阴,但是 HBsAb 未转阳,肝功能和血常规指标正常,总体效果良好。

(4)后续方案:建议停用六味五灵片和利可君片,继续干扰素巩固治疗 2 个月,其间按“0、1、6”原则注射乙肝疫苗争取 HBsAb 阳性,2 个月后(即第 2 剂乙肝疫苗注射后 1 个月)复查。

(5)患者意见:患者对疗效表示满意,同意干扰素巩固治疗和注射乙肝疫苗。

6. 治疗后 14 个月

(1)患者主诉:乏力,食欲欠佳。

(2)实验室检测:与笔者通讯沟通,注射两剂乙肝疫苗后 1 个月,当地医院检测 HBsAg 阴性、HBsAb 阴性(非定量检测),肝功能正常,血常规基本稳定。

(3)疗效分析:患者仍然处于“临床治愈”状态(事实上,停药 6 个月及以上仍能保持才是真正的临床治愈),患者注射乙肝疫苗似乎无效。

(4)后续方案:建议停用干扰素,但是第 3 剂乙肝疫苗仍然建议按期注射。

(5)患者意见:患者同意停用干扰素。

(四)随访情况

1. 随访时机　停用干扰素后 9 个月。

2. 临床治愈者主诉　无不适。

3. 实验室检测　HBsAg 0 IU/mL,HBsAb 3.25 mIU/mL(图 32-12),HBV DNA 未检测出靶标(图 32-13);ALT 13 U/L,AST 19 U/L,TBIL 19.5 μmol/L;WBC 3.53×10^9/L,Neut 2.14×10^9/L,Hb 122 g/L,PLT 210×10^9/L;AFP 3.65 ng/mL;肝胆胰脾超声未见明显异常;LSM 5.1 kPa,CAP 119 dB/m。

乙肝五项(电化学)(感染科专用)

郑州大学第一附属医院检验报告单

第1页 共1页
标本号:1343

姓　名:　　病人类型:门诊　　床　号:　　标本类型:血
性　别:女　　门 诊 号:　　费　别:自费　　采样时间:2025-01-22 10:40:53
年　龄:58岁　　送检科室:感染肝病二门诊　　送检医生:曾庆磊　　诊　断:健康查体

No	项目代号	项目名称	结果		参考范围	单位
1	HbsAg1	乙肝表面抗原	0.00		0-0.05	IU/mL
2	HBsAb1	乙肝表面抗体	3.25		0-10	mIU/mL
3	HBeAg1	乙肝e抗原	0.06		0-0.18	PEIU/mL
4	HBeAb1	乙肝e抗体	0.03	↑	1-999(阴性参考值)*	S/CO
5	HBcAb1	乙肝核心抗体	5.93	↑	0-1	S/CO

备　注:电化学发光微粒子免疫检测法

送检时间:2025-01-22 10:53:53　报告时间:2025-01-22 14:32:45　检验者:刘艳月　审核者:徐本郑

此报告只对该样本负责,如有疑问请在报告日期两天内速与检测部门联系。项目名称前有*标识的,即为全国互认项目(全国HR)。

图 32-12　临床治愈时 HBV 标志物水平

乙型肝炎病毒载量内标定量检测

郑州大学第一附属医院检验报告单

第1页 共1页
标本号:6319

姓　名:	病人类型:门诊	床　　号:	标本类型:血
性　别:女	门 诊 号:	费　　别:自费	采样时间:2025-01-22 10:51:11
年　龄:58岁	送检科室:感染肝病二门诊	送检医生:曾庆磊	诊　　断:健康查体

No	项目名称	结果	参考范围	检测下限	单位
1	HBV DNA病毒载量内标定量	未检测到靶标	未检测到靶标	10	IU/mL

备　　注:

送检时间:2025-01-22 11:04:11　报告时间:2025-01-22 15:25:57　检验者:刘艳月　审核者:徐本郑

此报告只对该样本负责,如有疑问请在报告日期两天内速与检测部门联系。项目名称前有*标识的,即为全国互认项目(全国HR)。

图 32-13　临床治愈时 HBV DNA 水平

4. 疗效分析　宣布实现慢性乙肝临床治愈。

5. 后续方案　正常生活,无须治疗,定期随访。

三、诊疗体会

临床上常有慢性乙肝患者长期复查均处于稳定状态,无肝硬化也无肝癌,这类患者往往被认为是所谓的“健康携带者”,比如本例患者。这类患者遇到不同的医生,给出的建议也不同,有些医生建议治疗,有些医生建议不治疗。此时,如果患者内心刚好不想治疗,就会听从建议其不治疗医生的建议,并认为这个医生就是“好医生”,长期不进行治疗,不管外界知识的更新。殊不知,有些医院乙肝方面的检测水平和医生乙肝知识水平有限,并不能精准判断患者病情状态,如果这个医生当时建议不治疗是错的呢?如果某个医生当时建议不治疗是对的,后续随着人们对乙肝的认识有所提升,这类患者又需要治疗,而这个医生知识没有更新仍建议不治疗呢?这可能会给患者造成不良后果。笔者病房中收治的大量终末期肝病患者,均自称多年前医生建议其乙肝不用治疗,结果自己得了肝硬化甚至肝癌,这种情况在临床很常见。

此外,有些患者长期找同一位肝病医生复查,一两年前该医生建议不用治疗,这次复查结果基本相同,为何又要建议治疗呢?从患者的角度无法理解,他们会想:“这个医生怎么变了呢?”有些患者甚至会认为医院和医生要挣他钱才建议他治疗的，这类情况在临床也非常常见。事实上，人们对乙肝疾病的认识持续加深，检测水平日益精进，药物在更新迭代，药物可及性的提高等，这些因素共同推动了国内外有关慢性乙肝指南推荐意见的持续更新，就会出现同一位医生一两年前依据相关指南建议不治疗，而现在依据最新指南建议治疗的情况。本例患者就是一个典型的例子，既往医生有建议治疗的，有建议不治疗的，不治疗的建议刚好符合患者的心理需求，于是就没有治疗。后来，同一位医师前后意见也有不一致，患者家庭经济条件也在好转，内心萌生了“乙肝治愈”的想法。最后其子女通过网络查询找到笔者，笔者建议其开启治疗之旅追求临床治愈。

通过表32-1可以看出，本例慢性乙肝患者即使属于“优势人群”，其临床治愈之路并非一帆风顺。首先，由于冰箱断电，导致干扰素失效，进而注射后发生了严重皮疹而住院治疗。类似的，笔者也常遇到患者因运输和储存不当导致干扰素结冰，这也会导致干扰素失效。每次遇到这种情况，笔者都很心疼患者的钱浪费了，但是为了安全，笔者只能“狠心”建议将这种干扰素妥善丢弃。其次，患者因“皮疹事件”后停用干扰素1月余，再次复查时已是治疗后6个月，其HBsAg的大幅度升高到了让笔者都困惑的地步。因为干扰素治疗过程中，小幅度升高很常见，但是本例患者是指数级升高，只能考虑是由于患者在没有口服核苷(酸)类似物的情况下停用了干扰素，等于停药期间无任何抗病毒治疗的基础，停药后肝细胞内可能“反弹性”产生了大量HBsAg，而再次启动干扰素抗病毒治疗就再次导致了肝细胞的损伤，进而释放了大量库存于肝细胞内的HBsAg入血所致。再者，根据笔者临床经验，HBsAg转阴后注射乙肝疫苗，大部分患者会有应答，而本例似乎对乙肝疫苗无应答，主要表现为HBsAb未转阳；好在停药后9个月复查，患者HBsAg仍为阴性，处于慢性乙肝临床治愈状态。

表32-1　本例慢性乙肝患者追求临床治愈过程中核心指标的动态变化

参数	HBV DNA (IU/mL)	HBsAg (IU/mL)	HBsAb (mIU/mL)	ALT (U/L)	Neut ($\times10^9$/L)	PLT ($\times10^9$/L)
基线	<25(-)	5.99(+)	—	15	2.61	186
治疗1个月	<25(-)	2.29(+)	—	214	1.61	132
治疗3个月	<25(-)	0.20(+)	2.96(-)	19	1.17	132
治疗6个月	<25(-)	43.43(+)	1.74(-)	59	1.14	85
治疗9个月	(-)	(+)	(-)	66	1.36	109
治疗12个月	<25(-)	0(-)	5.49(-)	9	2.21	231
治疗14个月	(-)	(-)	(-)	39	1.16	111
停药9个月	未检测出靶标	0(-)	3.25(-)	13	2.14	210

回首本例临床治愈病例，患者对笔者的信任很重要。试想“皮疹事件”和“治疗6个月复查 HBsAg 指数级升高事件”这两个重要的时间节点，如果患者不信任笔者进而不继续坚持治疗，可能就没有后续的临床治愈，或至少临床治愈不会来得这么快或这么及时。反过来考虑，上述两个重要事件是笔者导致的吗？是笔者能预测的吗？答案是均不能。临床场景千变万化，各种意外或突然情况远比教科书和指南提及的复杂，这需要经验丰富的专家们“逢山开路、遇水架桥”；更需要患者与专家相向而行，因为笔者治疗乙肝十余载，从来没见过身边有任何一位医生主观上想把跟着自己的患者往不好的方向治疗。当然，不可否认的是不同医生之间水平和责任心可能会有些差异。

四、推荐阅读

[1]中华医学会肝病学分会，中华医学会感染病学分会. 慢性乙型肝炎防治指南（2022年版）[J]. 中华肝脏病杂志，2022，30（12）：1309–1331.

[2]LOK ASF. Toward a functional cure for hepatitis B [J]. Gut and Liver，2024，18（4）：593–601.

[3]ZENG QL，YU ZJ，SHANG J，et al. Short–term peginterferon–induced high functional cure rate in inactive chronic hepatitis B virus carriers with low surface antigen levels [J]. Open Forum Infect Dis，2020，7（6）：ofaa208.

（曾庆磊　撰写）

（余祖江　王福生　审校）

附:英中文对照

A

AFP	alpha-fetoprotein	甲胎蛋白
ALP	alkaline phosphatase	碱性磷酸酶
ALT	alanine aminotransaminase	谷丙转氨酶
ANA	antinuclear antibody	抗核抗体
AST	aspartate aminotransferase	谷草转氨酶

B

BMI	body mass index	身体质量指数

C

CAP	controlled attenuation parameter	肝脏超声受控衰减参数
cccDNA	covalently closed circular DNA	共价闭合环状 DNA
°C	degree centigrade	摄氏度
cm	centimeter	厘米
copies		拷贝
CT	computed tomography	计算机断层扫描

D

dB/m		分贝/米
ds-DNA	double-stranded deoxyribonucleic acid	双链脱氧核糖核酸

F

FT_3	free triiodothyronine	游离三碘甲状腺原氨酸
FT_4	free tetraiodothyronine	游离四碘甲状腺原氨酸（游离甲状腺素）

G

g	gram	克
GGT	gamma-glutamyltransferase	γ-谷氨酰转移酶

H

Hb	hemoglobin	血红蛋白
HBcAb	hepatitis B core antibody	乙型肝炎核心抗体
HBeAb	hepatitis B virus e antibody	乙型肝炎 e 抗体
HBeAg	hepatitis B e antigen	乙型肝炎 e 抗原
HBsAb	hepatitis B surface antibody	乙型肝炎表面抗体
HBsAg	hepatitis B surface anti-gen	乙型肝炎表面抗原
HBV	hepatitis B virus	乙型肝炎病毒
HBV DNA	hepatitis B virus deoxyribonucleic acid	乙型肝炎病毒脱氧核糖核酸
HCC	hepatocellular carcinoma	肝细胞癌

I

IFN	interferon	干扰素
IU	international unit	国际单位

K

kg	kilogram	千克
kPa	kilopascal	千帕

L

L	liter	升
LDH	lactate dehydrogenase	乳酸脱氢酶
LSM	liver stiffness measurement	肝硬度值

M

m	meter(s)	米
mg	milligram	毫克
μg	microgram	微克
μmol	micromole	微摩尔
mL	milliliter	毫升

N

NA(s)	nucleos(t)ide analogue(s)	核苷(酸)类似物
Neut	(absolute) neutrophils (count)	中性粒细胞(计数)
ng	nanogram	纳克

P

PEG-IFN α	pegylated interferon alpha(α)	聚乙二醇干扰素 α
PIVKA-Ⅱ	protein induced by vitamin K absence/antagonist-Ⅱ	异常凝血酶原

PLT	platelet	血小板
S		
S/CO		吸光度值/临界值
SLE	systemic lupus erythematosus	系统性红斑狼疮
T		
TBIL	total bilirubin	总胆红素
TDF	tenofovir disoproxil fumarate	富马酸替诺福韦二吡呋酯(片)
TSH	thyroid-stimulating hormone	促甲状腺激素
U		
U	unit	单位
ULN	upper limit of normal	正常值上限
W		
WBC	white blood cell (count)	白细胞(计数)